中医临床大数据知识工程丛书

中医临床数据结构化与知识关联方法学概论

主编 毛树松 沈绍武 胡 芳

全国百佳图书出版单位
中国中医药出版社
·北 京·

图书在版编目（CIP）数据

中医临床数据结构化与知识关联方法学概论 / 毛树松，沈绍武，胡芳主编 .—北京：中国中医药出版社，2022.6

ISBN 978 – 7 – 5132 – 7485 – 2

Ⅰ . ①中… Ⅱ . ①毛… ②沈… ③胡… Ⅲ . ①中医临床—数据处理—研究 Ⅳ . ① R24

中国版本图书馆 CIP 数据核字（2022）第 040159 号

中国中医药出版社出版

北京经济技术开发区科创十三街 31 号院二区 8 号楼

邮政编码 100176

传真 010–64405721

山东百润本色印刷有限公司印刷

各地新华书店经销

开本 787 × 1092 1/16 印张 23.75 字数 536 千字

2022 年 6 月第 1 版 2022 年 6 月第 1 次印刷

书号 ISBN 978 – 7 – 5132 – 7485 – 2

定价 108.00 元

网址 www.cptcm.com

服务热线 010–64405510

购书热线 010–89535836

维权打假 010–64405753

微信服务号 zgzyycbs

微商城网址 https://kdt.im/LIdUGr

官方微博 http://e.weibo.com/cptcm

天猫旗舰店网址 https://zgzyycbs.tmall.com

如有印装质量问题请与本社出版部联系（010–64405510）

《中医临床大数据知识工程丛书》

编 委 会

《中医临床数据结构化与知识关联方法学概论》

编 委 会

主　编　毛树松　沈绍武　胡　芳

副主编　李晓东　刘继芬　肖　勇　田双桂

编　委　（以姓氏笔画为序）

王　茂　王　骁　王　艳　王小琼　王教志　王斯琪
邓文萍　叶俊秋　付文娇　刘　涛　刘　琦　孙　静
李　君　李　慧　李金芳　李舒悦　吴小华　邱映贵
宋淑洁　张　盼　张艺然　张晚叶　林　凤　林　玲
金　琰　金正龙　周亚娜　段　丹　徐国栋　高　锋
桑宇慧　黄　伟　黄　瑶　黄正正　常　凯　舒亚玲
曾　聃　曾宇平　解　丹　廖欣欣　熊文娟

总 序

20世纪70年代末，当科学的春天来临时，我国著名数学家李国平院士（国家一级教授、中国科学院首批学部委员、武汉大学原副校长）和著名中医大师黄绳武教授（原湖北中医学院附属医院副院长）畅想着中医的未来，认为计算机和人工智能技术一定会在中医药领域大有作为，名老中医专家系统一定会应用于辅助中医临床诊疗。他们牵头发起在湖北中医学院（现湖北中医药大学）建立中医控制论研究室和生物医学工程研究室，开展计算机辨证论治、名老中医专家系统研究。随后的20多年，学校成立了中医工程研究所，开展医学字词编码信息及输入系统、汉英中医药分类词典计算机词库、中医病证分类与代码、中药分类与代码、病案管理与医院统计管理系统、医院财务会计管理系统、临床护理信息系统等医院信息系统研究和相关信息标准制修订工作。

进入21世纪后，湖北中医药大学整合相关信息资源，建立了信息工程学院和中医药标准化与信息技术研究所及其研究团队，继续开展中医药信息化和标准化研究与教学工作，取得了系列科技成果，并为中医药行业培养了信息类本科、硕士研究生、博士研究生3个层次的专业人才。

合理利用中医临床数据资源，是实现医院大数据治理能力现代化的重要手段。近年来，中医药标准化与信息技术研究团队完善了中医临床数据标准体系构建和数据标准汇编，开展了中医临床研究范式、数据结构化与知识关联方法学研究，探索研究以数据标准、方法学和技术平台三大体系为核心的中医临床大数据知识工程专项。该项目促进了中医药标准化与信息化双向融合和中医临床研究模式的变革，是大数据方法论和人工智能技术应用于中医临床创新研究的工程实践与重要尝试。

《中医临床大数据知识工程丛书》是在中国中医药信息学会的指导下，在系统总结全国中医医院信息化建设示范单位协作组协同开展的中医临床大数据知识工程研究成果的基础上撰写的系列丛书。丛书详细介绍了中医临床数据资源、数据标准、知识编码、知识关联、知识图谱等知识与相关技术方法，是大数据时代中医临床及高素质创新人才培养所迫切需要的技术专著。

丛书包括《中医临床数据标准体系及标准汇编》（电子版）、《中医临床数据结构化与知识关联方法学概论》和《中医临床大数据知识工程理论与实践》等，涵盖了中医临床数据资源管理与应用的标准、方法和技术，以及大数据知识工程相关理论与实践等内容。

本丛书由毛树松教授、朱佳卿研究员总策划，由专门成立的丛书编委会和分册编委会负责组织，由医学信息工程专业教师、研究生及中医临床医生和中医医院信息部门一线工作人员等组成的一支多学科、高水平技术团队分工编写，是一套能较好地指导医院临床数据管理与开发利用，以及基于临床大数据的知识工程研究工作的专业化系列丛书。

不忘初心，牢记使命。我们始终没有忘记李国平院士和黄绳武大师的期望。丛书的出版仅是中医临床大数据知识工程的阶段成果，我们将继续努力推进和不断深化中医临床大数据知识工程研究，为中医药现代化事业及中医医院智慧化作出更大贡献。

丛书编委会

2022 年 4 月

前 言

随着时代的变迁，人类社会已经步入大数据时代，大数据、云计算、移动互联网、物联网、人工智能、5G等新兴技术迅猛发展，日趋成熟，已成为当今各行各业现代化的重要技术手段。与此同时，经过数十年的信息化建设，全国各级中医医院基本实现了临床病历的信息化管理，积累了大量中医临床数据，这些数据是中医医院现代化的宝贵战略资源。如何管理和利用好这些资源，服务于中医药传承创新发展和实现医院大数据治理能力现代化，已经成为当前迫切需要解决的重大课题。为此，我们通过数十年中医临床数据标准研究，在基本完成了中医临床数据标准体系构建的基础上，组织开展了中医临床研究范式和临床数据处理方法学创新研究，经过对相关资料的系统整理和方法学规范设计，归纳总结撰写了《中医临床数据结构化与知识关联方法学概论》，以此为中医临床数据资源开发与利用提供方法学支撑，并为中医临床研究提供一种基于大数据理念和技术的新模式和新路径。

本书系统介绍了基于大数据理念和大数据技术所建立的中医临床数据结构化和知识关联方法学的体系架构、标准操作流程（Standard Operation Procedure，SOP）、技术平台和临床应用方法与价值等，并以8个不同的中医单病种临床数据结构化和知识关联方法应用研究为案例，详细介绍该方法在中医临床数据处理和分析挖掘中的实际应用情况。本书的出版可为不同专科的中医临床研究者提供方法学借鉴和应用指导，以及对构建中医临床数据资源管理和服务体系提供技术支撑，是一次中医临床研究范式创新的有益尝试，对促进中医临床研究能力现代化具有重要作用与价值。

所谓“中医临床数据结构化”，是指基于知识编码的中医临床数据结构化与数据知识化，即以中医临床术语标准对中医临床资料进行规范化处理，并以基本信息、诊断信息、干预信息和疗效信息4个子表，构成统一规范的结构化中医临床病例报告表（Case Report Form，CRF）；再依据中医临床信息分类与代码标准，对CRF进行属性化的知识再表达——临床数据重构，形成数据化中医临床病例报告表（Case Data Form，CDF）的过程。

“临床知识关联”是指依据大数据理念和应用大数据技术探索和揭示CDF中临床数据信息项（不同知识点或知识点集合）之间的关联关系（事实与规律），并以可视化技术呈现和绘制临床知识图谱——描述知识资源及其载体，绘制和显示知识及其相互联系，即知识领域映射地图，为开展临床循证研究提供具有数据支撑的“事实与规律”替代先验性假设，以提高临床研究的质量与水平。

“方法学”则是指以“方法”为研究对象，专门探索方法的一般结构、发展趋势和方向，以及各种方法的相互关系的专门学问。方法学的一般结构包括领域目标、理论依据、操作流程、实施细则、质量控制、检测评价等。其中操作流程（SOP）规范了“方法”的实施步骤和操作要求，是一个可操作的闭环反馈控制的标准工作程序，具有引领性和指导性特征。

本书分为基础篇、技术篇和应用篇，共21章，系统介绍了中医临床数据结构化和知识关联方法学相关概念、理论和技术方法，规范了中医临床数据结构化和知识关联的标准操作流程，并以此为据对该流程每一个环节的工作目标任务和技术要求及依据的标准规范进行了详细的说明，形成了一套完整的和可操作的中医临床数据处理方法学体系。在应用篇中选取了中医临床常见的8个病种，分设专题小组，开展中医临床单病种数据结构化和知识关联方法学验证与应用示范研究，以优化该方法和为各中医专科开展单病种临床“数据探索”，即“数据密集型科学发现”提供可借鉴的临床研究案例，包括方案设计、研究途径与方法，数据采集与清理、结构化与数据知识化、关联分析与知识图谱绘制等。同时也指出应用本方法对于有限临床数据知识关联方法获得的“事实与规律”，必须通过临床循证研究的再验证和优化，方可用于临床实践。

本书由湖北中医药大学标准化与信息技术研究所组织，全国中医医院信息化建设示范单位科研协作组——广东省中医院、上海中医药大学附属龙华医院、湖北省中医院、河南省洛阳正骨医院、广东省江门市五邑中医院、四川省绵阳市中医院、安徽省中医院、山东省中医院等单位共同协作撰写，并得到中国中医科学院刘保延教授及其科研团队的多方面支持，所获得的成果是大家集体智慧的结晶，也是中医药信息化领域协同创新的一个成功范例。值此，对所有参与本书撰写并为本书的出版作出贡献的同仁和单位表示衷心的感谢。

《中医临床数据结构化与知识关联方法学概论》编委会

2022年4月

目 录

第一部分　基础篇

第一章　相关知识

中医学是以中医药理论与实践经验为主体，研究人类生命活动中健康与疾病转化规律及其预防、诊断、治疗、康复和保健的综合性学科。它是研究人体生理病理、疾病诊断与防治及养生康复的一门医学科学，至今已有数千年的历史。中医学以阴阳五行作为理论基础，将人体看成是气、形、神的统一体，通过望、闻、问、切四诊合参的方法，探求病因、病性、病位、病机及人体五脏六腑、经络关节、气血津液的变化、邪正消长，进而得出病名，归纳证候类别，以辨证论治原则，制定汗、吐、下、和、温、清、补、消等治法，使用中药、针灸、推拿、拔罐、气功、食疗等多种治疗手段，使人体达到阴阳调和而康复。中医临床数据就是在中医药临床实践活动中产生的原始性、基础性数据，以及长期积累的具有重要科学价值和数据共享需求的数据。大量的中医临床数据使我们产生了从数据中发现知识、发现规则的动力，并催生无限的研究机遇。

第一节　基本概念

随着现代科学技术的发展，中医临床研究已步入大数据时代，传统中医临床研究逐渐显现出不足，而基于大数据的中医临床研究更适合真实世界研究，大数据思维与中医思维具有高度的相关性，为建立新的大数据临床研究思路，充分利用数据挖掘技术探索数据价值，我们需要了解与中医临床数据相关的标准、信息、知识、方法等方面的基本概念。

一、数据类

数据是知识的一种表达方式，也是人类行为活动记录的载体。其中信息、数据和大数据等基本概念的统一规范是数据处理的基础。

（一）数据

数据（data）指管理者与被管理者（人类）行为活动的记录资料，是事实或观察的结果，是对客观事物的逻辑归纳，用于表示客观事物的未经加工的原始素材。

数据是信息的表现形式和载体，可以是符号、文字、数字、语音、图像、视频等。数据和信息是不可分离的，数据是信息的表达，信息是数据的内涵，信息隐含在数据之中。

数据可以是连续的值，比如声音、图像，称为模拟数据；也可以是离散的，如符号、文字，称为数字数据。在计算机系统中，数据以二进制信息单元 0 和 1 的形式表示。

（二）数据知识化

数据知识化（knowledgeable）是依据数据标准，对数据进行明确计量、科学分析、精准定性等量化的过程。它将问题转化为可应用计算机技术分析计算的数据报表形式，是一个重要并基础的数据处理过程。

（三）数据标准

数据标准（data standards）指保障数据的内外部使用和交换的一致性、准确性的规范性约束，主要包括元数据、数据元、数据集、数据管理与服务等标准。

（四）大数据

大数据（big data）或称巨量资料，指需要新处理模式才能具有更强的决策力、洞察力和流程优化能力的海量、高增长率和多样化的信息资产，是完整的、动态的人类行为活动的全部记录资料。它是无法在可容忍的时间内用传统信息技术和软硬件工具对其进行获取、管理和处理的巨量数据集合，具有数量大、多样性、增速快、真实性和高价值五大特征，需要可伸缩的计算体系结构以支持其存储、处理和分析。

大数据通常体量较大，数据量级可达到 TB（太字节）级、PB（拍字节）级和 ZB 级等。大数据具有时间敏感性，流数据的分析以毫秒计，以支撑实时决策。大数据的多格式化（多样性）包括结构化数据、准结构化数据和非结构化数据，如电子邮件、音频、视频、点击流、日志文档和生物计量学数据等。

（五）大数据资源

大数据资源（big data resources）指作为一种具有战略意义的新资源，具有自生性和可人工生成的特征。这是黄金、石油和货币等传统资源望尘莫及的——黄金具有稀缺性，石油不可再生，货币可引起通货膨胀。

《中共中央 国务院关于构建更加完善的要素市场化配置体制机制的意见》作为中央关于要素市场化配置的文件，将数据作为一种新型生产要素，与土地、劳动力、资本、技术等传统要素并列，明确提出要加快培育数据要素市场，推进政府数据开放共享、提升社会数据资源价值、加强数据资源整合和安全保护，明确了要素市场制度建设的方向和重点改革任务。

（六）大数据治理能力

大数据治理能力（big data governance capacity）指以标准化、体系化和智慧化等技术为支撑，通过“规范化数据、多元化采集、主题化汇聚、集约化存储和知识化处理”，用“数据说话、数据管理和数据决策”，促进数据资源共享和各部门间的业务协同，确保发展战略目标的实现。

（七）临床数据资源

临床数据资源（clinical data resource）指临床医疗活动中所有可产生价值的记录资料，包括电子病历、临床观察病例报告表（CRF）、医学影像、临床化验、医技检查、病理和生物标本等所有与临床诊疗活动相关的数据总称。

（八）临床数据编码

临床数据编码（clinical data coding）指依据临床诊疗信息分类与代码标准对临床诊疗行为活动的记录资料——临床数据进行代码转换，即基于临床数据标准对临床诊疗信息代码化处理的过程。

（九）临床数据结构化

临床数据结构化（structured clinical data）指以自然语言表达的临床医学文本（电子病历），转化为 CRF 形式的数据表格，再依据医学知识属性编码（信息分类与代码）标准对其进行属性化知识再表达，将其转换成以数字和符号来表达的数据化临床记录表单（CDF），并按其语义结构，最终以关系型（面向对象）结构的方式保存到数据库中，成为可检索、分析和计算的结构化数据的过程。中医电子病历结构化对原始文本中医病历通过采集、清洗、脱敏、去噪、语义识别等处理，实现多层级、不同颗粒度的结构化信息抽取，形成形式统一的以数字、符号表示的临床记录表单的过程。

（十）数字化

数字化（digital）是将许多复杂多变的信息转变为可以度量的数字、数据，再以这些数字、数据建立适当的数字化模型，把它们转变为一系列二进制代码，引入计算机内部，进行统一处理。

数字化将任何连续变化的输入如图画的线条或声音信号转化为一串分离的单元，在计算机中用 0 和 1 表示。通常用模数转换器执行这个转换。数字化奠定基础，实现数据资源的获取和积累；网络化构建平台，促进数据资源的流通和汇聚；智能化展现，通过多源数据的融合分析呈现信息应用的类人智能，帮助人类更好地认知复杂事物和解决问题。

二、标准类

标准是数据分析与应用的前提，通常需要先将数据标准化，统一规范数据的概念和结构等以支持数据分析处理。其中标准、标准化等是标准化科学的基本概念。

（一）标准

标准（standard）是对重复性事物和概念所做的统一规定，它以科学、技术和实践经验的综合成果为基础，经有关方面协商一致，由主管机构批准，以特定形式发布，作为共同遵守的准则和依据。《标准化工作指南　第一部分：标准化和相关活动的通用术语（GB/T 20000.1—2014）》对“标准”做了如下描述的定义：通过标准化活动，按照规定的程序经协商一致制定，为各种活动或其结果提供规则、指南或特性，供共同使用和重复使用的文件。WTO/TBT（世界贸易组织 / 贸易技术壁垒协定）规定：标准是被公认机构批准的、非强制性的、为了通用或反复使用的目的，为产品或其加工或生产方法提供规则、指南或特性的文件。

（二）标准化

标准化（standardize；standardization）是为了在既定范围内获得最佳秩序，促进共同效益，对现实问题或潜在问题确立共同使用和重复使用的条款及编制、发布和应用文件的活动。标准化不是一个孤立的事务，而是一个活动过程。主要是对实际问题或潜在问题确立共同使用和重复使用的条款及编制、发布和应用文件的过程，是一个不断循环、螺旋式上升的运动过程；每完成一个循环，标准的水平就提高一层。

（三）标准分类

标准分类（standard classification）指遵循约定的分类原则和方法，按照标准的内涵、性质及管理要求，将所有标准按一定的结构体系，分门别类加以集合，从而使得每个标准在相应的分类体系中都有一个对应位置。

1. 标准分类 按标准制定的主体，可划分为国际标准、区域标准、国家标准、行业标准、地方标准、团体标准、企业标准；按标准约束力，可划分为强制性标准、推荐性标准、标准化指导性技术文件；按标准化对象维度，可划分为产品标准、过程标准和服务标准；按标准核心技术要素的内容，可划分为术语标准、符号标准、分类标准、试验标准、规范标准、规程标准、指南标准等；按编制标准的目的，可划分为基础标准（一般包括名词术语、符号、代号、机械制图、公差与配合等）、技术标准、安全标准、卫生标准、环境保护标准、资源利用标准等；按制定标准的宗旨，可划分为“公共”标准和“自有”标准；按标准信息载体，可划分为标准文件和标准样品。

2. 标准的制定 国家标准《标准化工作指南第二部分：采用国际标准（GB/T 20000.2—2009）》对国际标准的定义是：“国际标准化组织（International Organization for Standardization，ISO）、国际电工委员会（International Electrotechnical Commission，IEC）和国际电信联盟（International Telecommunication Union，ITU）及 ISO 确认并公布的其他国际组织制定的标准”。ISO 确认并公布的其他国际组织主要包括国际计量局（Bureau International des Poid set Mesures，BIPM）、国际原子能机构（International Atomic Energy Agency，IAEA）、国际海事组织（International Maritime Organization，IMO）、联合国教科文组织（United Nations Educational，Scientific and Cultural Organization，UNESCO）、世界卫生组织（World Health Organization，WHO）等 49 个国际标准化机构。大部分国际标准都是由 ISO、IEC、ITU 三大国际标准组织制定的。

区域标准指区域标准化组织或区域标准组织通过公开发布的标准，并在这些标准化组织之间通用。区域标准的种类往往是按制定区域标准的组织进行划分。目前有影响的区域标准主要有欧洲标准化委员会（CEN）标准、欧洲电工标准化委员会（CENELEC）标准、欧洲广播联盟（EBU）标准、欧洲电信标准协会（ETSI）标准、亚太经济合作组织 / 贸易与投资委员会 / 标准与合格评定分委员会（APEC/CTI/SCSC）标准、阿拉伯标准化与计量组织（ASMO）标准等。

我国的国家标准指对在全国范围内需要统一的技术要求，由国务院标准化行政主管部门制定并在全国范围内实施的标准，分为强制性国家标准和推荐性国家标准。对保障人身健康和生命财产安全、国家安全、生态环境安全及满足经济社会管理基本需要的技术要求，应制定强制性国家标准。对满足基础通用、与强制性国家标准配套、对各有关行业起引领作用等需要的技术要求，可制定推荐性国家标准。

行业标准是在国家的某个行业通过并公开发布的标准。我国行业标准指没有推荐性国家标准而又需在全国某个行业范围内统一的技术标准，由国务院有关行政主管部门制定并报国务院标准化行政主管部门备案的标准。我国的行业标准由国务院有关行政主管部门编制计划，组织草拟，统一审批、编号、发布，并报国务院标准化行政主管部门备案。

我国的地方标准由省、自治区、直辖市人民政府标准化行政主管部门制定；设区的市级人民政府标准化行政主管部门根据本行政区域的特殊需要，经所在地省、自治区、直辖市人民政府标准化行政主管部门批准，可在农业、工业、服务业及社会事业等领域制定本行政区域的地方标准。地方标准由省、自治区、直辖市人民政府标准化行政主管部门报国务院标准化行政主管部门备案，由国务院标准化行政主管部门通报国务院有关行政主管部门。

团体标准由本团体成员约定采用或者按照本团体的规定供社会自愿采用。国家鼓励社会团体制定团体标准，设立团体标准的目的是激发社会团体制定标准、运用标准的活力，充分发挥市场在标准化资源配置中的决定性作用，快速响应创新和市场对标准的需求，增加标准的有效供给。

企业标准是由企业自行制定或与其他企业联合制定，在该企业或联合企业范围内使用的产品标准、技术标准、管理和工作标准等。联合制定一般是以多个企业共同的名义或者多个企业协议组成的联盟（不是依法登记的社会团体）制定。

制定标准应有利于合理利用国家资源，推广科学技术成果，提高经济效益，保障安全和人民身体健康，保护消费者的利益，保护环境，有利于产品的通用互换及标准的协调配套等。

（四）标准编号

标准编号（code of standard）指由标准化管理部门在标准颁布时所给定的标准编号，有国际标准编号和我国的国家标准编号两种。

1. 国际及国外标准编号形式 国际及国外标准编号形式各异，但基本结构为：标准代号 + 专业类号 + 顺序号 + 年代号。其中：标准代号大多采用缩写字母，如 IEC 代表国际电工委员会（International Electrotechnical Commission，IEC）、API 代表美国石油协会（American Petroleum Institute，API）、ASTM 代表美国材料与实验协会（American Society for Testing and Materials，ASTM）等；专业类号因其所采用的分类方法不同而各异，有字母、数字、字母数字混合式 3 种形式；标准号中的顺序号及年号的形式与我国基本相同。国际标准 ISO 编号的格式为：ISO+ 标准代号 +[杠 + 分标准号]+ 冒号 + 发布年号（方括号中内容可有可无），例如 ISO8402: 1987 和 ISO9000—1: 1994 分别是 ISO 标准的编号。

2. 我国标准编号 根据国务院印发的《深化标准化工作改革方案》（国发〔2015〕13 号），政府主导制定的标准由 6 类整合精简为 4 类，分别是强制性国家标准和推荐性国家标准、推荐性行业标准、推荐性地方标准；市场自主制定的标准分为团体标准和企业标准。政府主导制定的标准侧重于保基本，市场自主制定的标准侧重于提高竞争力，同时建立完善与新型标准体系配套的标准化管理体制。团体标准由团体按照团体确立的标准制定程序自主制定发布，由社会自愿采用的标准。团体（association）是指具有法人资格，且具备相应专业技术能力、标准化工作能力和组织管理能力的学会、协会、商会、联合会和产业技术联盟等社会团体。团体标准的代号由汉字大写拼音字母 T 加斜线再加团体代号组成。

（1）国家标准编号是由国家市场监督管理总局、国家标准化管理委员会编制，由标准代号、标准发布顺序号和标准发布年代号构成，如：GB/T 20000.1—2014 国家标准的代号由大写汉字拼音字母构成，强制性国家标准代号为 GB，推荐性国家标准的代号为 GB/T。

（2）行业标准代号由汉语拼音大写字母组成，再加上“/T”组成推荐性行业标准，如 XX/T。行业标准代号由国务院各有关行政主管部门提出其所管理的行业标准范围的申请报告，国务院标准化行政主管部门审查确定并正式公布该行业标准代号。目前我国有 67 个行业标准代号，分别由 42 个国务院行政主管部门管理，例如 AQ（安全生产）、DL（电力）、公共安全（GA）、机械（JB）、林业（LY）、轻工（QB）、检验检疫（SN）、有色金属（YS）、通信（YD）、卫生（WS）、中医（ZY）等。

（3）地方标准代号由大写汉语拼音 DB 加上省、自治区、直辖市行政区划代码的前面两位数字（“XX”：北京市 11；天津市 12；上海市 31 等），再加上“/T”组成推荐性地方标准（DBXX/T）。

（4）团体标准编号宜由团体标准代号、团体代号、团体标准顺序号和年代号组成。其中，团体标准代号是固定的，为“T/”；团体代号由各团体自主拟定，宜全部使用大写拉丁字母或大写拉丁字母与阿拉伯数字的组合，不宜以阿拉伯数字结尾。示例：T/CIATCM 094—2020。

（5）企业标准的代号由汉字大写拼音字母 Q 加斜线再加企业代号组成（Q/XXX），企业代号可用大写拼音字母或阿拉伯数字或者两者兼用所组成。

（五）标准体系

标准体系（architecture of standard）指一定范围内的标准按其内在联系形成的科学有机整体。

标准体系的组成单元是标准。标准体系应具有目的性、层次性、协调性、配套性、比例性、动态性等特性。目的性，即每一个标准体系都应该围绕实现某一特定的标准化目的而形成的。层次性，即同一体系内的标准可分为若干个层次，它反映了标准体系的纵向结构。协调性，即体系内的各项标准在相关内容方面应衔接一致。配套性，即体系内的各种标准应互相补充、互相依存，共同构成一个完整整体。比例性，即体系内各类标准在数量上应保持一定的比例关系。动态性，即标准体系随着时间的推移和条件的改变应不断发展更新。将一个标准体系内的标准按一定的形式排列起来的图表，就是标准体系表。制定标准体系表，有利于了解一个系统内标准的全貌，从而指导标准化工作，提高标准化工作的科学性、全面性、系统性和预见性。

三、信息类

数据和信息之间是相互联系的。数据是反映客观事物属性的记录，是信息的具体表现形式。数据经过加工处理之后，具有一定的价值，就成为信息；而信息需要经过数字化转化才能存储和传输。信息、信息化和信息分类等是信息科学的基本概念。

（一）信息

信息（information）是对客观世界中各种事物的运动状态和变化的反映，是客观事物之间相互联系和相互作用的表征，表现的是客观事物运动状态和变化的实质内容。

（二）信息化

信息化（informatization）是运用信息技术改造传统的经济、社会结构从而使人的智能潜力及社会物质资源潜力被充分发挥，个人行为、组织决策和社会运行趋于合理化的理想状态的过程。

（三）信息分类

信息分类（information classification）指遵循约定的分类原则和方法，按照信息的内涵、性质及管理的要求，将所有信息按一定的结构体系分门别类加以集合，从而使得每个信息在相应的分类体系中都有一个对应位置。

（四）信息编码

信息编码（information coding）是为了方便信息的存储、检索和使用，在进行信息处理时赋予信息元素以代码的过程。即用不同的代码与各种信息中的基本单位组成部分建立一一对应的关系。信息编码必须标准、系统化，设计合理的编码系统是关系信息管理系统生命力的重要因素。

（五）信息系统

信息系统（information system）是由计算机硬件、网络和通信设备、计算机软件、信息资源、信息用户和规章制度组成的以处理信息流为目的的人机一体化系统。

四、知识类

知识是人类在实践中认识客观世界的成果，包括事实、信息的描述或在教育和实践中获得的技能。知识是人类从各个途径中获得的经过提升总结与凝练的系统的认识。知识的价值判断标准在于实用性，以能否让人类创造新物质，得到力量和权力等为考量。其中概念体系、知识表达等是知识工程的基本概念。

（一）概念体系

概念体系（conceptual system）指将一个领域的所有概念，组成一个有机联系的共同体。其中每一个“概念”均有确定的名称和无二性的定义，以及唯一的分类编码。

（二）知识表达

知识表达（knowledge representation）有两个层次：一个是“概念”层次，它通过“概念”来表达知识；一个是“属性”层次，它通过知识属性的“分类编码”形式来表达知识。知识是有组织、有系统的，知识点按层次排列，而且知识点之间有内在联系，具有结构层次性。完整的知识表达方式应是知识的“概念”和“属性”两个层次的表达。

（三）知识编码

知识编码（knowledge coding）指以知识的属性信息分类与代码标准来表达知识的内涵，是知识信息化管理的一个有效途径，使知识能够方便和深度地共享与交流。知识编码模型为：[概念 – 属性 – 值（concept–attribute–value）]。

（四）知识关联

知识关联（knowledge association）指知识与知识之间的联系，即关联关系。通过知识之间的关联，可以从 A 知识延伸至获取 B、C 知识。从而延展开来，直到获得所要解决问题的正确信息。

（五）知识图谱

知识图谱（knowledge graph）是显示知识发展进程与结构关系的一系列图形，用可视化技术描述知识资源及其载体，挖掘、分析、构建、绘制和显示知识及其间的相互联系，被称为知识域可视化或知识领域映射地图。

（六）知识工程

知识工程（knowledge engineering）是一门以知识为对象，应用计算机技术研究知识处理，包括知识表达和问题自动求解的新兴工程技术学科，具有工程学科的特征和基本属性。

五、方法类

方法一般指为获得某种东西或达到某种目的而采取的手段与行为方式。其中方法论、方法学、数理统计等基本概念是基础。

（一）方法论

方法论（methodology）是关于人们认识世界和改造世界的根本方法的理论。通常涉及对问题阶段、任务、工具、方法技巧的论述。方法论会对一系列具体的方法进行分析研究、系统总结并最终提出较为一般性的原则。

（二）方法学

方法学（methodology）指以方法为研究对象，专门探索方法的一般结构、发展趋势和方向及各种方法的相互关系的专门学问。

（三）数理统计

数理统计（mathematical statistics）是以概率论为基础，研究社会和自然界中大量随机现象数量变化基本规律的一种方法。其主要内容有参数估计、假设检验、相关分析、试验设计、非参数统计、过程统计等。

（四）因果分析

因果分析（causal method）是利用事物发展变化的因果关系进行预测的方法。它是以事物发展变化的因果关系为依据，抓住事物发展的主要矛盾与次要矛盾的相互关系，建立数学模型进行预测。

（五）关联分析

关联分析（correlation analysis）又称关联挖掘，是在交易数据、关系数据或其他信息载体中，查找存在于项目集合或对象集合之间的频繁模式、关联、相关性或因果结构。或者说，关联分析是发现存在于大量数据集中的关联性或相关性，从而描述一个事物中某些属性同时出现的规律和模式的方法。

六、研究类

研究指人对事物真相、性质、规律等进行的无穷尽的积极探索，由不知变为知，由知少变为知多。简单地说，就是一个认真地提出问题，并以系统的方法寻找问题答案的过程。科学研究指为了增进知识包括关于人类文化和社会的知识及利用这些知识去发明新的技术而进行的系统的创造性工作。

（一）研究范式

研究范式（research paradigm）是一个科研共同体成员所共享的信仰、价值、技术等集合所构成的模式和范例，是从事某一科学的研究者群体所公认的工作框架和工作基础。

范式的特点：①范式在一定程度内具有公认性；②范式是一个由基本定律、理论、应用及相关的仪器设备等构成的整体。它的存在给管理者提供了一个行为纲领；范式还为组织管理提供可模仿的成功先例。

范式转换则是在广泛接受的科学范式中，发现现有理论解决不了的现象或问题，尝试用新的理论取而代之，进而替换不能兼容的原有范式，也是组织机构内部管理的一场深刻的革命。

研究范式的分类：①实验观测；②理论推导；③计算仿真；④数据探索。

2007 年，数据库领域的先驱人物吉姆・格雷（Jim Gray）认为在实验观测、理论推导和计算仿真 3 种科学研究范式后，将迎来第四范式“数据探索”，即“数据密集型科学发现”。

（二）真实世界临床研究

真实世界临床研究（real world clinical research）指数据来自真实的医疗环境，反映实际诊疗过程和真实条件下的患者健康状况研究。在较大的样本量（覆盖具有代表性的更广大受试人群）的基础上，在真实医疗过程中，根据患者的实际病情和意愿非随机选择治疗措施，开展长期评价，并注重有意义的结局治疗，在广泛真实医疗过程中评价干预措施的外部有效性和安全性。

（三）临床科研一体化

临床科研一体化（integration of clinical research）是一种临床研究范式。它直接将临床病例作为研究对象，科研的数据全部来自真实的临床实践，研究成果又回到临床中去，用于指导临床实践。

（四）病例报告表

病例报告表（case report form，CRF）指临床试验中用于病例观察数据规范化采集的表格，又称“临床病例观察表”。

（五）随机对照试验

随机对照试验（randomized controlled trial，RCT）是一种对医疗卫生服务中的某种疗法或药物的效果进行检测的手段，这种方法具有随机分组、盲法、对照、重复和伦理5项原则，常用于医学、生物学和农学等领域。

第二节　相关理论

中医临床数据研究是在多学科理论指导下，融合标准化科学、信息工程学、知识工程学、数据科学、系统工程学、分类学等学科相关理论，从数据中分析发现规律性的信息，预测未来的趋势和行为，作出具有针对性决策，从而指导中医药临床实践活动。

一、标准化科学（standardization science）

学科领域：管理学。

研究对象：研究标准的制定和修订及相关的问题。

基本原理：统一原理、简化原理、协调原理和最优化原理。

技术方法：标准分类、标准体系构建（体系表编制、标准制修订、定名定义、分类编码）、标准管理、标准应用。

标准化科学：研究标准制修订的理论、方法和基本要求与规则，以及标准管理与利用的方式、方法的一门学科。它是研究构建数据标准体系和编制临床数据数字化处理的操作流程规范的理论指导和设计依据。

二、分类学（taxonomy）

学科领域：管理学。

研究对象：管理目标（事物、事件、学科等）。

基本原理：系统论、分类的原则。

技术方法：分类方法、分类框架、分类编码。

分类学：是系统学，指将事物进行分门别类的一门科学。其技术方法是通过比较事物之间的相似性，把具有某些共同点或相似特征的事物归属于一个不确定集合的逻辑方法。它是研究数据标准分类和临床数据分类与编码的理论与技术方法的依据。

三、信息工程学（information of engineering）

学科领域：工学。

研究对象：信息—数据、信息系统。

基本原理：信息处理原理与方法、信息技术应用方法。

技术方法：信息规范、信息处理（管理、利用）、信息系统（数据库、系统、平台、输入法）。

信息工程学：研究信息科学应用在各行业中的应用方式、方法的一门学科，同时也研究信息工程的一般规律，并进行改良研究。它是研究临床数据清理、临床信息数字化、数据库构建和数据管理等临床数据数字化处理工程的理论和技术方法的依据。

四、知识工程学（knowledge of engineering）

学科领域：工学。

研究对象：知识、知识体系、专家系统。

基本原理：知识发生、知识处理和知识应用原理与方法。

技术方法：概念体系和知识体系构建、知识发现、知识图谱、专家系统。

知识工程学：由信息科学、思维科学和心理学等相互渗透、相互贯通而产生的交叉学科，是研究人类智能和高级知识的发生机制和规律，并用来构造专家系统的科学。它是中医临床医学概念体系和临床研究分类体系构建，以及知识编码和知识发现等研究工作的理论基础和技术方法支撑。

五、数据科学（data science）

学科领域：工学。

研究对象：虚拟世界（cyberspace）的数据。

基本原理：数据处理原理、数据应用原理。

技术方法：数据处理方法（数据审计、清洗、变换、集成、脱敏、规约、标注、存储与管理、数据安全、数据分析、可视化等）、数据应用方法。

数据科学：又称资料科学，是一门利用数据学习知识的学科。一是研究数据自身的各种类型、状态、属性及变化形式和变化规律；二是研究用于揭示自然界和人类行为现象和规律的数据方法。它是研究中医临床数据数字化处理操作流程规范设计和数据关联分析研究模式的主要理论依据和技术方法支撑。

六、系统工程学（system of engineering）

学科领域：工学。

研究对象：系统（体系）。

基本原理：系统论、体系框架设计原理与方法。

技术方法：系统硬件设计与制造及其相关软件设计技术方法。

系统工程：以系统为研究对象的工程技术。系统是由相互作用、相互依赖的若干组成部分结合而成的具有特定功能的有机整体。工程包括系统的硬件和软件设计和制造。系统和工程的有机结合即为系统工程。它是研究数据标准体系、方法学体系和中医临床数据数字化处理平台系统等设计与构建的理论依据与技术方法指引。

第三节 相关技术

中医临床数据处理是一门基于中医临床真实世界数据与现代大数据技术应用相结合的交叉技术，是当今生物科技和信息科技的研究前沿，其数据处理技术是运用信息科学和计算科学等多学科交叉综合手段解决复杂物质体系辨析问题的高新技术方法。

一、大数据技术

大数据技术（big data technology）是从各种类型的数据中快速获得有价值信息的技术，是一种处理人类行为数据要素之间关联关系的分析技术。主要包括大数据采集、大数据预处理、大数据存储及管理、大数据分析及挖掘、大数据展现和应用（大数据检索、大数据可视化、大数据应用、大数据安全等）。在足够小的时间和空间尺度上，对现实世界数字化，构造一个现实世界的数字虚拟映像，运用充足的计算能力和高效的数据分析方法对这个数字虚拟映像进行深度分析，理解和发现现实复杂系统的运行行为、状态和规律，进而探知客观规律、改造自然和社会。

大数据技术是治理大数据的基础，包括前向兼容、后向扩展、简便易用的大数据平台和解决方案，自然语言处理、人脸识别等非结构化数据处理等技术。

（一）大数据分析模式

从“随机采样”“精确求解”和“强调因果”的传统模式演变为大数据时代的“全体数据”“近似求解”和“只看关联不问因果”。

（二）大数据生态系统

大数据生态系统由数据资源与API、开源平台与工具、数据基础设施、数据分析、数据应用等构成，其发展趋向是从技术向应用、再向治理逐渐转移，成为一种新型治理工具。

（三）大数据技术应用

1. 描述性分析应用 指从大数据中总结、抽取相关的信息和知识，帮助人们分析发生了什么，并呈现事物的发展历程。从各个信息系统中抽取、整合数据，再以统计图表等可视化形式，将数据蕴含的信息推送给管理者，帮助其更好地了解现状，进而作出判断和决策。

2. 预测性分析应用 指从大数据中分析事物之间的关联关系、发展模式等，并据此对事物发展的趋势进行预测。通过收集和分析大量数据，建立预测模型，进行预测。

3. 指导性分析应用 指在前两个层次的基础上，分析不同决策将导致的后果，并对决策进行指导和优化。

（四）大数据治理

如何将海量数据应用于决策和创新？如何利用大数据平台优化管理流程和服务？如何利用大数据更科学地制定公共政策、实现社会治理？所有这一切，都离不开大数据治理。在大数据战略从顶层设计到底层实现的“落地”过程中，治理是基础，技术是支撑，分析是手段，应用是目的。

大数据治理是连接大数据科学和应用的桥梁，是广义信息治理计划的一部分，即制定与大数据有关的数据优化、隐私保护与数据变现的政策。国际数据管理协会（DAMA）将数据治理定义为“对数据资产管理行使权力和控制的活动集合，是对数据管理的高层计划与控制”。国际数据治理研究所（The Data Governance Institute，DGI）将数据治理定义为“对数据相关事宜的决策制定与权利控制，是处理信息和实施决策的一个系统”。《信息技术服务治理 第五部分：数据治理规范（GB/T 34960.5—2018）》将数据治理定义为“对数据资源及其应用过程中相关管控活动、绩效和风险管理的集合”。将大数据与元数据、隐私、数据质量和主数据等信息治理准则结合，大数据的变现不是隐私的变现。在挖掘价值和保护隐私之间实现妥协与平衡，不仅是一门科学，也是一种艺术。要实现大数据的变现，就离不开科学的大数据治理和与时俱进的管理。

大数据治理是一项系统工程，大到大数据技术平台的搭建、组织的变革、政策的制定、流程的重组，小到元数据的管理、主数据的整合、各种类型大数据的个性化治理和大数据的行业应用。

大数据治理是传统信息治理的延续和扩展，不可能与传统的信息治理切割。延续性既是保护历史投资的需要，也体现了信息治理准则的一脉相承。

不同类型数据的整合，结构化数据与非结构化数据、准结构化数据的整合，主数据与其他类型数据的整合，不同部门乃至不同行业数据的整合，都需要大量细致的工作。大数据治理涉及人员、流程和软件，大数据需要去伪存真，需要删繁就简，需要化大为小。

（五）大数据技术存在的问题

1. 数据驱动与规则驱动的对立统一、“关联”与“因果”的辩证关系、“全数据”的时空相对性、分析模型的可解释性与鲁棒性等。

2. 针对特定数据集和特定问题域已有不少专用解决方案，是否有可能形成“通用”或“领域通用”的统一技术体系，仍有待未来的技术发展给出答案。

3. 应用超前于理论和技术发展，数据分析的结论往往缺乏坚实的理论基础，对这些结论的使用仍需保持谨慎态度。

二、数据处理流程规范设计技术

数据处理流程规范设计技术（data processing SOP design technique）是将数据处理的标准操作程序和要求以统一的格式描述出来，用来指导和规范数据处理工作，是一种以最优化的概念和操作步骤进行标准作业程序设计的技术。标准作业程序具有整体性，且一定要做到细化、量化、优化、无歧义、易理解和可操作。

数据处理流程指数据处理事项的活动流向顺序，包括实际数据处理过程中的处理工作环节、步骤和程序。数据处理流程中的各项工作之间的逻辑关系是一种动态关系。

（一）流程设计

流程设计是建立在系统思考分析的逻辑上的采用系统一体化方法。学会整体运作的思考方式，才能提升组织整体运作的质量。系统分析是为完成组织预定目标对组织所做的总体整合的分析。系统一体化方法以整个流程为对象，强调的是为完成预定目标所做的整体成功，局部的价值完全由它们提高整体成功的程度而定。换句话说，一体化关注的是整体最优，而不是局部最优。流程设计涉及信息、需求、预测、计划和实施等的全过程。业务流程设计的目的是要按尽可能低的成本，最快的速度支持业务活动，以时间为基础、以增值和反应速度为基准的流程优化。

（二）流程设计方案

流程设计方案要能够全面描述流程，不仅能展现流程，并对流程进行结构化的管理，还必须通过一体化的方法解决流程组织与技术方面的问题。

流程设计是指根据业务需求与要求调整工作流程，包括设计、分析和优化流程。设计阶段必须基于一套统一的方法和描述语言完成两项主要任务。其一，透视现有流程质量；其二，根据当前需求调整现有流程。解决“何人完成何种具体工作，以何种顺序完成工作，可以获得何种服务支持，以及在流程中采用何种工具与标准”等问题。分析过程中，需掌握流程在组织、结构及技术方面存在的不足，明确潜在的改进领域。根据分析结果优化，并结合目标制定目标流程。

（三）工作流程要素

在一个数据处理工程项目实施过程中，其管理工作、信息处理，以及设计工作、物资采购和实施都属于工作流程的一部分。全面了解工作流程，并用图式表达整个工作流程。工作流程的三要素是：

1. 任务流向　指明任务的传递方向和次序。

2. 任务交接　指明任务交接标准与过程。

3. 标准规范　指明环节内工作协调与控制机制。

三、自然语言处理技术

自然语言处理技术（natural language processing technology）是一门融语言学、计算机科学和数学为一体的科学，是对自然语言（natural language processing，NLP）信息进行处理的技术。如从以自然语言形式记录的临床诊疗行为资料中识别并自动抽提出诊疗信息的技术方法，是临床数据资源管理与利用的规范化、结构化和数据知识化等的关键技术。

自然语言处理指用人类自然语言与计算机系统进行通信、交互，是很多应用场景里不可缺少的技术，如问答系统、信息检索、文本挖掘等。自然语言处理是综合学科，需要语言学、计算机科学、数学等专业知识。常用的基础技术分述如下。

（一）分词

分词是自然语言处理技术的基础构成之一，并且是其他技术的基础。基于统计实现的词性标注、命名实体识别、句法分析等都需要依赖对句子进行正确的分词。中文和英文（或其他语种）都需要进行分词，但要解决的问题的侧重点不同，中文分词算法可以分为两类。

1. 机械分词算法 是一种基于词典和人工规则的方法。按照一定的策略将待分析的汉字串与一个“充分大的”机器词典中的词条进行匹配，若在词典中找到某个字符串，则匹配成功（识别出一个词）。匹配可以有多种策略，如按照扫描方向的不同，可分为正向匹配和逆向匹配；按照不同长度优先匹配，可分为最大（最长）匹配和最小（最短）匹配等。其优点有性能高（规则简单）、工程上使用方便（比如只要在词典里添加新词就可以支持新词的识别）等。缺点有规则简单、消歧能力较弱，对于词典里的未登录词基本上无能为力。

2. 基于统计的分词方法 基本原理是根据字符串在语料库中出现的统计频率来决定其是否构成词。词是字的组合，相邻的字同时出现的次数越多，就越有可能构成一个词。因此，字与字相邻共现的频率或概率能够较好地反映它们成为词的可信度。具体做法是根据语料训练分词模型，典型的算法有隐马尔科夫模型（Hidden Markov Model，HMM）、条件随机域模型（conditional random field，CRF）等。其中 CRF 相比 HMM 有更弱的上下文无关性假设，理论上效果更好。CRF 优点：由于是基于统计算法进行切分，理论上只要训练的语料库够全面，就可以有较好的消歧能力和未登录词识别能力。CRF 缺点：速度较慢，可能无法满足一些对性能要求较高的工程应用；由于一般算法不支持模型的增量训练，对于新增的专业领域的语料，需要进行全量重新训练，花费时间较长，工程应用上较为麻烦；相同的字串片段在不同的上下文中，可能有不同的切分结果，存在一些不一致性问题，在一些应用上（如检索）可能导致召回率问题。

（二）词性标注

词性标注（part-of-speech tagging 或 POS tagging）指为句子中每个单词标注一个词性类别，这里的类别包括名词、动词、形容词、连词、副词、标点符号等。词性标注是语言识别、句法分析、信息抽取技术的基础技术之一。类似于中文分词技术，词性标注也可以看成是标注问题，因此可以应用最大熵、HMM 或 CRF 等算法进行模型训练。

（三）句法分析

句法分析是确定句子的句法结构，如“主谓宾”“动宾”“定中”“动补”等关系，是进行进一步语义分析的基础。

句法分析需要依赖某种预定的语法体系，较常见的是采用依存语法表达，即通过语法树表达各个词之间的依存关系。依存语法定义有 4 条公理：

1. 一个句子只有一个成分是独立的；
2. 句子中的其他成分直接从属于某一成分；
3. 任何一个成分都不能从属于两个或两个以上的成分；
4. 如果成分 A 直接从属于成分 B，而成分 C 在句子中位于 A 和 B 之间，那么成分 C 或者从属于 A，或者从属于 B，或者从属于 A 和 B 之间的某一成分。

（四）命名实体识别

命名实体识别是定位句子中出现的人名、地名、机构名、专有名词等。命名实体属于信息抽取领域的基本技术，通常用于挖掘文本中的实体并进行分析。命名实体识别是进一步进行实体关系识别的基础，也可以看作是标注问题，因此可以采用 HMM、CRF

等进行模型训练。基于统计的命名实体识别需要基于分词、词性标注等技术。

命名实体可以有多种分类方法，ACE08 评测计划里定义了五大类实体类型，即设施（FAC）、地理政治实体（GPE）、位置（LOC）、组织（ORG）、人物（PER），并定义了 31 种子类型。

（五）实体关系抽取

实体关系抽取是自动识别非结构化文档中两个实体之间的关联关系，属于信息抽取领域的基础技术之一，是进一步进行数据处理和数据挖掘的前提。在信息检索、问答系统等领域有重要的意义。例如近年搜索领域流行的知识图谱技术，就是构建在实体关系抽取的基础上。

实体关系抽取是建立在命名实体识别的基础之上，基本任务就是寻找实体之间存在的特定关系。实体关系抽取有多种方式，包括规则匹配、有监督学习、无监督（或半监督）学习。其中有监督学习需要预先定义实体关系类别，并通常将问题建模为分类问题。有监督学习需要预先人工标注语料库，工作量大，因此在一些开放性数据集上，一些无监督（或半监督）算法也得到广泛应用。

一些常见的实体关系有从属关系（如大兵是大学的教授）、组织结构（如研究所是大学的下属科研部门）、人物关系（如大兵是小明的爸爸）、地理位置关系（如武昌位于长江之南）等。

四、临床数据结构化技术

临床数据结构化技术（structured techniques for clinical data）指将临床文本数据，用数字、符号和统一结构加以表示的技术方法。即一种以自然语言表达的临床文本数据转换成计算机数据库文件形式的数据处理技术。

（一）临床数据

临床数据指医学临床诊疗行为活动的记录资料，包括临床病历、病例报告、实验室检测报告、医学影像、生物电、核医学检测报告等数据。

（二）临床数据结构化

临床数据结构化指将临床资料加以归纳和整理，形成条理化、纲领化、高度组织和整齐格式化数据的过程。能够用数字、符号和统一结构加以表示的数据称之为结构化数据，结构化数据是可以放入表格和电子表格中的数据类型。除此以外的数据均称为非结构化数据，如文本、图像、声音、网页等。

（三）基于知识编码的中医临床数据结构化

基于知识编码的中医临床数据结构化指以中医临床术语标准和国家中医药管理局颁布的《中医病历书写基本规范》要求，对中医临床病例资料（数据）进行规范化处理，并以基本信息、诊断信息、干预信息和疗效信息 4 个子表，构成结构统一规范的中医临床病例报告表（CRF）；再以中医临床知识属性编码（中医临床信息分类与代码）标准，对中医临床病例报告表（CRF）进行属性化的知识再表达——数据重构，形成数据化中医临床病例报告表（CDF）的过程。

五、数字化技术

数字化技术（digital technology）指运用0和1两位数字编码，通过电子计算机、光缆、通信卫星等设备来表达、传输和处理所有信息的技术。它将客观世界中的事物转换成计算机唯一能识别的机器语言，即二进制0和1，从而实现后续一系列的加工处理等操作。即一种将自然语言的文书和图像等资料转换（扫描）成电子文档的技术，可利用计算机进行存储、检索、查阅和传输等文本管理与服务。

文书数字化：以自然语言表达的文书通过数字化处理形成电子文档（文本文件）。

文本结构化：文本文件通过结构化处理形成数据库文档，可供检索、分析和计算。中医临床数据通过数字化技术处理后，形成电子文档，为构建中医临床病例观察数据库和临床数据处理提供技术支撑。

第二章　中医临床研究的分类

本章主要介绍了中医临床研究的基本分类和中医、护理、针灸3个专科临床研究专题的分类及其研究概况，并按各专科的临床研究专题分类框架，对该科开展临床研究专题的研究目标、途径与方法进行概述。以供临床研究者从整体上了解和把握该科的临床研究方向，同时为数据工程技术人员知晓中医临床研究不同专题的研究目标和对数据处理的具体需求，有利于多学科协同开展基于临床数据的创新型中医临床研究。

第一节　中医临床研究的基本分类

中医临床研究可根据临床研究的不同时限、对象、方法和关系等进行分类。

一、时限分类

根据临床研究资料（数据）获取的不同时限将其划分为回顾性研究和前瞻性研究两大类。

1. 回顾性临床研究　在开始研究时数据已存在，是基于已有的数据开展分析研究的一类临床研究。

2. 前瞻性临床研究　在开展研究时数据还没有，是根据研究设计方案开展临床研究，并在研究过程中采集数据用以分析的一类临床研究。

二、对象分类

根据临床研究的不同对象将其划分为临床文献研究、动物实验研究、临床观察研究和治未病研究四大类。

1. 临床文献研究　以临床文献为研究对象，通过搜集、鉴别、整理临床文献，通过临床文献的研究形成对临床事实的科学认识的研究方法。

2. 动物实验研究　以动物为研究对象，选择适当的动物群体，通过不同手段控制有关因素，检验动物群体间反应差别，从而获得实验结果的研究方法。

3. 临床观察研究　以患者为观察对象，在自然状态下对患者的临床特征进行观察、记录，并对结果进行描述和对比分析的研究方法。

4. 治未病研究　以“未病”人群为研究对象，依据中医理论采取预防或临床干预手段，防止疾病发生、发展的研究方法。

三、方法分类

根据临床研究采用不同研究方法，将其划分为文献计量学研究、流行病学调查研究、随机双盲对照试验研究（randomized controlled trail，RCT）、临床队列研究、随访观察研究、真实世界临床研究和德尔菲法七大类。

1. 文献计量学研究 指用数学和统计学的方法，定量地分析一切知识载体，它是集数学、统计学、文献学为一体，注重量化的综合性知识体系的研究方法。

2. 流行病学调查研究 将现代流行病学及统计学等原理和理论引入临床医学研究和实践的一门临床方法学，采用宏观的群体观点和相关的定量化指标，将科学严谨的设计、定量化的测量和严格客观的评价贯穿临床研究，探索疾病的病因、诊断、治疗和预后的系统性规律，力求避免各种偏倚因素的干扰，确保研究结果的真实性，并对临床医学实践产生重要的循证价值。它重在创造最佳的研究成果，促进临床医学水平的提高。

3. 随机双盲对照试验研究（RCT） 按照随机方法将每个研究对象分配到试验组或对照组，试验组实施干预措施（intervention），对照组给予其他措施或安慰剂（placebo），经过对研究对象一段时间的随访观察后，比较两组疗效差异的研究方法。

4. 临床队列研究 将研究对象按是否暴露于某因素，分成暴露组与非暴露组（对照组），随访一定时间并追踪观察两组的发病或死亡结局，通过比较两组间结局发生率的差异，得出该结局与暴露因素之间有无关联结论的一种研究方法。

5. 随访观察研究（follow up study，FUS） 在不同时点对同一人群疾病、健康状况和某些因素进行调查，了解这些因素随时间的变化情况的一种研究方法。

6. 真实世界临床研究（real-world study，RWS） 在采用较大的样本量，覆盖更具代表性的广泛受试人群的基础上，根据患者的实际病情和意愿非随机地选择治疗措施，开展长期评价，并注重有意义的治疗结局，以进一步评价干预措施的外部有效性和安全性的一种研究方法。

7. 德尔菲法（delphi method） 又称专家咨询法或专家评分法。由调查者拟定调查问卷，按照既定程序采用背对背的通信方式向专家组成员进行征询，而专家组成员又以匿名的方式（函件）提交意见。经过几次反复征询和反馈，专家组成员的意见逐步趋于集中，最后根据专家的综合意见，对研究对象作出评价的一种研究方法。

四、关系分类

根据临床研究结果揭示的不同“关系”将其划分为因果关系研究和关联关系研究两大类。

1. 因果关系研究 研究目标是揭示事物的“原因与结果之间的关系”的一类研究。

2. 关联关系研究 研究目标是以揭示事物间的“相互联系的事实与规律”的一类研究。

第二节　中医临床研究的专题分类

中医临床研究专题分类指按中医临床研究课题研究的领域、内容和目标进行研究类别划分的一种方法。它涵盖了中医内科、妇科、儿科、外科、皮肤科、肛肠科、眼科、耳鼻喉科、骨伤科等中医学科开展的临床研究专题。

一、中医基础理论相关研究

中医基础理论是对人体生命活动和疾病变化规律的理论概括，研究内容主要包括阴阳、五行、运气、藏象、经络等学说，以及病因、病机、诊法、辨证、治则、治法、预防、养生等内容。

（一）“阴阳五行”临床研究

阴阳学说是中国古代朴素的对立统一理论。五行学说是中国古代朴素的系统论，含有辩证法的思想。阴阳五行学说的临床研究是利用中医药临床信息科学方法，将人体健康数据、环境数据与中医阴阳五行学说相结合，从临床实际深入认识阴阳五行学说的科学内涵及可能存在的问题，有利于进一步发展和完善中医基础理论。目前应用于阴阳学说研究的有聚类分析、数据建模（模糊控制）、跨年度大样本方法、统计学方法（通径分析）、粗糙集重要度分析、数据关联挖掘和因子分析等方法。

（二）“藏象学说”临床研究

藏象学说是研究藏象的概念内涵，各脏腑的形态结构、生理功能、病理变化及其与精、气、血、津、液、神之间的相互关系，以及脏腑之间、脏腑与形体官窍及自然社会环境之间的相互关系的学说。其临床研究可选择某一脏腑或某几个脏腑对其本质特征、外在表现、相互关系等进行分析，发现规律，完善理论。通过对人体生理、病理的观察资料进行分析归纳，从中发现规律，建立理论模型。运用可靠性分析、因子分析、主成分分析、相关分析、回归分析和隐变量分析等统计学分析方法进行内脏生理功能的验证研究；运用关联规则数据挖掘探讨神经－内分泌－免疫网络（neuro-endocrine-immunity network，NEI）与藏象的内在联系（藏象本质研究）；基于中医古籍运用数理分析方法，研究分析总结藏象理论应用情况；采用非 logistic 多元逐步回归、偏斜主成分聚类和 Φ 相关分析使得五脏疾病的辨证用药统计规范化，总结五脏发病规律；运用计算机技术和现代统计学方法，深入挖掘古代医案对五脏的生理功能、病理变化及临证辨治规律的相关认识；通过对医案的藏象理论及临证规律，为藏象学说的理论探索及应用研究提供了科学、有力的资料佐证。

（三）“经络理论”临床研究

经络学说是研究人体经络系统的概念、构成、循行分布、生理功能、病理变化及其与脏腑形体官窍、精气血神之间相互联系的基础理论，是中医学理论体系的重要组成部分。经络理论的临床研究则是通过大量临床信息的采集及分析，可分析发生于人体的、与经络相关的现象，并对其进行分析总结，对经络本质的认识具有一定的意义。有的研究采用文献回顾的方式，将网络思维的认识论和网络分析技术的方法论相结合，从复杂网络的新视角探讨经络研究。

（四）“气血津液理论”临床研究

气、血、津液均是人体内的基本精微物质，是产生一切机能和维持生命活动的物质基础。气、血、津液也是临床重要的辨证及施治手法的理论依据，其临床研究是通过对病历信息的分析，可了解中医临床信息与中医气血津液理论的关系，深化对其学术认识。中医认为气、血、津液的动态变化可反映人体脏腑功能的生理与病理变化，如通过对古代医案分析，发现病证与气血津液辨证论治体系的关系。

（五）“六经辨证理论”临床研究

六经辨证是一种辨证论治的方法与体系。它以六经所系的脏腑经络、气血、津液的生理功能与病理变化为基础，结合人体抗病力的强弱、病因的属性、病势的进退与缓急等因素，对外感疾病发生、发展过程中的各种症状进行分析、综合、归纳，借以判断病变的部位、证候的性质与特点、邪正消长的趋向，并以此为前提决定立法处方等问题的基本法则。其临床研究是通过结合中医临床信息进行六经辨证相关假说的实用性及科学性验证与评价。通过数学聚类分析的原理，揭示六经辨证的方法步骤；通过数理统计分析方法，揭示现代中药配伍用量与六经辨证的关系。

（六）“证候学”临床研究

中医证候指疾病发生和演变过程中某阶段患者个体当时所处特定内、外环境本质的反映，它以相应的症、舌、脉、形、色、神表现出来，能够不同程度地揭示病因、病位、病性、邪正盛衰、病势等病机内容，为辨证论治提供依据。其临床研究是通过分析证候与其他中医临床信息之间的关系，有利于从不同角度了解证候的本质、证候与其他临床要素之间的关系，对证候判定标准等进行评价及应用，从而完善中医证候理论。例如，在足够量数据的支撑下，可分析疾病、地域、人群的证候分布特征；选择疾病不同时期的证候数据，可分析疾病不同时期的证候特征及证候演变规律或慢性病不同并发症的证候分布及相兼规律；通过对证候相关性进行分析，可获得证候相兼特点；通过分析某证候的临床表现，可进行证候特征研究，选取不同的数据集，可分析不同疾病、性别、年龄、不同地域人群的证候特征；在证候诊断标准研究方面，既可通过临床实际分析总结证候判定标准，也可分析既有国家、行业的证候诊断标准与临床实际判定结果是否一致，从而找到适用性更好的证候诊断标准，或对证候诊断标准进行科学的评价，也可发现临床实际中，医生在证候判断中存在的问题；也可通过临床症状、症状组合、体征、检查指标与证候及证候变化的关系研究；证候与预后的关系研究等等。这些基于临床实际数据得出的证候研究结果，对完善证候基础理论具有重要参考价值。

（七）“病因病机理论”临床研究

病因指导致疾病发生的原因。病机则是疾病发生、发展、变化和转归的机制。中医的病因病机理论是在大量临床实践基础上总结形成的。现代中医临床研究累积了大量资料数据，通过数据分析方法，研究病因病机特点，分析不同病理因素的作用及相互影响，完善病因病机理论。如通过对古籍医案或者临床中积累的大量临床信息资料进行采集，利用数据挖掘技术，分析总结疾病的常见病因规律，验证研究结论。

（八）“治则治法”临床研究

“治则”是在整体观念和辨证论治理论指导下，根据四诊（望、闻、问、切）所获得的客观资料，在对疾病进行全面的分析、综合与判断的基础上，制定对临床理法、处方、遣药具有普遍指导意义的治疗方法。“治法”是治疗疾病的基本方法，即是治则的具体化。治则治法的临床研究是在临床科研数据中，完整地保留针对不同患者个体，由不同地区、不同医生及不同学术流派干预疾病的方法及措施，系统总结这些内容，对于丰富中医学治则治法理论十分重要。结合临床疗效评价，可对这些治则治法进行评价，进一步研究这些干预措施的有效病例，与无效病例进行比较分析，发现相关病证的有效治则治法、疗效特征，从而优化治则治法理论，进一步提高疗效。

（九）“五运六气学说”临床研究

五运六气简称为运气，是中国古代研究气候变化及其与人体健康和疾病关系的学说，是古人对自然环境和人体生命、健康、疾病的高度认知。其基本内容是在中医整体观念的指导下，以阴阳五行学说为基础，运用天干地支等作为演绎工具，推论气候变化规律及其对人体健康和疾病的影响。通过临床信息，分析研究五运六气的对应关系，对五运六气学说的科学性进行更客观、全面的评价，或发现新的知识规律。如运用五运六气理论，采用多因子综合和从动态变化进行分析的方法，指导临床辨证论治。

二、中医临床诊疗专题研究

（一）疾病证候特征研究

疾病可由内部及外部等因素导致人体生理、心理或与社会的不协调状态，表现为症状、体征和生命指标异常，疾病的表现复杂多样，且会随着社会、历史、环境的变化而发生改变。系统总结疾病的特征，特别是当代的或与地域等因素相关的疾病特征，对疾病早期诊断、治疗及预后均有重要意义。通过临床科研数据，可从疾病的发生发展、不同的病程、年龄、并发症、发病地区等进行比较分析，了解疾病发生发展的客观规律。对未知疾病也可进行探索性分析，结合病例标本库及相关基础研究，可进一步探索疾病的本质特征。此外，还可进行疾病分类方法研究，如中医基于证候、症状分类的价值及科学性评价等。

（二）疾病临床表现及并发症特征研究

现代医学强调临床客观指标与疾病的关系，而中医重视临床症状、证候特征，将这些因素作为认识疾病的关键及治疗的靶点。中医对疾病的症状分布规律、证候特征有较深入、全面的研究。

（三）中医四诊研究

中医四诊是中医临床采集诊断信息手段的总称，包括望诊、闻诊、问诊和切诊。中医四诊研究内容主要包括四诊规范化研究、四诊客观化研究、四诊智慧化研究和四诊临床应用研究，其中四诊规范化研究主要是对四诊信息进行标准化处理，包括对每一个诊断信息的定名和定义，建立其名词术语规范；四诊客观化研究是建立四诊信息客观的鉴别条件和量化标准；四诊智慧化研究是利用计算机和人工智能技术开展四诊信息的自动识别和采集的技术研究；四诊临床应用研究指四诊标准规范和相关技术在临床中应用研究，例如中医舌象、脉象、症状等四诊信息是中医临床数据采集、分析的重点，是选方用药的重要依据，分析临床舌象、脉象的特点及其与临床病证的关系，是完善中医理论的重要内容。

（四）疾病证治规律研究

疾病证治规律是对某类疾病病因病机、诊断及治疗的完整概括。基于临床实际数据，探索分析疾病的证候及治疗规律，是总结临床经验、发现新知识的重要途径。该领域的研究较多，基于重点病种、古代文献或名老中医经验开展。

（五）临床诊疗方案研究

临床诊疗方案需要在临床实践中总结，并在临床应用中不断评价并优化。无论是单一治疗措施，还是复杂干预，通过大量的临床实际病例，均能客观地反映临床诊疗方案的可行性、有效性，根据临床应用情况，确证临床疗效，发现可能存在的问题及不足，从而实现对方案的不断优化。

三、中医临床方药专题研究

（一）有效方药的发现研究

方药是中医临床干预的重要措施，每个方药的适应证、疗效特点都有待进一步总结及评价。中医药临床评价应根据研究所处的阶段采用阶梯递进的方法，前期重在通过临床经验数据，特别是其中的有效病例，完成有效方药的发现研究，这种研究应该成为中药临床前研究的主要方法。此外，利用数据挖掘技术，还可以进行单味药物潜在功能的发掘等方面研究。

（二）有效方药应用及验证研究

在有效方药发现研究的基础上，可根据有效方药的组成及成分，进一步通过大量病例数据分析挖掘，开展临床应用及验证研究，逐步转化为新药、院内制剂、临床应用指南等科研成果。

（三）遣方用药规律研究

方药是中医临床治疗疾病的主要载体，选择不同的数据集，运用数据挖掘方法，研究各类患者的选方用药规律，如某疾病或证候选方用药规律研究；或某病不同阶段主要治法、常用方剂的分析、不同地域的用药特点；通过对某病的“病－证－方－药－效”关联分析，可研究某病治疗中“方－证”“药－证”关系等。

（四）方药临床应用研究

中医在数千年的发展中，形成了习用多年的经方、时方等成方，这些方剂均需在新的历史条件下，结合数据分析挖掘技术，进一步开展深入的临床应用研究，一方面可进一步明确其适应证、疗效特点，另一方面也有可能发现这些成方的新用途，为扩大这些成方的适应证奠定基础。

（五）药 – 症关系研究

药 – 症关系是中医临床重要知识，是临床辨证用药及随症加减的重要依据。运用数据挖掘技术探讨药症相应关系，印证临床中针对某症状而选用某药的药症相应关系或与临床用药经验不一致的现象。

（六）中药安全性研究

中药的安全性是临床关注的热点，特别是涉及一些有毒的中药或者临床用量超出药典规定用量时用药安全性。通过大量临床实际数据，运用数据分析挖掘方法，总结出中药剂量、配伍、给药途径及患者个体差异等因素与中药不良反应之间的关系，指导安全用药。

四、中医临床评价研究

（一）疗效评价研究

基于实时采集的临床评价信息，对干预措施及其相关因素进行分析，评价干预措施的疗效，同时也可对评价方法进行评价与验证。

（二）结局指标研究

针对治疗前后病情变化，分析干预措施对应的结局指标，找出干预措施的临床适应证。

五、中医临床经验传承研究

名老中医在长期临床诊疗实践过程中形成了大量临床病历资料，其中蕴藏着中医宝贵的学术思想和临床诊疗规律。名老中医诊疗数据挖掘可分析中医辨证经验、名老中医用药经验、综合经验。

（一）名老中医辨证经验研究

辨证经验指名老中医综合患者的临床表现、检验检查结果等信息，分析判断后，形成对患者综合性的判断，是辨证用药的基础。辨证经验的内容主要包括症状与证候的关系、疾病的证候特征、证候相兼规律等。对名老中医要重点分析其特色的辨证方法。名老中医辨证经验的发现和总结路径为：①通过统计分析确定研究对象，可以为疾病或具有某些特征的人群。②通过对研究病种的临床表现、证候的初步统计，总结其总体的辨证特点。③分析挖掘某病、某证候的临床特征。④分析证候相兼特点及证候相兼与症状的关系。⑤总结以上经验，人机结合，结合专家访谈等方法，确定经验知识。

（二）名老中医对疾病的证候特征分析研究

证候是疾病过程中某一阶段或某一类型的病理概括，能够揭示病变的机制和发展趋势，是中医药确定治法、遣方用药的依据。名老中医对许多疾病的证候或辨证方法有独到的认识，这些独特的辨证方法，既要基于大量临床病历进行系统总结，同时也需要人机结合进行凝练，发掘规律，探索中医传承的新模式和新方法。

（三）基于名老中医临床病例数据的辨证标准研究

基于名老中医临床病例数据开展证候诊断判定标准研究，分析现有证候标准的实用性，为形成更加科学的中医证候诊断标准提供参考。

（四）名老中医临床治则治法经验及其应用研究

名老中医的治则治法与通常的中医理论有区别，具有一定的创新性，中医传承的是名老中医的具体临床经验背后所蕴含的辨证论治体系，即临床辨证思维，临床思维具体体现在治则治法中。

治法（中医治法）是治疗疾病的基本方法，是辨证论治体系的一环，治法虽多，基本可归于汗法、吐法、下法、和法、温法、清法、补法和消法8种治法。在基于临床数据的治法分析挖掘中，可就某治法或某几种治法的临床应用开展研究。

（五）名老中医临床用药经验研究

用药经验指医生根据所辨证候及兼证、兼症等选方用药的经验知识。

1. 方药规律研究 名老中医经验效方指名老中医在长期临床实践中总结的有效方剂，是名老中医丰富临床经验的结晶和学术思想的具体体现。总结名老中医经验用方是中医学术传承和发展的重要内容，是学习和推广名老中医经验，提高中医学术水平和临床疗效的保证。可运用数据分析挖掘方法进行核心方药、关系、随症/病/证加减用药规律研究。

2. 有效经验方研究 名老中医有效经验方是在诊疗过程中形成的相对稳定、主治明确、功效可靠的方剂，在长期实践过程中形成的理论知识的结晶。基于临床病例数据，以数据分析挖掘技术作为工具，开展有效经验方药的发现研究、验证研究，完善有效方药。

3. 选方用药经验研究 名老中医选方用药经验分析是挖掘名老中医理法方药之间的多重关系，揭示名老中医在辨证思路、治疗原则、选方用药方面的经验，为名老中医传承、指导临床工作提供参考。

4. 疾病用药经验比较研究 基于多位名老中医的学术思想及临床经验，针对某类疾病用药经验进行综合分析，以获取名老中医对该类疾病用药的共性规律和个体化差异。

（六）名老中医综合经验研究

应用多种分析挖掘方法，对名老中医所治优势病种进行临床证治规律的综合分析，或者根据临床研究主题进行某方面研究，如某类疾病的诊疗规律研究、不同名老中医经验的比较研究等。

1. 个体疾病证治规律总结研究 名老中医的个体疾病证治规律挖掘是基于某位名老中医的学术思想及临床经验，针对某类患者的“证–治–效”等进行全方位的综合分析，以获取较完整的名老中医临床经验知识的研究。

2. 群体疾病证治规律总结研究 基于多位或大量名老中医的学术思想及临床经验，针对某类患者的“证–治–效”等进行全方位的综合分析，以获取名老中医对该类疾病共性的临床经验知识的研究。

3. 不同名老中医经验比较研究 不同名老中医学术观点常有差异，对疾病的认识，处方用药也各不相同。然而，中医理论作为一套科学的理论体系，必然有其稳定的、核心的内容，中医对疾病的认识必然存在一定的共性规律。基于多位或大量名老中医的学术思想及临床经验，根据临床经验的特点，针对不同内容进行综合分析比较研究，以发现不同名老中医辨证论治的共性规律，展示比较个性差异。

4. 名老中医临床经验的传承与验证研究　利用名老中医真实的临床诊疗数据分析挖掘形成名老中医学术思想及经验，多是通过长期大量的临床数据积累形成的，但其有效性、科学性还需要通过临床应用不断进行验证和评价。验证研究需要根据前期总结的经验人机结合，充分考虑名老中医专家本人对临床经验的意见。验证的方式有多种，其中一种是基于已有病例数据进行分析，即基于数据的“干性研究”。

名老中医临床经验传承工作主要是通过分析总结、获取名老中医学术思想与临床经验。主要评价名老中医学术思想及临床经验的可继承性及继承应用效果，如年轻医师或者老中医的继承人应用名老中医临床经验评价，辨证论治的方法与老专家经验的相似性等。

六、中医临床计算机应用系统研究

主要是应用计算机技术研发中医临床诊疗与服务应用系统和为中医临床研究提供数据管理与数据分析挖掘等技术支撑。主要包括中医临床诊疗辅助决策系统、中医专家系统、中医脉象仪、舌象仪、中医四诊自动诊断系统；中医电子病历系统，即中医临床规范化的诊疗行为活动记录资料系统；中医临床科研数据分析处理系统、远程医疗信息系统和临床移动医疗等。另外，还包括在线中医询医问药系统、在线查询中医临床医疗专家（医生），以及中医药治疗方案与药物信息的计算机系统、养生保健知识问答系统等。

七、中医临床数据资源管理与开发利用研究

中医临床数据是中医临床研究的宝贵资源，是中医临床研究最为基础和最为重要的支撑和保障。中医临床数据资源管理与开发利用研究，包括中医临床数据资源管理与开发利用相关标准体系、技术体系和组织管理体系等体系构建研究；围绕中医临床数据开发利用需要，开展中医临床数据处理中的临床数据规范化、数字化、结构化、数据化、知识化与可视化，以及中医临床数据资源管理与服务技术平台的相关技术方法研究。同时还包括中医临床数据资源管理与开发利用活动中涉及的数据安全、隐私与知识产权保护等一系列相关标准和技术方法研究。

第三节　针灸临床研究的专题分类

本节主要从针灸理论，临床应用、临床评价和装备设施等方面来阐述针灸临床研究的专题分类。

一、针灸理论研究

（一）经络基础理论研究

1. 经络系统研究　经络是经脉和络脉的总称，是运行全身气血，联络脏腑、形体、

官窍，沟通上下内外，感应传导信息的通路系统，是人体结构的重要组成部分。经络系统包括十二经脉、奇经八脉、十二经别、十五络脉及其外围联系的十二经筋和十二皮部。经络作为通行气血的通道，是以十二经脉为主，其“内属于脏腑，外络于肢节”，将人体内外连贯，成为一个有机的整体。十二经别是十二经脉在胸、腹及头部的重要支脉，能够沟通脏腑，加强表里经的联系。十五络脉是十二经脉在四肢部及躯干前、后、侧面的重要支脉，起沟通表里和渗灌气血的作用。奇经八脉是具有特殊作用的经脉，对其余经络起统率、联络和调节气血盛衰的作用。此外，经络的外部，筋肉受经络支配，分为十二经筋；皮肤按经络的分布分为十二皮部。

2. 经络作用研究 经络具有联系脏腑、沟通内外，运行气血、调节阴阳，抗御病邪、反映病候，传导感应、调整虚实的作用。中医认为，气是营养物质产生的动力，血是运送营养物质的基础，而经络行使的是运送气血的职能。气血经络只有贯通全身，才能濡养所有器官和组织。如果气血分配不均，就要纠正局部偏盛或偏衰；一旦脏腑染病，所属的经络穴位会发生相应改变，从而在人体体表上有所反应。正如《灵枢·经脉》指出“经脉者，所以能决死生，处百病，调虚实，不可不通”，强调了经络在人体生理、病理及防治疾病的重要性。经络是针灸理论的重要组成部分，对于针灸临床具有指导性作用，研究经络的作用能够更科学地指导临床，提高疗效，也有助于推动针灸理论的发展，同时也有利于带动中医药传承创新发展。

3. 循经感传现象研究 循经感传是一种敏感的感觉现象，指以针刺、电脉冲及其他方法刺激腧穴时，人体出现一种酸、麻、胀等特殊感觉，从被刺激的腧穴开始，沿着古典医籍记载的经脉循行路线传导的现象。这种现象在古代被称为“得气”或“行气”，《内经》中记载“中气穴，则针游于巷”。得气是针感的表现，是指患者的针刺部位有酸、麻、胀、重、热、凉、痒、痛、抽搐、蚁行等感觉，或呈现沿着一定的方向和部位传导、扩散的现象，少数患者还会出现循经性肌肤瞤动、震颤等反应，有时还可见针刺部位的循经性皮疹或红白线状现象。

循经感传一直以来是针刺效应研究、经络实质研究、穴位特异性研究、经络脏腑相关性等针灸学基础研究的切入点。循经感传测量可以通过红外辐射轨迹、皮肤微循环、经皮氧和经皮二氧化碳的变化、表面肌电变化、电位信号和电压信号来测量。目前循经感传的研究方向主要包括循经感传的机理研究、因素研究、定性定量研究、物质基础及与疗效的关系研究等。

4. 经络的实质研究 自《黄帝内经》建立经络系统学说以来，历代学者对其均有不同程度的整理发挥，尤其是自 20 世纪 50 年代开始，以探索经络实质为核心，以国家攀登计划为标志的现代经络研究进入高潮。现代对经络实质的研究主要有筋膜肌腱论、能量论、神经论、体液论等，但这些假说都不能独立地对经络系统循行、分布、功能等做出完美的诠释，经络实质的研究并未取得突破性的进展，因而经络实质的研究仍是目前经络研究的重点。

（二）腧穴基础理论研究

1. 腧穴命名研究 人体各部位的腧穴均各有其名，腧穴的名称大都有一定的意义，正如《千金翼方》所说："凡诸孔穴，名不徒设，皆有深意。"古代医家对腧穴的命名取义广泛，多采用取类比象的方法，在当时的历史条件下，依据对宇宙的认识从天文、地理、人体解剖及生理功能等方面，赋予腧穴相应的名称。中国中医药出版社出版的刘清国和胡玲主编的全国中医药行业高等教育"十二五"规划教材《经络腧穴学》，将腧穴的命名分为自然类、物象类和人体类三类。

2. 腧穴分类研究　人体的腧穴依据传统分类法可分为十四经穴、经外奇穴和阿是穴三大类。凡归属于十二经脉、任督二脉的腧穴，称为十四经穴；未纳入十四经穴范围，但有固定名称、位置和主治内容的腧穴，称为经外奇穴；以病痛局部或与病痛有关的压痛（敏感）点作为腧穴，称为阿是穴。

3. 腧穴穴性及功能研究（腧穴特异性研究）　"穴性"是腧穴性质的简称。一般认为，穴性是指腧穴因其所在部位、经脉属性不同而显现的穴位之间的差异性及反映在治疗作用方面的特异性。而"穴性"概念，实际上就是指腧穴的功能，腧穴功能包括双向调节和单向调节，对腧穴功能的阐述应建立在实验的基础上。穴性问题主要研究的是腧穴与机体的相互作用规律，通过探讨腧穴的特性和功能、对疾病的疗效和对机体的内在影响来阐释腧穴的作用机制。

腧穴在特定病证中因病证的性质、针刺手法不同而表现出寒热虚实的不同性质，并能调节和控制各种影响因素。研究腧穴穴性及功能，对于正确处方选穴、有效发挥腧穴治疗作用、提高针灸临床疗效具有重要意义。

4. 腧穴的主治规律研究　腧穴的主治呈现一定的规律性，可概括分为分经主治和分部主治。分经主治指某一经脉所属的经穴均可治疗该经循经部位及其相应脏腑的病证，同经的不同穴可治本经相同的病证。分部主治指处于身体某一部位的腧穴均可治疗该部位的某类病证。研究腧穴的主治规律，能够更好地认识和理解腧穴的功能，将经络理论与临床诊断、治疗更好地结合。

5. 腧穴的定位方法研究　腧穴的准确定位依赖于腧穴的定位方法。目前常用的腧穴定位方法有骨度分寸定位法、体表标志定位法、手指同身寸定位法、简便取穴法。体表标志定位法是以解剖学的各种体表标志为依据确定经穴定位的方法。骨度分寸定位法是以体表骨节为主要标志折量全身各部的长度和宽度，定出分寸，用于腧穴定位的方法。手指同身寸定位法是依据被取穴者本人手指所规定的分寸以量取腧穴的方法。简便取穴法是临床上常用的一种简便易行的取穴方法。

6. 腧穴的形态结构研究　腧穴结构是针灸发挥生物学效应的载体，人类对于腧穴的认识是一个不断发展的过程。传统针灸学认为腧穴是人体脏腑经络之气输注于体表的特殊部位，既是疾病的反应点，又是针灸的施术部位。现代形态学研究认为腧穴不是一个单一结构，并提出腧穴是由一系列已知结构按一定规律进行空间布局和立体构筑所组成的一个综合体的假说。

对于腧穴形态结构的认识，包括从体表可以看到的指示性标志来确定腧穴体表部位，并通过解剖的手段确定腧穴表面下的骨骼、肌肉及主要的血管和神经成分，从整体水平上建立对腧穴结构的宏观认识；借助低倍放大镜或解剖镜对腧穴的局部组织结构进行详细观察，形成对腧穴结构的宏微观认识；从微观水平揭示腧穴结构中所包含的多种细胞及其化学成分，以及它们与神经、免疫和内分泌系统的关系的微观认识。

7. 腧穴的作用机理研究 腧穴的作用机理是现代腧穴研究的重点，腧穴的功能具有一定的特异性，这种特异性与其所在经脉循行分布及其属络联系的脏腑相关。不同经脉的腧穴产生不同的效应，对不同部位产生影响，而同一经脉的腧穴也有差异。通过对腧穴作用机理进行研究，可以更加明确腧穴的功能主治，为临床应用提供强有力的理论支撑。

8. 腧穴的生物物理学、化学等特异性研究 腧穴是机体联络、反应、调节的功能单元，在物质、能量、信息传递及调控过程中发挥着重要作用，有其特定的物理和化学特性及生物学效应。目前腧穴的生物物理学特性研究包括电学特性、光学特性、电磁学特性、声学特性、热学特性等研究，腧穴的生物化学特性研究包括腧穴与离子、腧穴与氧分压、腧穴与神经递质等方面的研究。然而通过多年研究，腧穴特异性依然存在争议性，比如利用S法来评估疼痛时发现不支持穴位特异性理论，但又在血流动力学与神经影像学方法上支持穴位特异性理论，所以需要进一步研究来证明穴位的特异性存在。

9. 腧穴的功能研究 腧穴功能研究涉及广泛，腧穴与非腧穴之间、不同经脉腧穴与腧穴之间、同经的不同腧穴及不同腧穴组合在功能上均存在差异。腧穴的功能研究包括腧穴的功能特异性研究、腧穴的病理反应及诊断研究、腧穴的刺激效应研究等。

（三）针灸临床理论研究

1. 针灸治疗原则研究 针灸治疗原则是运用针灸治疗疾病必须遵循的基本法则，是确定治疗方法的基础。针灸的治疗原则可概括为治神守气、补虚泻实、清热温寒、治标治本、三因制宜。治神守气是调动医者和患者双方积极性的关键措施。补虚泻实包括虚则补之、陷下则灸之、实则泻之、宛陈则除之、不盛不虚以经取之。清热温寒是指热者疾之、寒者留之。治标治本则主要分为急则治标、缓则之本、标本同治。三因制宜是指因时制宜、因地制宜、因人制宜。研究针灸的治疗原则可突出针灸的理论特色，发挥针灸理论在临床诊疗过程中的指导作用。

2. 针灸治疗作用（效应）研究 针灸治疗疾病是在中医基本理论指导下，运用针刺和艾灸的方法，对人体腧穴进行刺激，通过经络的作用影响脏腑，达到治病的目的。古代医家在长期医疗实践中，总结出针灸具有调和阴阳、扶正祛邪、疏通经络的作用。

针灸治疗作用的实质是激发、调动和增强机体本身所固有的自我调节能力，对机体是双向良性调节作用。针灸治疗作用的研究可以从本质上认识针灸对疾病起效的作用机制，从而更好地将针灸在临床应用。

3. 针灸疗法治疗痛症的机理研究 痛症是指以疼痛为主要临床表现的一大类病证。疼痛是由伤害性刺激引起的一种复杂的主观感觉，常伴有自主神经反应、躯体防御运动、心理情感和行为反应。自古以来，疼痛性疾病就是针灸医学的主治病证之一。追溯针灸医学的源头，针灸疗法最初主要用于治疗疼痛。

针灸治疗痛症的机理研究内容包括针刺机理研究、灸法机理研究、拔罐法机理研究、刮痧法机理研究及特种针具刺法的机理研究等。

二、针灸临床应用研究

（一）经络临床应用研究

经络学说是阐述人体经络系统的循行分布、生理功能、病理变化及其与脏腑相互关系的理论，从古至今一直指导中医的临床实践，对中医各科尤其是针灸的临床实践具有重要的指导作用。经络的临床运用体现在经络诊断、分经辨证、循经取穴及药物归经等方面。

（二）腧穴临床应用研究

1. 单穴的临床应用研究　人体有365个（或367个）穴位，每个穴位都有自己的名称、功能、位置，并在不断地完善。这些穴位分别归十四经，一条经络的穴位所起作用不尽相同。随着医学发展，又发现新的穴位，如经外奇穴。每个腧穴的主治作用具有相对的特异性，临证时只要辨证明确，选穴得当，补泻适度，手法娴熟，虽取单穴，亦可收出奇制胜之效。

历代不少针灸家临证主张“疏针简灸”，处方选穴“贵在约”“少而精”，所谓“少则得”“多则失”。研究单穴的临床应用，可以减少用穴庞杂、刺灸频繁、耗气伤血及患者皮肉之苦。

2. 穴位配伍规律的研究　穴位配伍是指两个或两个以上的穴位配合应用，穴位的配伍是针灸处方的重要组成部分，针对疾病的病位、病因病机等，选取主治相同或相近，具有协同作用的腧穴加以配伍，能加强腧穴间的协同作用，提高治疗效果。

腧穴穴位配伍规律研究对于针灸治疗具有重要的意义。针灸临床中不同穴位有其特异性，不同穴位配伍效应也会有差异，其效应主要存在协同与拮抗两个方面。长期临床实践中，历代医家总结出辨证选穴、主辅配伍、按部位配伍、按经络配伍、特定穴配伍等配伍方法。穴位配伍依据、规律、效应和机制等问题一直缺乏科学解释，已成为制约针灸学发展和提高针灸临床疗效的关键问题。对穴位配伍规律、作用属性、效应和机制等要进一步深入研究，创新研究思路，以便在穴位配伍的研究中取得新突破。

（三）针灸临床操作方法与疗法应用研究

1. 针灸临床操作方法研究　针灸临床操作包括毫针操作、灸法操作、拔罐操作、刮痧操作、特种针具操作等，如毫针基本操作技术包括毫针的持针、进针、行针、留针、出针等。每一种方法都有严格的操作规程和明确的目的要求，其中以针刺的术式、手法、量度、得气等关键性技术尤为重要。

2. 针灸疗法治疗痛症的临床研究　针灸临床治疗痛症的研究中所涉及针灸疗法多样，病种广泛，研究方法以临床对照试验研究为主。

三、针灸临床评价研究

（一）疗效评价研究

现阶段针灸临床疗效的评价方法难以形成规范化和量化的疗效指标，这与讲求客观、实证的现代医学相矛盾，在缺乏令人信服和接受的疗效评价体系情况下，针灸临床研究得出的结论与成果往往也易遭质疑甚至否定，这将大大阻碍针灸临床研究，也不利于针灸学走向国际，亟须建立起符合针灸自身规律的临床疗效评价体系。

（二）研究质量评价

科学研究最后所呈现的形式或报告的完整性和透明性，是影响研究被转化和利用的重要因素。目前针灸相关 RCT 的报告质量低下，反映目前针灸文献仍然存在报告不透明、计划性较差、方法学质量低等问题，严重影响目前针灸临床研究的评价。提高针灸的研究报告质量，才能够更好地服务于针灸的临床研究。科研报告的完整性和透明性，是影响研究被转化和利用的重要因素。报告质量的提高也有赖于学术期刊的参与。

（三）针灸安全性研究

针灸疗法已经传承数千年，并迈出国门传播至 180 多个国家，显著的疗效和较高的安全性是其持续发展的基础与根本。针灸疗法曾一度被人们冠为“无毒副作用的绿色疗法”，但随着其应用范围不断扩大、临床科研意识的增强及针灸不良医疗事件报道逐渐增多，对针灸安全性的关注也随之增多。尤其是在国际应用中，针刺安全性更是关注的焦点。加之循证医学的发展，人们有了更系统的方法评价针灸疗法的风险和收益，学者们通过文献发现，有罕见的由针灸疗法导致的不良事件甚至死亡，这也将加剧人们对针刺安全性的质疑。随着医学伦理学及人权主义的发展，患者在接受任何治疗措施前都有权知道该措施的风险，所以应该重视针灸安全性的研究。

四、针灸装备设施研究

针灸器具是针灸治疗的载体。综观我国针灸医学数千年的发展历史，从古老的砭石逐步发展到现代各种针刺器具，从艾炷到“太乙神针”，再发展至现代针灸治疗仪，针灸器具发生了许许多多重大的革新与进步。针灸器具是针灸理论与时代技术相结合的产物，随着科学技术的进步，针灸器具越来越精细多样，通过对针灸器具及其治疗仪器的研究，能够更好地把握其适用范围、操作方法及作用机制，以更好地服务临床。

第三章　中医临床研究方法学创新发展需求

本章从新时代科技进步的深刻影响与新要求、中医药传承创新发展、中医临床研究创新发展3个方面论述了中医临床研究方法学创新发展的需求。

第一节　新时代科技进步的深刻影响与新要求

随着社会发展，科学技术日新月异，云计算、物联网、大数据、移动互联网、人工智能等技术应运而生，将人类从“信息时代”带入了“大数据时代”。大数据理念和技术方法正在影响并改变着我们认识和理解世界的方式，正在成为新发明与新服务的源泉。可以说“大数据时代”是一个改变人们生活、工作和思维的大变革时代。

一、未来中医临床研究模式与技术体系需要颠覆式变革

伴随着人口快速老龄化，慢性非传染性疾病负担加重和各种影响健康的危险因素日益增长，我国在满足居民医疗卫生服务需求方面面临着新的挑战。西医药发展虽然日新月异，但在慢性病领域（如癌症和心血管疾病）往往缺乏有效的应对策略和治疗手段，不断暴露出新问题和新挑战，中医药逐渐受到重视和应用。中医药学的系统平衡观、辨证论治、治未病等理念和模式与现代医学新理念、新模式一脉相通，顺应和代表未来健康医学发展趋势，为防治慢性病提供了有效手段，可提供整合连续，优质高效，融预防、医疗和康复为一体的全方位、全周期的中医药服务。社会的老龄化与现代医学观念的转变，将为未来中医临床研究模式与技术体系变革带来新的发展机遇。

在此大背景下，大数据理念和大数据技术倒逼中医临床研究模式与方法的变革，将促使中医临床研究技术体系进行重构，为中医临床研究带来颠覆式的创新发展，也将对中医药现代化事业产生重大而深远的影响。同时也对中医临床研究技术体系提出要处理好“数据驱动与规则驱动的对立统一、‘关联’与‘因果’的辩证关系和‘全数据’的时空相对性、分析模型的可解释性与鲁棒性等”，同时要形成“通用”或“领域通用”的统一技术体系和方法学体系，以及从“信息－模型化－研究目标”向“数据－知识化－智慧行动”技术路线的革命性转变等更高的新要求。

二、大数据世界观与技术将引领中医临床研究创新发展

2012年，牛津大学教授维克托·迈尔-舍恩伯格（Viktor Mayer-Schonberger）在《大数据时代》一书中指出，数据分析将从“随机采样”“精确求解”和“强调因果”的传统模式演变为大数据时代的“全体数据”“近似求解”和“只看关联不问因果”的新模式。这是著者用最直观和最通俗的语言概括了大数据的世界观和独特的方法论，这也为未来中医临床研究提供了一种全新的认识论和技术方法。Gartner研究机构定义“大数据”：需要新处理模式才能具有更强的决策力、洞察发现力和流程优化能力来适应海量、高增长率和多样化的信息资产。麦肯锡全球研究所定义“大数据”：一种规模大到在获取、存储、管理、分析方面大大超出了传统数据库软件工具能力范围的数据集合，具有海量的数据规模、快速的数据流转、多样的数据类型和价值密度低四大特征。IBM提出大数据具有大量（volume）、高速（velocity）、多样（variety）、低价值密度（value）、真实性（veracity）5V特性。

2015年，国务院印发《促进大数据发展行动纲要》，系统部署大数据发展工作，推动大数据发展和应用，在未来5～10年打造精准治理、多方协作的社会治理新模式，建立运行平稳、安全高效的经济运行新机制，构建以人为本、惠及全民的民生服务新体系，开启大众创业、万众创新的创新驱动新格局，培育高端智能、新兴繁荣的产业发展新生态。提出要围绕服务型政府建设，在公用事业、市政管理、城乡环境、农村生活、健康医疗、减灾救灾、社会救助、养老服务、劳动就业、社会保障、文化教育、交通旅游、质量安全、消费维权、社区服务等领域全面推广大数据应用，利用大数据洞察民生需求，优化资源配置，丰富服务内容，拓展服务渠道，扩大服务范围，提高服务质量，提升城市辐射能力，推动公共服务向基层延伸，缩小城乡、区域差距，促进形成公平普惠、便捷高效的民生服务体系，不断满足人民群众日益增长的个性化、多样化需求。

《国民经济和社会发展第十三个五年规划纲要》第二十七章“实施国家大数据战略”提出：把大数据作为基础性战略资源，全面实施促进大数据发展行动，加快推动数据资源共享开放和开发应用，助力产业转型升级和社会治理创新；加快政府数据开放共享，促进大数据产业健康发展。

2016年6月，国务院办公厅印发《关于促进和规范健康医疗大数据应用发展的指导意见》指出，健康医疗大数据是国家重要的基础性战略资源。从夯实应用基础、全面深化应用、规范和推动“互联网+健康医疗”服务、加强保障体系建设4个方面部署了14项重点任务和重大工程。到2020年，建成国家医疗卫生信息分级开放应用平台，依托现有资源建成100个区域临床医学数据示范中心，基本实现城乡居民拥有规范化的电子健康档案和功能完备的健康卡，适应国情的健康医疗大数据应用发展模式基本建立，健康医疗大数据产业体系初步形成，人民群众得到更多实惠。

2016年12月，工信部印发《大数据产业发展规划（2016—2020年）》，以强化大数据产业创新发展能力为核心，明确了强化大数据技术产品研发、深化工业大数据创新应用、促进行业大数据应用发展、加快大数据产业主体培育、推进大数据标准体系建设、

完善大数据产业支撑体系、提升大数据安全保障能力7项任务，提出大数据关键技术及产品研发与产业化工程、大数据服务能力提升工程等8项重点工程，研究制定了推进体制机制创新、健全相关政策法规制度、加大政策扶持力度、建设多层次人才队伍、推动国际化发展5项保障措施。

大数据的价值本质上体现为提供一种人类认识复杂系统的新思维和新手段。就理论上而言，在足够小的时间和空间尺度上，对现实世界数字化，可以构造一个现实世界的数字虚拟映像，这个映像承载了现实世界的运行规律。在拥有充足的计算能力和高效的数据分析方法的前提下，对这个数字虚拟映像的深度分析，将有可能理解和发现现实复杂系统的运行行为、状态和规律。应该说大数据为人类提供了全新的思维方式和探知客观规律、改造自然和社会的新手段，这也是大数据引发我们开展中医临床研究模式与方法学创新最根本性的原因。

三、数据治理能力现代化发展的趋势与需要

如何开展中医临床数据资源建设，构建中医临床大数据资源管理与服务利用体系，实现中医临床数据资源的集约化管理和共享利用？如何提升中医临床数据资源获取、分类整理、存储管理和服务利用等效率，逐步形成中医临床数据资源的多元化采集、主题化汇聚和知识化分析的大数据能力？如何发挥中医临床大数据的最大效能，实现“用数据说话、用数据管理、用数据决策”，使中医临床研究从粗放向精细转变、从被动响应向主动预见转变、从经验判断向大数据科学决策转变？如何提高中医临床数据资源的利用效率和效益？这些都是在规划中医临床研究未来发展时所必须认真思考和回答的问题，也是实现中医临床治理能力现代化的需求和在新环境下其技术发展的必然趋势。

2016年6月，国务院办公厅印发的《关于促进和规范健康医疗大数据应用发展的指导意见》指出，要以保障全体人民健康为出发点，大力推动政府健康医疗信息系统和公众健康医疗数据互联融合、开放共享，积极营造促进健康医疗大数据安全规范、创新应用的发展环境，推进健康医疗行业治理大数据应用。

2018年7月，国家卫生健康委印发的《国家健康医疗大数据标准、安全和服务管理办法（试行）》明确要求，对我国健康医疗大数据应加以规范管理及开发应用。在医疗领域，组织开展的医院等级评审、公立医院绩效考核、病案首页数据报送、健康医疗统计数据上报、重大疾病监管与应急服务、电子病历应用水平、医院信息互联互通标准化成熟度评测等监管服务活动中，均强调要发挥大数据优势，注重健康医疗数据的采集、存储、挖掘、应用、运营、传输等，增强健康医疗数据信息的真实性、准确性、完整性，强化数据分析应用，提升卫生健康管理部门管理效率和服务水平。智慧医院建设是以患者为中心、以临床需求为起点，将大数据、云计算、物联网、人工智能等新技术应用于医疗管理与服务中，全方位提升医疗服务的效率和质量，主要包括面向患者的智慧服务，面向医务人员的智慧医疗，面向医院管理的智慧管理。智慧医院的建设需要打通医院所有医疗管理与服务信息，让医院健康医疗数据互联共享，实现医院内各业务系统数据的集成展示和服务于智能化诊疗，满足医院运营及绩效管理等需求，推动医院精细

化管理。构建符合多维度、高质量的临床科研数据中心，满足不同临床医生个性化科研需求。这些建设内容和建设要求均需要运用高质量的健康医疗数据。对于医院信息化建设与发展，无一不需要加强医院健康医疗数据治理，建设一套涵盖元数据、主数据、数据质量管理等内容的数据治理平台，梳理医院数据标准制定与应用情况，摸清医院健康医疗数据资源底数，构建医院健康医疗数据集成、数据清洗、数据融合存储、数据交换共享和分析挖掘等方面的数据标准体系，规范医院健康医疗数据，提升数据质量。

四、信息技术革命的助推

当前，信息技术已向各领域广泛渗透，人们的工作和生活已离不开互联网和移动互联网。日新月异的新一代信息技术为中医药信息化创造了新的条件。一是云计算、大数据与人工智能的发展为中医药智能化、现代化管理与服务提供了技术手段。云计算、大数据、人工智能、区块链等相关领域发展，理论建模、技术创新、软硬件升级等整体推进，正在引发链式突破，推动经济社会各领域向数字化、网络化、智能化加速跃升，为实现自动的分析研判和管理决策、提高中医药现代化治理的能力和水平提供有力技术支撑。二是计算机硬件与网络的发展为中医药信息化提供了高效的计算和访问能力。存储器和服务器运算能力的提高，轻、小、薄和低功耗的集成度，为中医药海量数据存储、处理和传输带来了极大的便利。信息网络技术的迅猛发展和移动智能终端的广泛普及，物联网与移动互联网以其泛在、连接、智能、普惠等突出优势，已经成为中医药传承创新发展的新要求、公共服务的新平台、信息共享的新渠道。三是虚拟化资源、泛在感知、知识化处理等新技术形态将显著提升中医药行业智能化水平。虚拟化资源可使资源扩展、配置、利用、运行、维护和管理更加便捷化、集约化，泛在感知可使识别、定位、跟踪、监控和管理更加智能化，知识化处理可使管理、决策、评估、监督更有科学依据。

第二节　中医药传承创新发展的需要

中医药传承创新发展越来越受到重视，已发展成为国家战略，这是开展中医临床研究方法学研究与应用的外在要求，同时从中医药自身发展角度出发，也是内在需要。

一、中医药传承创新发展已成为国家战略

党中央、国务院高度重视，以习近平同志为核心的党中央高度重视中医药传承创新。十八大以来，习近平总书记把中医药发展放在全面深化改革、进一步扩大对外开放的战略高度，融入实现“两个一百年”奋斗目标、实现中华民族伟大复兴中国梦的伟大实践，多次作出重要指示。党的十九大报告明确提出要传承发展中医药，全面建立中国特色医疗卫生制度。2019 年 10 月 26 日，印发《中共中央 国务院关于促进中医药传承创新发展的意见》，明确提出采取有效措施切实把中医药这一祖先留给我们的宝贵财富继承好、发展好、利用好，为中医药发展“把脉”“开方”，为新时代传承创新发展中医

药指明了方向。对中医药的历史地位、现实作用作出新判断，中医药学是中华民族的伟大创造，是中国古代科学的瑰宝，也是打开中华文明宝库的钥匙，为中华民族繁衍生息作出了巨大贡献，对世界文明进步产生了积极影响。对中医药在国家事业发展中的位置作出新定位：传承创新发展中医药是新时代中国特色社会主义事业的重要内容，是中华民族伟大复兴的大事，将传承创新发展中医药提升到前所未有的战略高度。2019 年 10 月 25 日，新中国成立以来第一次以国务院名义召开的全国中医药大会召开，习近平总书记对中医药工作作出重要指示，李克强总理作出重要批示，孙春兰副总理出席大会并讲话。习近平总书记强调，要遵循中医药发展规律，传承精华，守正创新，加快推进中医药现代化、产业化，坚持中西医并重，推动中医药和西医药相互补充、协调发展，推动中医药事业和产业高质量发展，推动中医药走向世界，充分发挥中医药防病治病的独特优势和作用，为建设健康中国、实现中华民族伟大复兴的中国梦贡献力量。2017 年 7 月 1 日，《中华人民共和国中医药法》正式实施，从法律层面明确了中医药的地位和作用，为促进中医药发展提供了坚实保障。《“健康中国 2030”规划纲要》《中医药发展战略规划纲要（2016—2030 年）》等一系列重要政策和规划相继出台，多角度助推中医药振兴发展。

二、中医药事业传承创新发展的迫切需要

《中共中央　国务院关于促进中医药传承创新发展的意见》指明了中医药发展所处的历史方位、发展方向、目标任务和路径方法，为中医药传承创新发展提供了行动准则和纲领。中医临床是中医药发展的主战场，遵循中医药发展规律，以“传承精华，守正创新”为指导原则，开展中医临床研究将在传承创新发展中医药、发挥中医药原创优势、推动我国生命科学实现创新突破将发挥重要的作用。习近平总书记在对中医药工作作出的重要指示中明确提出“加快推进中医药现代化、产业化”。全国中医药大会将中医药事业和产业提到同等重要的高度，说明中医药的发展已经步入了事业和产业双轮驱动的新阶段。中医治未病、未病先防、既病防变、病后防复、防治结合的治疗观念，对在健康服务产业中发挥中医药健康服务能力具有重要作用。健康服务业蓬勃发展，人民群众对中医药健康服务的需求也越来越旺盛，迫切需要继承、发展、利用好中医药，充分发挥中医药在健康服务产业中的优势作用。以传统中医药产业为引领，大健康服务产业为驱动的中医药健康服务产业正逐渐成为国民经济与社会发展中具有特色和广阔发展前途的新兴产业，中医药健康服务人员素质明显提高，中医药健康服务领域不断拓展，中医药健康旅游、中医药文化服务、中医药养生保健服务等服务新业态不断涌现，中医药健康服务技术手段不断创新。以中医药学为主体，融合现代医学及其他学科的技术方法，创新中医药健康服务模式，丰富和发展服务技术，中医药健康服务产品种类更加丰富。随着人民生活水平的提高、疾病谱转变、环境恶化、人口老龄化等问题的凸显，人们对医疗保健和健康养生方面的需求逐渐增长。我国中医总诊疗量正在逐年增长，中医药已经成为基本医疗服务的重要组成，大力推进“以治病为中心”向“以人民健康为中心”转变，努力为人民群众提供全方位全周期的健康保障。同时，中医药在不同历史时

期针对瘟疫、急救、灾荒等突发公共卫生事件有着独特的优势，积累了丰富的经验，新冠肺炎疫情发生以来，中医药以独特的生命观、健康观、疾病观、防治观和丰富的临床经验，全面参与新冠肺炎的预防、治疗和康复的全过程，取得了较好的疗效，得到了群众的认可，也得到了国际社会的关注，群众对中医药服务的需求也日益增长。基于上述内容，从中医药传承创新发展的战略高度考虑，在中医药学理论指导下，遵循自身发展规律、推动中医药特色发展，提升中医临床研究能力现代化水平，重构中医临床研究模式和技术体系，提升中医药守正创新能力，推动中医药内涵发展，特别是开展中医临床数据的规范化、结构化、数据化和知识化，以及构建基于大数据理念和技术方法的临床知识关联方法学体系，为中医临床医学高水平与高质量发展提供方法学支撑，成为当前中医药传承创新发展亟须开展的工作。

第三节　中医临床研究创新发展的需求

开展中医临床研究方法学应用是中医临床研究自身发展的必然趋势，也是中医临床研究能力现代化的需要，亦是其研究水平和质量提升的需要。

一、中医临床研究自身发展的必然趋势和需要

随着科学技术的日新月异，中医临床研究必须勇于突破，推陈出新，开拓创新。创新就是在继承前人成果的基础上创造出新事物，包括发现新问题、揭示新规律、提出新理论、采用新方法，以新思路破解新问题，以新作为开创新局面，切实做到在解决中医临床存在的突出问题上有新办法，有新举措，有新突破。面对错综复杂的局面和瞬息万变的形势，必须掌握相关知识、相关信息，善于采取科学方法、按照科学程序、运用现代科学技术手段对复杂的中医临床诊疗进行全面的考察和分析，并对其中各种因素之间的相互联系和影响进行综合研究，才能在此基础上依靠医者的智慧和经验形成优化的诊疗方案，实施高水平的临床诊疗，达到开拓中医临床研究能力、创新中医理论和临床实践的目标，是中医临床研究自身发展的需要和必然趋势。

二、中医临床研究能力现代化的需要

中医临床研究是在认识论和方法论的指引下，通过科学研究认识中医临床客观规律和解决中医临床问题的一种手段。中医临床研究技术体系是其开展研究的重要支撑，主要包括中医临床研究体制和提供中医临床研究的规划与设计、技术与方法、平台与工具、多学科协同、大数据治理、组织协调等方面的能力。因为这些能力的水平决定着中医临床研究的成败和质量高低，所以必须重视中医临床研究能力的现代化。基于中医临床研究具有复杂的知识工程特征，它的数据量巨大、变化快、动态性强，信息的关联性极其复杂。当前，中医临床研究能力已经不能适应“大数据时代”中医药传承创新发展的需求。因而运用大数据、云计算、区块链、人工智能等前沿技术提升中医临床研究的综合能力，推动其研究理念、研究模式和研究技术的变革与创新，实现中医临床研究能

力现代化是提升中医临床研究质量和水平的必由之路。

三、中医临床研究水平与质量提升的需要

（一）中医临床研究理念变革的需要

中医临床研究的理念指中医临床研究的认识论和方法论。长期以来，中医药学界对中医临床研究的主流理念为：在现代医学的科学观指导下，主要“以因果关系为目标，随机双盲为方法”开展临床研究。这种现代中医临床研究的理念，虽然在提升中医药学术和临床诊疗质量与水平方面取得了许多进步和成果，推进了中医临床医学的发展，但随着大数据技术方法的出现，人们开始认识到在大数据时代，中医临床研究的认识论和方法论的变革与创新，即必须“从狂热的追求事物因果关系中解脱出来，以大数据技术方法研究事物关联关系”。以此理念为指导，应用大数据技术，探索中医临床数据信息间的“关联关系”，揭示中医临床诊疗的客观事实和规律，开创中医临床研究的新认识论与方法论，充分发掘中医临床数据资源利用价值与效率，提升中医临床研究的质量与水平等都具有重要意义和价值。

（二）中医临床研究模式创新的需要

中医临床研究的模式是指从事中医临床研究的基本思路、方法和途径。长期以来中医药学界对中医临床研究的基本模式是：采用现代医学的临床研究模式，即首先由有经验的研究者或领域专家提出“先验性科研假设”，并以该“假设”作为研究目标，设计研究方案，采取“随机双盲对照试验”（RCT）的方法，对“假设”开展“证实”和“证伪”的临床研究模式。由于其“假设”是基于个人经验和认知提出的，带有人为主观性，往往在投入了大量资源（人力、物力和时间）后，却无法取得预设的满意结果，其研究效率和结果水平均有较大的提高和改进的空间。同时，随着大数据技术的快速发展，大数据治理“用数据说话、用数据管理、用数据决策”的理念也广为学界接受。在此背景下，中医临床研究者开始反思，中医临床研究模式变革的必要性和条件是否具备？回答是肯定的。当前，中医临床研究模式应该与时俱进，中医临床研究模式变革的迫切需求日益突显，并且“大数据”理念与技术已经为这种变革创造了重要的途径和技术方法条件。同时，创新研究模式的实践也证明了中医临床研究新模式的重要作用与临床价值。这种新模式是以数据为支撑的临床“事实和规律”（有待验证的真理）作为中医临床研究的目标，替代原有的“先验性假设”，再在临床中采用现代科学的临床研究方法，包括 RCT，对这些基于真实世界中医临床数据的“事实和规律”进行验证和优化，并将验证优化后的临床“规律”以“模型 / 算法”形式反馈到临床中，用以指导临床诊疗活动，以提高中医临床诊疗的质量和水平。

（三）中医临床研究规范化和数据结构化的需要

中医临床研究中的规范化问题主要表现在研究基本操作流程和临床数据（资料）的不规范，特别是临床数据描述不统一、不精准和不完整等，已经成为影响中医临床研究质量和水平的主要问题，所以需要建立规范的中医临床研究基本操作流程和高度重视中医临床数据的规范化。临床数据结构化问题主要是，虽然现行的中医电子病历和临床病

例观察表等可作为中医临床数据结构化的依据，但由于它们中的临床数据信息没有实现数据知识化，所以无法构建精准化临床“诊断模型、干预模型和评价模型”，进而实现精准医疗的目标。基于此，需要研究建立中医临床数据规范化、结构化和数据知识化的途径和方法，为中医临床研究提供多元和属性化数据资源。

（四）提升中医临床数据的完整性和精确性的需要

在临床中，记录中医临床数据有多种载体，其中“中医临床病历”和“中医临床病例观察表”为两种主要临床数据记录载体，目前均由中医临床医学专业人员在临床诊疗中或临床研究中进行填写，成为真实世界中医临床研究数据的主要来源。虽然国家颁布了《中医、中西医临床病例书写规范》，用以规范和指导临床病历的填写，但由于临床诊疗环境条件和填写者的个人因素，普遍存在临床数据信息的缺失和不规范。原始临床数据的完整性和规范性问题将直接造成临床数据质量不高，严重影响临床数据知识化和应用大数据技术方法开展中医临床研究的水平。这也造成利用现有中医临床数据开展“数据关联”分析，所获得的“事实和规律”存在真实性和可靠性问题，因而需要采取多种措施提高临床数据的完整性和精确性，使中医临床数据支持的“事实和规律”更接近“真理”。

第四章　中医临床数据结构化与知识关联研究基础

中医临床数据结构化与知识关联方法学研究基础工作，包括中医临床标准、中医药信息标准规范、中医临床数据资源管理与服务体系、多种成熟的数据分析处理软件工具和技术团队与技术平台等。其中，中医临床标准是根据中医学理论和中医临床自身发展规律而制定的中医临床行为准则，用以规范中医临床诊疗和管理工作，是结构化中医临床病例报告表（Case Report Form，CRF）设计的重要依据，也是临床行为活动记录资料中专业术语规范表达和临床信息分类的准则；中医药信息标准规范是中医临床数据结构化与知识关联技术平台构建的标准依据，同时该平台以中医药信息标准规范为依据，搭建了中医临床数据标准管理与服务系统，将中医临床现行的数据元、信息分类与代码、数据集等中医药数据标准进行了归类整合和建库管理，为临床数据知识属性化编码和结构化处理等提供数据标准依据；在全国各级中医医院内运行的以电子病历为核心的医院信息集成平台，具有完善的临床数据管理与服务功能，并已形成较完整的中医临床数据资源管理与服务体系，提供海量的中医临床数据，是中医临床数据结构化的对象与数据源；多种成熟的数据处理软件工具是信息技术快速发展的重要成果，是数据分析处理的先进技术手段，为临床数据分析挖掘提供算法、模型和软件工具。基于30余年在中医药标准化和信息化领域的工作基础与研究成果，湖北中医药大学标准化与信息技术研究所为中医临床数据结构化与知识关联研究提供了专业团队、平台和相关技术支持。

第一节　相关中医临床标准颁布实施

近年来，我国卫生健康领域开展了大量标准化研究和标准制修订工作，颁布了一系列相关的国家标准、行业标准、团体标准，系列卫生健康标准的出台在我国卫生健康事业的创新发展中发挥了基础性、战略性的支撑作用。30年来，在国家中医药管理局领导下，中医药标准化建设工作逐步开展，特别是重点开展了中医药标准的制修订，相继颁布了一系列中医药标准，初步构建了中医药标准体系。该体系涵盖了中医、中药、针灸、护理等临床专业技术领域，包括国家、行业和团体标准等系列临床标准。纵观已有标准，绝大部分面向特定的应用环境与应用目的，以中医学知识体系中特定范围的术语种类，如中医基础理论术语、中医药学名词、针灸腧穴定位等中医学基础标准；另外基于术语标准，结合临床实践，制定颁布了中医临床诊断、治疗和疗效评价等标准规范，如中医病证诊断疗效标准、中医病历书写规范、中医病证临床诊疗指南和临床路径等技术和管理标准，这些标准规范了医疗行为，用以指导临床诊疗，显著提高了中医临床医疗质量和管理水平，同时也为中医临床数据标准的制修订和中医临床数据结构化和分析处理提供了中医临床业务技术和管理的标准依据。

一、基础标准

（一）中医基础理论术语

国家标准《中医基础理论术语（GB/T 20348—2006）》，由国家监督检验检疫总局和国家标准化管理委员会于 2006 年 5 月发布，2006 年 10 月 1 日起在全国实施，是中医理论的基础性规范。标准界定了中医基础理论中阴阳、五行、藏象、气血精津液、经络、体质、病因、病机、养生、预防、治则、五运六气等 1600 余条术语，主要包括术语明细和索引。

（二）中医药学名词

《中医药学名词》由全国科学技术名词审定委员会于 2004 年审定公布。它给出了名词的定义或注释，其内容包括总论、医史文献、中医基础理论、诊断学、治疗学、中药学、方剂学、针灸学、推拿学、养生学、康复学、内科疾病、外科疾病、妇科疾病、儿科疾病、眼科疾病、耳鼻喉科疾病、肛肠科疾病、皮肤科疾病、骨伤科疾病等部分，共 5283 个词条，是科研、教学、生产、经营及新闻出版部门应遵照使用的中医药学规范名词。

2004 年颁布的《中医药学名词》是基本名词，临床各科疾病名称有限，为适应中医药学发展的需要，按照中医名词委的总体计划，先后于 2010 年、2013 年又颁布了《中医药学名词·内科学、妇科学、儿科学》和《中医药学名词·外科学、皮肤科学、肛肠科学、眼科学、耳鼻喉科学、骨伤科学》两个分册。词条数统计如下表（见表 4–1）：

表 4–1　中医药名词词条数统计表

序号	名词国家规范标准	名词数量	发布时间
1	中医药学名词	18 类，5283 条	2004 年
2	中医药学名词·内科学、妇科学、儿科学	3 科，2416 条	2010 年
3	中医药学名词·外科学、皮肤科学、肛肠科学、眼科学、耳鼻喉科学、骨伤科学	6 科，2485 条	2013 年

二、技术标准

（一）中医病证诊断疗效标准

中医药行业标准《中医病证诊断疗效标准（ZY/T 001—1994）》是国家中医药管理局于 1994 年 6 月 28 日正式发布的我国第一个中医药行业标准，于 1995 年 1 月 1 日正式实施。该标准包括中医内科、外科、妇科、儿科、眼科、耳鼻喉科、肛肠科、皮肤科、骨伤科等 9 个临床专科的 406 个病证，其分布如表 4–2 所列。

表 4-2 中医药临床各科病证数统计表

序号	标准号	标准名	病证数
1	ZY/T 001.1—1994	中医内科病证诊断疗效标准	57
2	ZY/T 001.2—1994	中医外科病证诊断疗效标准	38
3	ZY/T 001.3—1994	中医妇科病证诊断疗效标准	35
4	ZY/T 001.4—1994	中医儿科病证诊断疗效标准	33
5	ZY/T 001.5—1994	中医眼科病证诊断疗效标准	46
6	ZY/T 001.6—1994	中医耳鼻喉科病证诊断疗效标准	21
7	ZY/T 001.7—1994	中医肛肠科病证诊断疗效标准	17
8	ZY/T 001.8—1994	中医皮肤科病证诊断疗效标准	42
9	ZY/T 001.9—1994	中医骨伤科病证诊断疗效标准	117

该标准在中医临床的运用和实践表明，对促进中医学术的发展、提高中医医政管理水平起到了积极作用，为中医临床医疗技术标准规范化建设提供了有益经验。目前在国家中医药管理局的组织和领导下，该标准的修订工作已正式展开，完成后将予以正式颁布，并将替代本标准在全国实施。

（二）中医病证临床诊疗指南

《临床诊疗指南》是提高医务人员医疗水平、规范医疗行为、提高服务质量、科学配置医药资源和保障患者权益的重要技术规范。自 2005 年以来，在国家中医药管理局的组织领导、中华中医药学会的技术指导和质控管理下，多个中医临床单位参与制修订中医常见病证临床诊疗指南，并由中华中医药学会作为团体标准发布。中医诊疗指南是按中医临床专科分类组织制定，包括中医内科、外科、妇科、儿科、眼科、耳鼻喉科、皮肤科、肛肠科、骨伤科等。《中医内科常见病诊疗指南》自 2005 年 1 月启动编写，2008 年 7 月 22 日发布，是中医病证临床诊疗指南第一个规范性文件，规范了病证的名称和定义、病名诊断、辨证、治疗、预防和调护等临床诊疗内容，包括“中医病证部分”和“西医疾病部分”两册，涵盖中医病证 46 个、西医病种 86 个、常见病单病种诊疗指南 132 个，对其他临床各科的技术标准和规范工作起到示范作用，对中医临床标准体系构建具有里程碑意义。

（三）中医临床路径

临床路径是医生、护士和其他人员共同制定的针对某种疾病所做的最适当顺序性和时间性的整体服务计划，即针对某一疾病建立一套标准化医疗模式与治疗程序，包括诊断、治疗、康复、护理、教育、结果评价等过程，以及完成这些工作的进度表和路线图。原卫生部 2009 年 10 月颁布了《临床路径管理指导原则（试行）》，2009 年 12 月发布了《临床路径管理试点工作方案》，推进了临床路径的规范发展。2010 年至今，陆续发布中医临床路径 405 个（以最新修订版为准），68.9% 的中医临床路径是按国家标准《中医病证分类与代码》进行分类编码，已发布的中医临床路径包括内科、外科、妇科、儿科、眼科、耳鼻喉科、骨伤科、肛肠科等临床专科病证，其中内科的中医临床路径 133 个，数量最多。

三、管理标准

原卫生部（现国家卫生健康委）和国家中医药管理局在总结各地中医、中西医结合病历书写基本规范执行的基础上，结合医疗机构管理和医疗质量管理面临的新形势和新特点，修订出台了《中医病历书写基本规范》。该规范于 2010 年 6 月颁布施行，指出中医病历书写是医务人员通过望、闻、问、切及查体、辅助检查、诊断、治疗、护理等医疗活动获得有关资料。

第二节　中医临床数据标准颁布实施

数据标准是保障数据的内外部使用和交换的一致性、准确性的一类信息标准，它规范了元数据、数据元、数据元值域代码和数据集等的概念和属性及编码等，也包括数据管理与服务和数据安全、隐私和知识产权保护等相关标准，具有数据规范性约束功能。由于业务活动在信息系统中是以数据的形式存在，所以数据标准的制修订和实施应用等必须以该业务活动为基础。应以统一的格式规范业务行为的要素“数据元”，包括数据元的标识符、名称和定义、数据元值域代码等，以提升用户在业务协同、监督合规、数据共享开放、数据分析处理等方面的应用能力。

数据标准是进行信息化、数字化和智慧化的重要基础支撑，是业务部门、业务与技术，以及统计指标等相互之间统一认识和统一口径的规则，也是构建数据分析模型与算法，实现数据在系统间敏捷交互、融合分析的主要标准依据。近年来，数据标准的编制研究受到高度重视，国家卫生健康委员会先后颁布了 265 项卫生行业信息标准，内容涵盖卫生健康领域信息化各个方面，满足了卫生健康事业信息化建设对数据标准的基本需求，推动了我国卫生健康信息化、智慧化创新发展进程。2015 年，国家中医药管理局立项开展 101 项中医药信息标准的研制工作，并由中国中医药信息学会组织管理实施，初步构建与国家卫生信息标准相融合的中医药信息标准体系，全国 141 家相关单位和包括医学、信息学、标准化和管理学等多学科 637 名专业技术人员参与。截至 2020 年 12 月，中国中医药信息学会正式发布了 94 项中医药信息团体标准，主要为中医药信息化名词术语、信息分类与代码、数据元目录与数据元值域代码等基础标准；中医药信息基本数据集、信息系统功能规范、共享文档规范等技术类标准及信息系统建设指南、数据安全和隐私与知识产权保护等管理标准，覆盖中医药电子政务、临床医疗、临床中药、临床护技、中医医院管理和中医馆建设管理等多个领域。

数据标准体系是开展数据标准管理的基础性工作，意义重大，有利于打通数据底层的互通性，提升数据的可用性。在收集整理现行中医临床数据标准的基础上，对中医临床数据标准进行系统梳理，按照标准化科学和分类学的技术要求，确立中医临床数据标准的分类原则与方法，在科学性、系统性、可扩展性指导下设计中医临床数据标准体系层次结构（分类类目），并将名词术语、分类与代码、数据元和数据集等中医临床信息标准整合在该分类体系中，形成一个具有有机联系的中医临床数据标准共同体，涵盖中医、中药、护理、医技及其他相关领域，用以提供中医临床数据标准的管理与服务，支撑中医临床数据结构化和临床医疗决策等基于大数据的中医临床研究。基于该体系所构建的中医临床数据标准共享平台，集约化管理现行中医临床数据标准，为中医临床数据结构化和知识关联等中医临床研究提供数据标准与数据分析技术支撑。

一、基础标准

（一）中医药信息标准体系表

为贯彻落实《中医药标准化中长期发展规划纲要（2011—2020 年）》和《中医药信息化建设“十二五”规划》提出的关于构建中医药信息标准体系的任务和要求，加强中医药信息标准化工作，进一步深化对中医药信息化建设的指导和管理，切实做好中医药信息标准制修订的统筹协调和技术指导，2013 年 7 月，国家中医药管理局颁布《中医药信息标准体系表（试行）》（国中医药办发〔2013〕41 号）。

《中医药信息标准体系表》的制定是中医药信息化建设过程中的一项重要基础性工作，适用于中医药医疗、保健、科研、教育、产业、文化、国际交流等领域的信息化工作，是指导中医药信息化建设规划及中医药信息标准制修订、管理与实施的重要依据，为中医药信息化建设提供了基础性、规范性、权威性和方向性的指引。《中医药信息标准体系表》规定了中医药信息标准体系的层次结构、分类类目、标准代码编制方法和标准明细表。主要包括两大部分：一是“标准体系层次结构图”，包括“信息基础标准明细表”“信息技术标准明细表”“信息管理标准明细表”和“信息工作标准明细表”4 个大类目，并按照不同属性和需要确定各类信息标准的相关子类目；二是“中医药信息标准体系表明细表”，收录范围包括国家中医药管理局已经发布实施、正在制定和应制定的信息标准及中医药信息化建设必须遵循的相关标准和规范性文件等的标准目录和分类编码。

（二）中医病证分类与代码

随着临床中医学的发展，对疾病的认识和分类逐渐深化，国家中医药管理局直接领导，由湖北中医药大学组织专班，承担中医疾病分类标准的编制任务，于 1995 年 7 月通过国家技术监督局审批，并以国家标准《中医病证分类与代码（GB/T 15657—1995）》予以颁布实施。当前国家中医药管理局根据标准修订的要求和中医临床的实际需要，对该标准进行了修订，新修订的《中医病证分类与代码》已于 2020 年 12 月颁布，并于 2021 年 1 月在全国实施。

《中医病证分类与代码》规定了中医疾病诊断为“中医病名 + 证候诊断”，并规范了中医病名及证候的分类原则和编码方法。该标准主要包括基于编制原则的中医病名分类代码表和中医证候分类代码表，并在附录中提供了中医病、证名汉语拼音索引。《中医病证分类代码》是我国第一个中医疾病分类国家标准，适用于中医医疗、卫生统计、中医病案管理、科研、教学、出版及国内外学术交流，是中医临床数据诊断信息结构化和中医诊断知识分类编码，以及中医临床知识关联分析的重要标准依据。

国家标准《中医病证分类与代码》是世界卫生组织（WHO）将传统医学疾病分类

纳入国际疾病分类体系（ICD）的主要标准依据，为WHO 2019年正式颁布的国际疾病分类标准ICD-11版中纳入的传统医学病证分类与代码内容发挥了基础性标准支撑作用，为推进世界传统医学标准化作出了突出贡献，在国内外医学界产生了巨大的反响。

（三）中医临床基本症状信息分类与代码

为实现中医临床症状的规范化表示和症状诊断数据的结构化，形成符合中医药现代化发展需求的中医临床基本症状信息分类与代码标准，国家中医药管理局向湖北中医药大学及湖北省中医院下达了开展《中医临床基本症状信息分类与代码》标准的编制任务。2019年3月由中国中医药信息学会以团体标准《中医临床基本症状信息分类与代码（T/CIATCM 020—2019）》予以正式颁布实施。

《中医临床基本症状信息分类与代码》标准按照国家标准《信息分类和编码的基本原则与方法（GB/T 7027—2002）》、国家中医药管理局颁布的相关规范性文件和教材，以及中国中医科学院张启明教授编著的《中医症状学》等，搜集整理由“望诊”“闻诊”“问诊”“切诊”所得并在一定范围内达成共识的基本症状，并对中医症状分类的文献进行系统综述，最后从信息规范与利用的角度提出症状信息分类依据与原则，构建症状信息分类体系框架，采用相应的编码技术，形成基本症状分类代码表，为症状信息采集及后期分析处理提供有力支撑。其适用于中医医疗、科研、教学、中医电子病历及国内外学术交流等领域，也作为中医症状知识属性化和中医临床症状数据结构化、数据知识化的标准依据。

《中医临床基本症状信息分类与代码》将症状划分为必要类目和附加类目，其中必要类目主要包括骨干症状、获取方式；附加类目主要包括人体部位、患者人群、性质情况、颜色情况、光泽情况、形态情况、动态情况、排出物质地、排出量、排除感、次数增减、月经周期、气味情况、轻重程度、发生因素、加重因素、缓解因素、浮沉情况、发作缓急、发作情况、持续时间、专科病证、方位情况等，共计25个分类类目，各分类类目根据需要再下分大类目、中类目、小类目和细类目，共计1328个中医基本症状信息分类代码，共同构成症状信息多轴组合分类体系。

（四）中医舌象诊断信息分类与代码

中医舌诊是中医临床“四诊”的重要组成，是一种获取中医临床舌象信息的中医诊断方法。为实现中医舌象的规范化表示和舌象数据的结构化，形成符合中医药现代化发展需求的中医舌象诊断信息分类与代码标准，国家中医药管理局向湖北中医药大学下达开展《中医舌象诊断信息分类与代码》标准的编制任务。2019年3月由中国中医药信息学会以团体标准《中医舌象诊断信息分类与代码（T/CIATCM 010—2019）》予以正式颁布实施。

《中医舌象诊断信息分类与代码》标准是按照国家标准《信息分类和编码的基本原则与方法（GB/T 7027—2002）》等相关规定，以及参照了国家中医药管理局颁布的相关规范性文件和教材等内容进行编制，主要规范了中医舌象诊断名称及其分类与代码，以舌质和舌苔两个舌象要素作为舌象的类目，下设13个分类目，即舌质类的舌色、舌色位、舌形、舌形位、舌苔、舌下脉络色、舌下脉络形、舌形程度8个分类目，舌苔类的苔色、苔色位、苔质、苔质位、苔质5个分类目，共计128个中医基本舌象诊断信息分类代码。其适用于中医医疗、科研、教学、中医电子病历及国内外学术交流等领域，作为中医舌象知识属性化和中医临床舌诊数据结构化的数据标准依据。

（五）中医脉象诊断信息分类与代码

中医脉诊是中医临床“四诊”的重要组成，是一种获取中医临床脉象信息的中医诊断方法。为实现中医脉象的规范化表示和脉象数据的结构化，形成符合中医药现代化发展需求的中医脉象诊断信息分类与代码标准，国家中医药管理局向湖北中医药大学下达开展《中医脉象诊断信息分类与代码》标准的编制任务。2019年3月由中国中医药信息学会以团体标准《中医脉象诊断信息分类与代码（T/CIATCM 011—2019）》予以正式颁布实施。

《中医脉象诊断信息分类与代码》标准是按照国家标准《信息分类和编码的基本原则与方法（GB/T 7027—2002）》等相关规定，以及参照国家中医药管理局颁布的相关规范性文件和教材等内容进行编制，主要规范了中医脉象诊断名称及其分类与代码，包括9个脉象类目，43个脉象分类目，10个脉象程度，16个脉诊部位，共计84个中医基本脉象诊断信息分类代码。其适用于中医医疗、科研、教学、中医电子病历及国内外学术交流等领域，作为中医脉象知识属性化和中医临床脉诊数据结构化的数据标准依据。

（六）临床中药基本信息分类与代码

临床中药基本信息指在中药应用于临床治疗疾病的全过程中所产生的信息，包括中药药用属性、炮制加工、临床应用、临床用药安全、临床信息管理等。为对临床中药基本信息进行规范化表示，结构化临床应用中药防治疾病数据，形成符合中医药现代化发展需求的中医临床中药基本信息分类与代码标准，国家中医药管理局下达开展《临床中药基本信息分类与代码》标准的编制任务。由湖北中医药大学、四川绵阳市中医医院、首都医科大学附属北京中医医院、湖南中医药大学共同分工研制，并于2019年3月由中国中医药信息学会以团体标准《临床中药基本信息分类与代码（T/CIATCM 024—2019）》予以正式颁布实施。

《临床中药基本信息分类与代码》是按照《中华人民共和国药典（2015版）》和《中药编码规则及编码（GB/T 31774—2015）》等收载的中药材、中药饮片等品种和名称及相关规定、原卫生部颁布的标准、国家中医药管理局和原国家食品药品监督管理总局颁布的规范性文件及中医药行业标准、地方标准等药品标准所规定的内容和国家一级学科教材制定，主要规定临床中药基本信息的名称和分类与代码。采用线分类法，以临床中药应用与管理属性为依据，将临床中药信息分为6个大类，大类目下细分出28个分类目，共计2505个临床中药基本信息分类代码。

《临床中药基本信息分类与代码》是中医药信息共享与交换的基础标准之一，通过对中药在临床实际应用与管理的要素和属性进行统一分类和编码，支持跨医院、跨地区的临床中药信息资源的整合与管理，满足临床中药学领域学术研究和中医医院临床中药信息规范化管理，适用于中医医疗、科研、教学、临床中药信息管理及国内外学术交流等领域。

（七）针灸临床基本信息分类与代码

针灸临床基本信息指描述中医针灸临床诊疗活动的要素，为规范临床针灸诊治活动的记录资料——临床数据，便于开展临床数据的分析处理，服务于针灸临床科研一体化和针灸临床数据结构化，由中国针灸学会设立标准研制专项，委托湖北中医药大学负责《针灸临床基本信息分类与代码》标准的编制。该标准于2019年通过中国针灸学会标准化技术委员会审定验收，2020年11月作为团体标准《针灸临床基本信息分类与代码（T/CAAM 0007—2020）》予以正式颁布实施。

《针灸临床基本信息分类与代码》标准规定了针灸临床基本信息的名称和分类与代码，划分为临床针灸基础、针灸材料器具、针灸临床治疗及其他针灸临床信息4个大类，大类目下细分出19个分类目，即针灸临床基础类（经脉类、络脉类、经典穴类、现代穴类、特定穴类、诊断类、其他针灸临床基础类7个分类目）、针灸材料器具类（针具类、灸具类、罐具类、刮痧板与介质类、其他针灸材料器具类5个分类目）、针灸临床治疗类（通用类、针疗类、灸疗类、罐疗类、痧疗类、穴位特殊疗法类和其他针灸临床治疗类7个分类目），其他针灸临床类暂未下设分类目，共计1454个针灸临床基本信息分类代码。其适用于中医针灸医疗、科研、教学、中医信息化建设及国内外学术交流等领域，作为针灸临床知识属性化和针灸临床诊疗数据结构化的数据标准依据。

二、技术标准

（一）中医药信息数据元标准

中医药信息数据元标准遵循《卫生信息数据元标准化规则（WS/T 303）》《卫生信息数据元目录（WS/T 363）》和《卫生信息数据元值域代码（WS/T 364）》等卫生信息标准给出的规则和中医药共性的数据元而起草，并根据中医药信息数据元的特征和中医临床信息管理的需要，在卫生信息数据元分类与编码体系的基础上，对其进行延拓和细化。所编制的《中医药信息数据元目录（T/CIATCM 002—2019）》和《中医药信息数据元值域代码（T/CIATCM 003—2019）》于2019年3月由中国中医药信息学会作为团体标准发布实施。《中医药信息数据元目录》规定了中医药信息数据元目录的内容结构、属性与描述规则、数据元目录格式和数据元索引的编制规则，规定了数据元标识符、名称、定义、数据类型、表示格式和允许值内容。《中医药信息数据元值域代码》规定了中医药信息数据元值域代码的编码方法、代码表格式和表示要求、代码表的命名与标识，规定了反映中医药信息数据元的值域代码。中医药信息数据元属性同卫生信息数据元属性，包含5类13项属性，并按通用性程度分为数据元公用属性和数据元专用属性两类，采用线分类法构建分类体系，共有两级结构：第一级为大类，包含9项内容；第二级为小类，包含16项内容。

（二）中医医院护理管理信息数据元标准

中医医院护理管理信息数据元标准包括《中医医院护理管理信息数据元目录（T/CIATCM 026—2019）》和《中医医院护理管理信息数据元值域代码（T/CIATCM 027—2019）》，由湖北中医药大学、湖北省中医院、山东中医药大学附属医院、广东省中西医结合医院、江苏省中医院、武汉市中医院联合起草，中国中医药信息学会于2019年3月发布实施。该标准共含数据元703条，其中基本数据元457条，引用原卫生部数据元206条及中医药信息（公共部分）数据元40条。《中医医院护理管理信息数据元目录》规定了中医医院护理管理信息数据元目录，包括数据元标识符、名称、定义、数据类型、表示格式和允许值等。《中医医院护理管理信息数据元值域代码》规定了中医医院护理管理信息数据元的值域代码。

（三）中医电子病历基本数据集标准

在《电子病历基本数据集 第一部分：病历概要（WS 445.1—2014）》等17个部分的基础上，依据《卫生信息基本数据集编制规范（WS 370—2012）》和《中医电子病历基本规范（试行）》等相关标准，结合中医电子病历实际需求，中国中医药信息学会于2019年3月颁布了团体标准《中医电子病历基本数据集（T/CIATCM 012—2019）》。该数据集标准规定了中医电子病历基本数据集的数据集元数据属性和数据元属性，是中医医院电子病历系统软件设计和中医医院实施电子病历系统的依据，适用于指导中医电子病历基本数据集的采集、存储、共享及信息系统开发。

《中医电子病历基本数据集》主要包括17部分，分别为病历概要、门（急）诊病历、门（急）诊处方、检查检验记录、一般治疗处置记录、助产记录、护理操作记录、护理评估与计划、知情告知信息、住院病案首页、中医住院病案首页、入院记录、住院病程记录、住院医嘱、出院小结、转诊（院）记录、医疗机构信息等。

三、管理标准

（一）电子病历应用管理规范

为规范医疗机构电子病历（含中医电子病历）应用管理，满足临床工作需要，保障医疗质量和医疗安全，保证医患双方合法权益，原国家卫生计生委、国家中医药管理局组织制定了《电子病历应用管理规范（试行）》，于2017年2月发布施行。《电子病历基本规范（试行）》（卫医政发〔2010〕24号）、《中医电子病历基本规范（试行）》（国中医药发〔2010〕18号）同时废止。《电子病历应用管理规范（试行）》主要包括电子病历的基本要求、书写与存储、使用、封存。医疗机构电子病历的建立、记录、修改、使用、保存和管理等适用本规范。

（二）电子病历系统功能规范

为规范医疗机构电子病历管理，明确医疗机构电子病历系统应当具有的功能，更好地发挥电子病历在医疗工作中的支持作用，促进以电子病历为核心的医院信息化建设工作，原国家卫生计生委制定了《电子病历系统功能规范（试行）》，于2010年12月30日发布施行。规范作为医疗机构建立和完善电子病历系统的功能评价标准，侧重于提高医疗质量、保障医疗安全、提高医疗效率相关重要功能，主要适用于医疗机构电子病历系统的建立、使用、数据保存、共享和管理。

第三节　数据资源及数据处理工具

本节介绍了数据资源管理的概念，并从数据库技术、数据仓库技术和数据挖掘技术3个方面介绍了数据资源及数据处理工具。

一、数据资源管理基本概念与技术方法

数据资源管理是应用数据库、数据仓库等信息系统技术和其他数据管理工具，完成组织数据资源管理任务，满足管理者数据需求的管理活动。

（一）数据库技术

数据库技术是随着计算机软硬件技术（编程语言、操作系统、大容量存储技术等）的发展、数据处理技术的应用普及及数据管理任务的需要而发展起来的。经历了人工管理、文件管理、数据库管理等发展阶段。它研究如何组织和存储数据，如何高效地获取和处理数据，通过研究数据库的结构、存储、设计、管理及应用的基本理论和实现方法，并利用这些理论实现对数据库中的数据进行分析处理和理解的技术。所涉及的具体内容包括：通过对数据的统一组织和管理，按照设定的结构建立相应的数据库和数据仓库；利用数据库和数据挖掘技术设计出能够实现对数据库中的数据进行添加、修改、删除、处理、分析、报表和打印等多种功能的数据管理和数据挖掘应用系统，最终实现对数据的管理与分析理解。

（二）数据仓库技术

数据仓库是基于信息系统业务发展的需要，基于数据库系统技术发展而来，是逐步独立的一系列新的应用技术。数据仓库概念创始人W.H.Inmon在《建立数据仓库》一书中对数据仓库的定义：数据仓库是面向主题的、集成的、相对稳定的、随时间不断变化的数据集合，用以支持经营管理中的决策制定过程。数据仓库中的数据面向主题，与传统数据库面向应用相对应。主题是一个在较高层次上将数据归类的标准，每一个主题对应一个宏观的分析领域。数据仓库的集成特性指在数据进入数据仓库之前，必须经过数据加工和集成，这是建立数据仓库的关键步骤，首先要统一原始数据中的矛盾之处，还要将原始数据结构从面向应用转变为面向主题；数据仓库的稳定性指数据仓库反映的是历史数据，而不是日常事务处理产生的数据，数据经加工和集成进入数据仓库后是极少或根本不修改的。数据仓库是不同时间的数据集合，要求数据仓库的数据保存时限能满足决策分析的需要，而仓库中的数据要求标明该数据的历史时期。

（三）数据挖掘技术

面对信息爆炸的时代，如何从众多的信息中发掘其中有价值和有意义的信息，成为人们日益关心的问题，能够从大量的数据中提取知识和信息的数据挖掘技术应运而生。数据挖掘（data mining）就是从大量的、不完全的、有噪声的、模糊的、随机的数据中，提取隐含在其中的、事先不知道的、潜在的、有用的信息和知识的过程。数据挖掘中常用的技术有决策树、神经网络、回归、关联规则、聚类、贝叶斯算法、支持向量机、主

成分分析、假设检验等。

二、常用数据挖掘软件

常用的数据挖掘软件有Python、IBM SPSS Statistics、SAS Data Mining、WEKA、Software–R、NLTK、RapidMiner、Orange等。

Python：美国Mathworks公司开发的应用软件，具备以矩阵计算为基础的强大的科学计算能力和分析功能，还具有丰富的可视化图形表现功能和方便的程序设计能力。Python提供非常多的计算函数，用于数据挖掘算法的实现，是学习和开发数据挖掘算法的好工具。

IBM SPSS Statistics：该软件为业务管理者和分析人员提供解决基本业务和研究问题所需的核心统计过程。该软件提供的工具使用户能够快速查看数据，为其他测试拟定假设情况，执行澄清变量之间关系的过程，创建集群，发现趋势和进行预测。

SAS Data Mining：SAS最开始发源于北卡罗来纳州立大学，1976年SAS的成套软件从学校分离出来进入公司。SAS提供易于使用的GUI，并提供从数据处理、集群到最终环节的自动化工具，用户可以从中得出最佳结果作出正确决策。由于属于商业数据挖掘软件，其中包含自动化、密集型计算、建模、数据可视化等工具。

WEKA：该软件为一款开源机器学习和数据挖掘软件，高级用户可以通过Java编程和命令行来调用其分析组件。同时，WEKA也为普通用户提供了图形化界面，可以实现预处理、分类、回归、聚类、关联规则、数据挖掘、可视化等。

Software–R：R软件是一种GNU开源数据挖掘工具，主要是由C语言和FORTRAN语言编写，是一款针对编程语言和软件环境进行统计计算和制图的软件。

NLTK：该软件为一款开源的数据挖掘软件，由Java语言编写而成，提供一些可扩展的数据分析挖掘算法的实现，旨在帮助开发人员更加方便快捷地创建智能应用程序。该款工具最大的好处就是用户无需写任何代码。它是作为一个服务提供，而不是一款本地软件。

RapidMiner：该软件为给机器学习和数据挖掘分析的实验环境，同时用于研究真实世界数据挖掘。它提供的实验由大量的算子组成，而这些算子由详细的XML文件记录，并被RapidMiner以图形化的用户接口表现出来。RapidMiner为主要的机器学习过程提供了超过500个算子，并且结合了学习方案和WEKA学习环境的属性评估器，是一个可以用来做数据分析的独立工具。

Orange：该软件为一款基于组件的数据挖掘和机器学习软件套装，功能强大，快速而又多功能的可视化编程前端，以便浏览数据分析和可视化。它包含了完整的一系列组件以进行数据预处理，提供数据账目、过渡、建模、模式评估和勘探的功能。

三、中医电子病历系统

电子病历指医务人员在医疗活动过程中，使用信息系统生成的文字、符号、图表、图形、数字、影像等数字化文本，并能实现存储、管理、传输和重现的医疗记录，是临床病历的一种记录形式，包括门（急）诊病历和住院病历两种电子病历。相较于纸质病历，电子病历的传送速度快、共享性好、存储量大、使用方便，正逐渐成为医院信息系统的核心。

目前电子病历数据主要体现在以下几个方面：直接面向患者的医疗护理、医疗过程的质量评估、为医院科研和教育提供真实可靠的数据资源。而中医电子病历具有其显著的中医特色，涵盖中医四诊、辨证论治、中药处方等信息，其不仅是中医临床理、法、方、药综合运用的具体体现形式，更是中医药传承创新发展的重要基石，其对中医理论和临床实践有很大的研究价值。《中医药信息化发展“十三五”规划》指出，建立中医电子病历专题信息资源库，全面提升信息采集、处理、传输、利用、安全能力，释放数字红利，促进信息消费。《“健康中国 2030”规划纲要》指出：完善人口健康信息服务体系建设并推进健康医疗大数据应用。大数据背景下，以患者为中心，以中医电子病历为载体，以临床实际问题为驱动，医疗实践与科学计算相结合的真实世界中医药研究模式已然开启。同时，为规范医疗机构电子病历管理，国家中医药管理局和原国家卫生计生委制定发布了首部国家级具有中西医结合特点的《电子病历基本架构与数据标准（试行）》，制定了《电子病历应用管理规范（试行）》《电子病历系统功能规范（试行）》等相关政策文件。新医改以来，电子病历成为医院信息化发展的趋势，全国各级中医院已基本建立了电子病历系统，通过《全国中医药统计摘编》提取 2008—2018 年全国市级中医类医院出院人数，粗略统计医院电子病历数量（见图 4–1），可见中医电子病历数呈线性增长趋势，已经累积了大量的临床数据，是中医药创新发展的宝贵临床数据资源，为基于大数据的中医临床研究提供了海量的数据支撑。

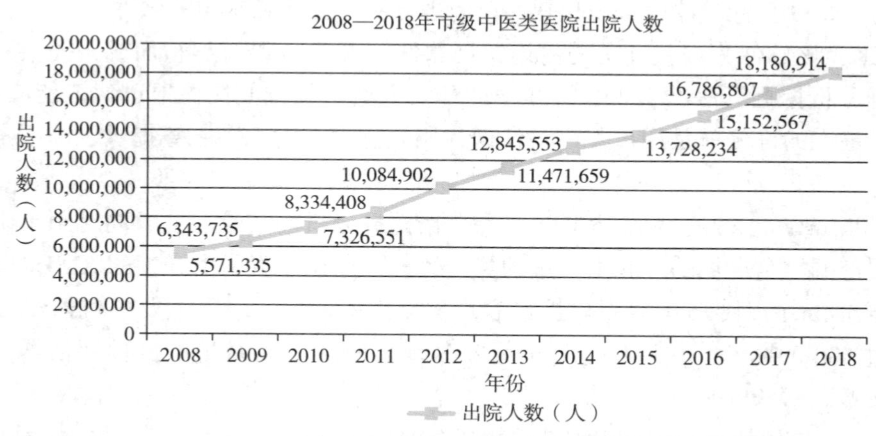

图 4–1　2008—2018 年全国市级中医类医院出院人数

第四节　专业团队及技术平台支撑

专业化的信息技术团队和技术平台支撑，是中医临床数据结构化与知识关联方法学研究的技术保障。2009 年，湖北中医药大学标准化与信息技术研究所（以下简称“研究所”）承担国家中医药管理局信息化项目《中医医院信息化示范单位评审标准研究》，并协助主管部门组织专家评定了20家“全国中医医院信息化示范单位”。在此基础上，以自愿参加为原则，成立了由中国中医科学院广安门医院、上海中医药大学附属龙华医院、广东省中医院、广东省江门市五邑中医院、湖北省中医院、河南省洛阳正骨医院（河南省骨科医院）、江苏省中医院、安徽省中医院、山东省中医院和四川省绵阳市中医医院等10家三级甲等中医医院组成的“全国中医医院信息化示范单位科研协作组”，协作组秘书长单位是广东省中医院，由研究所作为技术支撑单位。协作组相继开展了系列中医药标准化和信息化项目研究工作，形成了良好的科研协作机制。2018年协作组开展中医临床数据结构化与知识关联方法学研究，并由研究所负责该研究的规划设计、技术支持和组织实施工作。

湖北中医药大学在中医药标准化与信息化领域的研究工作起步较早，历程不凡。早在20世纪70年代末，率先在全国成立生物医学工程研究室和中医控制论研究室。1987年报经湖北省教委批准，成立中医工程研究所。该所是中医药领域最早专门从事中医工程学研究的机构，在中医控制论、中医计算机辨证论治（中医专家系统）、医用文字信息处理和医院信息管理系统等医学信息化领域的研究成果突出，在行业内产生了重要学术影响。特别是在国家中医药管理局的领导和支持下，研究所先后主持制定国家标准《中医病证分类与代码（GB/T 15657—1995）》和《全国主要产品（中药部分）分类与代码（GB/T 7635.1—2002）》，开创了中医药信息标准化研究的先河。根据中医药创新发展和着力开展中医药标准化信息化建设的需要，2004年研究所整合相关资源，成立信息工程学院，招收“信息管理与信息系统”“医学信息工程”“物联网工程”等专业的本科生。2005年经主管部门批准，中医工程研究所更名为“中医药标准化与信息技术研究所”，将中医药标准化和信息技术作为研究所的两个重要研究领域，在全国率先招收“中医药标准化与信息化研究方向”的研究生，先后承担了国家中医药管理局中医药标准化、信息化发展战略和规划编制研究等一系列关系中医药事业发展的重大战略规划项目；组织开展了中医药信息化和智慧化的基础工程、中医药临床数据标准体系建设。经过20余年的不懈努力，研究所初步构建了中医临床基本数据标准体系，完成了包括《中医药信息标准体系表》《中医药信息化常用术语》《中医病证分类与代码》《全国主要产品（中药部分）分类与代码》《中医舌象诊断信息分类与代码》《中医脉象诊断信息分类与代码》《中医临床基本症状信息分类与代码》《针灸临床基本信息分类与代码》《临床中药基本信息分类与代码》《中医药基本数据元目录和值域代码》《中医护理管理基本数据元目录和值域代码》《中医药综合统计信息数据元目录》《中医药综合统计信息数据元值域代码》《中医药综合统计信息基本数据集》等标准，共计2万余条与中医临床数据相关的信息编码，为中医临床数据的结构化和数据知识化提供了标准依据。

在中医药信息工程方面，20世纪90年代初，研究所是国内首批开展中医专家系统研究的单位，其软件成果获得湖北省科技进步一、二、三等奖，研发的“医用文字信息处理及其应用”“医学字词编码与输入系统”获得国家中医药科技进步一等奖、该系统应用成果获得湖北省科技进步一等奖；“中医医院病案首页信息管理系统”和“中医医院综合卫生统计信息管理系统”，在国内数百家医院推广应用，至今已形成成熟的商品软件，获得了很好的社会经济效益和用户好评。2010年以来，研究所还承担了“中医药综合统计管理平台网络直报系统”“中央转移支付中医药项目经费预算执行监控通报平台”“中医药项目预算精细化监控管理系统”“中医药项目绩效管理信息系统”“中医药专家库管理信息系统”“中医药项目管理信息化关键技术研究及推广应用”等二十余项国家级和省级信息管理软件系统的研发和推广应用任务，荣获多项科技进步奖、标准创新奖、政策研究奖、优秀软件奖等奖励。

目前，基于中医药信息化向数据知识化、智慧化发展的总体趋势，研究所已将基于大数据理念和技术方法的中医临床数据处理方法学作为重点研究方向，招收该研究领域的博士研究生，并以“中医药标准化与信息化双向融合”和“中医药临床数据资源管理与利用”研究课题作为抓手，全力开展中医临床大数据工程，以提升中医临床数据治理能力的现代化水平。同时研究所还在中医药信息学专门人才培养方面做了大量的基础性工作，建立了包括博士研究生、硕士研究生及本科生等多层次的专业人才培养体系和可持续、高水平的中医药标准化和信息技术研究的体制与机制，且已逐渐形成了稳定的研究团队。研究所提供全方位的组织管理、技术研发等一切条件支持和保障是中医临床数据结构化与知识关联研究的重要基础之一。

第二部分 技术篇

第五章　中医临床数据资源管理与服务

中医临床数据资源指在中医临床活动中所产生的中医药数据，主要包括医疗机构电子病历信息、医学影像信息、处方信息等与患者和疾病直接相关的数据集合。中医临床数据资源的有效管理，将研究设计、数据收集、数据存储、数据分析等繁杂科研步骤进行整合，使数据收集、管理与分析更加标准、科学、有效，从而更好地为中医临床服务。

第一节　数据资源概述

一、数据资源的内涵

数据是指对客观事件进行记录并可以鉴别的符号，是对客观事物的性质、状态及相互关系等进行记载的物理符号或这些物理符号的组合。它是可识别的、抽象的符号，不仅可以是狭义上的数字，也可以是具有一定意义的文字、字母、数字符号的组合、图形、图像、视频、音频等，还可以是客观事物的属性、数量、位置及其相互关系的抽象表示。

信息是数据的内涵，信息加载于数据之上，对数据作具有含义的解释。数据和信息是不可分离的，信息依赖数据来表达，数据则生动具体地表达出信息。数据是符号，是物理性的，而信息是对数据进行加工处理之后所得到的并对决策产生影响的数据，是逻辑性和观念性的；数据是信息的表现形式，信息是数据有意义的表示。数据是信息的表达和载体，信息是数据的内涵。数据本身没有意义，数据只有对实体行为产生影响时才成为信息。

随着科技的发展和数据获取手段的更新，数据资源不断地产生并快速积累，已经成为科学技术运用和行业发展的重要基础资源，为各方面发展提供战略支撑和保障。在科研和应用领域，学者们对数据资源进行了广泛研究，也提出了各自对数据资源的定义。有学者强调数据资源对社会发展的作用，认为数据资源通过人类的活动可以变成社会财富，是推进社会进步的一组“数据”的集合。也有学者认为广义上的数据资源是数据、信息、数据库系统及构建于实现这些服务在内的所有内容。还有学者将数据资源定义为信息资源的主要组成部分，在以计算机为主要信息处理工具的信息化时代，数据资源具有庞大的规模和数量，但缺乏有效的组织和规范。

数据资源首先是一种资源，资源最大的本质就是它的价值体现，广义上是指所有可能产生价值的数据，这种价值既包含了当前拥有的价值，也隐含了未来发展中的增长价值。本书围绕数据自身特点，认为数据资源是人类社会活动中积累起来的数据、数据生产者、数据技术等数据活动所有要素的集合。数据资源的主体是数据，数据在从产生、利用到消亡的过程中，被赋予价值、被评估价值、被利用价值。

二、健康医疗大数据资源

健康医疗大数据指在人们疾病防治、健康管理等过程中产生的与健康医疗相关的数据。健康医疗大数据是健康中国建设的重要基础性战略资源之一，其应用将推动健康中国建设的快速发展，有利于扩大医疗资源供给、降低医疗成本、提升医疗服务运行效率，将对我国经济、社会、科技和人民生活、生产等多方面产生重大而深远的影响，具有巨大发展潜力。

2016 年 6 月 24 日，国务院办公厅印发《关于促进和规范健康医疗大数据应用发展的指导意见》，要求顺应新兴信息技术发展趋势，规范和推动健康医疗大数据融合共享、开放应用，并明确提出建立全国健康医疗数据资源目录体系，制定分类、分级、分域健康医疗大数据开放应用政策规范，稳步推动健康医疗大数据开放。

三、数据资源目录及体系内涵

数据资源目录指通过统一的标准规范，对分散在各级各类卫生健康及相关部门的信息资源进行整合和组织，形成逻辑上集中、物理上分散、可统一管理和服务的信息资源目录，从而为使用者提供统一的信息资源查询和共享服务，促进大数据资源的开发和利用。

数据资源目录体系是按照一定的分类架构和标准规范，有序形成的信息资源管理、服务与共享组织方式。数据资源目录管理体系一般由资源体系与交换体系两部分组成，分别提供目录服务和信息交换服务，实现对大数据资源信息共享和业务协同的支撑。

（一）资源体系

资源体系包括目录结构、元数据和编码模型。目录结构按照统一的健康医疗大数据资源分类模型，通过逐级细化的类目、亚目和细目 3 个层次对资源进行分类，形成逐层细化的资源目录结构。

（二）交换体系

基于各级区域信息平台，构建大数据资源目录服务平台，实现大数据的开放共享与交换，实现数据的跨域整合，构成一个物理上分散、逻辑上集中的分布式目录管理体系。

资源目录体系是以数据资源元数据为基础，通过对数据资源从内容、管理（含责任）、表示、获取和共享等维度进行描述，明确信息资源的内容、时间、位置、责任单位和负责人、共享范围及更新维护方式等，主要解决以下 4 个问题，即有哪些信息资源、信息资源在哪里、如何获取信息资源及信息资源的应用及管理。其中，“有哪些信息资源”依靠了资源目录体系的编目、注册和发布功能；“信息资源在哪里”依靠了资源目录体系的查询功能；“如何获取信息资源”依靠了资源目录的订阅和推送功能；“信息资源的应用及管理”依靠了资源目录系统的查询、统计、维护、监控功能。

第二节　中医临床数据资源目录及分类

数据资源目录管理体系的构建是推进健康医疗大数据有效管理和应用的基础性工程，通过建立合理有效的数据资源目录管理体系和资源的共享组织方式，为潜在的数据分析挖掘提供支撑和保障。

一、中医临床数据资源目录

国内外对临床数据管理都有着较为完备的标准，对管理规程有着详细的指南和条例。1977 年，美国食品药品监督管理局颁布《联邦管理法典》，第一次提出了临床试验质量管理规范的概念，并对高质量数据进行了定义。2000 年，临床数据管理协会发布了《临床研究数据管理规范》，为临床数据采集、录入、保存、不良事件报告、数据质量控制、文件归档和人员培训等环节均做了详细的规定，并给予相应操作的最低和最高标准，广泛应用于北美、欧洲及日本等国家。我国临床数据管理政策的发展，相比欧美国家，在临床数据管理经验、数据管理的标准操作规程和临床数据的执行监管方面亟须进一步加强和完善。原国家食品药品监督管理总局于 2003 年 9 月修订发布《临床数据管理规范》，2016 年 12 月增加了对电子数据管理系统运行与安全性的规定，对数据质量的要求和对电子数据管理系统的权限管理的要求，从数据管理相关人员的职责、资质和培训，管理系统的要求，数据的标准化，数据管理涉及的主要内容，数据质量的保障和评估，数据安全性及严重不良事件等方面提出了具体的要求。

近年来，物联网、云计算和人工智能等新兴技术的快速融入，使数据的来源和采集方式大为扩展，数据的存储与处理技术更加高效，数据量快速增长，数据规模变得非常庞大，数据类型也更加复杂多样。健康医疗大数据资源已初具规模，中医药临床数据资源也稳步增长，对数据进行有效管理的需求也愈加强烈。数据资源的合理应用与发展，必将带来健康医疗服务模式的深刻变化，未来必将进一步激发深化医药卫生体制改革的动力和活力，提升健康医疗服务效率和质量，扩大资源供给，不断满足人民群众多层次、多样化的健康需求，不断培育新的业态和经济增长点。

二、中医临床数据主要分类

（一）电子健康档案数据

电子健康档案（electronic health record，EHR），是人们在健康相关活动中直接形成的具有保存备查价值的电子化历史记录。它是存储于计算机系统之中、面向个人提供服务、具有安全保密性能的终身个人健康档案。EHR 是以居民个人健康为核心，贯穿整个生命过程，涵盖各种健康相关因素，实现多渠道信息动态收集，满足居民自我保健、健康管理和健康决策需要的数据资源。

（二）中医预防保健数据

中医治未病思想是中医药临床治疗的特色，在健康保健和预防医学领域有先天共识和巨大结合空间，能对促进医院学科建设、发扬专科特色优势起积极推进作用。中医预防保健指在中医治未病的核心理念指导下预防疾病、养生保健的理论认识和技术方法，是中医药学的重要组成部分。

中医预防保健数据多来源于医疗机构为患者提供预防保障服务产生的有关疾病、症状、检查和治疗等临床数据。

（三）中医电子病历数据

中医电子病历是医疗机构对门诊、住院患者（或保健对象）临床诊疗和指导干预的、数字化的医疗服务工作记录，是居民个人在医疗机构历次就诊过程中产生和被记录的完整、详细的临床信息资源。

医疗卫生信息和管理系统协会（Healthcare Information and Management Systems Society，HIMSS）将电子病历数据的功能特征概括为 8 个方面：

1. 当医疗需要时，具有随时随地提供安全、可靠、实时的访问患者健康记录的能力。
2. 采集和管理就诊和长期的健康记录信息。
3. 具有医疗服务过程中医生的主要信息源作用。
4. 辅助为患者或患者组制订诊疗计划和提供循证医疗服务。
5. 采集用于持续质量改进、利用率调查、风险管理、资源计划和业绩管理的数据。
6. 采集用于病案和医疗支付的患者健康相关信息。
7. 提供纵向、适当过滤的信息以支持医疗研究、公共卫生报告和流行病学活动。
8. 支持临床试验和循证研究。

第三节　中医临床数据资源管理与服务体系

中医临床数据资源管理与服务体系是应用数据库、数据仓库等信息技术和其他数据管理工具，完成组织数据资源管理任务，满足中医临床数据需求的过程管理并为临床数据利用提供服务而建立的管理机制与服务体系。

一、中医临床数据资源管理体系

（一）数据资源管理模式

中医临床数据资源管理过程可以分为数据提供者、数据管理者和数据使用者 3 种对象。数据提供者负责所提供数据资源内容的准备、清洗和编目，向数据管理者注册并更新资源目录内容，对所提供的资源内容设置使用权限，负责提供与目录内容相应的数据资源。数据管理者负责数据资源目录内容的审核、发布及管理系统维护，按照国家标准及统一的编码规则对资源进行标识符的分配和维护，发布数据资源目录内容的查询检索服务。数据使用者可以查询检索数据资源目录内容，并根据需求和使用权限获取并使用资源提供者共享的数据资源。

数据管理涉及的内容包括数字化数据管理，如原始资料的电子文档管理；结构化数据管理，如CRF数据、数据库文档管理等；可视化数据管理，如知识图谱、报表数据管理等。

（二）中医临床数据资源生命周期管理

中医临床数据资源管理以数据为主体，以价值体现为核心，利用软硬件技术对数据进行收集、加工、存储和应用，为数据提供科学的、有序的、可持续的、有章可循的生存和成长空间。

数据资源管理与数据管理的区别在于，前者不仅包含数据管理的内容，而且更加注重数据的可利用性，强调数据资源的流通、共享、传递和安全，在后者的基础上围绕数据内涵展开全方位、立体化的管理。数据资源管理本质上是对数据的资源化管理，依托于数据生命周期，将数据有效地提炼、转换为数据资源并加以利用的过程。

数据资源管理的生命周期贯穿了数据从产生至应用，最终灭失的整个过程，它是一种针对数据进行主动管理的过程策略。数据流转过程中的每个环节都是对价值的再赋予，策略化的管理可以充分调动数据在整个生命周期的活力，在不同的流程阶段实施有所侧重的管理方案，以安全、高效、经济的手段使得数据的价值得以展现和发挥，并确保数据的一致性、准确性和可用性，这是数据资源管理的基本要求。

数据资源管理的生命周期主要包含数据采集、数据传输、数据存储、数据处理、数据共享与交换、数据分析和数据安全等关键环节。

1. 数据采集 通过技术手段从外部数据源获取信息并形成具有一定结构的数据。随着科技的发展，数据采集的技术和手段也在发展，物联网、遥感等先进技术越来越多地出现在各类数据采集设备中，提升了数据采集的便利性，同时扩大了数据采集的覆盖面。

2. 数据传输 本质是通过传输介质将数据从一处传送到另一处的过程。数据采集后，通过传输将其送往各地进行处理和使用。数据传输阶段，通常对传输信道的安全性和可靠性有严格的要求，针对不同的业务种类，可选择不同的传输网技术，以达到量和质的双重保障。

3. 数据存储 在数据资源管理的生命周期中，数据存储是管理过程中十分重要的环节。多源异构海量数据对存储容量、存储性能和可靠性都提出了更高的要求，数据存储的方式随着数据量和数据结构的变化逐渐丰富，数据量从MB、GB级别发展到PB、ZB级别，甚至更大。

4. 数据处理 数据的多源和异构特征决定了数据携带信息的复杂性和质量的不稳定性，因此数据从获取到应用，必然需要经历一个加工处理的过程。通过数据清洗、抽取和转换，对庞杂的信息进行精简，对垃圾的内容进行清除，保证数据的准确性、完整性、一致性和唯一性。数据处理是数据成为数据资源的核心环节，只有对经过正确处理、质量有所保证的数据资源进行挖掘和分析，得到的结果和规律才能用于指导和决策，否则就会造成误导。

5. 数据共享与交换　数据资源的开放共享特征决定了数据资源的价值不仅在于自身，也在于共享与交换产生的附加价值。数据共享与交换是通过统一的共享平台和交换规范，将数据目录集中管理，遵从约定的服务和规范，做到按需合规地共享和使用数据，为统一的数据服务提供规范支撑。数据共享与交换是最大化数据价值的基础。数据价值增长得益于数据共享与交换，其使数据在应用和分析中产生更多价值。

6. 数据分析　数据表层的信息已经无法满足人们对事物的探索欲望，其背后蕴含的特征和数据间的联系吸引了更多的关注，数据分析手段和挖掘方法应运而生，并衍生出更多的资源，集聚为价值密度更高的产物。数据分析是发挥数据资源价值的关键所在，政府、企业和社会掌握的数据只有经过良好的数据分析，才能预先了解领域的发展前景，掌握市场的主动权。数据分析让我们可以从收集到的数据中了解事物的真实信息，并使数据能够真正在管理、决策、监测、评价及人们的生活中创造价值。数据分析是否合理高效是数据资源能否实现价值最大化的关键。

7. 数据安全　从数据采集到数据分析，每个环节都需要考虑数据的安全。数据安全是数据资源价值保障与兑现的基本前提，数据一般被赋予数据资源的属性后，数据安全就成为数据资源存储、传输、交换、交易等流通环节的核心问题。

二、中医临床数据资源服务体系

（一）数据资源服务目录中心构建

基于目录内容服务信息库，向用户提供目录内容的资源查询检索、资源下载、资源订阅、资源申请、资源退订、资源评估等服务。目录内容服务系统基于统一标准，对已发布目录内容提供目录服务接口，向使用者提供人机交互界面，实现目录内容查询、操作请求与响应。

（二）数据资源交换服务管理平台构建

对数据资源的共享进行有效管理，提供部署维护、交换配置、运行管理、审计管理等功能。通过交换服务能够实现资源信息内容在不同使用者和资源共享数据中心之间的传输，提供消息传输模块、消息代理模块、基础服务模块等功能。

（三）数据资源交换服务技术流程

1. 数据准备　由资源提供者清洗、载入本机构或部门用于对外或内部共享的健康医疗大数据资源至专门的资源共享数据库，向资源管理者提供并注册接口服务，完成与资源交换中心的连接，成为独立的资源共享数据中心。

2. 数据编目　资源提供者总结载入数据资源的业务特点、确定资源名称和共享条件与途径，准确理解元数据内涵并填报信息。编目管理系统综合资源提供者的填报数据和自动提取的特征数据，完成对载入数据资源的编目，形成一份对数据资源的基本特征进行描述的数据。

3. 数据注册和审核　将形成的数据资源基本特征进行内部登记、注册，存储至目录内容信息库。资源管理者通过编目管理系统对已注册的资源进行审核，审查资源提供者提交的元数据信息格式及内容是否符合标准要求。未通过审查的退回修改；通过审核的存入目录内容管理信息库，并对资源进行分类、编码等操作，形成一条完整的资源目录发布到目录内容服务信息库。

4. 数据服务　发布资源目录，对外提供目录服务接口，并记录服务管理信息至目录内容服务信息库。

第六章　中医临床数据安全保障体系

在中医临床数据被充分利用和分析的同时，需注重数据安全、个人隐私与知识产权保护，构建完善的中医临床数据安全保障体系。本章通过介绍数据安全、个人隐私与知识产权保护相关概念、标准与法律法规，结合我国中医临床数据安全管理现状，阐述了中医临床数据安全、个人隐私和知识产权保护的技术与措施。

第一节　临床数据安全

一、概述

国际标准化组织（International Organization for Standardization，ISO）对计算机系统安全的定义：为数据处理系统建立、采用的技术和管理的安全保护，避免计算机硬件、软件和数据不因偶然和恶意的原因遭到破坏、更改和泄露。《中华人民共和国网络安全法》对网络安全的定义：通过采取必要措施，防范对网络的攻击、侵入、干扰、破坏和非法使用及意外事故，使网络处于稳定可靠运行的状态，以及保障网络数据的完整性、保密性、可用性的能力。

临床数据是医疗过程和结果的载体，承载着巨大的信息，包括医疗机构获得的电子病历信息、医学影像信息、处方信息等与患者和疾病相关的数据。随着信息技术在医疗行业的应用，各大医疗机构逐步建立了业务应用信息系统，分期分步建立医院信息管理系统、电子病历系统、实验室系统、医学影像系统等。临床数据逐步以财务为主线的数据开放向以电子病历为核心的数据开放进行转变，并不断扩大其向个体及监管部门的开放范围。从县域一体化基层医疗信息系统，到市县一体化平台，再到省全民健康信息平台和国家全民健康信息平台，医疗健康行业也顺应着新兴信息技术发展趋势，逐步实现健康医疗大数据融合共享、开放应用。

临床数据安全覆盖数据采集、数据传输、数据存储、数据处理、数据共享与交换、数据使用等数据资源管理全生命周期，主要包括数据本身安全和数据防护安全两个方面。数据本身安全是采用如数据加密、权限控制、身份认证等技术对临床数据资源进行主动性的保护；数据防护安全则是采用如数据备份、异地容灾等现代信息手段主动对数据加以保护，从而保证数据的安全性。

二、相关标准与规范

2016年起，我国陆续出台了《中华人民共和国网络安全法》《中华人民共和国数据安全法》《中华人民共和国个人信息保护法》《科学数据管理办法》《国家健康医疗大数据标准、安全和服务管理办法》《信息安全技术大数据安全管理指南》《信息安全技术个人信息安全规范》等一系列数据安全相关法律法规和标准规范，规定数据采集、存储、挖掘、应用、运营、传输等多个环节中的安全和管理，强调健康医疗数据安全可控，维护公众健康、国家安全和社会公共利益。

2016年11月7日，第十二届全国人民代表大会常务委员会第二十四次会议通过了《中华人民共和国网络安全法》，并规定于2017年6月1日起施行。该法共7章79条，明确了网络空间主权的原则、网络产品和服务提供者的安全义务及网络运营者的安全义务，并进一步完善了个人信息保护规则，建立了关键信息基础设施安全保护制度，确立了关键信息基础设施重要数据跨境传输的规则。该法是我国第一部全面规范网络空间安全管理方面的基础性法律，是我国网络空间法治建设的重要里程碑，是依法治网、化解网络风险的法律重器，是让互联网在法治轨道上健康运行的重要保障。

2018年3月，国务院办公厅印发《科学数据管理办法》，明确了我国科学数据管理的总体原则、主要职责、数据采集汇交与保存、共享利用、保密与安全等方面内容，为加强和规范科学数据管理，保障科学数据安全，在科学数据共享中规定了涉密数据和隐私数据的安全措施。指出“主管部门和法人单位应加强科学数据全生命周期安全管理，制定科学数据安全保护措施；加强数据下载的认证、授权等防护管理，防止数据被恶意使用。对于需对外公布的科学数据开放目录或需对外提供的科学数据，主管部门和法人单位应建立相应的安全保密审查制度”。

2018年7月，国家卫生健康委员会发布了《国家健康医疗大数据标准、安全和服务管理办法（试行）》，明确了各级卫生健康行政部门、各级各类医疗卫生机构、相关应用单位及个人在健康医疗大数据标准管理、安全管理和服务管理中的责权利，对于统筹标准管理、落实安全责任和规范数据服务管理具有重要意义。在安全管理方面，明确了健康医疗大数据安全管理的范畴，建立健全相关安全管理制度、操作规程和技术规范，建立健康医疗大数据安全管理的人才培养机制，明确了分级、分类和分域的存储要求，对网络安全等级保护、关键信息基础设施安全、数据安全保障措施、数据流转全程留痕、数据安全监测和预警、数据泄漏事故可查询可追溯等重点环节提出明确要求；在服务管理方面，明确相关方职责及实施健康医疗大数据管理服务的原则和遵循，实行“统一分级授权、分类应用管理、权责一致”的管理制度，明确了责任单位在健康医疗大数据产生、收集、存储、使用、传输、共享、交换和销毁等环节中的职能定位，强化对健康医疗大数据的共享和交换。同时，在管理监督方面，强调了卫生健康行政部门日常监督管理职责，要求各级各类医疗卫生机构接入相应区域全民健康信息平台，并向卫生健康行政部门开放监管端口，定期开展健康医疗大数据应用安全监测评估，并提出建立健康医疗大数据安全管理工作责任追究制度。

三、需求分析

云计算、大数据等技术的迅猛发展和应用带动了医疗大数据的发展。随着医疗数据量的快速增长与融合，医疗信息随着共享而导致隐私安全风险事件频发，医疗数据的隐私安全面临着重大的挑战，临床数据能否安全共享与使用，关乎社会稳定、国家安全。

（一）临床数据安全常见问题

随着医疗数据采集、分析和应用需求增多，信息共享要求增加，临床数据安全风险事件频发，临床数据安全问题主要表现为数据丢失、数据被篡改、数据被泄露和数据被破坏4个方面。

1. 数据丢失　包括个别数据被删除、部分文件丢失、整个数据库丢失、整个系统丢失等。

2. 数据被篡改　包括患者费用、病历、网页、办公流程审批数据、内部管理数据、系统设置数据等被篡改。

3. 数据被泄露　部分不法人员通过雇佣黑客入侵或收买内部人员，窃取患者隐私数据、药品和耗材使用数据。

4. 数据被破坏　数据文件若被破坏，相关功能则不能正常运行，系统可能瘫痪。

（二）临床数据安全问题产生的常见原因

数据安全保密制度不健全、审核流程不规范等因素，以及临床医务人员和数据管理人员安全意识不强、安全管理技术能力薄弱等因素，都会造成临床数据安全问题。

1. 医务工作者对临床数据的安全意识不强　医务工作者对数据安全知识缺乏，不知哪些数据属于数据安全管理的范畴，对临床数据开放方式和程度的认知依旧十分含糊，不知道这些数据该不该给？该给谁？如何给？给多少？

2. 对临床数据监管不够　多数医疗机构未建立完整的临床数据安全管理和数据共享监管体系，无相应的监管手段。

3. 医疗信息系统安全性有待加强　未能采取有效措施保障信息系统安全。电力问题、设备故障都是导致数据安全问题的重要原因；软件设计缺陷如数据驻留、数据传输未加密等也可能导致数据安全问题。

4. 医疗信息安全人员缺乏　很多医疗机构未设置专职信息安全岗位，信息安全工作主要由第三方专业安全厂商服务保障，信息安全专业人才缺乏。

5. 外部安全风险越来越高　在互联网时代，医院信息系统的外界威胁也越来越多，病毒感染、黑客入侵、外部攻击等影响系统的运行。

四、相关措施

从临床数据安全问题来看，临床数据安全主要表现为安全防护不到位和安全管理未做好。因此，保障临床数据安全，需从技术和管理上同步进行，从技术上保障临床数据应用环境安全，从管理上保障临床数据使用合法合规。

在技术上，开展安全技术平台建设，利用网络安全等技术保障临床数据所支撑的网络基础设施和应用系统安全。按照《网络安全等级保护基本要求》标准要求，从保障临床数据所支撑的环境安全，即物理安全、网络安全、主机与设备安全和应用安全着手进行建设。在数据采集、数据传输、数据存储、数据处理、数据共享与交换、数据使用阶段，根据数据应用场景，采取不同的安全措施，如数据加密、数据审计、访问控制、数据脱敏等技术。

在管理上，通过安全管理体系建设，从数据安全相关的制度、组织及运行机制等方面保障临床数据安全。医疗机构内部应建立完善的数据安全管理体系，对临床数据安全运行进行管理与约束。如成立数据安全管理委员会，设立数据管理部门，设定数据安全管理岗，制定临床数据安全管理制度与规范，建立严格的数据使用流程和可追溯体系，保障临床数据的安全、合规使用。在信息系统建设之初，医疗机构应与系统建设软件与硬件供应商签署保密协议，严格要求服务商在遵守国家法律法规的前提下提供信息服务；在系统应用阶段，医疗机构可在门诊或住院登记等采集患者信息处明确告知患者，医疗数据将被利用于科研和管理，并承诺做好数据保护和数据脱敏；在数据共享和使用阶段，数据使用需求方应向医疗机构数据管理部提出数据使用申请，表明数据使用的目的、使用方式、使用类型、使用范围、使用周期、数据安全与保密承诺等，经医疗机构数据管理部门分析、审核通过后，提交数据安全管理委员会审批。数据安全管理委员会审批通过后，数据使用需求方与医疗机构签署合作协议书、知识产权及保密协议。临床数据管理部门根据数据提取要求，对数据脱敏处理后，以光盘形式并加密交给数据使用需求方。有条件的医疗机构，在医疗机构内部搭建数据使用环境，数据管理部门提取数据后，将数据分级授权给数据使用需求方使用，保障数据在可控有限的范围内共享。

第二节　个人隐私保护

个人隐私保护是中医临床数据安全保障体系中的重要内容，本节介绍了个人隐私的概念及其相关的标准和规范，分析了医疗数据个人隐私泄露的原因，并提出了个人隐私相关的保护措施。

一、概述

个人隐私指公民个人生活中不愿为他人（一定范围以外的人）公开或知悉的秘密，且这一秘密与其他人及社会利益无关。判断信息是否属于个人隐私，核心在于公民本人是否愿意他人知晓，以及该信息是否与他人及社会利益相关，如个人日记、身体缺陷等。

《中华人民共和国民法典》规定自然人享有隐私权。隐私是自然人的私人生活安宁和不愿为他人知晓的私密空间、私密活动、私密信息。任何组织或者个人不得以刺探、侵扰、泄露、公开等方式侵害他人的隐私权。第一千零三十三条明确：除法律另有规定或权利人明确同意外，任何组织或者个人不得实施下列行为：

1. 以电话、短信、即时通信工具、电子邮件、传单等方式侵扰他人的私人生活安宁。

2. 进入、拍摄、窥视他人的住宅、宾馆房间等私密空间。

3. 拍摄、窥视、窃听、公开他人的私密活动。

4. 拍摄、窥视他人身体的私密部位。

5. 处理他人的私密信息。

6. 以其他方式侵害他人的隐私权。

在临床数据中，个人隐私包括一般隐私和敏感隐私。一般隐私信息，指与自身疾病没有直接关系的个人基本信息，主要包括姓名、性别、出生年月、出生地、婚姻状况、身份证号、职业、籍贯、联系方式、工作单位、户口地址、邮政编码、家庭住址等。这部分信息虽然与患者病情并不密切相关，但部分机构（如保险公司、广告商）仍对此类信息有着极大的兴趣，一旦被泄露，通过数据挖掘等技术可对个人偏好进行分析，有针对性地开展广告投放和商品推销，对患者生活造成困扰。敏感隐私信息，一方面包括与患者疾病诊断治疗相关的信息，如疾病的主诉、既往史、现病史、家族史、月经史、传染病史、生育史、生理状态、身体缺陷、整形等；另一方面包括患者在诊疗过程中形成的相关信息，如诊断、入院记录、病程记录、各种辅助检查及化验检验结果、治疗方案、治疗情况、麻醉手术过程、康复情况、出院记录等。这类信息与患者疾病诊疗直接相关，是隐私保护的重点。

二、相关标准与规范

我国宪法及相关法律中一直未对隐私权作出明确规定，只在相关的法律文件中对隐私保护作出规定。如《中华人民共和国宪法》第三十八条规定："中华人民共和国公民的人格尊严不受侵犯"。针对患者隐私权的保护，我国医疗卫生法律、行政法规、规章制度等给予高度关注。例如《中华人民共和国护士管理办法》第二十四条规定："护士在执业中得悉就医者的隐私，不得泄露，但法律另有规定的除外"。《中华人民共和国执业医师法》第二十二条规定："医生在执业活动中应关心、爱护、尊重患者，保护患者的隐私"。《中华人民共和国民法典》第一千二百二十六条规定："医疗机构及其医务人员应当对患者的隐私和个人信息保密。泄露患者的隐私和个人信息，或者未经患者同意公开其病历资料的，应当承担侵权责任。"

三、需求分析

谈起隐私保护，大家第一时间会想到数据脱敏，但是数据脱敏后分享，隐私就会安全吗？健康医疗大数据时代，大量医疗数据被源源不断采集，越来越多的个人数据被"脱敏"后公开，用于精准医学等各类大数据研究。一组组医疗数据在把姓名、身份证信息去掉后就公开使用，然而，当这组数据跟另一组数据连在一起时，可能还会完全暴露个人隐私。如果在临床数据中加入基因数据，那么当基因检测数据与一些病理数据结合时，就很容易匹配到某个具体个人，隐私安全威胁就会更明显。如上所述的临床数据被公开或将引出一系列隐私安全问题。

（一）隐私泄露场景

在互联网、物联网技术兴起的今天，临床信息几乎可以全程以电子化的途径进行采集、记录、传输和存储，在显著提高医疗效率的同时，也增加了个人隐私信息被拦截和泄露的途径和风险，隐私泄漏更加隐匿。

以一位患者在医疗机构就诊为例，其在就诊前、就诊中和就诊后都存在泄露隐私的情况。在就诊前，患者通过互联网平台、手机 APP、微信小程序等进行预约挂号，在此过程中会因信息传输及存储过程未做有效加密而导致隐私泄露，或者因信息系统被病毒感染、系统漏洞、监管不到位等导致患者个人隐私泄露；在就诊过程中，叫号显示屏、床头卡等未做好隐私保护，信息系统未进行权限最小化管理，通过医院信息系统私自调阅、打印和复印患者检查化验资料及病案资料等，就诊过程是隐私泄露的“重灾区”；就诊结束后，患者诊疗的大量个人信息被留存在医疗机构中，开展病历分析、学习分享典型案例、科学研究等，都会因为隐私处理不到位导致患者个人隐私被泄露。

（二）隐私泄露原因分析

随着移动医疗、AI 医疗影像、电子病历等临床数字化程度的加深，隐私数据被泄露已成家常便饭。各类移动医疗 APP 保存着大量个人医疗数据，使用者只看到了这些产品的工具或平台属性，却没在意这些数据最终流向哪里，或被用到何处，信息共享和个人隐私的博弈始终在进行。人们在智能手机上使用医院在线医疗服务的应用界面和医疗健康 APP，但其中大多数人并不具备足够的隐私保护意识和技巧，隐私信息在不经意间被泄露，患者对自己的信息保护意识薄弱。

在互联网医疗建设过程中，医疗机构对患者隐私信息保护的观念不足，是造成互联网医疗环境下患者隐私泄露的最主要原因。以移动医疗 APP 为例，移动互联网医疗应用扩大了个人医疗数据和利益相关者范围和来源，在数据层面不再局限于医疗机构存储的数据，还包括患者个人属性、健康状况、医疗应用及公共卫生数据等；在利益相关者层面也不再局限于医院及其医务工作人员，而扩大为医疗机构、医药企业、健康服务企业等；对于患者个人的隐私控制权，往往表现为知情同意原则，由患者结合自身对医疗数据采集及使用的认知和评估，最终决定是否向医疗数据信息采集和使用主体进行授权。移动医疗 APP 的实施使得患者在隐私控制渠道上不再是与医疗机构的单线联系，而是泛化为与医疗数据中间商、医疗应用服务提供商、医疗数据后续利用等多重主体的关联，患者医疗数据隐私在产生、传输和使用过程中呈现出隐蔽性强、范畴扩大及可关联分析性的特征。医疗数据一次授权多次利用成为常态，进而使得医疗数据当事人因无法了解数据运转逻辑而无法完全行使法律制度赋予其的隐私控制权。

综上所述，医疗数据个人隐私泄露，一方面是技术上存在漏洞，另一方面是医疗数据隐私保护制度体系不健全，医务人员有意或无意泄露信息，缺乏信息安全监管，其他服务主体如网络服务提供商也会泄露患者隐私。

四、相关措施

在当前互联网和大数据环境下，真实世界临床研究被推广，在真实世界环境下收集、使用和挖掘分析与患者有关的数据，对于改善患者健康、推动医疗行业发展具有重要作用。但与此同时做好患者隐私保护工作是一项艰巨的任务，不仅需要医务人员加强对自身行为的约束，还需要社会各界共同努力，通过法律法规、行为规范、操作指南等规范体系的建立，形成保护患者隐私的规范机制。

在临床医疗服务的过程中，首先，医疗机构应该提升数据采集者、管理者、使用者及患者本人的信息安全意识和法律意识，建立并完善责任可追溯的信息安全管理及隐私保密制度，从理念和机制上加以重视。其次，医疗机构及医疗信息系统的服务商应该从技术层面提升信息安全防护能力，不断完善信息安全攻防、等级保护及基于访问控制的隐私保护策略等技术手段，在相关合作方之间，通过签订合同、协议等方式确立技术提供方的信息安全保障及隐私保护义务。最后，针对临床研究所需的大量数据，可以通过数据脱敏，促进和规范对临床数据的合理利用。

1. 加强对相关责任主体的教育和培训　各级卫生管理部门和医疗机构，需加强医务工作者和医疗信息化服务者的法制教育，提高其隐私保护意识和能力。引导和教育患者个人提高自我保护意识，尤其是在当前互联网环境下注意互联网平台、APP、网站、个人穿戴设备等对个人信息的搜集，避免过多的实名注册和个人信息收集，提高密码安全等级（如增加复杂度、设置多重密码等），加强个人隐私保护意识和能力。

2. 增强网络安全防护，提高隐私保护水平　新技术的出现为患者隐私保护带来新的解决方案，如区块链、动态加密、开放算法、智能合约、分布式存储等。医疗机构、网络运营商和网络服务提供商应加强网络安全建设，持续强化网络安全屏障，不断提高信息加密传输和存储的技术水平，防范窃取患者隐私等行为。在数据采集阶段的隐私保护是在数据采集时对医疗数据进行必要的保护，对用户的敏感数据等隐私信息进行加密处理等。在数据存储阶段的隐私保护则是保障数据不会被非法访问、窃取等，可利用云存储分布式技术，通过采取数据加密技术，保障数据不被窃取、伪造与篡改，防止被窥探。数据应用阶段的隐私保护指在对医疗数据进行数据分析挖掘、数据共享、数据发布等操作时，用户的隐私信息不会被公开或者非法销售，主要通过数据挖掘安全技术、实时安全监控技术、匿名化技术等做好隐私保护。

3. 促进患者隐私保护立法，制定患者隐私保护管理规范　各级卫生管理部门和医疗机构应借鉴国外立法经验积极推进隐私保护相关立法，梳理患者隐私保护标准规则和细节，明确患者隐私信息脱敏和去隐私化的细节问题，制定医疗机构患者隐私保护管理规范。

第三节　知识产权保护

知识产权是一种无形资产，中医临床研究中如何依据相关标准规范，做好知识产权保护，保障研究者利益，这很重要也很必要。

一、概述

知识产权指专利权、商标权、版权（也称著作权）、商业秘密专有权等对自己创造性的智力劳动成果和商业标记依法享有的民事权利。

知识产权是人类智力的成果，具有专有性、地域性、时间性、法定性和双重性5种法律特性。所谓专有性，即知识产权的权利人独享其智力成果，未经法律规定或权利人的授权允许，其他任何人不得使用。所谓地域性，指知识产权受限于法律地域性，其效力一般限于本国境内。所谓时间性，即知识产权在有效期内受法律保护，一旦超过法律规定的有效期限，则权利就不复存在。所谓法定性，就是智力成果只有得到国家法律的确认，才能称为知识产权。双重性即指知识产权由人身权和财产权两部分组成。

按照现有知识产权法律制度，中医药知识产权指一切与中医药行业有关的发明创造和智力劳动成果的财产权，包括中医知识和中药知识。

二、相关标准与规范

知识产权法是调整智力成果的创造者因取得、使用、转让知识产权及知识产权的管理和保护而产生的各种社会关系的法律规范的总和。我国知识产权保护相关的法律法规包括《中华人民共和国专利法》《中华人民共和国商标法》《中华人民共和国著作权法》《中华人民共和国反不正当竞争法》《中华人民共和国计算机软件保护条例》《中华人民共和国知识产权海关保护条例》《关于加强国家科技计划知识产权管理工作的规定》《卫生知识产权保护管理规定》《中药品种保护条例》《中药材生产质量管理规范》《野生药材资源保护管理条例》《非物质文化遗产法》和《中华人民共和国中医药法》等法律法规及规章制度，中国知识产权法律体系日趋完善。

（一）《中华人民共和国专利法》

专利权指国家专利主管机关依法授予专利申请人及其继承人在一定期间独占实施其发明创造的权力。专利权受《中华人民共和国专利法》保护。1984年3月12日全国人大常委会第六届四次会议审议通过了《中华人民共和国专利法》，并于1985年4月1日起开始实施。1992年9月、2000年8月、2008年12月和2020年10月共进行了4次修订，新法于2021年6月1日起施行。新法在多方面进行了修改完善，以满足经济社会发展的需要，营造尊重知识、尊重创新的良好营商环境。第一章第二条规定："本法所称的发明创造是指发明、实用新型和外观设计。发明，是指对产品、方法或者其改进所提出的新的技术方案。实用新型，是指对产品的形状、构造或者其结合所提出的适于实用的新的技术方案。外观设计，是指对产品的形状、图案或者其结合及色彩与形状、图案的结合所作出的富有美感并适于工业应用的新设计。"第二章第二十二条规定："予专利权的发明和实用新型，应当具备新颖性、创造性和实用性。新颖性，是指该发明或者实用新型不属于现有技术；也没有任何单位或者个人就同样的发明或者实用新型在申请日以前向国务院专利行政部门提出过申请，并记载在申请日以后公布的专利申请文件或者公告的专利文件中。创造性，是指与现有技术相比，该发明具有突出的实质性特点和显著的进步，该实用新型具有实质性特点和进步。实用性，是指该发明或者实用新型能够制造或者使用，并且能够产生积极效果。本法所称现有技术，是指申请日以前在国内外为公众所知的技术。”第二章第二十五条规定：“对下列各项，不授予专利权：（一）科学发现；（二）智力活动的规则和方法；（三）疾病的诊断和治疗方法；（四）动物和植物品种；（五）用原子核变换方法获得的物质；（六）对平面印刷品的图案、色彩或者二者的结合作出的主要起标识作用的设计。对前款第（四）项所列产品的生产方法，可以依照本法规定授予专利权。”

（二）《中华人民共和国商标法》

商标是用以区别商品和服务不同来源的商业性标志，由文字、图形、字母、数字、三维标志、颜色组合或者上述要素的组合构成。商标权是商标专用权的简称，商标法是确认商标专用权、规定商标注册、使用、转让、保护和管理的法律规范的总称。1982年8月23日第五届全国人民代表大会常务委员会第二十四次会议通过《中华人民共和国商标法》，1993年2月、2001年10月、2013年8月和2019年4月共进行了4次修订。该法共8章73条，包含商标注册的申请、商标注册的审查和核准、注册商标的续展、变更、转让和使用许可、注册商标的无效宣告、商标使用的管理和注册商标专用权的保护。

（三）《中华人民共和国著作权法》

1990年9月7日第七届全国人民代表大会常务委员会第十五次会议通过《中华人民共和国著作权法》，2001年10月、2010年2月和2020年11月进行3次修订，并于2021年6月1日起施行。该法共6章，包含著作权许可使用和转让合同、与著作权有关的权利、著作权和与著作权有关的权利的保护等内容。

（四）《卫生知识产权保护管理规定》

2000年7月18日，原卫生部为加强卫生知识产权保护与管理，维护国家、企事业单位和科技人员等产权所有者或持有者的合法权益，鼓励发明创造，推动我国卫生科技进步，印发了《卫生知识产权保护管理规定》，该法共6章42条。第一章第三条指出“卫生部主管全国卫生系统知识产权保护与管理工作。省级卫生行政部门负责本地区卫生系统知识产权保护与管理工作。”第一章第四条指出“本规定保护管理的知识产权，是指依照法律、法规规定或者合同约定，应该由单位所有或持有的知识产权，包括单位与他人共享的知识产权。本规定所称知识产权包括：①专利权；②商标权；③著作权；④技术秘密及商业秘密；⑤单位的名号及各种服务标志；⑥国家颁布的法律、法规所保护的其他智力成果和活动的权利。”

（五）《中药品种保护条例》

我国政府高度重视对名优中成药的保护，实行中药品种保护制度。1991年国务院把中药品种的保护法规列入国家立法计划，由国务院法制局牵头，原卫生部、国家中医药管理局参加起草的《中药品种保护条例》，1992年10月14日由国务院颁布，1993年1月1日起施行。2018年9月18日，国务院公布《国务院关于修改部分行政法规的决定》，对《中药品种保护条例》部分条款予以修改。新修改的条例共5章26条。第三条规定：

“国家鼓励研制开发临床有效的中药品种，对质量稳定、疗效确切的中药品种实行分级保护制度。”中药品种保护条例属于行政保护措施，是对名优中成药的保护措施。

（六）《中华人民共和国中医药法》

《中华人民共和国中医药法》由第十二届全国人民代表大会常务委员会第二十五次会议于2016年12月25日通过，自2017年7月1日起施行。《中华人民共和国中医药法》是为继承和弘扬中医药，保障和促进中医药事业发展，保护人民健康制定的法律。该法第一章第八条规定：“国家支持中医药科学研究和技术开发，鼓励中医药科学技术创新，推广应用中医药科学技术成果，保护中医药知识产权，提高中医药科学技术水平。”第三章第二十九条规定：“国家鼓励和支持中药新药的研制和生产。国家保护传统中药加工技术和工艺，支持传统剂型中成药的生产，鼓励运用现代科学技术研究开发传统中成药。”第三章第三十条规定：“生产符合国家规定条件的来源于古代经典名方的中药复方制剂，在申请药品批准文号时，可以仅提供非临床安全性研究资料。具体管理办法由国务院药品监督管理部门会同中医药主管部门制定。前款所称古代经典名方，是指至今仍广泛应用、疗效确切、具有明显特色与优势的古代中医典籍所记载的方剂。具体目录由国务院中医药主管部门会同药品监督管理部门制定。”第三章第三十一条规定：“国家鼓励医疗机构根据本医疗机构临床用药需要配制和使用中药制剂，支持应用传统工艺配制中药制剂，支持以中药制剂为基础研制中药新药。医疗机构配制中药制剂，应当依照《中华人民共和国药品管理法》的规定取得医疗机构制剂许可证，或者委托取得药品生产许可证的药品生产企业、取得医疗机构制剂许可证的其他医疗机构配制中药制剂。委托配制中药制剂，应当向委托方所在地省、自治区、直辖市人民政府药品监督管理部门备案。医疗机构对其配制的中药制剂的质量负责；委托配制中药制剂的，委托方和受托方对所配制的中药制剂的质量分别承担相应责任。”第三章第三十二条规定：“医疗机构配制的中药制剂品种，应当依法取得制剂批准文号。但是，仅应用传统工艺配制的中药制剂品种，向医疗机构所在地省、自治区、直辖市人民政府药品监督管理部门备案后即可配制，不需要取得制剂批准文号。医疗机构应当加强对备案的中药制剂品种的不良反应监测，并按照国家有关规定进行报告。药品监督管理部门应当加强对备案的中药制剂品种配制、使用的监督检查。”第六章第四十三条规定：“国家建立中医药传统知识保护数据库、保护名录和保护制度。中医药传统知识持有人对其持有的中医药传统知识享有传承使用的权利，对他人获取、利用其持有的中医药传统知识享有知情同意和利益分享等权利。国家对经依法认定属于国家秘密的传统中药处方组成和生产工艺实行特殊保护。”

（七）《关于强化知识产权保护的意见》

2019年11月，中共中央办公厅、国务院办公厅印发《关于强化知识产权保护的意见》，强化知识产权保护的决策部署，进一步完善制度、优化机制。意见要求“研究制定传统文化、传统知识等领域保护办法，加强中医药知识产权保护”。

（八）《关于加快中医药特色发展的若干政策措施》

2021年1月，国务院办公厅印发《关于加快中医药特色发展若干政策措施的通知》，营造中医药发展良好环境，加强中医药知识产权保护。措施指出：“制定中药领域发明专利审查指导意见，进一步提高中医药领域专利审查质量，推进中药技术国际专利申请。完善中药商业秘密保护制度，强化适宜性保密，提升保密内容商业价值，加强国际保护。在地理标志保护机制下，做好道地药材标志保护和运用。探索将具有独特炮制方法的中药饮片纳入中药品种保护范围。”

三、需求分析

（一）中医药知识产权保护现状

中医药是中华民族的瑰宝，是中华民族几千年以来的智慧结晶，是中国传统文化的精华和世代相传的智力成果。作为中华民族的宝贵资源的中医药知识，是中医药传承发展的核心要素。中医药产业是21世纪最具有发展潜力的产业之一，保护我国中医药知识产权，发展中医药产业，对于传承我国传统文化、捍卫我国作为中医药原创国的主体地位不受威胁有着重要意义。但由于种种原因，近年来中医药的发展却举步维艰，其中对中医药知识产权保护的缺失，是中医药发展受限的重要因素。虽然我国也探索了一些保护中医药的相关制度，但由于其大多数是移植或参照西方保护医药知识产权的法律制度，不仅没实现保护中医药传统知识持有人应有的合法利益的目的，还阻碍了中医药的发展。

1. 中医药行业从业人员知识产权保护意识淡薄 中医药界普遍缺乏主动保护知识产权的意识，缺乏对中医药知识产权价值的认识，很多中医药从业人员不清楚中医药知识产权是什么，更不懂如何保护中医药知识产权。如很多科研人员不明白“专利申请先于论文发表”，不懂如何避免论文中的科技成果流失。科研合作时，在合作协议中不清楚知识产权条款，不知道如何应对知识产权纠纷。

2. 中医药知识产权保护制度不完善 尽管保护传统知识已成国际共识，但现状颇为尴尬。目前我国的中医药知识产权保护政策多以西医思维制定，以专利及商业秘密为代表的现行知识产权体系对于中医药的保护尚不完善。中医药传统知识多处于公开状态，现行知识产权制度强调保护新颖性和创新性，无法有效保护传统中医药。《专利法》第二十二条规定“授予专利权的发明和实用新型应具备新颖性、创造性和实用性”；第二章第二十五条明确规定“疾病的诊断和治疗方法不予授予专利权”。因此名老中医经验方很难单独申请专利。还有现行专利法只对中医药配方和配方制剂加以保护，而对配方的加减则未予以保护，导致不能有效保护以复方制剂为主要特征的中成药产品。

（二）中医药知识产权保护的内容和范围

在中医药领域，知识产权涉及的内容除专利、商标、商业秘密等主要内容外，还应扩展传统中医药知识保护范围。在制定和改善传统中医药知识产权保护制度时，应该将诊断、治疗疾病的方法纳入专利保护的领域，提高对中药复方制剂和单纯中药组方的有效保护。同时，应该将传统中医药知识产权保护扩大到食品、化妆品等其他领域，而不仅仅限定在医疗行业，通过开发其他产品作为战略占领市场，促进中医药产业的蓬勃发展。其中，急切保护的中医药传统知识有中医经典名方；中医药特有的标记、符号，如扁鹊、华佗、张仲景等名医的名称，人参、当归等中药名称，六神丸等方剂名；同仁堂、雷允上等传统药铺；经络图、铜人等图谱；民间流传的单方、验方、秘方；少数民族传统医药知识和技术及中医院的传统院内制剂等。

四、相关措施

中医药事业的发展事关人类健康，事关中华文化兴衰。中医药学包含着中华民族几千年的健康养生理念及其实践经验，是中华文明的瑰宝，凝聚着中国人民和中华民族的博大智慧。我们必须依法保护好中医药知识产权，传承精华，守正创新，为人类健康贡献更多的“中国处方”。保护、传承、发扬中医药应采取全面保护模式，不仅要靠建立现代知识产权制度，还需要靠中医药从业者自身的努力，提高科研创新能力、提高知识产权保护意识等。

（一）增强中医药从业者和中医药学生对知识产权保护的意识

各级政府、卫生管理部门及医疗机构，应做好中医药知识产权立法普法工作，提高中医药工作者保护中医药知识产权的意识。高校应加强对大学生中医药知识产权的教育，将法学领域的知识产权保护的相关知识引入中医药学生的课程之中，加强学生法律思维的培养，提高我国的中医药知识产权保护的研究水平。

（二）加快研究制定中医药知识产权保护办法

应根据中医药自身特点，建立系统性的、符合中医药自身规律的知识产权保护机制，制定具有中医药特色的知识产权保护制度。

第七章　中医临床数据结构化与知识关联流程规范

本章首先对方法学体系与操作流程的概念和规范进行归纳；其次，从依据、原则和流程上，对临床数据结构化与知识关联流程规范进行设计；最后，对临床知识关联进行需求分析并通过案例阐释知识关联分析过程。

第一节　方法学体系与操作流程规范概述

中医临床数据结构化与知识关联的基础条件是建立适用的技术方法和技术体系，规范其操作流程，才能为临床数据处理所用。

一、方法学体系

（一）方法学基本概念

方法学（methodology）是一门学科，一个专业领域中所采用的实践（practice）、规程（procedure）和规则（rule）的主要部分；是一组工作方法，如遗传研究方法学、故障方法学。可以指适用于一个研究领域的理论分析，或者特定于一个知识分支的主要方法和基本原则。可以是一门学问所采用的方法、规则与公理；一种特定的做法或一整套做法；或在某知识领域上，对探索知识的原则或做法所做的分析。

方法学的通用概念是在某一门学问或所要探索的知识领域上，对所使用的个别方法加以整合、比较探讨与批判。

（二）方法学体系构成

大多数科学学问都有它们各自特定的方法。学问的方法学包括能够支持这些方法的准确性原理。方法学体系由技术策略与技术方法、操作流程规范、组织与实施管理导则、检测评定与预案设计等构成。其中，操作流程规范是整个方法学体系中的核心重点及重要环节之一。

二、规范操作流程的作用和需求

（一）操作流程规范的定义

操作流程规范（Standard Operation Procedure，SOP）也称标准操作流程、标准作业流程，是将某一作业依照操作目的、操作步骤、操作要求，以统一的格式描述出来，从而用来指导和规范日常工作。SOP 是操作人员的工作指南，是质量体系中不可或缺的部分，也是监督人员用于检查工作的依据，是用来促进质量一致性和产品完整性的重要规范性文件。通过 SOP 把工作中常规的、重复发生的工作步骤加以规范，顺利达到项目实施和质量控制的预期目标。标准操作流程不是理念层面上的东西，而是实实在在的可操作、可执行的具体规范，将各项工作的目标、流程、分工和进度等进行清晰具体的说明，具有很强的可操作性。旨在对日常工作、行为的总结细化和规范，让作业人员通过相同的标准作业流程达到相同的品质标准，并强调每一个步骤和工序都必须按照标准操作流程操作，作为日常质量控制和出现工作偏差或异常状况时，开展对照检查的重要依据。SOP 理论的核心是将操作程序化、量化和优化，在技术和管理层面上构建、应用和发展 SOP 是一个成功的质量管理体系中不可缺少的部分。SOP 可对某一程序中的关键控制点进行细化和量化，其核心思想为“写你所做，做你所写，记你所做”。SOP 在质量管理体系中具有重要作用。因此，SOP 已经成为企业、机构、单位质量管理体系的关键内容。

（二）操作流程规范的作用

操作流程规范（SOP）是基于方法学理论原理和技术目标而设计的规范化操作步骤，对流程中每一个环节都做了明确的操作程序、内容规定和工作目标要求，同时还规范了与上下环节的关系和具体工作衔接要求，以指导和确保按计划高质量地完成整个工作。SOP 是方法学研究中最为重要和最具指导实施作用的核心内容之一，也是实施行为目标和质量管控的关键技术规范，在工作实践中具有重要的规范和引领作用。

（三）中医临床数据结构化与知识关联流程规范需求

中医临床数据结构化与知识关联流程规范是为开展基于大数据理念和临床知识编码技术的创新型中医临床研究而设计的一套标准研究工作流程。它将基于真实世界中医临床数据探索和揭示中医临床诊疗规律和事实的临床观察研究划分为临床原始资料数字化、规范化、结构化，应用临床知识编码与知识关联技术方法进行临床知识重构的数据化、知识化、可视化，通过临床循证研究的验证优化、反馈临床等标准操作环节，组成了一个环环相扣、有机联系的工作闭环，是一个基于真实世界临床数据的创新型中医临床研究的标准作业程序，具有“从临床中来，到临床中去”和规范化、体系化创新特征，将成为中医临床研究的一种新方法和新途径，具有巨大的临床应用前景。

第二节　临床数据结构化与知识关联流程规范设计

本节从临床数据结构化与知识关联流程规范的设计依据、设计原则和流程 3 个方面介绍，为开展临床数据分析与研究提供思路。

一、设计依据

（一）标准化科学理论

标准化科学是研究“统一化”的形式、形态、价值、方法规律的学科，是研究“统一化”的学问。标准化是任意事件集合经约束映射到约定域的事件集合态。标准化将个体特性转换为体系特性或群体特性，将异构状态转换为同构状态，将无序化转换为统一化。标准化科学是研究系统新状态和如何将原状态映射到约定状态成为新状态的理论和方法。标准化是一种境界、一种哲学图式，是统一化和理想化的范式，是追求统一合理性的历史最高认识。它既是一种技术哲学和方法论，又是一种实用知识。

标准化科学是研究标准化哲学思想、科学性质、本质概念、基本规律及实践方法等的学问。标准化科学将为标准化学科建立提供由理性概念、公理、定律、原理、数学模型、关系模型、知识模型、方法等支撑的系统性理论体系，为标准化发展奠定坚实的理论基础。标准化理论可用来解释标准化现象，反映标准化特点。标准化的理论需要数学模型的支持，数学模型有 3 种类型：概念型数学模型（关系的）、方法型数学模型（运算的）和结构型数学模型（群、环、域、向量空间）。

（二）系统工程学理论

系统工程学实际上是一种组织管理技术。所谓系统，首先是把要研究的对象或工程管理问题看作是一个由很多相互联系、相互制约的组成部分构成的总体，然后运用运筹学的理论和方法及电子计算机技术，对构成系统的各组成部分进行分析、预测、评价，最后进行综合，从而使该系统达到最优。系统工程学的根本目的是保证最少的人力、物力和财力在最短的时间内达到系统的目标，完成系统的任务。

系统工程学通过人和计算机的配合，既能充分发挥人的理解、分析、推理、评价、创造等能力的优势，又能利用计算机高速计算和跟踪能力，以此来实验和剖析系统，从而获得丰富的信息，为选择最优的或次优的系统方案提供有力工具。系统工程学研究的对象是复杂的系统。除一般大系统所具有的结构复杂、因素众多、系统行为有时滞现象，以及系统内部诸参数随时间而变化等特征外，系统工程学认为的复杂系统还有一些其他特征，比如系统都是高阶数、多回路、非线性的信息反馈系统；系统的行为具有“反直观”性，即其行为方式往往与多数人所预期的结果相反；系统内部诸反馈回路中存在一些主要回路；系统的非线性多次反馈以后，呈现出对外部扰动反应迟钝的倾向，对系统参数变化不敏感等。

从系统方法论来说，系统工程学是结构方法、功能方法和历史方法的统一。它有一套独特的解决复杂系统问题的工具和技巧，如双向因果环、反馈、流位和速率等概念。系统工程学模型中能容纳大量的变量，一般可达数千个以上；它是一种结构模型，通过它可以充分认识系统结构，并以此来把握系统的行为，而不只是依赖数据来研究系统行为；它是实际系统的实验室。

系统动力学模型主要是通过仿真实验进行分析计算，主要计算结果都是未来一定时期内各种变量随时间而变化的曲线。也就是说，模型能处理高阶次、非线性、多重反馈的复杂时变系统（如社会经济系统）的有关问题。建立系统工程学模型首先确定系统分析目的；其次确定系统边界，即系统分析涉及的对象和范围；之后建立因果关系图和流图；然后写出系统工程学方程；最后进行仿真实验和计算。

（三）中医学理论和临床实践自身规律

中医学理论是基于中国传统文化及思维方式而形成的特色医学理论体系。中医理论的形成有着鲜明的中国传统文化特征。首先，作为一种医学理论，在一定程度上还是要以大量的原始医疗经验与预防保健知识作为积累的，《内经》就有不少解剖方面的记载：“夫八尺之士，皮肉在此，外可度量切循而得之，其死可解剖而视之。”《灵枢·肠胃》记载：“胃长二尺六寸……径五寸……小肠长三丈二尺。”其次，在拥有丰富的医疗经验与保健知识积累的基础之上，中医学理论并没有像西方那样遵循严密的逻辑思维推理，形成一套严谨的医学体系，而是跳过了逻辑的思维规则，以意象化的方式，构建了一整套立体的、具象的中医理论体系，这种意象化的过程称之为“心意化过程”，实质上是一种非逻辑性的推理过程，主要由个体的体验过程、经验过程、想象过程、类比过程、暗示过程等心理过程所构成，对于心意化过程的深入探讨有助于更深层地了解中医理论的渊源及本质，也将有益于临床过程中对于中医理论的灵活运用。

（四）真实世界中医临床研究需求

1. 最优化的工作方法　它将临床数据研究过程中的每个环节经过不断试错、不断实践总结，以指导书的形式将相关操作程序进行细化、量化和规范化。

2. 动态的过程管理方法　它不是针对临床研究内容的静态描述，而是针对临床研究全过程的动态描述，更偏重于操作性层面，其核心强调的是不断监控和反馈的动态管理。

3. 可视化的管理工具　将临床数据研究过程中每项工作的关键点、问题、重点呈现出来，使各项工作更加透明、直观，工作流程更加条理化、形象化、简单化。

二、设计原则

（一）合理性原则

合理性原则是指在中医临床数据结构化与知识关联 SOP 设计过程中，必须与实际操作过程相吻合，具有客观、适度和合理的特点。

（二）简洁性原则

中医临床数据结构化与知识关联 SOP 的设计需满足简洁性原则，使实际应用过程简单易操作。

（三）指导性原则

中医临床数据结构化与知识关联 SOP 设计应具有很强的指导性，使用者可参照 SOP 设计实现整个临床数据研究的全过程管理。

（四）闭环化原则

中医临床数据结构化与知识关联 SOP 设计应满足闭环化原则，严格设计使整个流程实现闭环管理。

（五）可操作原则

中医临床数据结构化与知识关联 SOP 需详细描述研究实施过程的操作程序和测量指标，使其具有更强的可操作性。

（六）可检控原则

中医临床数据结构化与知识关联 SOP 的设计需遵循可检控原则，通过有效性、充分性和可行性等检查，对整个实现过程的关键环节进行控制。

三、流程设计

临床数据结构化与知识关联流程示意图见图 7-1，主要包括多元化数据采集（原始病历数据）、临床资料数字化、临床资料规范化、临床资料结构化、临床资料数据化、临床数据知识化、临床验证与优化和反馈控制等全闭环管理环节。

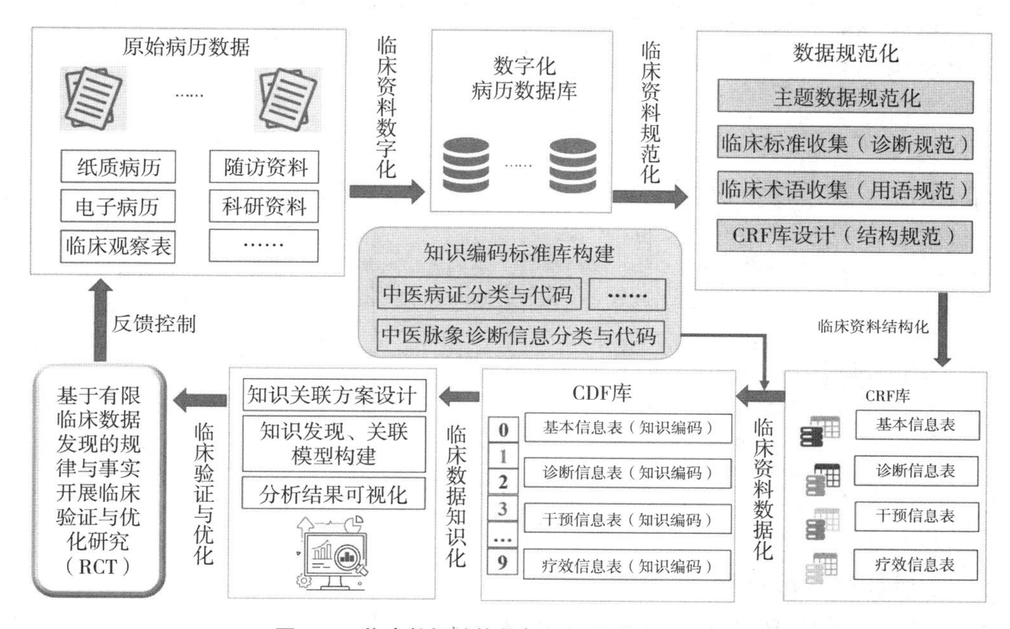

图 7-1　临床数据结构化与知识关联流程示意图

（一）多元化数据采集

依据知识产权和隐私保护相关规定，开展多元临床资料（原始病历数据）的收集，包括纸质病历、电子病历、临床观察表、随访资料、科研资料等多种类型临床数据的收集和分类整理，并完成包括纸质和电子两种临床文档资料的归档管理。

（二）临床资料数字化与规范化

对临床文档资料进行提取、扫描归档，形成数字化的临床数据。对数据进行进一步的规范化清理，识别其中的医学知识实体（概念）并分类，如症状、体征、疾病、操作等实体，将其中不规范的诊断描述进行规范化，使其满足临床诊断标准的要求；将其中不规范的用语表达进行规范化，使其符合临床医疗标准术语的要求，并根据中医临床研究的实际需要，设计中医临床病例报告表（CRF）以规范原始中医临床数据的结构。

（三）临床资料结构化

将经过规范化清理的临床资料进行结构化处理，形成字段命名统一的临床病例报告数据库（CRF 库）形式。即从临床原始病历资料中，按预设的 schema 标准格式，分门别类抽取相关临床信息，编制《中医临床病例报告表 CRF》，从原始临床数据中抽提信息有手工和自动两种方法，其一由临床专业人员根据 CRF 要求人工分类抽取信息，完成 CRF 的编制工作；其二采取语义识别技术，按临床术语标准规范建立相应“语料库”和语义规则，设计临床信息自动抽提软件，由计算机自动完成临床信息的抽提和 CRF 库（主要包括基本信息表、诊断信息表、干预信息表、疗效信息表）的构建任务。CRF 数据库的构建过程示意图见图 7–2。

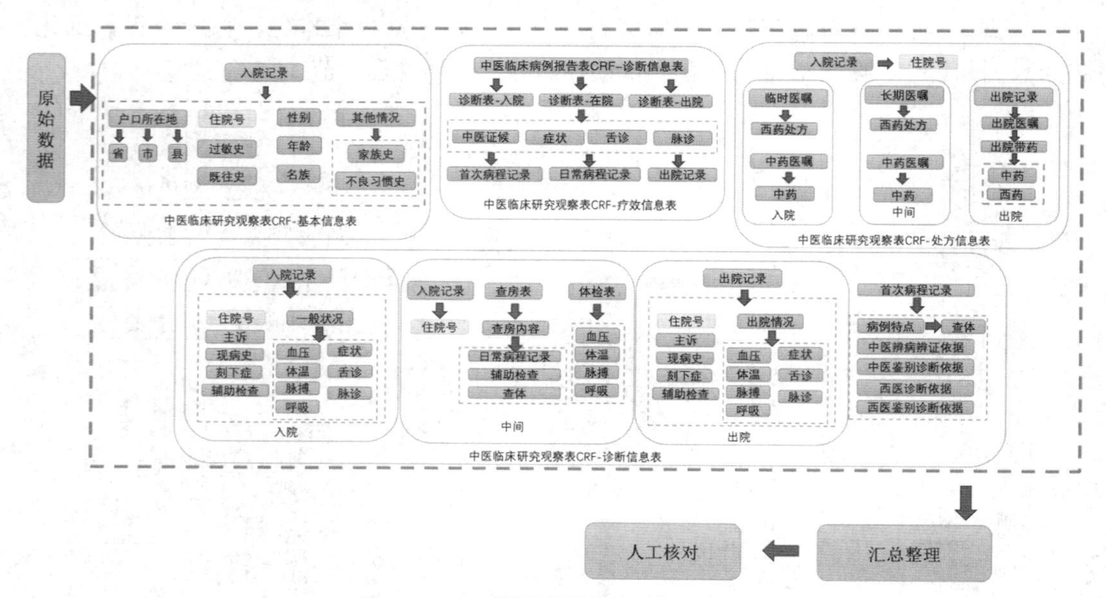

图 7–2　CRF 数据库的构建过程示意图

（四）临床资料数据化

对 CRF 库中的临床数据进行知识属性分析，抽取其临床特征信息（知识点），依据中医临床信息分类与代码（知识编码）、临床指南、临床路径、诊断疗效等标准，进行中医临床知识编码，以便更准确地理解医学概念和更好、更深层次地利用其知识属性表达和认识临床医疗行为。例如对病名、证候、症状、舌诊、脉诊、体质等信息项进行临床诊断知识编码；对中药、针灸、推拿等信息项进行临床干预知识编码；对疗效信息项进行临床评价知识编码。依据中医临床知识编码标准对 CRF 库中的所有信息项进行数据化处理，即将其中的每一个知识实体（概念）均以其名称代码和其属性代码来完整表达该实体的知识内涵，以此完成对临床病例报告表的属性化知识重构，形成基于知识属性编码标准的中医临床病例知识库。中医临床病例知识库由基本数据库、诊断数据库、干预数据库和疗效数据库 4 个库构成，对数据化中医临床数据进行分类存储管理。CDF 数据库的构建过程示意图见图 7–3。

（五）临床数据知识化及可视化

依据临床研究目标和需求，确定研究的主题，如将某病种临床研究作为主题，再从临床数据库中抽提与研究主题相关的临床数据，构建与临床数据库结构相同的主题数据库，作为关联关系分析研究的数据源。以大数据方法论为指导，将主题数据库中的信息项作为关联分析对象，应用数据分析软件工具所提供的关联分析、特征分析、聚类分析、预测分析等数据分析功能，对临床数据中的知识点或知识点集合之间的关联关系构建关系模型，并进行深层次的数据分析。

应用可视化软件工具，绘制该主题的知识图谱，即将关联分析所构建的临床研究主题的关联关系模型以图、表等可视化形式呈现，使临床数据中隐含的知识关联关系显性化和图形化，即绘制研究主题的知识图谱。临床数据分析及可视化示意图见图 7–4。

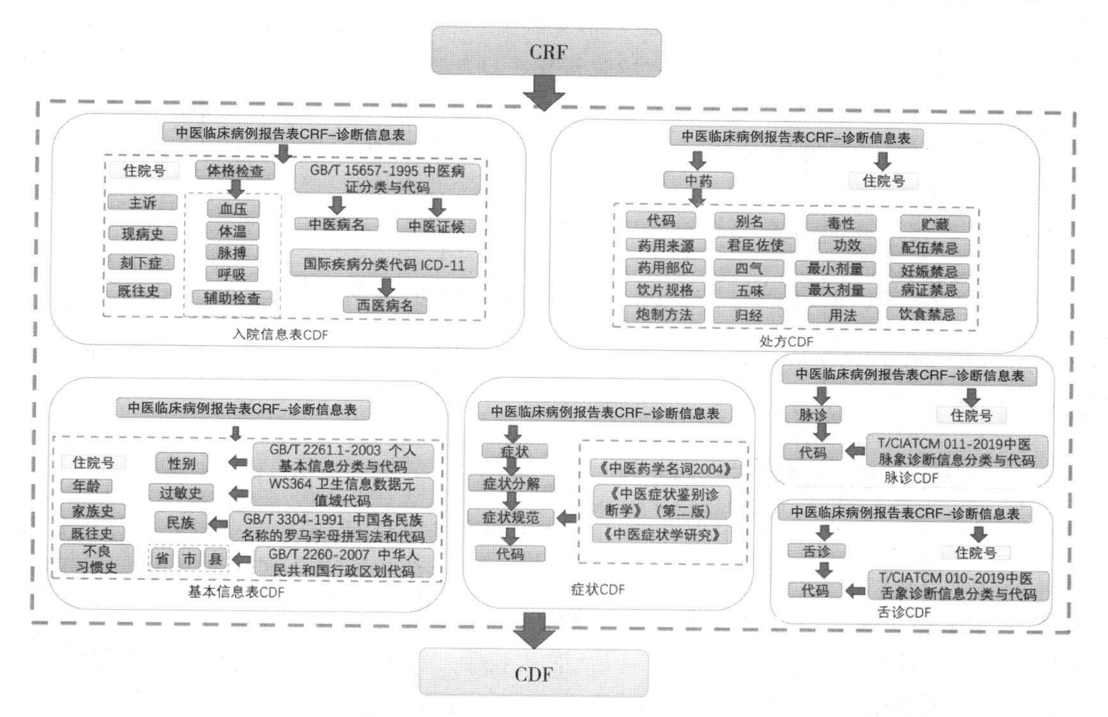

图 7–3　**CDF 数据库的构建过程示意图**

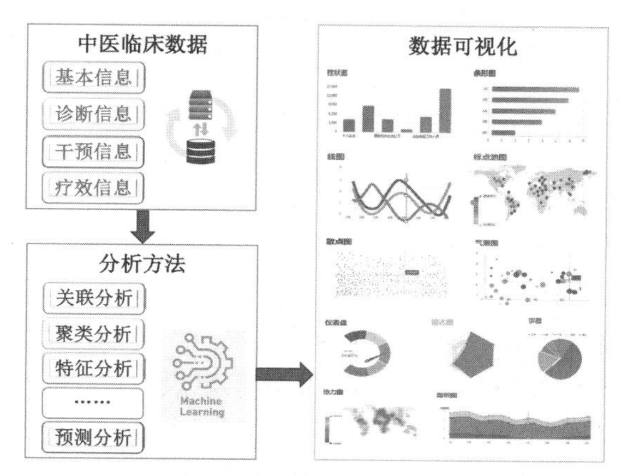

图 7–4　临床数据分析及可视化示意图

（六）临床验证优化和反馈控制

临床验证优化研究是指对数据模型进行临床循证优化研究，从临床知识关联关系模型中选取临床关注或具有特定意义的关联关系模型作为临床循证研究的目标，开展临床循证与模型优化研究，确定其临床医学原理与释义及其临床价值，即通过该关联关系模型的临床循证研究，对其进行临床循证和关系模型的优化。这种基于知识图谱的临床循证研究方法的创新在于以大数据技术方法获取、以真实世界临床数据为支撑的临床知识图谱（关联关系），替代了先验性的“科研假设”作为临床科学研究的目标，再按现代临床循证研究方法的标准作业程序开展临床验证和优化研究。这作为大数据时代一种新型的中医临床研究模式，为中医临床研究提供了新思路和新方法，将大大提高中医临床科研的效率、质量和价值。基于有限临床数据发现的规律与事实开展临床验证与优化研究（RCT），进而反馈控制至多元化数据采集，最终实现中医临床数据结构化与知识关联流程的全过程闭环管理。

第三节　临床知识关联分析研究设计

本节从临床知识关联需求出发，分析了关联分析的内容，并以实例介绍了关联分析的具体操作步骤。

一、临床知识关联需求

临床知识关联研究是利用先进的知识处理技术方法和手段，探索与挖掘临床基本信息（包括患者姓名、年龄、居住地、既往史等）、诊断信息（包括症状及属性、舌苔、脉象、实验室指标等）、干预信息（包括处方、中药及属性等）、疗效信息（包括治愈、好转、无效、死亡等）之间的相关知识及潜在规律，将临床数据中的隐性知识显性化。将这些具有数据支持和模型化的“事实与规律”用于构建精准化中医临床诊断模型、干预模型和评价模型，更好地规范中医临床医疗行为和更有效地提升中医临床医疗质量和水平，最终实现中医精准医疗的目标，同时也为中医临床智慧化工程提供医学原理设计依据，为研制中医临床智能系统提供核心算法和模型。

二、临床知识关联分析

基于中医临床病例知识库中的基本信息表、诊断信息表、干预信息表、疗效信息表，进行表内、表间的知识关联分析。

（一）基本信息关联分析

图 7–5 展示了基本信息表中信息之间的关联关系。其中，每个节点表示基本信息中的实体，边表示实体之间的关联关系。临床基本信息表中包括病案号、性别、年龄、出生日期、地址、民族、教育程度、职业、婚姻状况、生育史、绝经史、中医体质、过敏史、既往史、家族史、不良习惯史等信息。对该表内信息进行关联分析，可挖掘性别分布、年龄分布、地域分布等规律。

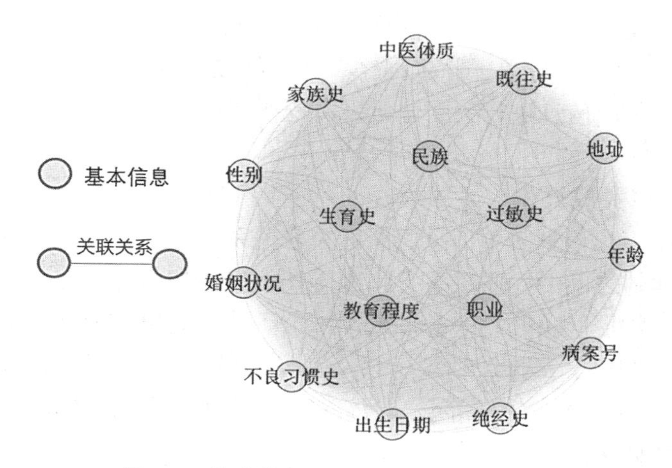

图 7-5　临床基本信息之间关联关系示意图

（二）诊断信息关联分析

图 7-6 展示了诊断信息表中信息之间的关联关系。其中，每个节点表示诊断信息中的实体，边表示实体之间的关联关系。临床诊断信息表中包括病案号、主诉、现病史、刻下症、既往病史、生命体征（体温、脉搏、呼吸、血压）、辅助检查、其他检查、中医病名、西医病名、症状及属性（骨干症状、获取方式、人体部位、患者人群、性质情况、颜色情况、光泽情况、形态情况、动态情况、排出物质地、排出量、排出感、次数增减、月经周期、气味情况、轻重程度、发生因素、加重因素、缓解因素、沉浮情况、发作缓急、发作情况、持续时间、专科病证、方位情况等）、舌诊及属性（舌质、舌色、

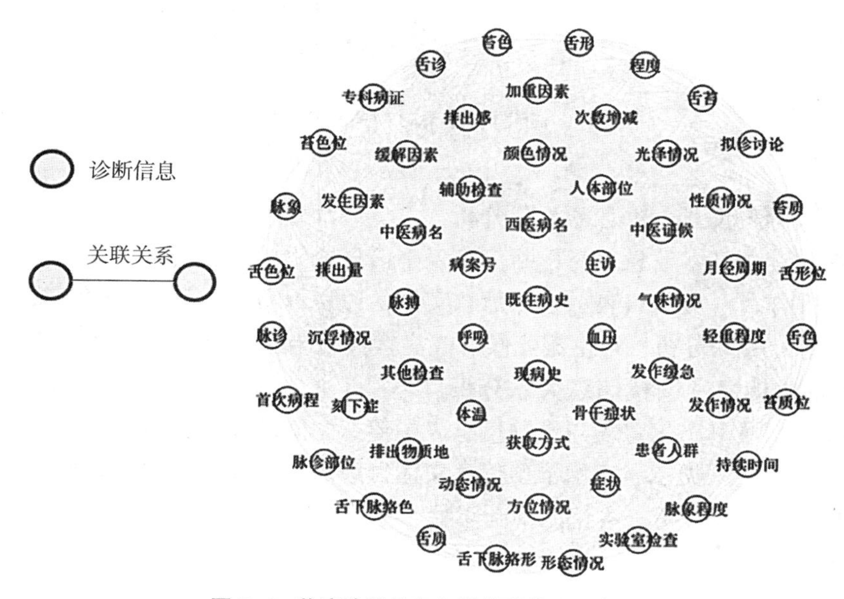

图 7-6　临床诊断信息之间关联关系示意图

舌色位、舌形、舌态、舌下脉络色、舌下脉络形、程度、舌苔、苔色、苔色位、苔质、苔质位等）、脉诊及属性（脉象、脉象程度、脉诊部位）、首次病程、拟诊讨论、实验室检查等信息。对该表内信息进行关联分析，可挖掘四诊信息间、证候与四诊信息等关联关系。

（三）干预信息关联分析

图 7-7 展示了干预信息表中信息之间的关联关系。其中，每个节点表示干预信息中的实体，边表示实体之间的关联关系。临床干预信息表中包括处方、药物名称、中药饮片名称、剂量、药物属性（药用来源、药用部位、饮片规格、炮制方法、别名、君臣佐使、四气、五味、归经、毒性、功效、最小剂量、最大剂量、用法、贮藏、配伍禁忌、妊娠禁忌、病证禁忌、饮食禁忌等）。对该表内信息进行关联分析，可挖掘药物之间的配伍关系、用药的性味归经特点等。

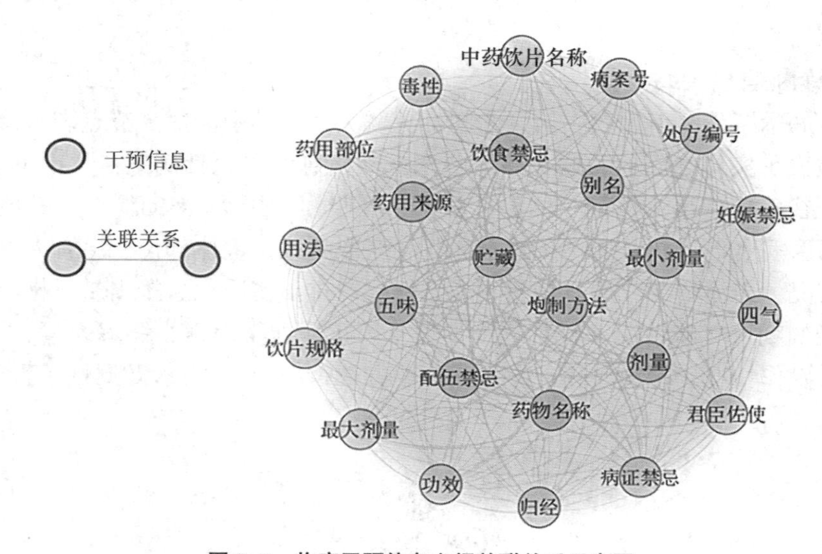

图 7-7　临床干预信息之间关联关系示意图

（四）基本信息 - 诊断信息关联分析

图 7-8 展示了基本信息表与诊断信息表中信息之间的关联关系。其中，一类节点表示基本信息实体，一类节点表示诊断信息实体，边表示实体之间的关联关系。通过对双表间的信息进行关联分析，可挖掘症候群或症状群的年龄、地域、性别分布特点等。

（五）基本信息 - 干预信息关联分析

图 7-9 展示了基本信息表与干预信息表中信息之间的关联关系。其中，一类节点表示基本信息实体，一类节点表示干预信息实体，边表示实体之间的关联关系。通过对双表间的信息进行关联分析，可挖掘不同年龄、地域、性别等患者的用药特点等。

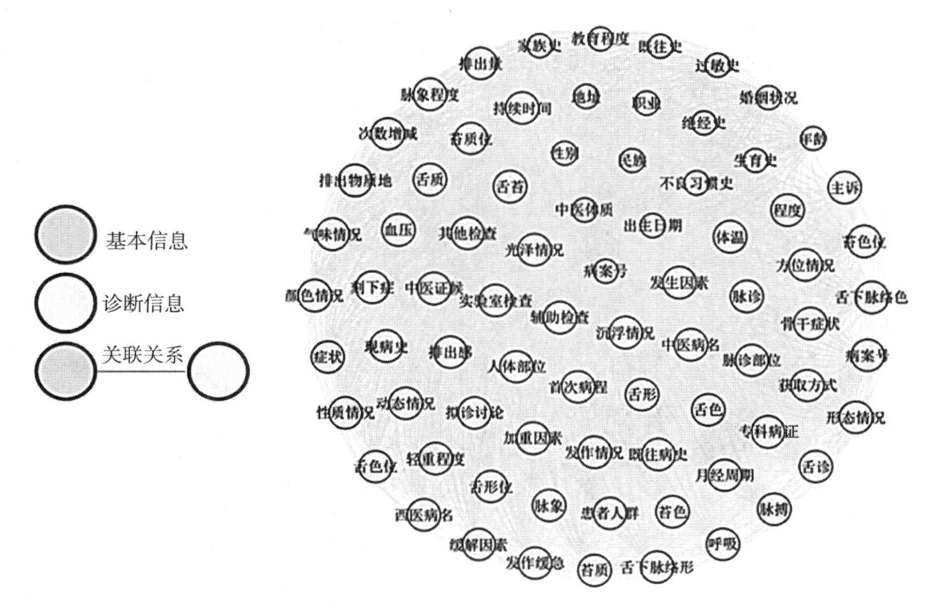

图 7-8　临床基本信息 - 诊断信息之间关联关系示意图

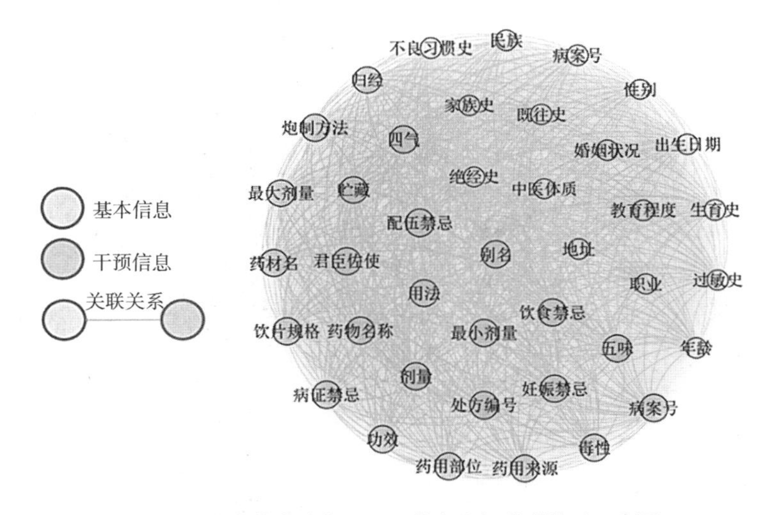

图 7-9　临床基本信息 - 干预信息之间关联关系示意图

（六）诊断信息 - 干预信息关联分析

图 7-10 展示了诊断信息表与干预信息表中信息之间的关联关系。其中，一类节点表示诊断信息实体，一类节点表示干预信息实体，边表示实体之间的关联关系。通过对双表间的信息进行关联分析，可挖掘症候群、症状群对应的用药特点等。

（七）基本信息 - 诊断信息 - 干预信息关联分析

图 7-11 展示了基本信息表、诊断信息表、干预信息表中信息之间的关联关系。其中，一类节点表示基本信息实体，一类节点表示诊断信息实体，一类节点表示干预信息

实体，边表示实体之间的关联关系。通过对多表间的信息进行关联分析，可挖掘不同年龄、地域、性别等患者的证候、症状分布特点、用药特点等。

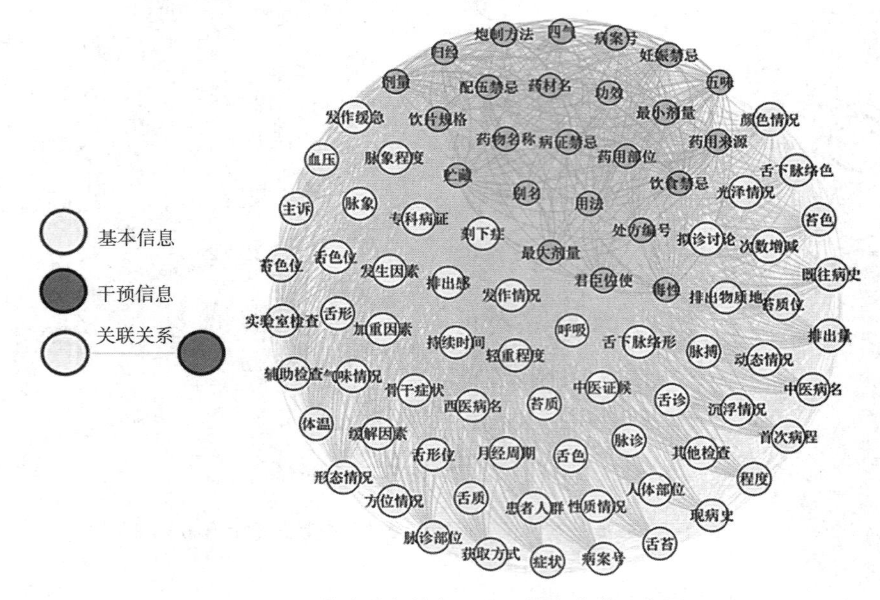

图 7–10　临床诊断信息 – 干预信息关联示意图

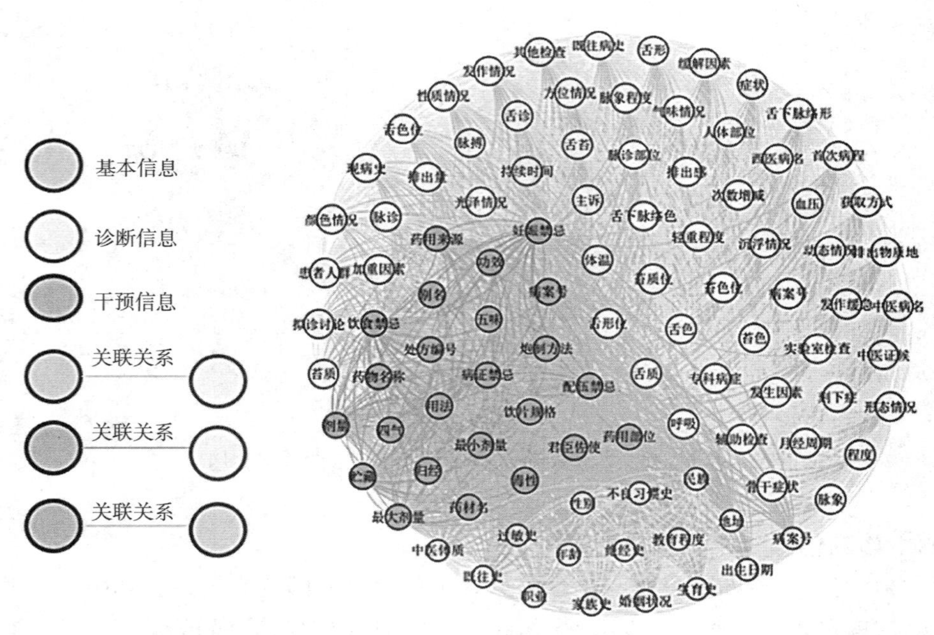

图 7–11　临床基本信息 – 诊断信息 – 干预信息关联示意图

三、知识关联分析案例

（一）诊断知识关联模型构建示范研究

1. 确定进行关联分析的变量　在进行关联分析之前，首先确定需要进行相关性分析的变量，变量之间需要存在一定的联系，否则进行相关性分析没有统计学意义。本例采用证候和症状作为相关性分析的变量来进行案例展示。

2. 采集数据 确定变量后，收集需要进行相关性分析的变量数据。确定证候、收集相应的症状数据，本例只将部分数据作为示例。

3. 利用 SPSS 进行关联分析

（1）建立数据文件 在 SPSS 中，点击文件→新建→数据，然后点击左下角“变量视图”按钮，在变量视图中定义需要进行相关性分析的变量名称、类型等属性，见图 7-12。

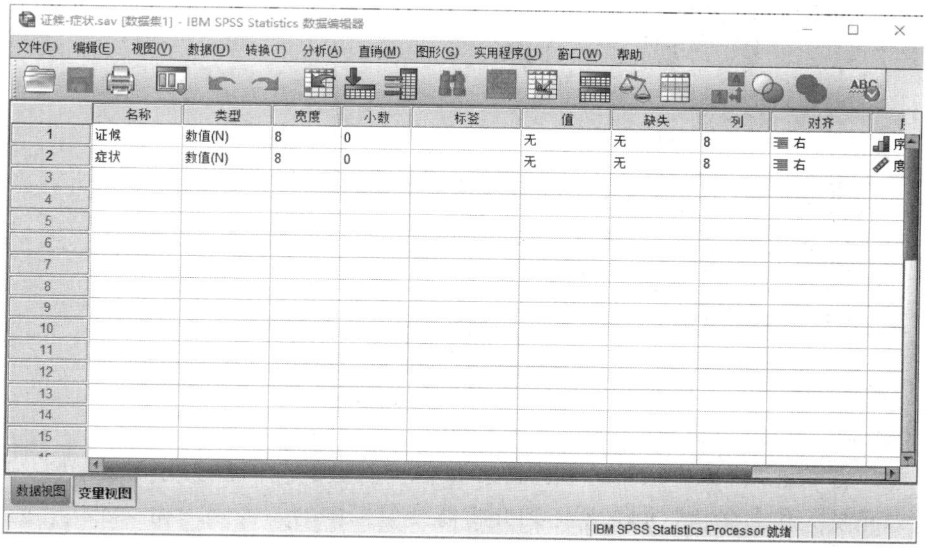

证候-症状.sav [数据集1] - IBM SPSS Statistics 数据编辑器

文件(F) 编辑(E) 视图(V) 数据(D) 转换(T) 分析(A) 直销(M) 图形(G) 实用程序(U) 窗口(W) 帮助

	名称	类型	宽度	小数	标签	值	缺失	列	对齐	度
1	证候	数值(N)	8	0		无	无	8	右	序
2	症状	数值(N)	8	0		无	无	8	右	度

数据视图 变量视图

IBM SPSS Statistics Processor 就绪

图 7-12 变量视图

然后点击左下角按键切换至数据视图，将采集到的变量数据复制进去，见图 7-13。

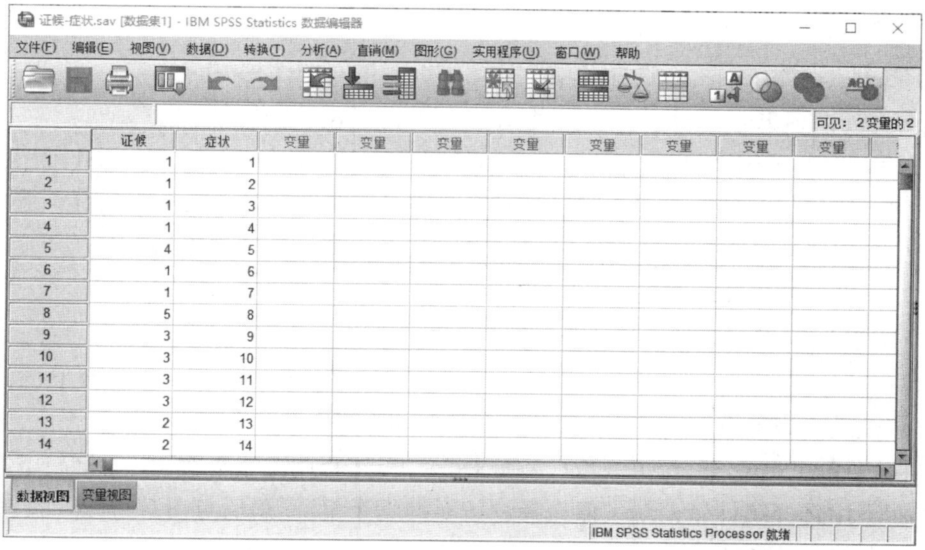

证候-症状.sav [数据集1] - IBM SPSS Statistics 数据编辑器

文件(F) 编辑(E) 视图(V) 数据(D) 转换(T) 分析(A) 直销(M) 图形(G) 实用程序(U) 窗口(W) 帮助

可见：2变量的 2

	证候	症状	变量	变量	变量	变量	变量	变量	变量	变量
1	1	1								
2	1	2								
3	1	3								
4	1	4								
5	4	5								
6	1	6								
7	1	7								
8	5	8								
9	3	9								
10	3	10								
11	3	11								
12	3	12								
13	2	13								
14	2	14								

数据视图 变量视图

IBM SPSS Statistics Processor 就绪

图 7-13 数据视图

本例将5种证候“脾肾气虚证”“脾肾阳虚证”“脾肾气阴两虚证”“肝肾阴虚证”“阴阳两虚证”分别编号为1、2、3、4、5。编号即代表某种证候。同时，本例将200个症状分别编号1、2、3……200。

（2）进行数据分析　在SPSS中，点击分析→相关→双变量，进入“双变量相关”设置窗口，见图7–14。

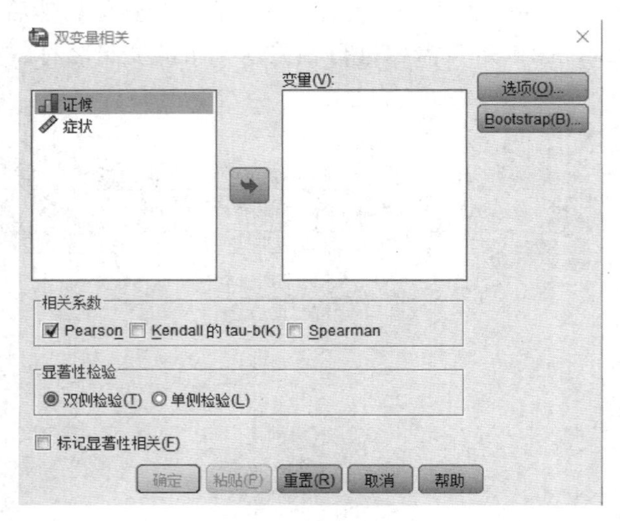

图7–14　双变量相关

左边包含“证候”“症状”的框为源变量框，右边的空白框为分析变量框，由于需要分析“证候”和“症状”的关系，因此将源变量框中的“证候”和“症状”选进分析变量框待分析。

① 相关系数

Pearson：皮尔逊相关，选择此项，计算连续变量或是等间距测度的变量间的相关分析。

Kendall：肯德尔相关，选择此项，计算等级变量间的秩相关。

Spearman：斯皮尔曼相关，选择此项，计算斯皮尔曼秩相关。

注：Pearson可用来分析分布不明、非等间距测度的连续变量；Kendall可用来分析分布不明、非等间距测度的连续变量，或完全等级的离散变量，或数据资料不服从双变量正态分布或总体分布型未知等情况；Spearman可用来分析数据资料不服从双变量正态分布或总体分布型未知的情况。

② 显著性检验

双侧检验：如果事先不知道相关方向（正相关还是负相关）则可以选择此项。

单侧检验：如果事先知道相关方向可以选择此项。

本例选择“Pearson”相关系数、“双侧检验”，然后点击“选项”，见图7–15。

本例不用选择统计量，缺失值选择“按对排除个案”。最后点击“继续”按钮、“确定”按钮，结果见图7–16。

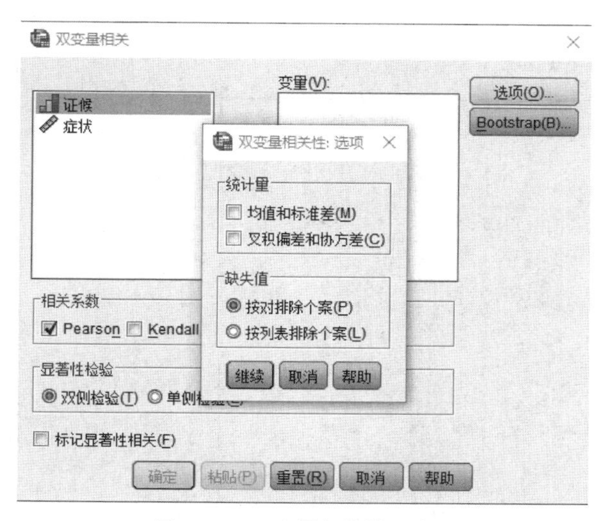

图 7-15　双变量相关性：选项

→ 相关性

[数据集1] C:\Users\lenovo\Desktop\证候-症状.sav

相关性

		证候	症状
证候	Pearson 相关性	1	-.076
	显著性（双侧）		.282
	N	200	200
症状	Pearson 相关性	-.076	1
	显著性（双侧）	.282	
	N	200	200

图 7-16　相关性

（3）可视化结果展示　在 SPSS 中，点击图形→散点 / 点状，进入“散点图 / 点图”窗口，然后选择简单分布，点击“定义”按钮，进入“简单散点图”设置窗口，见图 7-17、图 7-18。

将“证候”和“症状”分别选入 Y 轴、X 轴，点击“确定”按钮，见图 7-18。

得到的散点图如图 7-19 所示，200 个症状被划分到了 5 种不同的证候中。

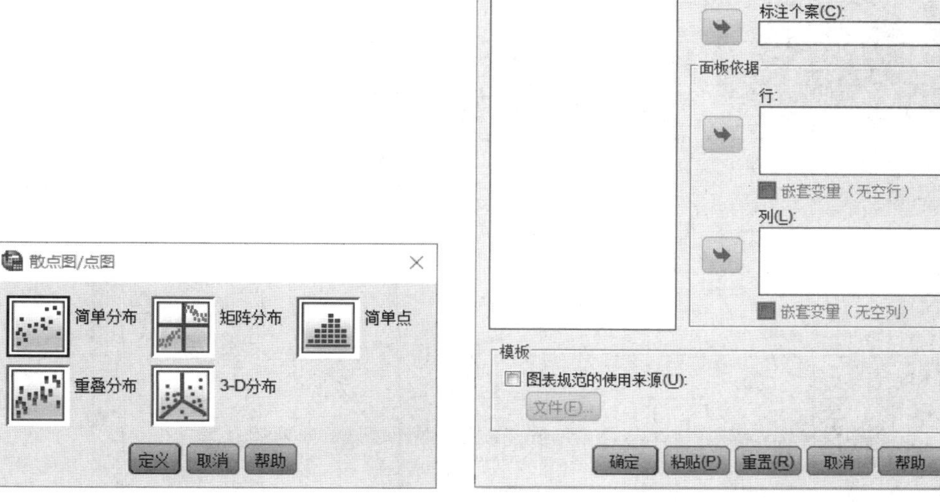

图 7-17　散点图 / 点图

图 7-18　简单散点图

➜ 图表

[数据集1] C:\Users\lenovo\Desktop\证候-症状.sav

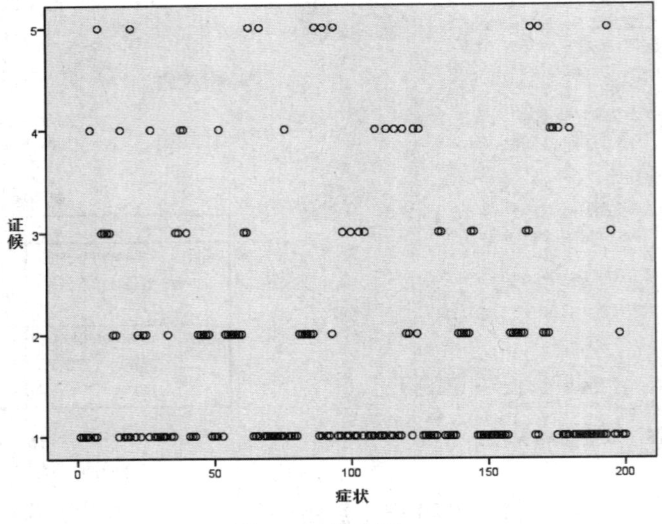

图 7-19　散点图

（二）干预知识关联模型构建示范研究

1. 确定进行关联分析的变量　本例采用证候和中药作为相关性分析的变量来进行案例展示。

2. 采集数据　确定变量后，收集需要进行相关性分析的变量数据。确定证候、收集相应的中药数据，本例只将部分数据作为示例。

3. 利用 SPSS 进行关联分析

（1）建立数据文件　在 SPSS 中，点击文件→新建→数据，然后点击左下角“变量视图”按钮，在变量视图中定义需要进行相关性分析的变量名称、类型等属性，见图 7-20。

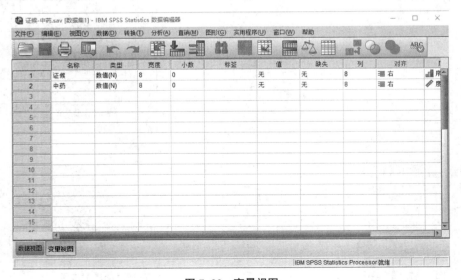

图 7-20　变量视图

然后点击左下角按钮切换至数据视图，将采集到的变量数据复制进去，见图 7–21。

证候-中药.sav [数据集1] - IBM SPSS Statistics 数据编辑器

文件(F) 编辑(E) 视图(V) 数据(D) 转换(T) 分析(A) 直销(M) 图形(G) 实用程序(U) 窗口(W) 帮助

可见：2变量的 2

	证候	中药	变量	变量	变量	变量	变量	变量	变量	变量
1	1	4								
2	1	47								
3	3	70								
4	3	88								
5	1	69								
6	4	99								
7	2	45								
8	5	6								
9	2	23								
10	4	84								
11	4	100								
12	5	16								
13	1	47								
14	3	99								

数据视图　变量视图

IBM SPSS Statistics Processor 就绪

图 7–21　数据视图

同样，本例将 5 种证候“脾肾气虚证”“脾肾阳虚证”“脾肾气阴两虚证”“肝肾阴虚证”“阴阳两虚证”分别编号为 1、2、3、4、5。编号即代表某种证候。同时，本例将 100 个中药分别编号 1、2、3……100。

（2）进行数据分析　在 SPSS 中，点击分析→相关→双变量，进入“双变量相关”设置窗口，见图 7–22。

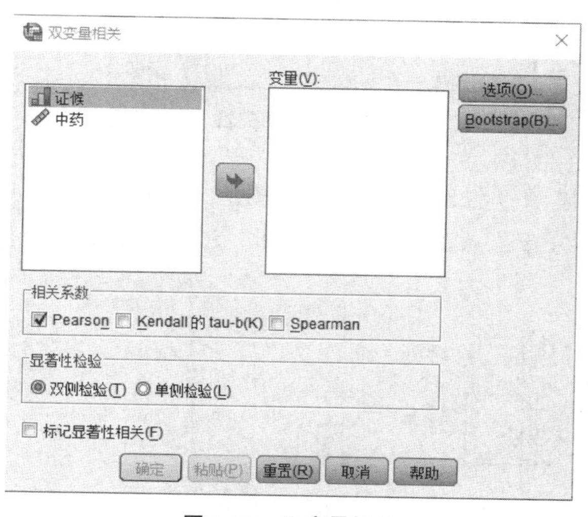

图 7–22　双变量相关

将源变量框中的“证候”和“中药”选进分析变量框待分析，然后点击“选项”按钮，进入“选项”设置窗口，见图 7–23。

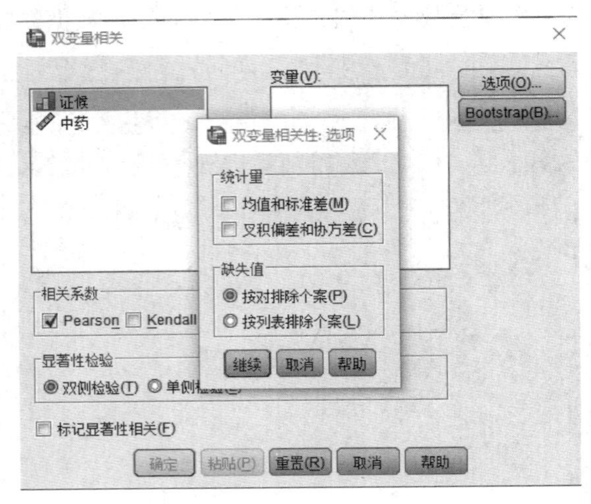

图 7–23　双变量相关性：选项

选择后点击“继续”按钮、“确定”按钮，结果见图 7–24。

➜ 相关性

[数据集1] C:\Users\lenovo\Desktop\证候-中药.sav

相关性

		证候	中药
证候	Pearson 相关性	1	-.006
	显著性（双侧）		.932
	N	200	200
中药	Pearson 相关性	-.006	1
	显著性（双侧）	.932	
	N	200	200

图 7–24　相关性

（3）可视化结果展示　在 SPSS 中，点击图形→散点 / 点状，进入“散点图 / 点图”窗口，然后选择简单分布，点击“定义”按钮，进入“简单散点图”设置窗口，见图 7–25、图 7–26。

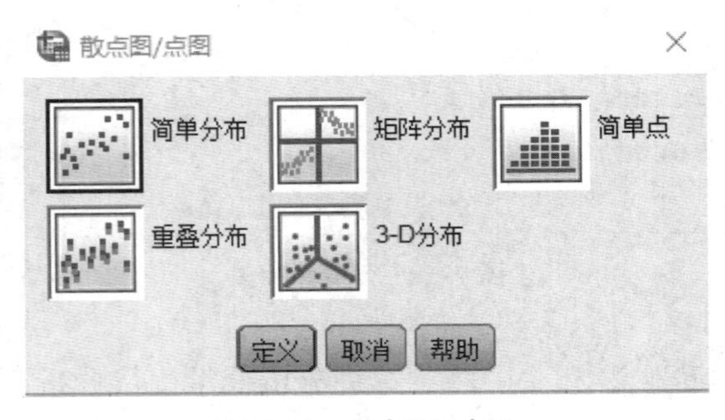

图 7–25　散点图 / 点图

将“证候”和“中药”分别选入Y轴、X轴，点击“确定”按钮，见图7-26。

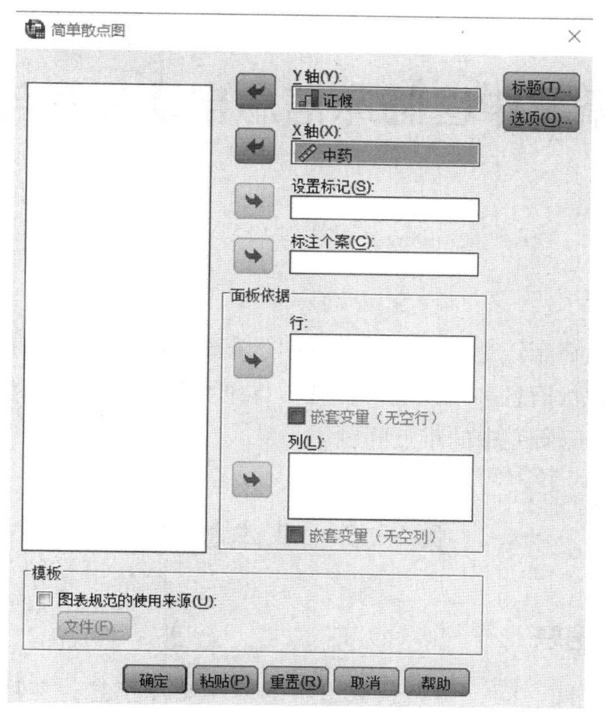

图7-26　简单散点图

得到散点图如图7-27所示，100个中药被划分到了5种不同的证候中。

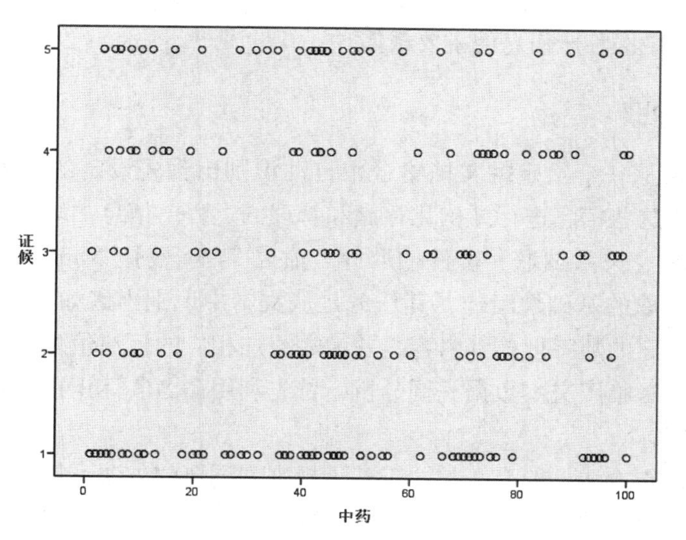

图7-27　散点图

第八章　中医临床信息自动抽取与编码

本章介绍了中医临床信息自动抽取与编码的概念和流程，并通过中医临床症状信息语料库和中医临床症状信息抽取模型的构建，详细介绍了中医临床症状信息的抽取和编码，旨在解决中医临床研究中的难点问题。

第一节　基本概念

一、中医临床信息

中医通过“望、闻、问、切”获取患者的基本临床信息，然后运用中医辨证的方法，如八纲辨证、脏腑经络辨证、病因病机辨证等分析疾病的病位、病因、病性及病势等，进而得出疾病证候诊断，再根据中医治则治法制订具体的治疗方案。中医临床诊疗过程产生的数据，包含了大量的中医临床信息，主要包括基本信息（如患者性别、年龄、职业等）、临床诊断信息（如病名、证候、症状、病因病机等）、临床干预信息（如治则、治法、药物、针灸推拿等）。临床诊疗过程中主要以文本形式记录这些信息，即临床病历资料是中医临床信息的主要载体。

二、信息抽取

信息抽取指从一个给定的文档集合中自动识别出预先设定的实体、关系和事件等类型信息，并对这些信息进行结构化存储和管理的过程。信息抽取的任务包括命名实体识别、共指消解、关系抽取、事件抽取等。命名实体识别（Named Entity Recognition，NER）是信息抽取的基础性工作，其任务是从文本中识别出诸如人名、组织名、日期、时间、地点、特定的数字形式等内容，并为之添加相应的标注信息，为信息抽取后续工作提供便利。中医临床文本数据挖掘分析，首先利用命名实体识别技术抽取出症状、方药等中医临床信息。

命名实体识别方法主要有3类：①基于规则和词典的方法，需要领域专家编写规则和词典。②基于统计的方法，包括支持向量机（support vector machine，SVM）、隐马尔可夫模型（hidden Markov model，HMM）、条件随机场（conditional random field，CRF）

等，这种方法依赖于选取特征的正确性。③基于深度学习的方法，包括双向长短期记忆网络（bi-directional long short-term memory，BiLSTM）、双向 Transformer 编码器（bi-directional encoder representation from transformers，BERT）等，是近年来逐渐占主流地位的方法，这种方法的优势在于由搭建好的神经网络模型自动提取特征，减少了人工制定特征的工作量。

三、信息编码

信息编码是将事物或概念（编码对象）赋予具有一定规律、易于计算机和人识别处理的符号，形成代码元素集合。中医临床信息分类与代码是在中医基础理论的指导下，将中医临床信息按照不同的内涵属性建立分类轴心和分类体系框架，并基于中医临床概念体系，将每一个信息依据分类体系的类目和顺序进行归类，对各分类信息赋予特定的标识符号或代码，便于对信息的数据存储、交换等进行统一管理。开展中医临床信息分类与代码体系研究是中医药信息标准化的重要内容，是实现各系统资源整合、信息共享和互联互通的基础性工作，便于对真实世界中医临床数据进行深入研究。目前，中国中医药信息学会发布了《中医临床基本症状信息分类与代码（T/CIATCM 020—2019）》《中医舌象诊断信息分类与代码（T/CIATCM 010—2019）》《中医脉象诊断信息分类与代码（T/CIATCM 011—2019）》等团体标准。基于相关标准，中医临床数据挖掘分析时将中医临床信息转化为相应的代码，可将临床数据统计分析从“概念层”拓展至“属性层”，增大数据的信息量、数据维度，从而挖掘更多隐含的知识。在中医临床信息编码过程中，需要依据相关标准制定相应的编码规则。

第二节　中医临床信息自动抽取与编码流程

中医临床信息抽取与编码流程主要分为 4 个环节，如图 8-1 所示。

（一）构建中医临床信息语料库

此阶段的主要任务是确定需要抽取的信息并制定语料库构建规范，然后进行数据标注完成语料库构建。

（二）构建中医临床信息抽取模型

首先分析相关研究现状，选定较好的信息抽取模型，通过设置不同的模型参数反复实验，确定最优模型。

（三）中医临床信息抽取

将需要抽取信息的目标数据转换成模型输入的格式，利用构建好的模型抽取信息，形成中医临床信息集。

（四）中医临床信息编码

根据相关信息编码标准对中医临床信息进行编码，形成中医临床信息代码集。

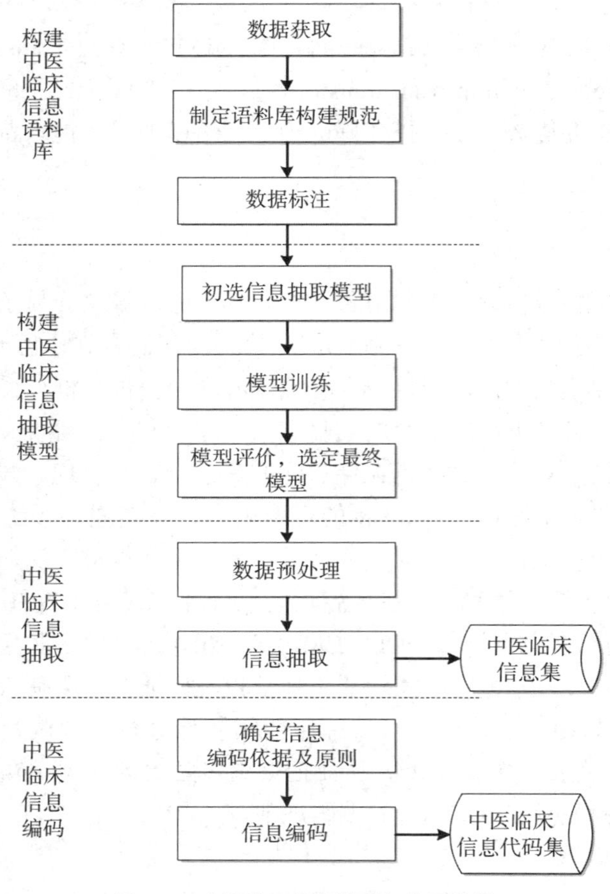

图 8-1　中医临床信息抽取与编码流程

第三节　中医临床症状信息语料库构建

中国的语言文字丰富多彩，因年代、地域差异或作者的语言文字习惯不同，中医临床所使用的症状术语存在一词多义、同名异义、异名同义等不规范、不统一的现象。症状描述形式灵活多变，缺乏统一的规范，因而症状信息的抽取最为复杂。下面以中医临床症状信息为例，详述中医临床信息抽取与编码过程。

一、语料库概念

语料库从本义上来讲可以指任意数量的语篇集合，但是在当代语料库语言学中，语料库并非语篇的简单堆砌，应该具备 3 个基本的要求，即样本的代表性、规模的有限性和机读形式化。随着计算机技术的发展，机器可读已经成为当今语料库最基本的要求。要实现语料的机读化，提高语料的利用价值，关键在于语料的标注。所谓标注，就是对语料库中的原始语料进行加工，把各种表示语言特征的附码标注在相应的语言成分上，以便于计算机的识读。开展中医临床信息抽取研究首当其冲的就是构建标注语料库，因为标注体系清晰地界定了抽取任务的目标，使用标注语料库训练信息抽取模型，同时用于评价抽取系统的性能。因此，构建高质量的标注语料库对中医临床信息抽取至关重要。

二、数据准备

中医数据主要包括中医古籍、医案、电子病历等，《中医药学名词》由全国科学技术名词审定委员会公布，包括各科的名词，并给出了定义或注释，如名词“脱证”，其定义为“以神志淡漠，甚则昏迷，气息微弱，面色苍白，四肢厥冷，大汗淋漓，口开手撒，脉微细欲绝为主要表现的疾病”。《中医药学名词》的疾病名词定义中包含症状信息，且名词较全面规范，因此选择其作为基础语料，进行中医临床症状信息抽取与编码实验。由于每种疾病的症状不同，且每个人的症状用语也有差别，在进行具体某病的病历研究或某古籍研究时，还需要增加研究数据到语料库中，用于构建当前研究数据的信息抽取模型。《中医药学名词》内科部分包括 1419 条名词，将其作为原始语料，用于标注中医临床症状信息。

三、中医临床症状信息标注体系

根据中医临床症状信息属性分类，参照《中医临床基本症状信息分类与代码（T/CIATCM 020—2019）》，将命名实体分为 28 类，分别为骨干症状、人体部位、患者人群、性质情况、颜色情况、光泽情况、形态情况、动态情况、排出物质地、排出量、排出感、次数增减、月经周期、气味情况、轻重程度、发生因素、加重因素、缓解因素、浮沉情况、发作缓急、发作情况、持续时间、专科病证、方位情况、舌质、舌苔、脉诊、否定词。

命名实体的标注有 3 个基本原则：①不重叠标注，即同一字符串不能标注为两种不同的实体类型。②不嵌套标注，即一个实体不能包含另一个实体，标注时按照上下文语义选取合适的实体名称。③实体尽可能不包含标点符号及连接词（或、和、以及）。

四、数据标注与语料库构建

语料库构建的核心工作是依据制定的标注规范对语料进行标注。目前主流的 3 种语料标注模式有：①领域专家标注，适于专业领域的语料标注，能够确保标注的质量，但标注成本高、周期长；②众包标注，能够以较低的成本标注较大规模的语料，但仅限于简单的标注任务，并且标注过程也需要精心地设计，以保障标注质量；③团体标注，构建语料的过程类似于信息检索评价集的构建，能够在不依赖专家的情况下，构建出高质量的语料，但对标注团体有很高的要求。

依据中医临床症状信息标注体系制定标注规范，采用“团体标注＋领域专家标注”的模式，对 1419 条文本进行标注。

医学命名实体标注规范的制定需要专业的医学知识，分析标注语料和中医临床症状信息的特点，参考中医电子病历标注规范，同医学专家讨论，制定出初步规范，采用多轮迭代模式进行标注规范的更新及标注工作，标注流程如图 8–2 所示。

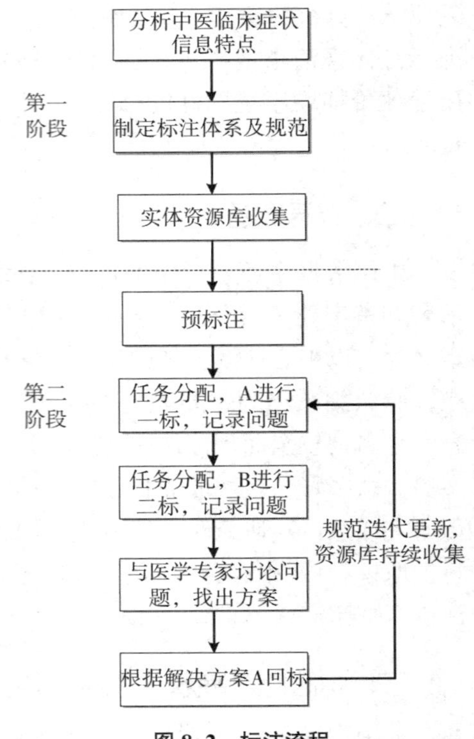

图 8–2　标注流程

第一阶段详细分析基础语料文本及中医临床症状信息的特点，在医学专家的指导下，基于《中医临床基本症状信息分类与代码》确立中医临床症状信息的分类体系，制定标注规范的第一版，并构建了中医临床症状信息属性实体资源库。

第二个阶段首先进行预标注，预标注的目的在于减少重复的劳动，节省人力。依据在第一阶段收集的实体资源库，采用双向最大匹配对标注语料进行预标注。当然，预标注的质量难以得到保证，还需标注人员在正式标注过程中检查修改。人工标注采用多轮迭代模式保证标注过程中的准确性和一致性。每个文本由两个标注者独立标注，简称为 A、B。A 标注完成后，B 进行二次标注，A、B 标注不一致和不确定的地方记录下来，经过与医学专家的讨论找出解决方案，再由 A 返回语料中进行修改，形成最终的三标版本。在此过程中，不断地对实体资源库进行更新，同时也会根据标注人员的反馈修订标注规范，使其更加贴合语料。

标注样例如图 8–3 所示，骨干症状用 sym 表示，人体部位用 A 表示，患者人群用 B 表示，性质情况用 C 表示，颜色情况用 D 表示，光泽情况用 E 表示，形态情况用 F 表示，动态情况用 G 表示，排出物质地用 H 表示，排出量用 J 表示，排出感用 K 表示，次数增减用 L 表示，月经周期用 M 表示，气味情况用 N 表示，轻重程度用 P 表示，发生因素用 Q 表示，加重因素用 R 表示，缓解因素用 S 表示，浮沉情况用 U 表示，发作缓急用 V 表示，发作情况用 W 表示，持续时间用 X 表示，专科病证用 Y 表示，方位情况用 Z 表示，舌质用 SZ 表示，舌苔用 ST 表示，脉诊用 MZ 表示，否定词用 NEG 表示。

最终标注实体 16083 个，其中骨干症状 6423 个、人体部位 3605 个、患者人群 24 个、性质情况 1097 个、颜色情况 626 个、光泽情况 105 个、形态情况 188 个、动态情况 30 个、排出物质地 558 个、排出量 209 个、排出感 218 个、次数增减 31 个、气味情况 44 个、轻重程度 95 个、发生因素 128 个、加重因素 80 个、缓解因素 42 个、浮沉情况 7 个、发作缓急 96 个、发作情况 160 个、持续时间 89 个、专科病证 55 个、方位情况 89 个、舌质 675 个、舌苔 551 个、脉诊 805 个、否定词 53 个。

序号	疾病	标　注
1	脱证	以{sym:神志淡漠}，甚则{sym:昏迷}，{sym:气息微弱}，{A:面}{D:色苍白}，{A:四肢}{sym:厥冷}，{sym:大汗淋漓}，{A:口}{sym:开}，{A:手}{sym:撒}，{MZ:脉微细欲绝}为主要表现的疾病
2	血脱	突然大量失血，或长期反复出血，血脉空虚，气血欲脱，以{sym:出血}，{A:面}{D:色苍白}，{A:头}{sym:晕}，{A:目}{sym:眩}，{sym:心悸}{sym:怔忡}，{sym:气微而短}，{A:四肢}{sym:厥冷}，渐致{sym:神志昏蒙}，{SZ:舌淡白}，{MZ:脉微或芤}，或{MZ:微细欲绝}，血压显著降低等为常见病证的脱证
3	液脱	津液大量急剧耗失，气阴欲脱，以{A:形体}{sym:消瘦}，{A:口}{A:唇}{E:焦裂}，{A:皮肤}{E:枯}{F:瘪}，{A:眼眶}{F:凹陷}，{A:关节}{sym:不利}，{sym:小便}{J:短少}，{sym:大便}{H:干结}，{SZ:舌干无津}，{MZ:脉细弱}，血压显著降低等为常见病证的脱证
4	汗脱	在急危重症中，以{V:突然}{sym:大汗淋漓}，{sym:汗出如油}，{sym:精神疲惫}，{A:四肢}{sym:厥冷}，{sym:气短息微}，{SZ:舌卷少津}，{MZ:脉微欲绝}，或{MZ:脉大无力}等为常见症的液脱证候
5	卒死	以{V:6小时以内不明原因突然发生的}{sym:意识丧失}，{MZ:寸口、人迎、趺阳脉搏动消失}，{sym:呼吸暂停}，{A:全身}{D:青紫}，{sym:瞳神散大}，{A:四肢}{sym:厥冷}等为主要表现的危急重证
6	厥证	以{V:突然}{sym:昏倒}，{sym:不省人事}为主要表现的疾病的统称

图 8–3　标注样例

第四节　中医临床症状信息抽取模型构建

本节从信息抽取模型的选择到模型训练、模型评价，介绍了中医临床症状信息抽取模型的构建步骤。

一、信息抽取模型选择

目前，BiLSTM–CRF 和 BERT 模型是主流的命名实体识别模型，已经应用于各个领域，包括医疗命名实体识别。本研究选择这两个模型分别训练中医临床信息抽取模型，比较各模型的性能，找到最优的模型。

（一）BiLSTM–CRF

1. LSTM　长短期记忆网络（long–short term memory，LSTM）是一种改进的循环神经网络（Recurrent Neutral Network，RNN），由 Hochreiter 和 Schmidhuber 在 2014 年提出，LSTM 模型有效地解决了传统 RNN 存在的梯度消失问题，同时也实现了对长距离信息的有效利用。

LSTM 网络结构由 3 个称之为“门”的控制单元和一个记忆单元构成。3 个门分别是输入门（input gate）、输出门（output gate）和遗忘门（forget gate），其中输入门和遗忘门是 LSTM 能够记忆长期依赖的关键。输入门决定什么样的信息会被保留，遗忘门则决定什么样的信息会被遗弃，输出门决定有多少信息可以输出。记忆单元的功能是对信息进行管理和保存。它的核心思想是学习 LSTM 单元中 3 个门的参数来管理记忆单元中的信息，从而使有用的信息经过较长的序列也能保存在记忆单元中。LSTM 的单元结构如图 8-4 所示。

在 t 时刻 LSTM 单元的输入由 3 个部分组成，分别为上一个单元的记忆单元 c_{t-1}、上一个单元的隐含层 h_{t-1} 和输入层 x_t，隐含层 h_t 和记忆单元 c_t 构成了 t 时刻该单元的输出。t 时刻隐含层值的计算流程为：先算出输入门、输出门和遗忘门的信息输出，3 个门的信息输出是为了优化记忆单元的信息，其次是计算出记忆单元内的信息，最后该时刻隐含层的值由输出门和记忆单元的值计算得到。具体计算如公式如下：

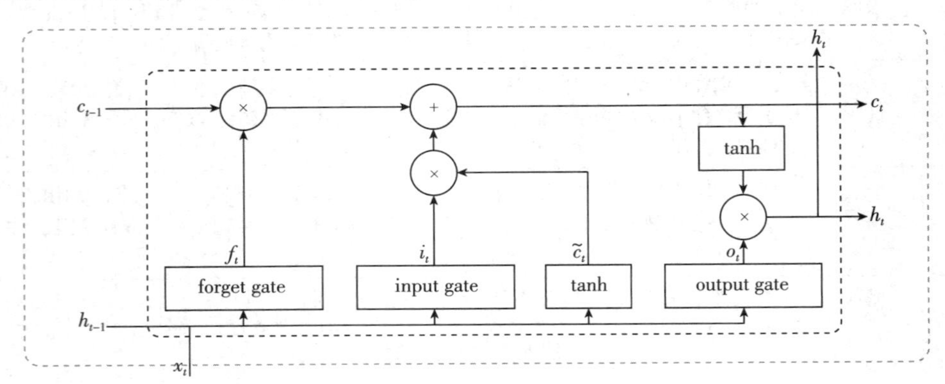

图 8-4　LSTM 单元结构

$$i_t=\sigma(W_{\mathrm{i}}[h_{t-1}, x_t]+b_i) \quad (8\text{-}1)$$

$$f_t=\sigma(W_{\mathrm{f}}[h_{t-1}, x_t]+b_f) \quad (8\text{-}2)$$

$$o_t=\sigma(W_{\mathrm{o}}[h_{t-1}, x_t]+b_0) \quad (8\text{-}3)$$

$$\tilde{c}_t=tanh(W_c[h_{t-1}, x_t]+b_c) \quad (8\text{-}4)$$

$$c_t=i_t\times\tilde{c}_t+f_t\times c_{t-1} \quad (8\text{-}5)$$

$$h_t=o_t\times\tanh(c_t) \quad (8\text{-}6)$$

公式中的 σ 是激活函数 sigmod，tanh 是双曲正切激活函数，i_t 是输入门，f_t 是遗忘门，o_t 是输出门，x_t 是当前的单元输入。W 和 b 分别代表 3 个门的权重矩阵和偏置向量。c_t 表示记忆单元的状态。c_t 表示 t 时刻的状态，是由当前输入取得的中间状态，主要作用是更新当前时刻的状态，h_t 为 t 时刻的输出。

2. BiLSTM

LSTM 只获得了待识别文本中的上文信息，而下文信息对于命名实体识别任务也有非常重要的参考意义。为了能够在获得上文信息的同时也获得下文信息，研究者提出了双向长短期记忆网络模型（BiLSTM）。BiLSTM 由两个 LSTM 层组成，且均与输出层连接，分别用来训练前向和后向序列。利用这种结构可以在输出层同时获得上下文信息，而且又保留了 LSTM 可以解决长期依赖的优势，其结构如图 8-5 所示。

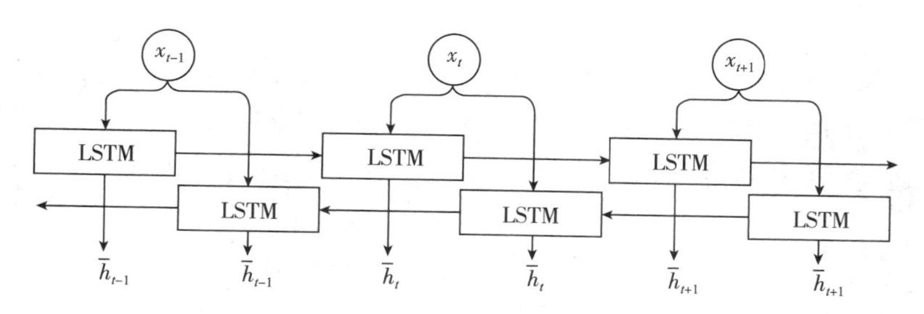

图 8-5　BiLSTM 结构

3. BiLSTM-CRF

命名实体识别过程可以看成是一组序列标注过程：将每一个自然句视为一个观察序列，把句中的每一个字（或词）看成是一个符号，再给每一个符号赋予一个标记（或状态）。输入序列 $x=(x_0,x_1,x_2\cdots\cdots x_n)$ 经过 BiLSTM 层输出的上下文特征信息，能够有效地取得序列输出 $y=(y_0,y_1,y_2\cdots\cdots y_n)$。但仅采用此分类方法还存在一些不足之处，因为 BiLSTM 层输出的结果不会考虑标签之间存在的依赖关系，例如它可能会在“B_per”标签之后连接上“I_org”标签，“B_per”标签表示人名开始标记，“I_org”标签表示组织非开始标记，实际上这两个标记是不可能连续出现的。而 CRF 模型能够合理地考虑上下文信息之间存在的依赖关系，因此把 BiLSTM 与 CRF 相结合即 BLSTM-CRF 模型。此模型不仅能够融合上下文信息，而且能够合理地考虑相邻标签之间存在的依赖关系，以保证最终的识别结果是合理的。BiLSTM-CRF 的结构如图 8-6 所示。

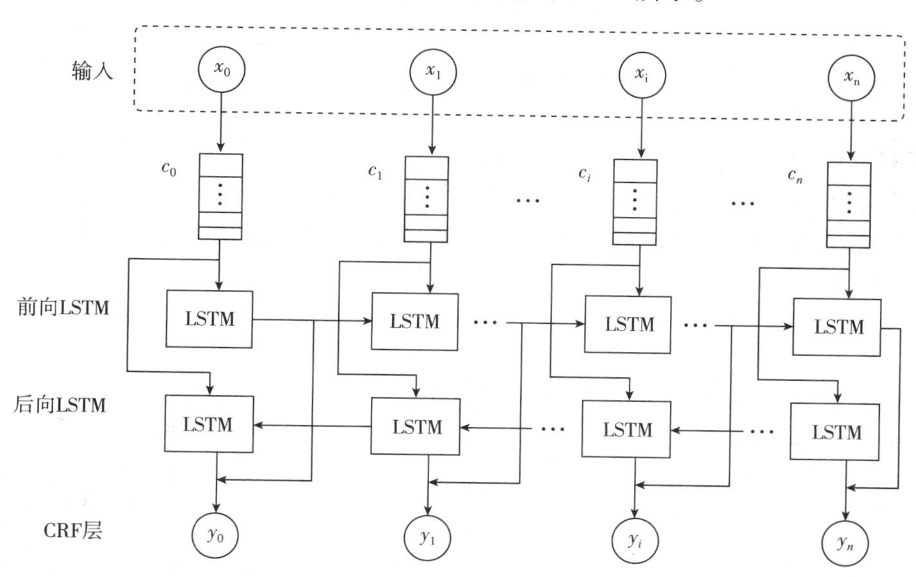

图 8-6　BiLSTM-CRF 结构

CRF 模型主要用于研究句子级别的序列特征而不是单个字符信息，模块的输入是经过 BiLSTM 层训练后的词向量，每个词向量特征 f_j 相应的权重值 λ_j 在通过前面模块的训练已经获得，使用公式（8-7）算出每个标记序列 L 的取值来标记整个句子 S：

$$score(L|S)=\sum_{j=1}^{m}\sum_{i=1}^{n}\lambda_j f_j(S,i,l_i,l_{i-1}) \tag{8-7}$$

其中 S 是待标记的句子，i 为词在句子中的位置，l_i 是当前词的标记，l_{i-1} 是上一个词的标记，相应的特征数是 m，相应的句子长度是 n，因此能够获得该标记序列的分数。然后将分数通过指数函数和归一化转变为 0、1 之间的概率值，如公式（8–8）：

$$P(L|S)=\frac{\exp[score(L|S)]}{\sum_{L'}\exp[score(L'|S)]} \tag{8-8}$$

公式中的分母为该句所有标注序列之和。计算出每个标记序列 L 的概率 $P(L|S)$，概率值最大的 L 就是最终的标记序列。

（二）BERT

BERT 模型的全称是 Bidirectional Encoder Representation from Transformers，结构如图 8–7 所示。BERT 采用双向 Transformer 结构，能够同时获取句子前后两个方向上的信息，运用多层自注意力机制代替传统的 RNN、CNN 神经网络，解决了自然语言处理中棘手的长期依赖问题。

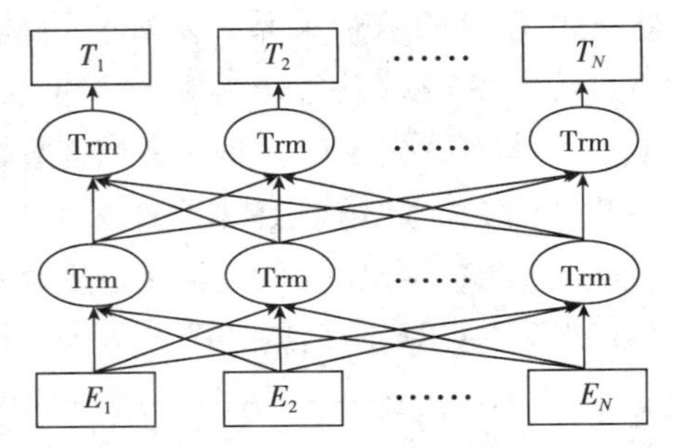

图 8–7　BERT 预训练语言模型

BERT 的输入是一个线性序列，支持单句文本和句对文本，句首用符号 [CLS] 表示，句尾用符号 [SEP] 表示，如果是句对，句子之间添加符号 [SEP]。输入特征，由 Token 向量、Segment 向量和 Position 向量 3 个共同组成，分别代表单词信息、句子信息、位置信息。如图 8–8 所示。

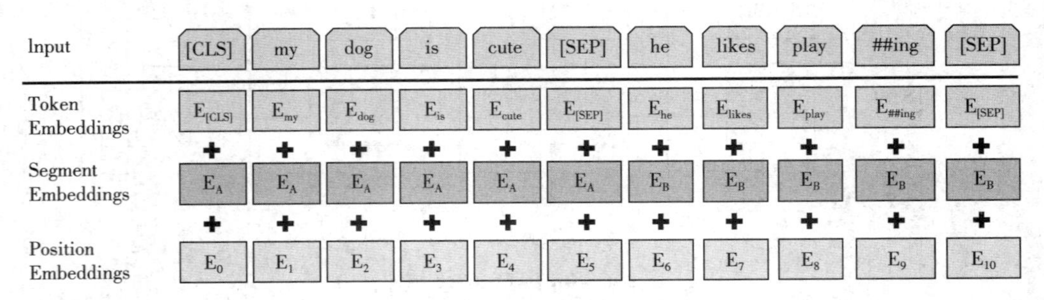

图 8–8　BERT 的输入特征

BERT 将传统大量在下游具体 NLP 任务中做的操作转移到预训练词向量中，在获得使用 BERT 词向量后，只需要在 BERT 的基础上再添加一个输出层便可以完成对特定任务的微调，图 8–9 展示了 BERT 在 NER 任务中的模型，其中 Tok 表示不同的 Token，表示嵌入向量，表示第 i 个 Token 在经过 BERT 处理之后得到的特征向量。

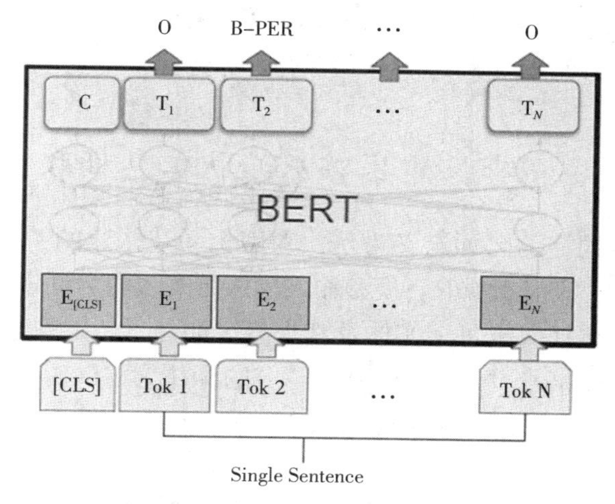

图 8–9　BERT 模型用于 NER 任务

二、模型训练

语料库按 6∶2∶2 随机分成训练集、测试集和验证集，其中训练集共包含 851 个句子，测试集包括 284 个句子，验证集包含 284 个句子。

数据使用 BIO 标注方法，B 代表实体开始部分，I 代表实体非开始部分，O 代表非实体部分。同时需要标注出命名实体类型，在标注后加属性标识，如骨干症状词首用 B–sym 表示，词其他部分用 I–sym 表示；人体部位词首用 B–A 表示，词其他部分用 I–A 表示，标注样例如图 8–10 所示。

BiLSTM–CRF 模型初始化向量维度为 300 维，学习率为 2e–5，batch size 为 32，迭代次数为 100 次。BERT 模型采用 BERT–Base 中文版本，实验中 batch size 设置为 32，学习率为 2e–5，epochs 为 10。

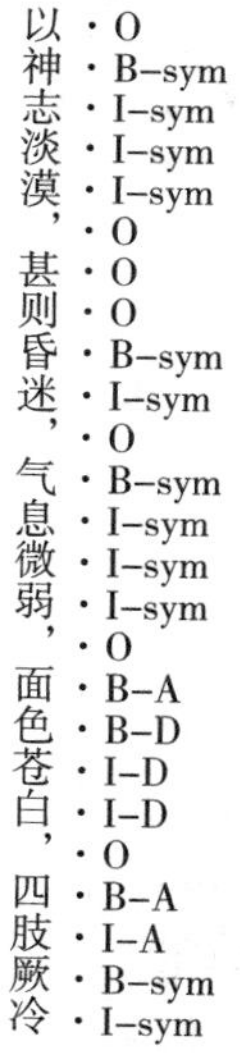

以 · O
神 · B–sym
志 · I–sym
淡 · I–sym
漠 · I–sym
， · O
甚 · O
则 · O
昏 · B–sym
迷 · I–sym
， · O
气 · B–sym
息 · I–sym
微 · I–sym
弱 · I–sym
， · O
面 · B–A
色 · B–D
苍 · I–D
白 · I–D
， · O
四 · B–A
肢 · I–A
厥 · B–sym
冷 · I–sym

图 8–10　BIO 标注样例

三、模型评价

采用精确率（P）、召回率（R）和 F_1 值 3 个指标评价模型表现，其中

$$P=\frac{\text{正确识别的实体数}}{\text{识别的实体总数}}\times 100\%,$$

$$R=\frac{\text{正确识别的实体数}}{\text{所有实体总数}}\times 100\%,$$

$$F_1=\frac{2\times P\times R}{P+R}\times 100\%。$$

实验发现，BiLSTM–CRF模型识别结果的精确率为73.89%，召回率为62.02%，F_1值为67.44%；BERT模型识别结果的精确率为81.85%，召回率为79.81%，F_1值为80.82%。因此，BETRT模型识别效果优于BiLSTM–CRF模型，最终选取基于BERT构建的中医临床症状信息抽取模型。

第五节　中医临床症状信息抽取

以《中医药学名词》的名词定义为例，利用上一节构建的中医临床症状信息抽取模型，进行中医临床症状信息抽取。模型输入为原始录入的名词定义，预测出每个字的标注，再根据词的标注抽取出每个实体及其类型，如句子“以骤起发热，咳嗽，烦渴，胸痛等为主要表现的疾病”，预测出每个字对应的标注为“O/B–V/I–V/B–sym/I–sym/O/B–sym/I–sym/O/B–sym/I–sym/O/B–A/B–sym/O/O/O/O/O/O/O/O/O/O/”，其中有6个实体：发作缓急“骤起”，骨干症状“发热”，骨干症状“咳嗽”，骨干症状“烦渴”，人体部位“胸”和骨干症状“痛”。根据抽取出来的症状属性信息，形成中医临床症状信息集，即症状词及其属性信息，症状词由各属性组成，如人体部位“胸”和骨干症状“痛”组成症状“胸痛”。中医临床症状信息集部分如图8–11所示。

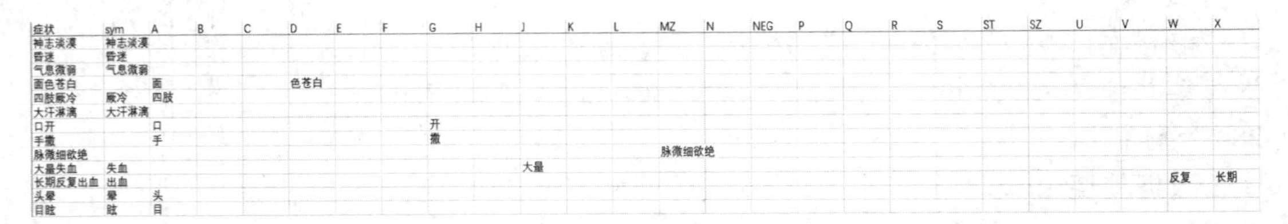

症状	sym	A	B	C	D	E	F	G	H	J	K	L	MZ	N	NEG	P	Q	R	S	ST	SZ	U	V	W	X
神志淡漠	神志淡漠																								
昏迷	昏迷																								
气息微弱	气息微弱																								
面色苍白		面			色苍白																				
四肢厥冷	厥冷	四肢																							
大汗淋漓	大汗淋漓																								
口开		口						开																	
手撒		手						撒																	
脉微细欲绝													脉微细欲绝												
大量失血	失血									大量															
长期反复出血	出血																							反复	长期
头晕	晕	头																							
目眩	眩	目																							

图8–11　中医临床症状信息集

第六节　中医临床症状信息编码

本节介绍了中医临床症状信息的编码依据和流程，为中医临床症状研究提供技术方法与手段。

一、编码依据

中医临床症状包括舌象、脉象及其他症状。舌象指舌体、舌苔的色泽与形态所构成的形象。舌象信息按照《中医舌象诊断信息分类与代码（T/CIATCM 010—2019）》进行编码，舌象信息分类代码由舌质分类代码和舌苔分类代码构成。舌质信息分类代码由舌质标识位（Z）、两位舌色代码、两位舌色位代码、两位舌形代码、两位舌形位代码、两位舌态代码及补充代码组成。舌质信息补充代码是针对一个中医舌象诊断中的舌色、舌形出现复合诊断信息及出现舌下脉络信息时，需要根据临床实际对舌色、舌形、舌下脉络色与形进行补充编码，“补充码”采取不定长编码，由舌色信息分类代码、舌形信息分类代码、舌形程度信息分类代码及舌下脉络信息分类代码等 4 个代码构成，具体编码规则见标准文件。舌苔信息分类代码由舌苔标识位（T）、两位苔色代码、两位苔色位代码、两位苔质代码、两位苔质位代码及补充代码组成。舌苔信息补充代码是针对一个中医舌象诊断中的苔色、苔质出现复合诊断信息时，需要根据临床实际对苔色与苔质进行补充编码。

脉象指脉搏的形象与动态，为中医辨证的依据之一。脉象信息按照《中医脉象诊断信息分类与代码（T/CIATCM 011—2019）》进行编码。此标准将脉象划分为浮脉、沉脉、迟脉、数脉、虚脉、实脉、怪脉、平脉、其他脉类 9 个类目。脉象信息分类代码的主码由脉象标识码（MZ）和 4 个基础脉象分类代码构成。每个基础脉象分类代码以 2 位阿拉伯数字及拼音字母标识，具体代码见标准。脉象信息分类代码的补充码由脉象程度代码和脉诊部位代码构成。

除舌象、脉象以外的中医临床基本症状信息按照《中医临床基本症状信息分类与代码》（T/CIATCM 020—2019）进行编码。症状信息分类代码由症状主码与症状附加码组成，症状主码由“骨干症状”和“获取方式”两个“必要类目”的代码组成；症状附加码编码时，根据症状信息内涵，由各“附加类目”代码组成，附加类目包括人体部位、患者人群、性质情况、颜色情况、光泽情况、形态情况、动态情况、排出物质地、排出量、排出感、次数增减、月经周期、气味情况、轻重程度、发生因素、加重因素、缓解因素、浮沉情况、发作缓急、发作情况、持续时间、专科病证、方位情况等，共计 23 个分类类目，具体代码见标准。

二、信息编码

（一）舌象信息编码

临床多以文本形式描述舌象信息，利用中医临床症状信息抽取模型抽取出舌质和舌苔信息，再分别编码。编码流程如下：

1. 首先建立颜色、舌形、舌位、舌态、舌形程度、舌下脉络形、苔质名称与代码对照表。

2. 文本分词。分词指的是将一个语句切分成一个一个单独的词。常用中文分词工具 Jieba 分词，可以加入自定义词典提高分词准确率。由于舌象信息有许多专有名词，因此需要构建舌色、舌形、舌位、舌态、舌形程度、舌下脉络形、苔质等专业名词词典。

3. 根据分词结果在代码表中查找每个词对应的代码。

4. 按编码规则组合代码。例如舌质信息“舌边尖红”，分词后为“['舌边尖''红']”，在舌位代码表中找到“舌边尖”的代码为“08”，在颜色代码表中找到“红”的代码为“C1”，组合得到该舌质信息的代码为“ZC108000000”；舌苔信息“苔黄糙”，分词后为“['苔黄''糙']”，在颜色代码表中找到“黄”的代码为“B1”，在苔质代码表中找到“糙”的代码为“24”，组合得到该舌苔信息的代码为“TB1002400”。

（二）脉象信息编码

脉象信息编码与舌象信息编码流程相同，首先建立脉象、脉象程度、脉诊部位代码表及脉象、脉诊部位等专业名词词典，分词后再查找每个词对应的代码，最后组合代码。例如“脉微细欲绝”，分词后为“['脉''微''细''欲绝']”，在脉象代码表中找到“微”的代码为“52”，“细”的代码为“53”，在脉象程度代码表中找到“欲绝”的代码为“07”，组合得到该脉象信息的代码为“MZ52530000.C07”。

（三）中医临床基本症状信息编码

中医临床基本症状信息对骨干症状、获取方式和人体部位等25个属性进行编码。由于症状描述形式灵活多变，缺乏统一的规范，采用基于规则和字符串匹配与人工相结合的方式进行编码。首先建立各属性名称代码表，对各属性信息分别编码后再组合得到症状代码。

对于症状的骨干症状编码，首先直接使用骨干症状信息与代码表中骨干症状词匹配，若没有则再使用症状词与代码表中骨干症状词匹配。例如症状“头痛”的骨干症状信息为“痛”，直接匹配到骨干症状，其代码为“004”。有些症状虽然不能直接通过字符串匹配到骨干症状，但它们有一定的规律，可以通过一些规则找到其骨干症状。例如，“面色苍白”“面色青”等这类症状由人体部位信息“面”和颜色信息组成，骨干症状均为“皮肤异常”。此外，在无法使用一定的规则自动编码时需要使用人工进行编码。

人体部位编码时使用症状的人体部位信息与代码表中的部位名进行匹配，找到相应代码，如症状“头晕”的部位信息为“头”，在人体部位代码表中找到其代码为“A01000000”。

患者人群分为“男”“女”“小儿”，若症状信息中有患者人群信息，则可直接按照患者人群代码表进行编码。例如症状“小儿发热”的患者人群信息为“小儿”，代码为“B3”。有些症状虽没有患者人群信息，但只出现在特定人群中，隐含了患者人群信息，因此建立骨干症状和其他属性信息与患者人群的对应表。例如骨干症状“月经异常”，其患者人群为“女”。

其他属性信息编码时与骨干症状编码流程相同，在无法直接匹配时，建立一定的规则匹配到相应的属性代码。由于症状中没有获取方式信息，可以根据骨干症状和人体部位等属性信息确定，建立相应的规则。例如骨干症状“怕冷”“发热”的获取方式为“问寒热”。

最后将症状的所有属性信息代码按规则组成症状代码即可，例如症状“头痛”有人体部位属性信息“头”，代码为“A01000000”；骨干症状“痛”，代码为“004”；获取方式为“问疼痛”，代码为“10300000”；组合得到代码为“ZZ00410300000. A01000000”。

第九章　结构化中医临床病例报告表（CRF）设计与应用

本章介绍了结构化中医临床病例报告表的概念、分类及其重要性，简介了其设计流程、原则与依据，并根据中医临床研究需要，设计了大数据理念下的通用中医临床病例报告表，分为基本信息采集表、诊断信息采集表、治疗信息采集表和评价信息采集表4类，并根据中医临床病例报告表设计数据库，介绍了填报要求和数据质量控制相关内容。

第一节　概　述

一、概念

临床病例报告表（case report form，CRF）是临床研究中收集受试者符合实验方案数据的重要文件，是临床资料的记录方式。根据《世界卫生组织药品临床试验管理规范指南（WHO-GCP）》的定义：病例报告表是指按实验方案所规定设计的一种文件，用以记录每一名受试者在试验过程中的数据。病例报告表（CRF）是仅次于临床试验设计的重要文件，贯穿整个试验的始终，当CRF完成时意味着临床试验调查完成。病例报告表应保证信息的保存与管理，所采集的数据全面、准确，以便于核查、录入（数据库）、统计。规范化的病例报告表是临床试验研究的发展趋势，能够减少临床试验的成本、提高管理效率，更有效地加强临床试验数据管理。国际上对临床试验数据记录的要求催生了各种规范，如世界卫生组织的《国际临床试验规范》、临床数据交换标准协会（CDISC）制定的《临床数据采集标准》（CDASH）、临床数据管理协会（SCDM）制定的《临床数据管理规范》（GCDMP）等文件，使病例报告表在设计应用中愈加规范化、程序化。

原国家食品药品监督管理局局务会审议通过的《药物临床试验质量管理规范》使得药物临床试验数据采集有了规范的标准。《药物临床试验质量管理规范（2003）》第四十八条规定："病历作为临床试验的原始文件，应完整保存。病例报告表中的数据来自原始文件并与原始文件一致，试验中的任何观察、检查结果均应及时、准确、完整、规范、真实地记录于病历和正确地填写至病例报告表中。"这明确规定了病历（源文件）

是临床试验数据采集记录的第一手资料，试验数据“采集记录”的管理规范应及时、准确、完整、规范、真实，而病例报告表是用于报告临床试验过程中所采集记录的数据，属第二手资料，试验数据“报告”的管理规范应正确，即病例报告表中的数据必须来自源文件并与源文件一致。

二、病例报告表的分类

（一）书面 CRF

书面 CRF 已为人们所熟知。书面 CRF 的版式主要有书式（book type）、分册书式和就诊分册式（visit type）。书式 CRF 按照项目内容与时间顺序排列，每位受试者 1 册。分册式 CRF 的分册形式多样，最常见就诊分册式，即按就诊时点分册。每册 CRF 完成后，检查员即可进行原始资料核查（source data verification，SDV），然后回收该册 CRF 交付数据管理部门；还有按使用者分册，如医生用与受试者用 CRF；按评价时期分册，以及按有效性项目、安全性项目、背景资料等项目来分册。目前国外大多采用就诊分册式 CRF，而我国常见的是书式 CRF。书式与就诊分册式 CRF 各有优缺点，相比较于书式 CRF，采用就诊分册式 CRF 的临床试验获取数据速度快，能够及时发现并尽早纠正试验中存在的问题，更有利于数据质量管理，特别适用于较长期的临床试验。但却存在印刷成本增加、工作程序复杂化、占用大量存储空间等问题。因而近年来越来越多的临床试验开始采用电子数据获取系统（electronic data capture，EDC），具有实时数据存取、在线数据管理、无纸化等优点。

（二）电子 CRF（e-CRF）

随着 EDC 的普及，使用 e-CRF 往往与 EDC 相提并论，但两者是有区别的。EDC 是为申办者收集电子的而非书面格式的临床试验数据的一项技术。而临床数据交换标准协会（Clinical Data Interchange Standards Consortium，CDISC）对 e-CRF 的定义为：①根据试验方案设计的可用于稽查的电子记录，用来记录试验方案要求的每位受试者的信息向申办者报告。② CRF 中的数据项与它们的关联的注释、注解与签名形成电子化的链接。注意：为收集或显示相链接的数据，e-CRF 可能包含一些特殊的显示要素、电子逻辑检查及其他特殊的性质或功能。虽然制药业界有逐渐转向电子版 CRF 的趋势，许多国家的管理机构已接受或准备接受提交的电子数据，但目前大多数临床试验仍以书面 CRF 来收集数据。

三、病例报告表的重要性

病例报告表设计的目的是采用能保证信息保存、保留和回收及便于核实、稽查和视察的方法收集数据。CRF 的设计不仅关系到数据采集过程的数据质量，还对原始资料核查、数据审查、数据录入等环节的数据质量有重要影响。临床试验中 CRF 设计的质量直接影响了临床试验所收集数据的质量，关系到临床试验的成败。

（一）临床试验质量和水平的重要体现

临床研究中的结果都是由数据来体现的，数据质量直接影响临床研究质量。CRF 是研究者根据临床研究方案收集临床研究数据的标准载体或者工具，因此收集数据的工具设计得越科学规范，收集到的数据就会更加的可靠、科学、完整。在临床研究中尽管方案设计得很完善，但若CRF设计不严谨，也将影响统计数据的完整和可靠，进而影响研究结论的可靠性、准确性。

（二）临床试验效率的重要影响因素

CRF贯穿整个临床试验过程。一般而言，研究者在制订临床试验方案后，需要满足研究项目中的所有使用者（研究者、临床研究协调员、监察员、数据管理员、程序员、统计师等）的要求。CRF的填写由研究者借助填写指南完成，所以一份清楚的填写指南、CRF的格式和顺序编排合理，符合临床操作习惯和临床试验流程，都便于研究人员填写；研究者填写完成后，监察员需要借助CRF，对试验进行质量控制；数据管理员要借助CRF建立数据库，录入员借助CRF进行数据录入。一份设计良好的CRF，能够更好地与计算机数据进行匹配，提高计算机编程速度，提高研究人员填写的质量，减少填写错误发生率，提高手工核查、数据录入及程序核查的速度，方便数据的统计。

（三）可溯源的原始资料的载体

CRF是可供保存的原始资料。临床试验对于数据的可溯源性非常重视，而CRF就是一种非常重要的原始资料。CRF的设计是遵照研究方案，以采集和保存数据为目标，将数据真实、准确、完整、及时、合法地载入病历和病例报告表，以便建立研究数据库和统计分析。

第二节　CRF设计流程、原则与依据

根据临床研究需要，本节梳理了CRF的设计流程、设计原则和设计依据，为设计基于大数据世界观下的中医临床病例报告表提供参考。

一、设计流程

CRF反映的是研究方案所要收集的全部数据，应遵从方案的具体研究内容来设计，做到简洁、清晰、合理和方便可行。在不少临床研究机构，CRF设计遵循其制定的标准操作规程（Standard Operating Procedures，SOP）完成，其过程需要各方面研究人员参与并逐项确认，因此遵守设计程序和步骤是必需的。CRF设计的SOP一般是根据各个研究单位具体情况制定的，考虑适用条件、人员情况，并经过一定时间的测试加以改进。根据国际上此项设计的经验和规范，对已有SOP加以完善，既有利于与国际研究规范接轨，也可以进一步节省时间和提高工作效率。临床数据采集标准中推荐的CRF的设计流程如图9-1所示。

CRF设计的开始可发生于试验方案发展过程中，也可发生于试验方案定稿后。不同时机下试验方案的不同状态影响着CRF设计的实际操作，相比之下各有优劣，见表9-1。

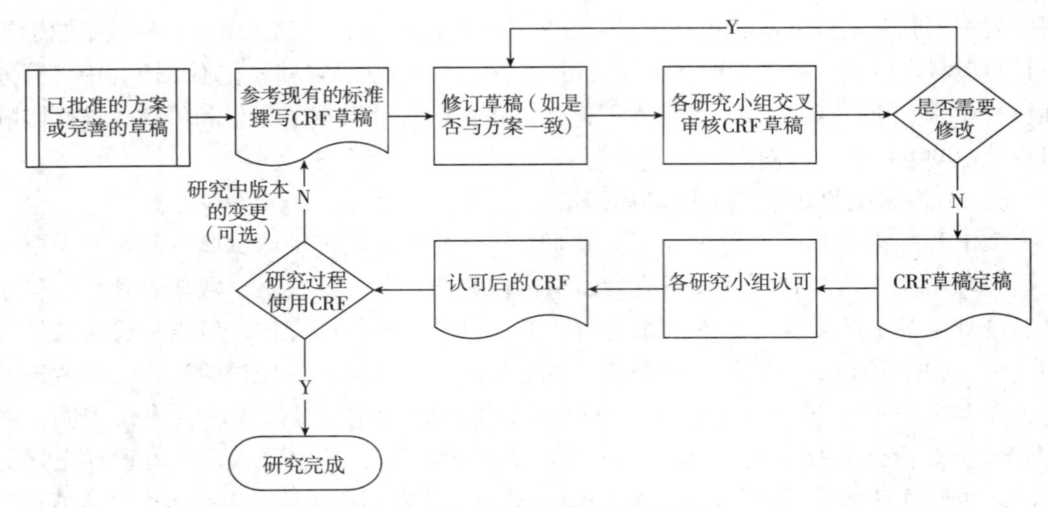

图 9–1　CDASH 推荐的 CRF 设计流程

表 9–1　临床试验中 CRF 的设计时机

CRF 设计时机	优势	劣势
试验方案发展过程中	在试验方案定稿前可能发现试验方案中的问题	CRF 的设计可能随着试验方案的完善进行相应调整，导致 CRF 版本数的增加
试验方案定稿后	因试验方案更改，导致 CRF 调整不存在，CRF 版本数和审阅次数减少	如在此阶段发现试验方案中存在问题，可能需要对试验方案作出修订

二、设计原则

（一）一致性

病例报告表的各个观察项目与内容应与临床研究方案一致。如果方案中有的项目而在设计报告表时遗漏，则记录后的病例报告表不能全面反映研究目的。同时如果研究过程中研究方案进行了调整，则应对病例报告表进行相应的修改或补充。

（二）便利性

临床研究者通过填写病例报告表采集数据，在多中心研究时，可能是几十个使用对象，所以设计一定既要简明扼要，避免出现观察项目的遗漏，同时又要符合临床研究程序和使用者的书写习惯，尽可能把每个项目都设计成符号（如画圈、打钩、涂墨等）记录。需要文字记录时，应留有足够的空间，排版不宜过密。把受试者入选标准、排除标准、临床操作流程图等重要内容设计在病例报告表中或用手册形式印制，置于研究者最方便浏览处，有利于准确掌握要求和记录。根据研究单位资料保存的需要设计成无碳复写的联单形式，以便分别保存、检查。病例报告表设计好后，应先进行模拟使用，以便发现问题进行修改。病例报告表设计还应便于计算机处理。

（三）全面性

遵照研究方案，参照有关法规设计病例报告表。除设计识别性项目，如受试者识别代码信息、中医病名诊断、中医证候诊断、西医病名诊断、鉴别诊断、纳入标准、排除标准、实验室检测项目、不良事件和不良反应等项目；还要有提示性项目，如记录方法、判断标准和方法、使用说明、观测日期与具体记录时间等；责任性项目如研究者、检查员、项目负责人等各方的审核、签名项目及其规定、受试者的知情同意签名等。病例报告表设计得越全面，就越利于总结分析。需特别提醒的是，病例报告表中每一页都需填写患者代码和用药编号、填表日期和填表者签名，以便强化研究者的审核意识，避免出现混淆与错漏。

（四）合法性

根据医学伦理学要求和有关法律法规及国情、宗教方面的忌宜的要求，设计病例报告表时应充分考虑保护受试者的权益和隐私。例如不将受试者姓名、联系电话等身份信息设计在病例报告表中。如果在研究中需要纳入不同种族或宗教信仰的特殊人群，则要注意该人群的特殊忌宜，必要时另行设计特殊版本的病例报告表。

三、设计依据

随着临床试验研究的发展，CRF 设计已有可参考的标准依据。如 CDISC 就如何收集数据、收集数据的类型及将数据提交给负责审批新药的机构建立了一套标准。该协会在 2008 年 10 月发表了《临床数据采集标准》（CDASH），其中对于 CRF 中基础数据收集字段的内容做了规定。CDASH 将数据采集字段按照其数据信息归属的类别分为一般标识变量、时间变量和 16 个领域（见表 9–2），标识变量主要采集一些如研究中心、申办者、研究者、受试者等的标识信息，时间变量则采集访视日期等时间信息，加上表 9–2 中列出的 16 个领域，其基本涵盖了一般临床研究中需要采集的数据信息。

表 9–2 CDASH 中的 16 个领域

类别	领域	英文全称与缩写
干预类别	伴随用药	concomitant medications（CM）
	暴露	exposure（EX）
	物质使用	substance use（SU）
事件类别	不良事件	adverse events（AE）
	处置（研究结束情况）	disposition（DS）
	病史	medical history（MH）
	方案偏离	protocol deviations（DV）
发现类别	心电图检测结果	ECG test results（EG）
	纳入 / 排除标准不符合的情况	inclusion/exclusion criteria not met（IE）
	实验室检测结果	laboratory test results（LB）
	体格检查	physical examinations（PE）
	受试者特征	subject characteristics（SC）
	生命体征	vital signs（VS）
	药物依从性	drug accountability（DA）
特殊目的领域	人口统计学	demographics（DM）
	注释	comments（CO）

第三节　中医临床病例报告表（CRF）

CRF 的设计根据研究目的改变而改变，本节介绍了 CRF 的框架结构、表格形式及服务于数据化临床信息的四类表，包括基本信息采集表、诊断信息采集表、治疗信息采集表和疗效评价信息采集表。

一、框架结构

不同的临床试验有不同的研究目的，因此各试验用的 CRF 设计也不尽相同。通常情况下，一份 CRF 主要包括以下内容。

1. 封面　显示临床试验名称、受试者、研究者等的基本信息，便于快速查找。其内容包括病例报告表题目、受试者姓名、受试者编号、临床试验负责单位、临床试验单位编号、研究者。其中页眉包括临床试验批准文号（限于新药研究）、临床试验单位编号、受试者编号、填写日期等。页脚包括打印日期号、版本号等。

2. 填表注意事项　需要提供 CRF 填写的总体原则，指导研究者正确填写 CRF。其内容包括填写时用的“笔”、填错时的修改原则等。

3. 临床试验流程　在临床试验中，每一个关键时间点上研究者所应该进行的工作，以确保研究进程正确，防止遗漏。往往是以列表方式列出临床试验的研究流程及试验项目。比如，治疗前的信息、治疗过程中观察的项目、治疗结束后随访观察的项目。

4. 纳入 / 排除标准　方案中所规定的入选、排除标准必须在 CRF 中清晰描述，以确保每个入选受试者都是符合方案要求的。

5. 人口学特征　受试者的基本信息，包括受试者姓名、住院号、门诊号、性别、年龄、民族、职业、住址、邮政编码、电话等。

6. 确定受试对象的项目　包括疾病的诊断标准、中医病名的诊断及中医证候辨证、病史、病程、病情等。这些信息决定了患者纳入研究的合格性。

7. 疗效 / 安全性观测项目　临床症状、体征、实验室检测指标、临床疗效评定标准的观测项目。

8. 受试者纳入研究前的用药或治疗情况　包括所用的药物名称（或治疗手段）、用量、用药时间，以及停止用药至纳入研究时的时间等。

9. 与干预和对照相关的不良事件 / 不良反应的观测项目　包括不良事件 / 不良反应的症状、体征及实验室检查，因果关系判断，出现的时间、频率、严重程度，是否停用试验药物，是否采取处理措施及处理结果等。

10. 中止试验情况　破盲记录：需要记录患者中止试验 / 治疗的时间，原因如出现严重的不良事件，对于实施盲法的试验需要及时揭盲，即了解患者真正使用的干预措施是什么。

11. 受试者在治疗过程中的合并用药情况　临床试验中应尽量避免合并用药，尽量列出试验中不能合并使用的药物名称。若病情需要必须合并用药，应详细记录所用的药物名称、用量、用药时间等。

12. 试验结束时的详细记录　临床试验依从性的记录项目、受试者中途退出临床试验的记录项目（包括中途退出的日期和原因等）。

13. 实验室检查报告单、化验单的粘贴栏目

14. 临床试验单位填写的部分（应有临床试验单位盖章的要求）

15. 临床试验质量控制或质量保证人员的签名

16. 临床试验检查员的签名

17. CRF 填表人的签名及填写日期（确认 CRF 填写的完整性）

针对 CRF 表的内容，结合《中医病历书写基本规范》中的中医住院病案首页、入院记录、首次病程记录、日常病程记录、出院记录等内容，将中医临床病例报告表分为 4 个子表：基本信息采集表（CRF–1）、诊断信息采集表（CRF–2）、治疗（或干预）信息采集表（CRF–3）、疗效评价信息采集表（CRF–4）。经多次与多家全国中医医院信息化示范单位中医电子病历系统进行对接调试，不断完善 4 个子表，最终形成了中医临床病例报告表（CRF），并将其作为中医临床观察研究数据库（CRF 库）结构设计的依据。

二、表格设计形式

CRF 表格的设计形式有 2 种，即封闭式或选择式（closed）、开放式（opened）。前者只需研究人员在表格上选择、打钩或标记，而后者则要求研究人员用文字填写具体内容。设置的形式宜尽量采用封闭式，可以规范答案，节省时间，减少错误。同时也便于质控、录入和分析。如果一定要选择开放式，如不良事件的描述等，那么一定要留够足够的空间供研究人员填写。

（一）封闭式表格

为填写、录入及统计分析的方便，最好将选项编码。选项的设置要考虑所有的情况，且选项之间不能相互包含。如果不能完全预测所有的答案，可以用“其他”代替。不同条目有相似的答案如“是”“否”或“不适用”“未做”等，其编码也应相同，排序也最好前后一致。另外，还要清楚地说明选项是单选还是多选。

（二）开放式表格

开放式表格的数据有 3 种类型，即数值型、日期型和字符型。对于数值型变量，尽量确定该变量的长度和小数位数，并在 CRF 上将位数明确标出，以规范研究者的填写，同时也方便数据库的建立，减少数据录入错误。有些衍生的数据如身体质量指数（BMI）等，是由几个原始变量经过相应的公式计算后的结果。根据 CDASH，这种情况下应收集原始数据，但是计算后的数据对研究过程中的下一步治疗或研究措施具有指导意义的除外。数值变量的设计还要考虑测量单位的问题。如果同一指标不同研究中心的单位不一样，CRF 也应允许各研究中心使用各自常用的单位。如果有需要，可以在统计分析的时候进行转化。CRF 中的日期变量需要清楚地规定日期的格式（如 YYYY/MM/DD），尤其是在不同国家和地区。CDASH 建议采用的日期形格式为 DD/MON/YYYY，具体时间则应采用 24 小时制（HH:MM:SS）。字符型变量由于比较难于统计分析且会加大录入过程的工作量，所以一般较少采用。

（三）CRF 中的量表或调查问卷

CRF 可能需要患者填写特定的量表或调查问卷。这种量表或调查问卷一般是经过专业人员编制的独立测量工具，此部分的设计与医生填写的 CRF 的设计略有不同。患者填写量表或问卷的内容要通俗易懂，不能有太多的难于理解的医学术语。此类量表或问卷最好独立于 CRF 之外单独成册，以方便患者填写。应做好与 CRF 的关联标识，并在 CRF 中设计相应项目中记录其测量结果。同时，在运用的过程中要注意保持量表或调查问卷本身的等价性。任何关于其中内容、形式或语种的更改都应该验证是否影响该量表的等价性。

三、基本信息采集表（CRF-1）

患者基本信息采集表，包括人口学资料和一般检查等信息，如研究病历编号、病案号、性别、户口所在地、出生日期、民族、教育程度、职业、婚姻状况、既往史、不良习惯史、中医体质等。详见附表 A。

1. 研究病历编号 CRF 的唯一标识，由字母和数字组成，首先字母可为单位名称缩写，然后是 3 位顺序号 001 ～ 999，顺序号可根据实际需要增加，最后是入院、在院、出院的数字标记码，入院为 1，在院为 2，出院为 3，例如上海中医药大学附属龙华医院的第一份入院病历的研究病历编号可编为 SHLH0011。

2. 病案号 来源于电子病历上的病案号，是识别病案的唯一标志。住院病案号是住院患者住院病历的编号，此编号是根据不同的疾病类别按年份按顺序排列的序列号。

3. 性别 指患者的性别，来源于电子病历，可在方框中勾选，在未知、男、女和未说明前面勾选。

4. 户口所在地 患者户口所在的省、市、县。

5. 出生日期 患者出生的日期，由年、月、日组成，年为 4 位数字，月为两位数字，日为两位数字。

6. 民族 患者的民族可根据研究需要列举一些常用民族进行勾选，如汉族、蒙古族、回族、藏族、维吾尔族、苗族、彝族、壮族、布依族、朝鲜族和其他等。也可直接从电子病历中导出。

7. 教育程度 就诊患者的最高学历。

8. 职业 按照国家标准《个人基本信息分类与代码 第四部分：从业状况（个人身份）代码（GB/T 2261.4—2003）》要求填写，共 13 种职业：11. 国家公务员、13. 专业技术人员、17. 职员、21. 企业管理人员、24. 工人、27. 农民、31. 学生、37. 现役军人、51. 自由职业者、54. 个体经营者、70. 无业人员、80. 退（离）休人员、90. 其他。根据患者情况，可在职业名称处进行勾选。

9. 婚姻状况 患者的婚姻状态。以国家标准《婚姻状况代码（GB 4677—1984）》分类为准，可分为：①未婚；②已婚；③丧偶；④离婚；⑨其他。应当根据患者婚姻状态进行勾选。

10. 过敏史　对某些过敏原过敏的病史，能够为医生的诊断提供参考。能引起过敏症的物质叫“过敏原”。

11. 既往史　也称过去病史，即就医时医生向患者问询的既往健康状况和过去曾经患过的疾病等方面。内容包括既往一般健康状况、疾病史、传染病史、预防接种史、手术外伤史、输血史、食物或药物过敏史等。

12. 家族史　父母、兄弟、姐妹健康状况，有无与患者类似疾病，有无家族遗传倾向的疾病。

13. 不良习惯史　所有有碍健康的习惯，包括生理健康和心理健康。可根据研究需要重点关注某一方面的不良习惯，如抽烟、饮酒等。

14. 中医体质　按中华中医药学会标准《中医体质分类与判定（ZYYXH/T157—2009）》分为平和质、气虚质、阳虚质、阴虚质、痰湿质、湿热质、血瘀质、气郁质、特禀质。

15. 其他　根据研究需要自行设定的采集内容，包括患者对中医的接受度和信任度等。

四、诊断信息采集表（CRF-2）

诊断信息采集表，包括患者主诉、现病史、首次病程记录、日常病程记录、体格检查、诊断等内容，重点采集中医四诊信息。详见本章附表 B.1、附表 B.2 和附表 B.3。

1. 研究病历编号　与基本信息采集表（CRF-1）的研究病历编号规则相同，并与其进行有效关联。

2. 主诉　促使患者就诊的主要症状（或体征）及持续时间，也是患者此次就诊时需解决的主要问题及发病时长。参照《卫生信息数据元值域代码 第六部分：主诉与症状（WS 364.6—2011）》填写。

3. 现病史　患者本次疾病的发生、演变、诊疗等方面的详细情况，应当按时间顺序书写，并结合中医问诊，记录目前情况。内容包括发病情况、主要症状特点及其发展变化情况、伴随症状、发病后诊疗经过及结果、睡眠和饮食等一般情况的变化，以及与鉴别诊断有关的阳性或阴性资料等。记述患者病后的全过程，即发生、发展、演变和诊治经过。

4. 首次病程记录　指患者入院后由经治医师或值班医师书写的第一次病程记录，应当在患者入院 8 小时内完成。其包括病例特点、拟诊讨论（诊断依据及鉴别诊断）、诊疗计划等。

（1）病例特点　应当在对病史、四诊情况、体格检查和辅助检查进行全面分析、归纳和整理后写出本病例特征，包括阳性发现和具有鉴别诊断意义的阴性症状和体征等。

（2）诊断依据及鉴别诊断　根据病例特点，提出初步诊断和诊断依据；对诊断不明的写出鉴别诊断并进行分析；对下一步诊治措施进行分析。诊断依据包括中医辨病辨证依据与西医诊断依据，鉴别诊断包括中医鉴别诊断与西医鉴别诊断。

（3）诊疗计划　提出具体的检查、中西医治疗措施及中医调护等。

5. 日常病程记录　对患者住院期间诊疗过程的经常性、连续性记录。由经治医师书写，也可以由实习医务人员或试用期医务人员书写，但应有主治医师签名。书写日常病程记录时，首先标明记录时间，另起一行记录具体内容。对病危患者应当根据病情变化随时书写病程记录，每天至少 1 次，记录时间应当具体到分钟。对病重患者，至少 2 天记录一次病程记录。对病情稳定的患者，至少 3 天记录一次病程记录。

6. 简要病情　简要概括患者病后的全过程，即发生、发展、演变和诊治经过。

7. 治疗经过　本次就诊所接受的诊断检查及其结果，治疗所用药物的名称、剂量、给药途径、疗程及疗效，应记述清楚，以备制订诊断治疗方案时参考。

8. 出院记录　主治医师对患者此次住院期间诊疗情况的总结，应当在患者出院后 24 小时内完成。内容主要包括入院日期、出院日期、入院情况、入院诊断、诊疗经过、出院诊断、出院情况、出院医嘱、中医调护、医师签名等。

9. 体格检查　按照人民卫生出版社出版的全国高等学校五年制本科临床专业第九轮规划教材《诊断学》中体格检查的内容填写。

10. 生命体征　用来判断患者的病情轻重和危急程度的指征。项目主要有心率、脉搏、血压、呼吸、疼痛、血氧、瞳孔和角膜反射的改变等，可根据研究需要选择恰当的指标，如体温、脉搏、呼吸、血压。

11. 诊断　包括中医诊断（中医病名和中医证候）和西医诊断（西医病名）。中医诊断参照国家标准《中医病证分类与代码》（GB/T 15657—1995、GB/T 15657—2021）、《中医临床诊疗术语》（GB/T 16751.1—1997、GB/T 16751.2—2021、GB/T 16751.3—1997），填写病名和证候名称。西医诊断按照《国际疾病分类》第十版（ICD–10）填写西医病名。

12. 中医病名　根据其理论和临床实践所形成的对专指疾病本质概括性的表述。中医疾病名词术语定义是对某种 / 类致病因素所引发的专指疾病特征与演变规律的本质概括，规定了疾病的临床全过程及相应的证候变动，涵盖了其对某专指疾病的病因、病位、病机、临床特征及转归、预后等规律性的基本认识。中医的病名基本是以主症为主，如西医中的急性上呼吸道感染，中医病名为感冒。

13. 中医证候　对疾病过程中人体对“邪正交争”态势及其反应的判断结果，是对疾病阶段性病理改变与特定患者形神气质特异性反应的即时概括。中医证候名词术语定义涵盖了其对某专指证候的病因、病位、病性及其邪正、阴阳、气血态势等规律性认识，是对当前“邪正交争”态势所作出的即时判断，也是中医确立治疗原则、采用最恰当技术方法开展诊疗活动的基本依据。

14. 西医病名　疾病的名称。

15. 症状　疾病过程中机体内的一系列机能、代谢和形态结构异常变化所引起的患者主观上的异常感觉或某些客观病态改变称为症状。

16. 舌诊　观察舌头的色泽、形态的变化来辅助诊断及鉴别的方法。舌诊为望诊重点内容之一。

17. 脉诊　通过按触人体不同部位的脉搏，以体察脉象变化的切诊方法。又称切脉、诊脉、按脉、持脉。

18. 实验室检查　通过在实验室进行物理的或化学的检查来确定送检物质的内容、性质、浓度、数量等特性。由于实验室检查的项目和报告单较多，可为每个检查的项目及对应的报告单编号，便于采集及查找。如项目 1 报告单编号，指实验室检查项目所对应的报告单编号，在研究病历编号后加两位编号，例如研究病历编号为 SHLH0011 的第一个项目报告单编号为 SHLH001101。项目 2 报告单编号、项目 3 报告单编号与此类同。

19. 其他　根据研究需要自行设定的采集内容。

五、治疗信息采集表（CRF-3）

治疗信息采集表，包括药物治疗和非药物治疗信息，重点采集药物治疗中的中药处方信息和非药物治疗信息，中药处方的煎煮方法、服用方法等参照《卫生信息数据元值域代码 第十六部分：药品、设备和材料（WS 364.16—2011）》，体现中医特色。详见本章附表 C.1、附表 C.2 和附表 C.3。

1. 研究病历编号　与基本信息采集表（CRF-1）的研究病历编号规则相同，并与其进行有效关联。

2. 诊疗计划　护理常规的等级、科室的常规护理、完善相关检查、暂时用药、建议何种治疗、告知患者病情。

3. 治则治法　治病的原则、方法，如未病先防、治病求本、扶正祛邪、因地因时因人制宜等。

4. 药物治疗　指用一切有治疗或预防作用的物质用于机体疾病，使疾病好转或痊愈，保持身体健康，包括西药处方、中成药处方和中药处方等。

（1）西药处方　处方是指由注册的执业医师和执业助理医师（以下简称医师）在诊疗活动中为患者开具的、由取得药学专业技术职务任职资格的药学专业技术人员（以下简称药师）审核、调配、核对，并作为患者用药凭证的医疗文书。采集处方中的西药名称和用量，用量单位统一为“克”。

（2）中成药处方　处方中的药物为中成药，采集中成药名称和用量。

（3）中药处方　采集药名、用量、方义、煎煮方法、服用方法、配伍禁忌、药对、随症加减等信息。煎煮方法、服用方法等参照《卫生信息数据元值域代码 第十六部分：药品、设备和材料（WS 364.16—2011）》。

5. 非药物治疗　不通过服药达到治疗疾病的方法，包括针灸、拔罐、刮痧、穴位治疗、推拿、理疗、食疗和情志疗法等。

6. 治法变化　患者治疗过程中治法的变化。

7. 方药变化　患者治疗过程中方药的变化。

8. 出院带药　患者经过住院治疗一段时间后，医生根据诊治需要，开具一些出院带药医嘱，包含所在的药房、药名、剂量、规格、用法、用量等信息。

9. 饮食处方　可以起到辅助治疗作用的食物。

10. 生活调摄　可以起到辅助治疗作用的生活习惯。

11. 其他 根据研究需要自行设定的采集内容。

六、评价信息采集表（CRF-4）

评价信息采集表，包括患者出院情况、在院就诊各阶段的证候、症状、舌诊、脉诊、实验室检查指标等信息，动态反映病情变化和疗效情况。中医临床课题研究中应注意与中医证候相关的症状与体征指标的设计，同时要结合中医药综合与整体调整的作用特点，选择和设计综合性、整体性的评价指标，如症状综合评分、生活质量、生存时间等的评价指标，以利于评价中医药作用特点。详见附表D。

1. 研究病历编号 与基本信息采集表（CRF-1）的研究病历编号规则相同，并与其进行有效关联。

2. 综合评价 住院患者出院时的一个综合评价状态，在治愈、好转、未愈、死亡、其他中选择。

3. 证候的动态变化及评价 记录患者入院、在院、出院证候的动态变化，并从性质、程度、范围3个维度评价，性质从严重、较重、一般中选择，程度从重、中、轻中选择，范围从增大、未变、减少中选择。

4. 症状的动态变化及评价 记录患者入院、在院、出院主要症状的动态变化，并从性质、程度、范围3个维度评价，性质从严重、较重、一般中选择，程度从重、中、轻中选择，范围从增大、未变、减少中选择。

5. 舌诊的动态变化及评价 记录患者入院、在院、出院舌诊信息的动态变化，并从性质、程度、范围3个维度评价，性质从严重、较重、一般中选择，程度从重、中、轻中选择，范围从增大、未变、减少中选择。

6. 脉诊的动态变化及评价 记录患者入院、在院、出院脉诊信息的动态变化，并从性质、程度、范围3个维度评价，性质从严重、较重、一般中选择，程度从重、中、轻中选择，范围从增大、未变、减少中选择。

7. 实验室检查指标变化及评价 记录患者入院、在院、出院实验室检查指标的动态变化，并与正常值进行比较，从大于、等于、小于中选择。

8. 不良事件的评价 不良事件是临床诊疗活动中及医院运行过程中，任何可能影响患者的诊疗结果、增加患者的痛苦和负担并可能引发医疗纠纷或医疗事故，以及影响医疗工作的正常运行和医务人员人身安全的因素和事件。不良事件包括可预防的和不可预防的两种。从分类和严重程度两个方面来评价。

（1）不良事件分类

Ⅰ类：有过错事实并且造成不良后果的事件。如果医疗行为和不良后果两者有因果关系，根据后果的严重程度构成“医疗事故”或“医疗差错”。

Ⅱ类：无过错事实但造成不良后果的事件。医疗行为无过错，主要由药物、医疗器械等造成的医疗意外，或不可避免的医疗并发症和疾病的自然转归，其后果可能比较严重，但一般不构成“医疗事故”或“医疗差错”。

Ⅲ类：有过错事实但未造成后果的事件。虽然发生的错误事实（指错误的行为已实施在患者身上），但未给患者机体与功能造成任何损害或有轻微后果，而不需任何处理可完全康复。

Ⅳ类：无过错事实也未造成后果的事件。由于及时发现错误，未形成医疗行为的过错事实。

（2）不良事件严重程度分级

1级：轻度，无症状或症状轻微，无须治疗。

2级：中度，需要较少、局部或非侵入性治疗；日常活动能力轻度受限。

3级：严重或者具有重要医学意义但不会立即危及生命；需要住院治疗或者延长住院时间；致残；日常生活不能自理。

4级：危及生命，需要紧急治疗。

5级：与不良事件相关的死亡。

第四节　CRF数据库设计及数据录入

中医临床数据包括大量的临床症状、体征、实验室检查、影像学检查、药物疗效、不良事件等复杂信息，且这些数据呈现三维数据特点。第一维度是在临床研究中，按照方案中事先计算出的样本量入选一定数量的患者；第二维度是患者临床特征、实验室检查、治疗、预后等临床数据；第三维度是临床数据随着时间推移和患者病情变化而发生变化。CRF采集的数据需运用数据管理系统建立标准化的数据库，采用计算机技术辅助人工进行数据的逻辑核查、数据疑问产生和处理、数据盲态下审核与锁定，以便及时、有效、准确地为获得科学可靠的临床研究结论提供临床研究数据。

一、CRF数据库设计

（一）基本表汇总

CRF数据库基本表及描述，如表9-3所示。

表9-3　数据库基本表汇总

序号	英文表名	中文表名
1	Basic_info	基本信息采集表
2	Diagnostic_info	诊断信息采集表
3	Treatment_info	治疗信息采集表
4	Evaluation_info	疗效评价信息采集表

（二）各表详细设计

CRF数据库各表详细设计，见表9-4、表9-5、表9-6和表9-7。

表 9–4 基本信息采集表（CRF–1）

字段名	类型	主键	注释
研究病历编号	int	是	唯一标识
病案号	int		
性别	int		“0”未知、“1”男、“2”女、“9”未说明
出生日期	timestamp		
户口所在地	varchar（150）		按照省、市、县填写
民族	varchar（30）		
教育程度	varchar（50）		
职业	int		“11”国家公务员、“13”专业技术人员、“17”职员、“21”企业管理人员、“24”工人、“27”农民、“31”学生、“37”现役军人、“51”自由职业者、“54”个体经营者、“70”无业人员、“80”退（离）休人员、“90”其他
婚姻状况	int		“1”未婚、“2”已婚、“3”丧偶、“4”离婚、“9”其他
中医体质	int		“1”平和质、“2”气虚质、“3”阳虚质、“4”阴虚质、“5”痰湿质、“6”湿热质、“7”血瘀质、“8”气郁质、“9”特禀质
过敏史	varchar（100）		
过敏原	varchar（100）		
既往史	varchar（200）		
家族史	varchar（100）		
不良习惯史 – 抽烟	varchar（100）		
不良习惯史 – 饮酒	varchar（100）		
其他	varchar（500）		
填报者	varchar（20）		
填报时间	timestamp		

表 9–5 诊断信息采集表（CRF–2）

字段名	类型	主键	注释
研究病历编号	int	是	唯一标识
主诉	varchar（600）		
现病史	varchar（600）		
首次病程记录	varchar（600）		
日常病程记录	varchar（600）		
简要病情	varchar（600）		
治疗经过	varchar（600）		

续表

字段名	类型	主键	注释
出院医嘱	varchar（600）		
体格检查	varchar（600）		
体温 T	int		℃
脉搏 P	int		次 / 分
呼吸 R	int		次 / 分
收缩压	int		mmHg
舒张压	int		mmHg
中医病名	varchar（200）		
中医证候	varchar（100）		
西医病名	varchar（200）		
症状	varchar（600）		
舌诊	varchar（100）		
脉诊	varchar（100）		
实验室检查项目名称	varchar（100）		
检查结果	varchar（500）		
其他	varchar（500）		
填报者	varchar（20）		
填报时间	timestamp		

表 9-6　治疗信息采集表（CRF-3）

字段名	类型	主键	注释
研究病历编号	int	是	唯一标识
诊疗计划	varchar（600）		
治则治法	varchar（600）		
治法变化	varchar（600）		
方药变化	varchar（600）		
出院带药	varchar（600）		
西药名称	varchar（100）		
用量	varchar（100）		
方剂名称	varchar（100）		
剂型	varchar（50）		
用量	varchar（50）		
中药名	varchar（200）		
用量	varchar（100）		
方义	varchar（200）		

续表

字段名	类型	主键	注释
煎煮加工方法	varchar（100）		
配伍禁忌	varchar（200）		
药对	varchar（200）		
随症加减	varchar（200）		
针灸	varchar（200）		
拔罐	varchar（200）		
刮痧	varchar（200）		
穴位治疗	varchar（200）		
推拿	varchar（200）		
理疗	varchar（200）		
饮食处方	varchar（600）		
生活调摄	varchar（600）		
其他	varchar（500）		
填报者	varchar（20）		
填报时间	timestamp		

表 9–7　评价信息采集表（CRF–4）

字段名	类型	主键	注释
研究病历编号	int	是	唯一标识
出院情况	int		“1”治愈、“2”好转、“3”未愈、“4”死亡、“5”其他
证候编号	int		
证候变化	varchar（600）		
证候性质评价	int		“1”严重、“2”较重、“3”一般
证候程度评价	int		“1”重、“2”中、“3”轻
证候范围评价	int		“1”增大、“2”未变、“3”减少
症状编号	int		
症状变化	varchar（600）		
症状性质评价	int		“1”严重、“2”较重、“3”一般
症状程度评价	int		“1”重、“2”中、“3”轻
症状范围评价	int		“1”增大、“2”未变、“3”减少
舌诊变化	varchar（600）		
舌诊性质评价	int		“1”严重、“2”较重、“3”一般
舌诊程度评价	int		“1”重、“2”中、“3”轻
舌诊范围评价	int		“1”增大、“2”未变、“3”减少

续表

字段名	类型	主键	注释
脉诊变化	varchar（600）		
脉诊性质评价	int		“1”严重、“2”较重、“3”一般
脉诊程度评价	int		“1”重、“2”中、“3”轻
脉诊范围评价	int		“1”增大、“2”未变、“3”减少
实验室检查指标变化	varchar（600）		
实验室检查指标评价	int		“1”大于、“2”等于、“3”小于
不良事件分类	int		“1”Ⅰ类、“2”Ⅱ类、“3”Ⅲ类、“4”Ⅳ类
严重程度分级	int		1级、2级、3级、4级、5级
评价小结	varchar（600）		
填报者	varchar（20）		
填报时间	timestamp		

二、CRF数据录入

（一）记录要求

CRF记录应遵守及时、准确、完整、规范、真实原则。病历作为临床研究的原始文件应完整保存。病例报告表中的数据来自原始文件（病历），需与原始文件一致，研究中的任何观察、检查结果均应记录于病历，并要正确地填写至病例报告表中，不得随意更改。如确认填写错误，做任何更正时应保持原记录清晰可辨，由更正者签署姓名和时间并注明原因。记录应用钢笔或签字笔。记录后不得随意修改，如需修改只能由研究者采用附加说明方式并签名认可。如果是无碳复写的病例报告表，可以用钝尖的签字笔或不褪色的圆珠笔填写，保证底联的病例报告表页面字迹清晰。临床研究中各种实验室数据均应记录或将原始报告复印件粘贴在病例报告表上，在正常范围内的数据也应具体记录不同栏目中的同一结果要用相同的文字表达而不要填“同前”“同上”。对显著偏离或在临床可接受范围以外的数据须加以核实。检测项目必须注明所采用的计量单位。为保护受试者隐私，病例报告表上不应出现受试者的姓名。研究者应按受试者的代码确认其身份并记录患者身份信息，在另行设计的筛查登记表中记录。各项观测指标应按临床研究方案规定的时间和规定方法进行检查和记录。自觉症状的描述应当以受试者自述、自我评价为主，研究者不能以暗示或诱导的结果作为记录。各观测时间客观指标测试条件应相同，如有异常发现时应重复检查以便确定。为了便于统计分析，尽可能使用数字记录，少用文字叙述。应在临床研究开始前，制定病例报告表的填写、更改、检查和收集的标准操作程序（SOP），并对所有参加临床研究的人员进行培训。

（二）检查要点

知情同意书签字日期与入选日期、签名情况；检查受试者原始记录，将病例报告表与原始记录核对；数据的完整性、准确性、可辨认性、合理性；是否按访视日期分配受试者随机号码；入选、排除标准，有无违反方案要求；受试者是否按规定要求进行访视，有无拖延或遗漏；检查随机信封；实验室检查结果，尤其是异常结果的记录和追踪情况；安全性数据及记录，确认有无严重不良事件发生；检查药品记录情况；检查药物使用情况的记录是否违反方案要求；受试者提前中止情况和记录，完成相应的检查和跟踪；记录前后的一致性、有无矛盾或遗漏；更新信息、资料和人员，是否有说明文件。

第五节　CRF 填报要求与质量控制

准确填报 CRF 可获得正确、有效的数据，并能提高手工核查、数据录入、程序核查等数据管理的速度，减少疑问报告，提高完整率，同时还能提高统计分析的效率，减少错误的发生。

一、填报要求

（一）人员要求

CRF 设计者：按照方案的要求审核 CRF，以确保所需要的数据能够被收集。统计学家：通过审核 CRF，确保统计分析计划中所需要的数据以符合统计要求的形式收集。临床数据收集人员：审核 CRF 中是否存在模糊不清的问题，以确保能收集到符合方案要求的数据。临床专家：提供能反映有效性和安全性的指标，并且负责培训临床数据收集人员怎样收集这些数据。伦理委员会：审核 CRF 是否符合相关法规。数据录入人员：审核 CRF 是否方便录入。

（二）专业要求

1. CRF 设计要与方案设计同步　当研究方案草稿基本完成时就应着手 CRF 的设计。因为在设计 CRF 的过程中有些数据可能会在临床实践中无法收集或很难收集，这就需要对方案进行修改。如果数据采集与报告文件在研究方案批准后才草率制订，就有可能难以按照方案的要求进行研究，从而影响结果的分析；若两者同步进行，则可为双方提供重要的反馈，考虑收集哪些数据，如何使用，以达到试验目的。

2. 抄录准确　如果 CRF 的信息是从其他源文件中抄录的，最好使 CRF 和源文件的顺序相一致。

3. CRF 版本的变更　研究过程中，当发现问题需要对 CRF 进行修改时，研究者可提出修改建议，并征求相关人员的意见。所有的版本变更及变更的原因、时间等均应该记录存档，不同版本需要清楚地标明版本编号。CRF 版本的变更要提交伦理委员会审查批准后才可执行。要保证每个分中心都及时应用最新版本的 CRF。临床研究正式开始实施后，应尽可能避免修改 CRF。

二、原始资料要求

原始资料是指临床试验中所有临床发现、观察和其他活动的原始记录或经过核证的副本，是描述和评估研究的必需文件。包括知情同意书；全部的病历记录过程，包括住院病历、门诊病历、诊疗记录、输液记录、抢救记录等；患者日记卡；各类评分量表和问卷表；实验室报告及辅助检查报告；各种筛选表等。

原始资料必须妥善保存，确保安全完好。指定专人协助研究者做好原始记录的收集和记录。每次访视及时做好实验室检查的评价、病历书写、不良事件和合并用药记录等，并及时检查，有问题第一时间汇报并及时处理。检查原始资料的完整性、逻辑性等。

三、数据清理要求

数据清理是将数据库精简以除去重复记录，并使剩余部分转换成标准可接收格式的过程。从数据的准确性、完整性、一致性、唯一性、适时性、有效性等方面来处理数据的缺失值、越界值、不一致代码、重复数据等问题。

（一）不完整数据（即值缺失）

CRF 中缺失的值应先考虑从本数据源或其他数据源推导出来，如用平均值、最大值、最小值或更为复杂的概率估计代替缺失值，若不能推导出来则要进行手工清理。

（二）错误值

在 CRF 中发现的错误值或异常值，可以用简单规则库（常识性规则、业务特定规则等）检查数据值，或使用不同属性间的约束、外部的数据来检测和清理数据。

（三）重复记录

数据库中属性值相同的记录被认为是重复记录，通过判断记录间的属性值是否相等来检测记录是否相等，相等的记录合并为一条记录（即合并 / 清除）。

（四）不一致性

从多数据源集成的数据可能有语义冲突，可定义完整性约束用于检测不一致性，也可通过分析数据发现联系，从而使得数据保持一致。

四、常见问题

（一）表格设计问题

指标记录连续设计在同一页表上易导致填写时的提示、倾向性取值。如缺病历号、随机序号、患者 ID 等，致使无法确证病例报告表与原始资料的一致性。

（二）真实性问题

就诊时间与化验检查报告时间矛盾。忽略中医证候诊断而纳入受试者。不良事件全无，甚至在大样本、长疗程的临床研究项目中，未见一例不良事件记录。原始化验检查单据、照片等证据缺失。化验检查单据的数据与病例报告表上所填数据不一致。

（三）填表问题

填表不规范：空项、漏项、任意涂改。不注意数值的单位，如将身高填成 1.78cm。连续表格中，前面选有 / 是，而在后续应进一步填写的内容中却未填内容。

五、常见问题的预防

在充分理解和分析研究方案的基础上，设计 CRF 并提交课题组讨论、预填表测试，集思广益，避免错漏。在时间流程的设计上注意时间窗的范围。另外，随访期的数据采集形式应尽量简易，以免烦琐造成失访。加强对研究者的培训和考核，严格执行填写病例报告表的标准和规范。加强监查、稽查，避免选择性偏倚和信息偏倚。

CRF是临床试验过程中常见的文件之一，需建立CRF的版本管理，用日期或数字等方式对CRF进行标记并记录每次版本修改的内容十分必要，同时对于最新版本的CRF要及时传达给相关的人员。

附表

1. 患者基本信息采集表（CRF-1）

表 A 患者基本信息采集表

研究病历编号： 病案号：

性 别	□未知 □男 □女 □未说明	出 生 日 期	|__|__|__|__| 年 |__|__| 月 |__|__| 日
户口所在地	________省（区、市）______市_____县		
民 族	□汉族 □蒙古族 □回族 □ 藏族 □维吾尔族 □苗族 □彝族 □壮族 □ 布依族 □朝鲜族 □其他：________		
教育程度	□研究生及以上 □大学本科 □ 专科 □中专 / 中技 □技校 □高中 □初中 □小学 □文盲 / 半文盲		
职 业	□国家公务员 □专业技术人员 □职员 □企业管理人员 □工人 □农民 □学生 □现役军人 □自由职业者 □个体经营者 □无业人员 □退（离）休人员 □其他________		
婚姻状况	□未婚 □已婚 □丧偶 □离婚 □其他__________		
中医体质	□平和质 □气虚质 □阳虚质 □阴虚质 □痰湿质 □湿热质 □血瘀质 □气郁质 □特禀质		
过敏史			
既往史			
家族史			
不良习惯史	抽烟 □有 □无 饮酒 □有 □无 其他：_____		
其他			

填报者：_________ 填报时间：_____年___月___日

2. 临床诊断信息采集表（CRF–2）

表 B.1　入院 – 临床诊断信息采集表

研究病历编号：			
主诉			
现病史			
首次病程记录			
病例特点			
拟诊讨论			
体格检查			
生命体征	体温 T　　℃　　脉搏 P　　次 / 分 呼吸 R　　次 / 分　　血压 BP　/　　mmHg		
其他检查			
诊断			
中医病名：			
中医证候：			
西医病名：			
四诊诊断			
症状：			
舌诊：		脉诊：	
实验室检查			
项目 1 名称		项目 1 报告单编号	
项目 2 名称		项目 2 报告单编号	
项目 3 名称		项目 3 报告单编号	
其他			

填报者：__________　　　　填报时间：_____年___月___日

表 B.2 在院－临床诊断信息采集表

<table>
<tr><td colspan="4">研究病历编号：</td></tr>
<tr><td>日常病程记录</td><td colspan="3"></td></tr>
<tr><td colspan="4">体格检查</td></tr>
<tr><td>生命体征</td><td colspan="3">体温 T ℃ 脉搏 P 次 / 分
呼吸 R 次 / 分 血压 BP / mmHg</td></tr>
<tr><td>其他检查</td><td colspan="3"></td></tr>
<tr><td colspan="4">诊断</td></tr>
<tr><td colspan="4">中医病名：</td></tr>
<tr><td colspan="4">中医证候：</td></tr>
<tr><td colspan="4">西医病名：</td></tr>
<tr><td colspan="4">四诊诊断</td></tr>
<tr><td colspan="4">症状：</td></tr>
<tr><td colspan="2">舌诊：</td><td colspan="2">脉诊：</td></tr>
<tr><td colspan="4">实验室检查</td></tr>
<tr><td>项目 1 名称</td><td></td><td>项目 1 报告单编号</td><td></td></tr>
<tr><td>项目 2 名称</td><td></td><td>项目 2 报告单编号</td><td></td></tr>
<tr><td>项目 3 名称</td><td></td><td>项目 3 报告单编号</td><td></td></tr>
<tr><td>其他</td><td colspan="3"></td></tr>
</table>

填报者：__________ 填报时间：_____年___月___日

表 B.3　出院－临床诊断信息采集表

<table>
<tr><td colspan="4">研究病历编号：</td></tr>
<tr><td>简要病情</td><td colspan="3"></td></tr>
<tr><td>治疗经过</td><td colspan="3"></td></tr>
<tr><td>出院医嘱</td><td colspan="3"></td></tr>
<tr><td colspan="4">体格检查</td></tr>
<tr><td>生命体征</td><td colspan="3">体温 T　　℃　　脉搏 P　　次 / 分
呼吸 R　　次 / 分　　血压 BP　/　mmHg</td></tr>
<tr><td>其他检查</td><td colspan="3"></td></tr>
<tr><td colspan="4">出院诊断</td></tr>
<tr><td colspan="4">中医病名：</td></tr>
<tr><td colspan="4">中医证候：</td></tr>
<tr><td colspan="4">西医病名：</td></tr>
<tr><td colspan="4">四诊诊断</td></tr>
<tr><td colspan="4">症状：</td></tr>
<tr><td colspan="2">舌诊：</td><td colspan="2">脉诊：</td></tr>
<tr><td colspan="4">实验室检查</td></tr>
<tr><td>项目 1 名称</td><td></td><td>项目 1 报告单编号</td><td></td></tr>
<tr><td>项目 2 名称</td><td></td><td>项目 2 报告单编号</td><td></td></tr>
<tr><td>项目 3 名称</td><td></td><td>项目 3 报告单编号</td><td></td></tr>
<tr><td>其他</td><td colspan="3"></td></tr>
</table>

填报者：__________　　　　填报时间：_____年___月___日

3. 临床治疗信息采集表（CRF–3）

表 C.1 入院－临床治疗信息采集表

<table>
<tr><td colspan="3">研究病历编号：</td></tr>
<tr><td>诊疗计划</td><td colspan="2"></td></tr>
<tr><td>治则治法</td><td colspan="2"></td></tr>
<tr><td rowspan="3">药物治疗</td><td>西药处方</td><td>西药名称：
用量：</td></tr>
<tr><td>中成药处方</td><td>中成药名称：
用量：</td></tr>
<tr><td>中药处方</td><td>药名：
用量：
方义：
煎煮服用方法：
配伍禁忌：
药对：
随症加减：</td></tr>
<tr><td rowspan="6">非药物治疗</td><td>针灸</td><td></td></tr>
<tr><td>拔罐</td><td></td></tr>
<tr><td>刮痧</td><td></td></tr>
<tr><td>穴位治疗</td><td></td></tr>
<tr><td>推拿</td><td></td></tr>
<tr><td>理疗</td><td></td></tr>
<tr><td>饮食处方</td><td colspan="2"></td></tr>
<tr><td>生活调摄</td><td colspan="2"></td></tr>
<tr><td>其他</td><td colspan="2"></td></tr>
</table>

填报者：__________ 填报时间：_____年___月___日

表 C.2　在院 – 临床治疗信息采集表

研究病历编号：

治法变化		
方药变化		
药物治疗	西药处方	西药名称： 用量：
	中成药处方	中成药名称： 用量：
	中药处方	药名： 用量： 方义： 煎煮服用方法： 配伍禁忌： 药对： 随症加减：
非药物治疗	针灸	
	拔罐	
	刮痧	
	穴位治疗	
	推拿	
	理疗	
其他		

填报者：__________　　　　填报时间：_____年____月____日

表 C.3　出院－临床治疗信息采集表

研究病历编号：

<table>
<tr><td>出院带药</td><td colspan="2"></td></tr>
<tr><td rowspan="3">药物治疗</td><td>西药处方</td><td>西药名称：
用量：</td></tr>
<tr><td>中成药处方</td><td>中成药名称：
用量：</td></tr>
<tr><td>中药处方</td><td>药名：
用量：

煎煮方法：
服用方法：
配伍禁忌：

随症加减：</td></tr>
<tr><td rowspan="6">非药物治疗</td><td>针灸</td><td></td></tr>
<tr><td>拔罐</td><td></td></tr>
<tr><td>刮痧</td><td></td></tr>
<tr><td>穴位治疗</td><td></td></tr>
<tr><td>推拿</td><td></td></tr>
<tr><td>理疗</td><td></td></tr>
<tr><td>其他</td><td colspan="2"></td></tr>
</table>

填报者：＿＿＿＿＿　　　　填报时间：＿＿＿年＿＿月＿＿日

4. 评价信息采集表（CRF-4）

表 D　评价信息采集表

研究病历编号：

类别	入院			在院（根据实际增加）			出院			
	性质 / 大于	程度 / 等于	范围 / 小于	性质 / 大于	程度 / 等于	范围 / 小于	性质 / 大于	程度 / 等于	范围 / 小于	综合评价
症状（根据实际增加）										
舌诊										
脉诊										
证候										
实验室检查指标										
不良事件分类										
不良事件严重程度分级										
其他										

填报者：__________　　　　填报时间：_____年___月___日

填写说明

1. 凡栏目中有“□”的，应当在“□”内打钩，示例：“☑”。栏目中没有可填写内容的，在空白方框中填写“—”。

2. 研究病历编号：首先是单位名称缩写，然后是3位顺序号001～999，最后是入院1、在院2、出院3的对应码，例如上海龙华医院的第一份入院病历编号为SHLH0011。

3. 病案号：指电子病历上的病案号。

4. 教育程度：指就诊患者的最高学历。

5. 职业：按照国家标准《个人基本信息分类与代码（GB/T 2261.4—2003）》要求填写，共13种职业：11. 国家公务员、13. 专业技术人员、17. 职员、21. 企业管理人员、24. 工人、27. 农民、31. 学生、37. 现役军人、51. 自由职业者、54. 个体经营者、70. 无业人员、80. 退（离）休人员、90. 其他。根据患者情况，勾选职业名称。

6. 婚姻状况：指患者此时的婚姻状态。以中华人民共和国国家标准《婚姻状况代码（GB 4677—1984）》分类为准，可分为：1. 未婚；2. 已婚；3. 丧偶；4. 离婚；9. 其他。应当根据患者婚姻状态在“□”内勾选。

7. 中医体质：按中华中医药学会标准《中医体质分类与判定（ZZYXH/T157—2009）》分为平和质、气虚质、阳虚质、阴虚质、痰湿质、湿热质、血瘀质、气郁质、特禀质。

8. 既往史：患者既往患病情况，包括外科手术史、预防注射史及系统回顾等。如果既往无特殊疾病则填写“无特殊”。

9. 不良习惯史：指患者是否有过抽烟、饮酒等不良嗜好，若有其他，则需要在“其他”栏中填写具体不良习惯。

10. 其他：其他需要补充的信息。

11. 主诉：患者此次就诊时需解决的主要问题及发病时长。参照《卫生信息数据元值域代码 第六部分：主诉与症状（WS 364.6—2011）》填写。

12. 现病史：患者此前所患与本次就诊相关的疾病情况。某时间于某医院诊断为某疾病，经历某治疗，治疗结果及疾病发展过程等。

13. 首次病程记录：包括病例特点、中西医诊断依据及中西医鉴别诊断、诊疗计划。

14. 日常病程记录：反映四诊情况及治法、方药变化及其变化依据等。

15. 体格检查：按照人民卫生出版社出版的全国高等学校五年制本科临床专业第九轮规划教材《诊断学》中体格检查的内容填写。

16. 诊断：包括中医诊断和西医诊断。中医诊断参照中华人民共和国国家标准《中医病证分类与代码》（GB/T 15657—1995、GB/T 15657—2021）、《中医临床诊疗术语》（GB/T 16751.1—1997、GB/T 16751.2—2021、GB/T 16751.3—1997），填写病名和证候名称。西医诊断按照《国际疾病分类》第十版（ICD-10）填写西医病名。

17. 项目1报告单编号：指实验室检查项目所对应的报告单编号，在研究病历编号后加两位编号，例如研究病历编号为SHLH0011的第一个项目报告单编号为SHLH001101。项目2报告单编号、项目3报告单编号与此类同。

18. 中药处方：煎煮方法、服用方法等参照《卫生信息数据元值域代码 第十六部分：药品、设备和材料（WS 364.16—2011）》。

19. 疗效评价信息采集表中，性质从严重、较重、一般中选择，程度从重、中、轻中选择，范围从增大、未变、减少中选择。实验室检查指标与正常值相比。不良事件分类：Ⅰ类、Ⅱ类、Ⅲ类、Ⅳ类。不良事件严重程度分级：1级、2级、3级、4级、5级。综合评价在治愈、好转、未愈、死亡、其他中选择。

第十章　数据化中医临床病例报告表设计与应用

本章介绍了数据化中医临床病例报告表（case data form，CDF）的框架，CRF到CDF的处理流程，中医临床知识编码的分类，CDF数据规范化的要求及其数据集标准规范，并设计了CDF的数据库格式，为中医临床研究提供参考。

第一节　概　述

数据化中医临床病例报告表（CDF）是基于中医临床信息分类与代码标准对结构化的中医临床病例报告表（CRF）进行数据知识化后产生的数据库，即依据相关中医临床知识属性编码标准对中医临床行为要素进行属性代码转化生成的数据化中医临床病例报告表。将中医临床数据规范化、结构化和数据化，可以有效提高电子病历结构化程度，为构建精细化中医临床“证、治、效”信息模型，充分挖掘其临床要素及其内涵属性间的关联关系，揭示真实世界中医临床的状态和规律提供依据，是基于大数据理论和技术方法进行中医临床创新型科学研究的基础。

第二节　CDF框架与设计方法

一、CDF框架设计

数据化中医临床病例报告表（CDF）的基础框架是基于结构化的中医临床病例报告表（CRF）的框架设计，分为“基本信息表（CDF-1）”“诊断信息表（CDF-2）”“治疗信息表（CDF-3）”及“评价信息表（CDF-4）”4个子表。

CDF-1：收录了临床患者的基本信息，主要基于CRF-1表结构。

CDF-2：收录了临床诊断的基本信息，主要基于CRF-2表结构。

CDF-3：收录了临床治疗的基本信息，主要基于CRF-3表结构。

CDF-4：收录了临床评价的基本信息，主要基于CRF-4表结构。

二、CDF设计方法

数据化中医临床病例报告表（CDF1–4）的详细设计，首先从中医药数据标准中将相关的临床数据标准，包括中医药名词术语、临床信息分类与代码、中医药数据元等抽提出来，构建一个中医临床信息分类框架（详见图10–1），在该框架的支持下，将结构化的中医临床病例报告表（CRF1–4），依序分别按各表所收纳的中医临床信息（数据项）的属性分类编码结构，对CRF中的数据项（信息）结构进行属性化再造，即将每一个CRF中的数据项（信息）的属性类别都作为CDF中的数据项，这样原来在CRF中的一个数据项经过属性化重构后，在CDF结构中就转化为该数据项及其属性类别的多个数据项，以此实现CDF结构的细化设计。

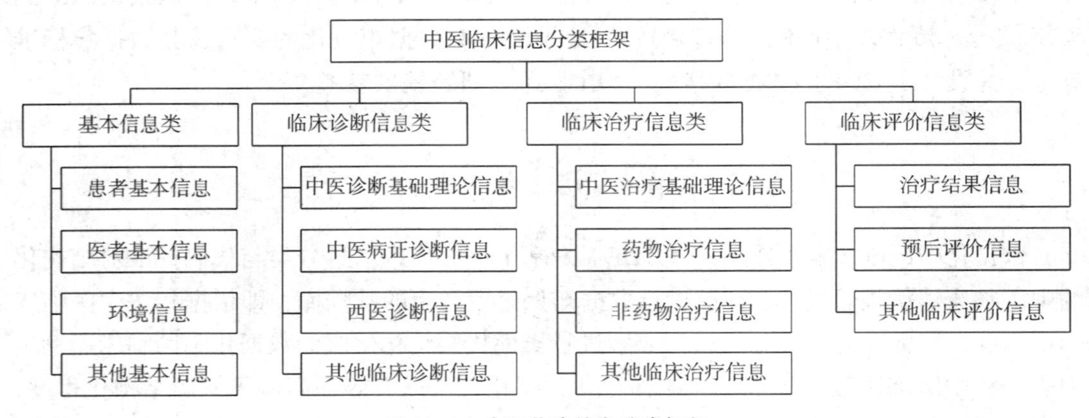

图10–1　中医临床信息分类框架

第三节　基于CRF的中医临床数据知识化

大数据时代，如何把复杂的中医临床信息转化为计算机可以识别和分析的数据，探寻数据之间的关联关系，为中医临床研究提供数据支撑，做到“用数据说话、用数据管理”，这很重要。

一、中医临床数据知识化的初衷与依据

随着“大数据”的产生为人类提供了一种认识复杂系统的新思维和新手段，我们可以在足够小的时间和空间尺度上，对真实世界中医临床信息数据化，构造一个真实世界的数字虚拟映像。利用大数据技术，对这个数字虚拟映像进行深度分析，从而发现中医临床“病–证/症–治–效”等一系列复杂的行为、状态和关联规律。这一创新型中医临床研究思路和方法能较好地解决主要以自然语言的文本、图片等形式描述的中医临床数据的深度挖掘和知识发现的瓶颈问题。这也是开展中医临床数据规范化、结构化和数据知识化研究的初衷和依据。

二、中医临床数据的转化过程

中医临床数据的转化过程是通过对中医临床原始数据的规范化，再按统一规范设计的中医临床病例报告表（CRF）要求填报，将临床数据转化为结构化数据，再依据中医临床信息分类与代码（知识编码）标准对结构化中医临床病例报告表（CRF）数据进行属性化知识重构，完成中医临床数据的二次转化，生成数据化中医临床病例报告表（CDF），最终完成整个中医临床数据的转化过程，获得具有知识与其属性双层描述特征的中医临床数据，供研究者应用知识关联技术深度挖掘其临床价值。

三、中医临床数据知识化

中医临床信息分为两种，一种是可直接或采用仪器设备进行量化检测的中医临床信息，在中医临床信息数据知识化过程中可直接以其数值描述；另外一种是非定量的中医临床信息，依据专业理论、共识与规则确定其内涵属性，并进行分类编码，在中医临床信息数据知识化过程中是以其属性编码进行描述。

CDF 是中医临床信息数据知识化的工具，基于 CRF 的中医临床信息的数据知识化过程可归纳总结为：

1. 临床原始数据（病案资料）的收集与整理，以中医药名词术语及中医临床病历书写规范等标准规范为据，对其进行归类和数据清洗等规范化处理。

2. 将清理后的临床数据，按规范设计的中医临床病例报告表（CRF）要求填报，并录入信息构建 CRF 数据库，实现中医临床病例报告数据的结构化。

3. 将结构化中医临床病例报告表（CRF）进行数据知识化，形成了可供计算机处理的数据化中医临床病例报告（CDF）数据库，完成中医临床病例报告信息的数据知识化。

四、中医临床数据知识化流程

基于信息分类与代码（知识属性编码）标准的中医临床数据知识化流程，如图 10–2 所示。

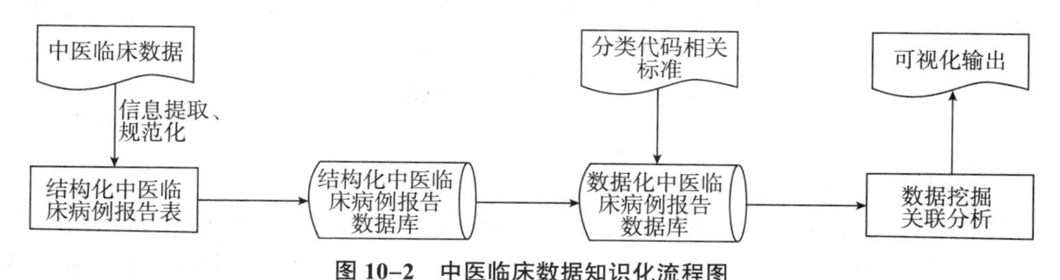

图 10–2　中医临床数据知识化流程图

（一）患者基本信息数据知识化流程

对上述形成的患者基本信息模型进行数据规范化采集，然后对基本信息中可编码的信息要素进行提取，形成数据化的患者基本信息数据库，参照患者基本信息中涉及的性别、职业、婚姻状况等分类代码相关标准（包括国家标准、行业标准及团体标准）对患者基本信息进行数据知识化，形成数据化患者基本信息数据库，最后建立患者基本信息数据库。患者基本信息数据化基本流程如图 10–3 所示。

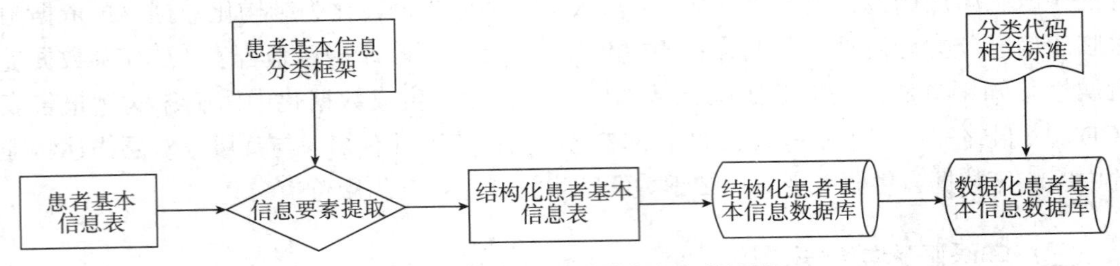

图 10–3　患者基本信息数据知识化流程

（二）临床诊断信息数据知识化流程

对上述形成的临床诊断信息模型进行数据规范化采集，然后根据临床诊断信息分类代码相关标准对诊断信息中可编码的信息要素进行提取，形成结构化的临床诊断信息表，参照临床诊断信息涉及的中医病名、中医证候等分类与代码相关标准（包括国家标准、行业标准及团体标准）对临床诊断信息进行数据化，建立临床诊断信息数据库。临床诊断信息数据知识化基本流程，如下图 10–4 所示。

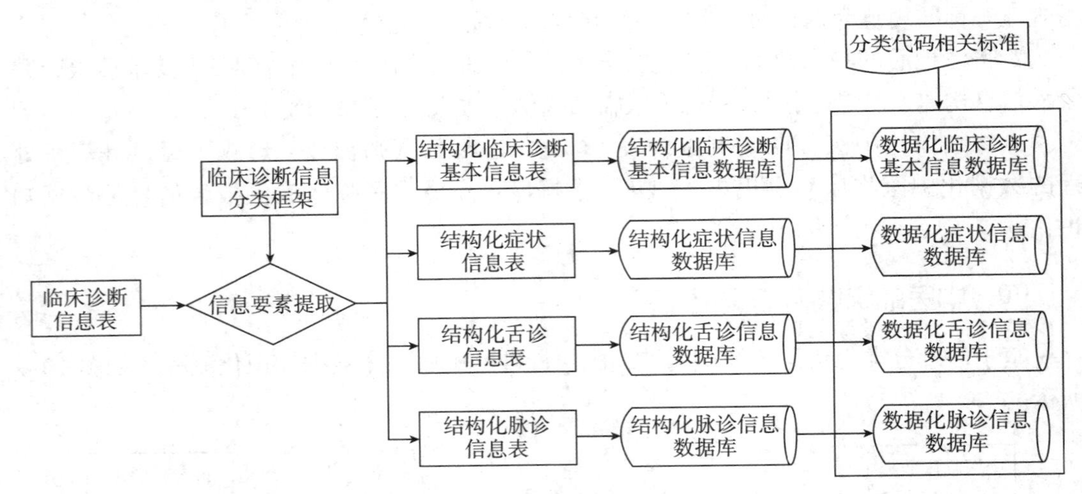

图 10–4　临床诊断信息数据知识化基本流程

（三）临床治疗信息数据知识化流程

对上述形成的临床治疗信息模型进行数据规范化采集，然后对可编码的信息要素进行提取，形成结构化的临床治疗信息表，参照临床治疗信息的处方中药分类与代码相关标准（包括国家标准、行业标准及团体标准）对临床治疗信息进行数据知识化，建立临床治疗信息数据库。临床治疗信息数据知识化基本流程，如下图 10–5 所示。

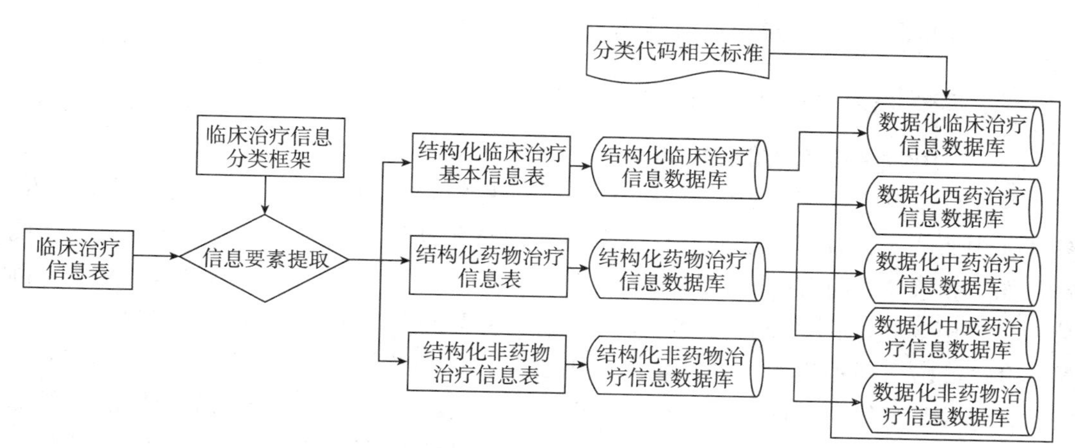

图 10-5　临床治疗信息数据知识化基本流程

（四）临床评价信息数据知识化流程

对上述形成的临床评价信息模型进行数据规范化采集，然后对可编码的信息要素进行提取，形成结构化的临床评价信息表，参照临床评价信息涉及的分类与代码相关标准（包括国家标准、行业标准及团体标准）对临床评价信息进行数字化，建立临床评价信息数据库。临床评价信息数据知识化基本流程，如下图 10-6 所示。

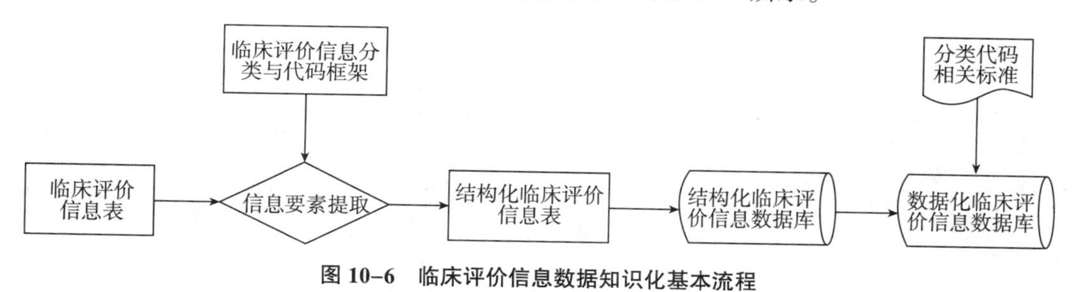

图 10-6　临床评价信息数据知识化基本流程

第四节　中医临床知识编码

中医临床知识编码服务于数据化中医临床病例报告表，本节介绍了中医舌诊、脉诊、临床中药的知识编码。

一、概述

知识编码是依据知识的内涵属性分类与代码对知识进行代码编制，它是知识管理的一个有效途径，可通过标准编码的形式表达知识，能够实现知识的深层表达，更利于知识的共享与交流。对中医临床病例报告表（CRF）中的临床诊疗知识，抽取其临床特征信息（知识点），进行属性分析，依据中医临床信息分类与代码（知识属性代码）标准，对中医临床诊疗知识进行编码，以便更完整和更精准地描述中医临床医学概念，更深层次地利用其知识属性认识和评价中医医疗行为。

二、中医临床基本知识编码分类

（一）中医临床症状知识编码

在充分了解症状相关的内涵和外延之后，先将症状临床描述逐个分解成最小术语，参考《中医临床诊疗术语》对症状名称进行规范化处理，把同一症状不同描述进行统一，如“鼻塞”的同义描述词有“鼻不通气”“鼻堵”“鼻窒”等需进行规范化统一；拆分一种术语表达的两种不同症状，如“泛吐酸水”由于症状性质的区别需拆分为“泛酸”和“吐酸”两种症状。再依据中国中医药信息学会颁布的团体标准《中医临床基本症状信息分类与代码（T/CIATCM 020—2019）》从骨干症状、获取方式和人体部位等25个分类轴，对临床实际症状描述进行知识编码。中医临床症状信息属性分类框架如图10–7所示。

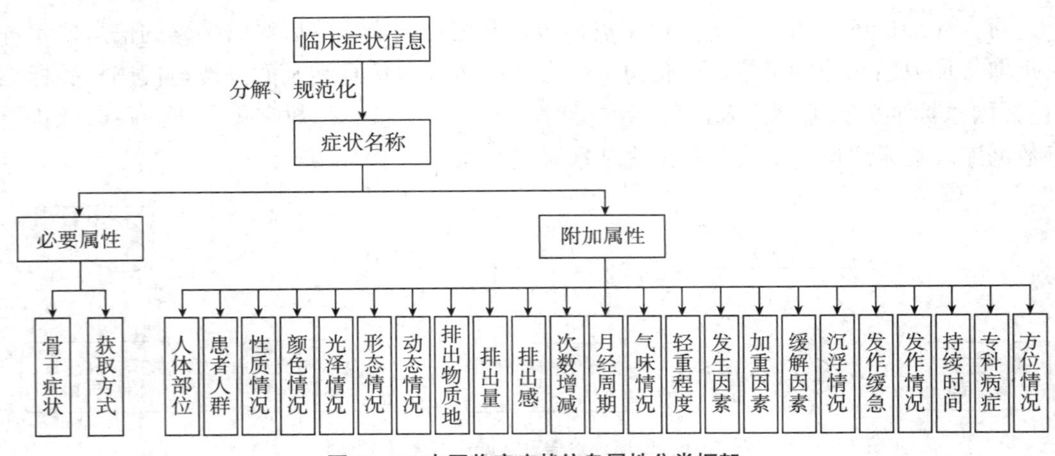

图10–7　中医临床症状信息属性分类框架

（二）中医临床舌诊知识编码

舌象诊断，简称“舌诊”，是中医临床诊断“四诊”的重要组成之一，在中医临床中对舌诊大多都是以文本形式描述舌象信息，在计算机处理这些信息时由于缺乏统一的标准和规范，处理时不能完全准确地识别其信息要素，在临床数据分析时具有一定的局限性和困难。为更全面地表达舌象知识，更精准地构建中医舌象诊断模型，依据《中医诊断学》《中医舌象诊断信息分类与代码（T/CIATCM 010—2019）》将舌象分成舌质和舌苔两类属性进行编码，舌质从舌色、舌色位和舌形等8个分类轴，舌苔从苔色、苔色位和苔质等5个分类轴，分别进行临床舌象诊断知识的编码，即舌诊知识编码，如图10–8所示。

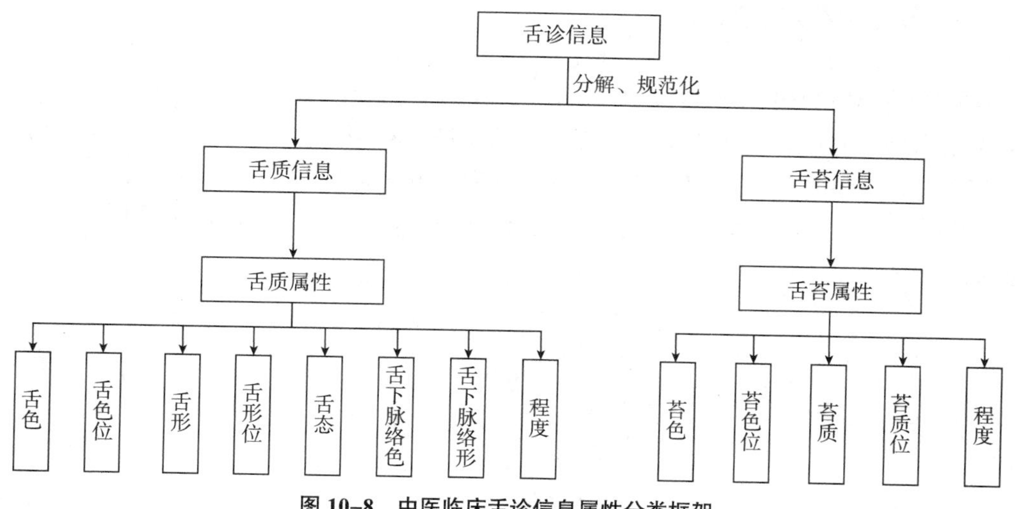

图 10-8 中医临床舌诊信息属性分类框架

（三）中医临床脉诊知识编码

脉诊是中医临床诊断“四诊”的重要组成之一，是四诊（望、闻、问、切）中唯一可以直接接触患者感受其脉搏跳动，进一步了解疾病病因、病机的最具中医特色的诊法。中医理论认为人体有阴阳气血之偏或痰、饮、湿、食、瘀之扰，通过脉象可以了解人体阴阳平衡、气血虚实及邪正盛衰等病理信息，与望诊、闻诊、问诊相合参，从整体上对疾病进行综合评估。

由于脉诊易受客观因素的影响，如环境、饮食习惯、年龄等其他因素，在诊断过程中主要靠医生的临床经验进行判断，因此主观性较强，未形成统一的标准，不能准确、完整地记录脉诊的信息。依据《中医诊断学》《中医脉象诊断信息分类与代码（T/CIATCM 011—2019）》将脉诊从脉象、脉象程度和脉诊部位 3 个分类轴，进行临床实际脉象知识编码。中医临床脉诊信息属性分类框架，如图 10-9 所示。

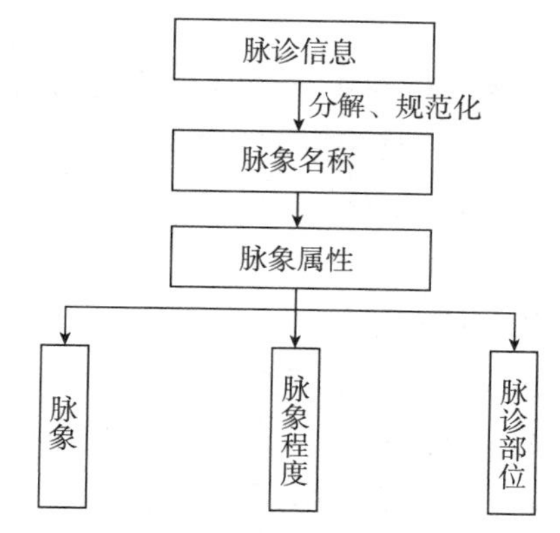

图 10-9 中医临床脉诊信息属性分类框架

（四）临床中药知识编码

参考《中国药典（2015 版）》《临床中药学》，依据《临床中药基本信息分类与代码（T/CIATCM 024—2019）》及《中药编码规则及编码（GB/T 31774—2015）》，遵循中医辨证论治和中药基础理论知识综合考虑中药的特性，对中药从本体属性（如中药药用来源、药用部位、饮片规格和炮制加工等属性代码）和临床属性（如君臣佐使、性味、归经等）共计 16 个分类轴对临床处方的中药知识进行编码。临床中药信息属性分类框架，如图 10–10 所示。

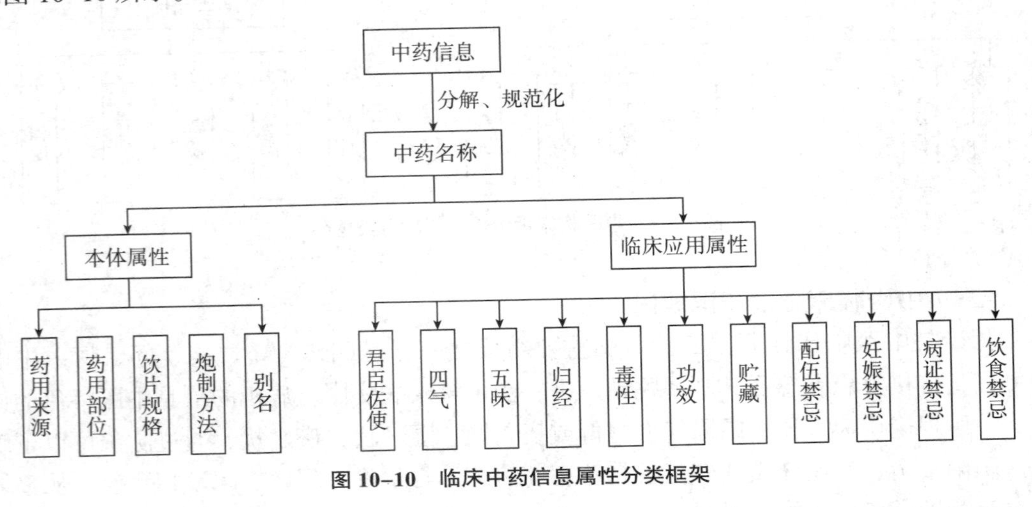

图 10–10　临床中药信息属性分类框架

第五节　CDF 数据规范化要求与质量控制

利用高质量的 CDF 数据分析得出的结论可信度高，本节介绍了 CDF 数据规范化要求与质量控制要求。

一、CDF 数据规范化要求

依照统一规范的格式对临床病例报告表 CRF 进行知识重构，其中的每一个知识实体（数据项）均以其名称代码和属性代码来完整表达该实体的知识内涵，形成基于知识编码的数据化中医临床观察病例报告表（CDF–1、CDF–2、CDF–3、CDF–4）。对该表的数据规范要求和依据分述如下。

（一）CDF–1——患者基本信息表

按照患者基本信息数据知识化流程对表中行为要素信息进行数据知识化处理。其中性别、职业、健康状况、婚姻状况依据《个人基本信息分类与代码（GB/T 2261.4—2003）》，户口所在地依据《中华人民共和国行政区划代码（GB/T 2260—2007）》，民族依据《中国各民族名称的罗马字母拼写法和代码（GB/T 3304—1991）》，亲属关系依据《家庭关系代码（GB/T 4761—2008）》，过敏原依据《卫生信息数据元值域代码 第十部分：医学诊断（WS 364.10—2011）》，数据知识化之后形成患者基本信息表 CDF-1。参考示例见表 10-1。

（二）CDF-2——临床诊断信息表

按照临床诊断信息数据知识化流程对表中信息行为要素进行数据知识化处理。其中体格检查以仪器设备检测的客观化和量化的临床数据进行知识化；中医体质依据《中华中医药学会体质辨识（ZYYXH/T157—2009）》，中医病名、中医证候依据《中医病证分类与代码》（GB/T 15657—1995、GB/T 15657—2021），西医病名依据《国际疾病分类（ICD-10）》进行数据知识化处理，形成临床诊断信息表 CDF-2。参考示例见表 10-2。

由于症状、舌诊、脉诊等诊断信息复杂，为直观地反映其行为要素及要素之间的关联，便于分类编码和后期数据关联分析，将该类知识属性编码（信息的分类编码）结构中的属性分类项均作为扩展数据项，单独建表。参考示例见表 10-3、表 10-4、表 10-5。

（三）CDF-3——临床治疗信息表

基于中医临床治疗（干预）主要划分为药物干预和非药物干预两大类，故 CDF-3——临床治疗信息表也根据干预的不同类别分别设计其数据项和数据规范。对药物干预类，考虑后续分析中药与病证之间的关系、处方与治疗效果的关联关系，重点对临床中药知识进行属性化重构，临床中药数据知识化处理主要参考了《中国药典》（2015 版、2020 版）、《临床中药学》，依据《临床中药基本信息分类与代码（T/CIATCM 024—2019）》及《中药编码规则及编码（GB/T 31774—2015）》，然后按照内涵属性进行临床中药信息数据知识化处理，数据知识化之后形成临床治疗信息表。参考示例见表 10-6。

对非药物干预类，以针灸干预为例设计了 CDF-3-2，临床针灸干预信息数据知识化处理主要参考了《中华人民共和国针灸穴典》《针灸治疗学》，依据《临床针灸基本信息分类与代码（T/CIATCM 024—2019）》对临床针灸信息的内涵属性进行数据知识化处理，数据知识化之后形成针灸临床治疗信息表。

（四）CDF-4——临床评价信息表

中医临床评价主要包括安全性、有效性和经济性等的评价，鉴于该项工作的复杂性和特殊性，中医临床评价不能仅按西医所谓的“终点”评价和“金指标”评价的标准和方法，应该建立符合中医理论和自身发展规律的中医临床评价方法学和评价标准体系。该项工作已引起行业领导和学界的高度重视，并从多方向和不同角度开展相关研究工作做了有益的探讨，但总体而言该项工作目前还处在探索阶段，还没有统一公认的评价方法和权威性标准颁布。

基于这种情况，设计中医临床评价信息表时，除收纳《病历首页指标体系》中的“转归”数据项标准外，还将临床诊疗全过程中主要诊断指标（症状、舌象、脉象等）的动态演变信息纳入临床评价信息采集表。通过对从中医临床中提取症状、舌诊、脉诊等动态变化的数据进行分类整理和清洗，按照临床评价信息数据知识化流程对中医临床评价信息数据知识化，构建中医临床评价信息动态管理数据库。按照中医临床评价的目的和对象，分别建立相应的评价模型，利用临床动态信息开展中医临床评价工作。由于中医临床评价相关标准缺失和技术方法有待建立和完善及深化研究，所以在此不做详述。

二、CDF 编制质量控制

（一）分类填报操作质量要求

1. 规范中医临床信息数据 在进行中医临床病例报告表（CRF）转化为数据化中医临床病例报告表（CDF）时，首先对中医临床病例报告表进行数据的清洗、处理和规范化，便于后续快速、准确、方便地进行转化。

2. 参照相关标准 按照上述的国家标准、行业标准、团体标准等对相应的信息进行信息数据知识化。

（二）常见问题与注意事项

1. 在使用标准参照时应选择最新版本，当出现多个标准时，优先级为国家标准 > 行业标准 > 团体标准，也可互相补充。

2. 症状较为复杂时，在进行编码前要先进行症状拆分和规范化，再按照症状标准进行知识编码。

3. 在编码转化时，会出现编码的缺失或找不到的现象，表明现有标准还有待完善。

表 10–1　患者基本信息 CDF（示例）

病案号	性别	年龄（岁）	出生日期	所在地址	民族	教育程度	职业	婚姻状况	过敏史	过敏原	既往史	家族史	吸烟史	饮酒史
2179286	1	56	19601101	420106	1	21	17	20	0		1	0	0	0
2179286	男	56	1960 年 11 月 1 日	湖北省武汉市武昌区	汉族	大学本科毕业	职员	已婚	无		有	无	无	有

表 10–2　临床诊断基本信息 CDF（示例）

病案号	体温 T（℃）	脉搏 P（次 / 分）	呼吸 R（次 / 分）	血压 BP（mmHg）	中医体质	中医病名	中医证候	舌质信息	舌苔信息	脉诊信息
2179286	36.5	80	19	120/80	2	BNG050	ZYVXK0	SZC200000000	TB1000800	MZ62640000
2179286	36.5	90	19	140/90	气虚质	臌胀病	气滞血瘀证	舌淡红	苔薄黄	脉弦

表 10–3　中医临床诊断症状信息 CDF（以病案号“2179286”患者症状示例）

症状	症状代码	骨干症状	获取方式	人体部位	患者人群	性质情况	颜色情况	光泽情况	形态情况	动态情况	排出物质地	排出量	排出感	次数增减	月经周期	气味情况	轻重程度	……	方位情况
重度乏力	ZZ066104.P3	乏力 066	问不适 10400000														重度 P3	……	
身痛	ZZ004103.A9901	疼痛 004	问疼痛 10300000	全身 A99010000														……	
自汗	ZZ003102.C138	汗异常 003	问汗出 10200000			自汗 C138												……	
咳白色黏痰	ZZ22430104.C035D300H10	咳嗽 224	闻咳嗽 30104000			咳痰 C035	白色 D300				质黏 H10							……	

续表

症状	症状代码	骨干症状	获取方式	人体部位	患者人群	性质情况	颜色情况	光泽情况	形态情况	动态情况	排出物质地	排出量	排出感	次数增减	月经周期	气味情况	轻重程度	……	方位情况
呃逆	ZZ22530105	呃逆 225	胃肠异常声音 30105000															……	
恶心	ZZ057106	恶心 057	问饮食 10600000															……	
上腹隐痛	ZZ004103.A04060000C048	疼痛 004	问疼痛 10300000	腹部 A04060000		隐痛 C048												……	
口干	ZZ07710601	口干 077	问渴饮 10601000															……	
食少	ZZ08110602	食少 081	食纳 10602000															……	
大便量少	ZZ09510701.J2	大便异常 095	问大便 10701000									量少 J2						……	
小便黄	ZZ0962030402.D200	小便异常 096	望小便 20304020				黄色 D200											……	

表 10–4　中医临床诊断舌象诊断信息 CDF（示例）

病案号	舌质诊断	舌质代码	舌色	舌色位	舌形	舌形位	舌态	舌下脉络色	舌下脉络形	程度
2179286	舌淡胖大	SZA200060000	A2 淡		06 胖大					
病案号	**舌苔诊断**	**舌苔代码**	**苔色**	**苔色位**	**苔质 1**	**苔质位**	**程度**	**苔质 2**		
2179286	苔黄厚腻	TB1000900.Z22	B1 黄		09 厚			22 腻		

表 10-5　中医临床诊断脉象诊断信息 CDF（示例）

病案号	脉象诊断	脉诊代码	脉象 1	脉象 2	脉象 3	脉象 4	脉象程度	脉诊部位
2179286	脉细弦	MZ53640000	53 细	64 弦				

表 10-6　临床中药处方信息 CDF（示例）

药物名称	剂量（g）	国标代码	君臣佐使	四气	五味 1	五味 2	五味 3	归经 1	归经 2	归经 3	归经 4	毒性	功效	妊娠禁忌	病证禁忌	饮食禁忌
柴胡	6	06164310101003008		YX0103	YX0204	YX0202		YX0401	YX0406	YX0404		YX0304	YX0601001		AQ0103023	
柴胡	6	药用来源：伞形科 药用部位：根 饮片规格：厚片		微寒	辛	苦		肝经	胆经	肺经		无毒	发散风寒		阴虚阳亢、肝风内动、阴虚火旺及气机上逆等病证忌用或慎用。风寒感冒发热者不宜单用	

第六节　CDF数据集规范

数据元是用一组属性描述其定义、标识、表示和允许值的数据单元，在一定语境下，通常用于构建一个语义正确、独立且无歧义的特定概念语义的信息单元。如表10-7所示。数据集，又称为资料集、数据集合或资料集合，是一种由数据所组成的集合。数据集是一个数据的集合，通常以表格形式出现。每一列代表一个特定变量，每一行都对应某一成员的数据集的问题。每个数值被称为数据资料。为便于计算机识别和存储，需要对CDF表进行数据集规范。其中数据元标识符参照卫生信息数据元相关标准，CDF表新增数据元的顺序码从901开始。数据集信息见表10-8、表10-9、表10-10和表10-11。

表10-7　数据集元数据属性

元数据子集	元数据项	元数据值
标识信息子集	数据集名称	患者基本信息 CDF 表数据集
	数据集标识符	
	数据集发布方－单位名称	
	关键词	基本信息
	数据集语种	中文
	数据集分类－类目名称	卫生综合
内容信息子集	数据集摘要	患者基本信息
	数据集特征数据元	

表 10-8　患者基本信息数据子集

内部标识符	数据元标识符(DE)	数据元名称	定义	数据元值的数据类型	表示格式	数据元允许值
HDSD00.01.001	DE01.00.901.00	研究病历编号	按照某一特定编码规则赋予患者研究病历的顺序号	S1	AN.. 8	—
HDSD00.01.002	DE01.00.004.00	病案号	本医疗机构为患者住院病案设置的唯一性编码	S1	AN.. 18	—
HDSD00.01.003	DE02.01.030.00	身份证号	患者的身份证件上的唯一法定标识符	S1	AN.. 18	—
HDSD00.01.004	DE02.01.040.00	性别	患者生理性别在特定编码体系中的代码	S3	N1	GB/T 2261.1—2003
HDSD00.01.005	DE02.01.005.01	出生日期	患者出生当日的公元纪年日期的完整描述	D	D8	——
HDSD00.01.006	DE02.01.009.01	户口所在地－省（自治区、直辖市）	患者本人户口所在地中的省、自治区或直辖市名称	S1	AN..70	GB/T 2260—2007
HDSD00.01.007	DE02.01.009.02	户口所在地－市（地区、州）	患者本人户口所在地中的市、地区或州的名称	S1	AN..70	GB/T 2260—2007
HDSD00.01.008	DE02.01.009.03	户口所在地－县（区）	患者本人户口所在地中的县（区）的名称	S1	AN..70	GB/T 2260—2007
HDSD00.01.009	DE02.01.025.00	民族	患者所属民族在特定编码体系中的代码	S3	N2	GB/T 3304—1991
HDSD00.01.010	DE01.00.902.00	教育程度	患者的最高学历	S3	N8	GB/T 4658—2006
HDSD00.01.011	DE02.01.052.00	职业	患者当前从事的职业类别在特定编码体系中的代码	S3	N2	GB/T 2261.4—2003
HDSD00.01.012	DE02.01.018.00	婚姻状况	患者当前婚姻状况在特定编码体系中的代码	S3	N2	GB/T 2261.2—2003
HDSD00.01.013	DE05.01.065.00	中医体质	患者的中医体质	S3	N4	ZZYXH/T157—2009
HDSD00.01.014	DE02.10.022.00	过敏史	患者既往发生过敏情况的详细描述	S1	AN.. 1000	—
HDSD00.01.015	DE02.10.097.00	个人史	患者个人生活习惯及有无烟、酒、药物等嗜好，职业与工作条件及有无工业毒物、粉尘、放射性物质接触史，有无冶游史的描述	S1	AN..1000	—
HDSD00.01.016	DE02.10.098.00	婚育史	患者婚育史的详细描述	S1	AN..1000	—
HDSD00.01.017	DE02.10.102.00	月经史	患者月经史的详细描述	S1	AN..1000	—
HDSD00.01.018	DE02.10.103.00	家族史	患者 3 代以内有血缘关系的家族成员中所患遗传疾病史的描述	S1	AN..1000	—

表 10–9　临床诊断信息数据子集

内部标识符	数据元标识符（DE）	数据元名称	定义	数据元值的数据类型	表示格式	数据元允许值
HDSD00.01.001	DE01.00.901.00	研究病历编号	按照某一特定编码规则赋予患者研究病历的顺序号	S1	AN.. 8	—
HDSD00.02.001	DE04.01.119.00	主诉	对患者本次疾病相关的主要症状及持续时间的描述，一般由患者本人和监护人描述	S1	AN.. 100	—
HDSD00.02.002	DE02.10.071.00	现病史	对患者当前所患疾病情况的详细描述	S1	AN.. 2000	—
HDSD00.02.003	DE01.00.903.00	病例特点	对病史、四诊情况、体格检查等进行全面分析整理	S1	AN.. 2000	—
HDSD00.02.004	DE01.00.904.00	拟诊讨论	患者的诊断依据及鉴别判断	S1	AN.. 2000	—
HDSD00.02.005	DE01.00.905.00	日常病程记录	反映四诊情况及治法、方药变化及其变化依据	S1	AN.. 2000	—
HDSD00.02.006	DE01.00.906.00	简要病情	对患者病情的简要描述	S1	AN.. 2000	—
HDSD00.02.007	DE01.00.907.00	治疗经过	对患者治疗经过的详细描述	S1	AN.. 2000	—
HDSD00.02.008	DE06.00.287.00	出院医嘱	对患者出院医嘱的详细描述	S1	AN..100	—
HDSD00.02.009	DE04.10.186.00	体格检查–体温（℃）	体温的测量值，计量单位为℃	N	N4..1	—
HDSD00.02.010	DE04.10.118.00	体格检查–脉搏（次/分）	患者每分钟脉搏次数的测量值，计量单位为次/分	N	N..3	—
HDSD00.02.011	DE04.10.081.00	体格检查–呼吸（次/分）	患者每分钟呼吸次数的测量值，计量单位为次/分	N	N2..3	—
HDSD00.02.012	DE04.10.174.00	体格检查–收缩压（mmHg）	收缩压的测量值，计量单位为 mmHg	N	N2..3	—
HDSD00.02.013	DE04.10.176.00	体格检查–舒张压（mmHg）	舒张压的测量值，计量单位为 mmHg	N	N2..3	—
HDSD00.02.014	DE05.01.024.00	西医病名	患者所患疾病在西医诊断特定编码体系中的编码	S3	AN.. 11	ICD–10
HDSD00.02.015	DE05.10.130.00	中医病名	患者所患疾病在中医病名特定分类体系中的代码	S3	AN..9	GB/T 15657—1995、GB/T 15657—2021
HDSD00.02.016	DE05.10.130.00	中医证候	患者所患疾病在中医证候特定分类体系中的代码	S3	AN..9	GB/T 15657—1995、GB/T 15657—2021

续表

内部标识符	数据元标识符（DE）	数据元名称	定义	数据元值的数据类型	表示格式	数据元允许值
HDSD00.02.017	DE01.00.908.00	四诊诊断－症状	患者出现的中医四诊主要症状的名称	S3	AN..9	T/CIATCM 020—2019
HDSD00.02.018	DE01.00.908.01	症状－骨干症状	构成中医症状学概念体系、具有派生功能、较为常用的基本症状	S3	AN..9	T/CIATCM 020—2019
HDSD00.02.019	DE01.00.908.02	症状－获取方式	获取症状的诊断方式，如望诊、闻诊、闻诊、切诊	S3	AN..9	T/CIATCM 020—2019
HDSD00.02.020	DE01.00.908.03	症状－人体部位	症状出现的身体部位	S3	AN..9	T/CIATCM 020—2019
HDSD00.02.021	DE01.00.908.04	症状－患者人群	患者类别，如女性、男性、儿童	S3	AN..9	T/CIATCM 020—2019
HDSD00.02.022	DE01.00.908.05	症状－性质情况	症状的表现性质	S3	AN..9	T/CIATCM 020—2019
HDSD00.02.023	DE01.00.908.06	症状－颜色情况	症状的表现颜色	S3	AN..9	T/CIATCM 020—2019
HDSD00.02.024	DE01.00.908.07	症状－光泽情况	症状的光泽暗淡	S3	AN..9	T/CIATCM 020—2019
HDSD00.02.025	DE01.00.908.08	症状－形态情况	症状的表现形态，如长、短、粗、细	S3	AN..9	T/CIATCM 020—2019
HDSD00.02.026	DE01.00.908.09	症状－动态情况	症状的表现动态	S3	AN..9	T/CIATCM 020—2019
HDSD00.02.027	DE01.00.908.10	症状－排出物质地	排出物的性质	S3	AN..9	T/CIATCM 020—2019
HDSD00.02.028	DE01.00.908.11	症状－排出量	排出量的多少	N	AN..4	
HDSD00.02.029	DE01.00.908.12	症状－排出感	排出的感觉	S3	AN..9	T/CIATCM 020—2019
HDSD00.02.030	DE01.00.908.13	症状－次数增减	排出的次数	N	AN..4	
HDSD00.02.031	DE01.00.908.14	症状－月经周期	月经的周期时间	D	T8	T/CIATCM 020—2019
HDSD00.02.032	DE01.00.908.15	症状－气味情况	排出物的气味	S3	AN..9	T/CIATCM 020—2019
HDSD00.02.033	DE01.00.908.16	症状－轻重程度	症状的轻重程度	S3	AN..9	T/CIATCM 020—2019
HDSD00.02.034	DE01.00.908.17	症状－发生因素	症状发生的因素，如季节、时间	S3	AN..9	T/CIATCM 020—2019
HDSD00.02.035	DE01.00.908.18	症状－加重因素	症状加重的因素	S3	AN..9	T/CIATCM 020—2019
HDSD00.02.036	DE01.00.908.19	症状－缓解因素	症状缓解的因素	S3	AN..9	T/CIATCM 020—2019
HDSD00.02.037	DE01.00.908.20	症状－沉浮情况	症状沉浮情况，如沉现、沉隐	S3	AN..9	T/CIATCM 020—2019

续表

内部标识符	数据元标识符（DE）	数据元名称	定义	数据元值的数据类型	表示格式	数据元允许值
HDSD00.02.038	DE01.00.908.21	症状－发作缓急	症状发作的缓急	S3	AN..9	T/CIATCM 020—2019
HDSD00.02.039	DE01.00.908.22	症状－发作情况	症状发作的情况	S3	AN..9	T/CIATCM 020—2019
HDSD00.02.040	DE01.00.908.23	症状—持续时间	症状发生持续时间	S3	AN..9	T/CIATCM 020—2019
HDSD00.02.041	DE01.00.908.24	症状－专科病证	症状的专科病证	S3	AN..9	T/CIATCM 020—2019
HDSD00.02.042	DE01.00.908.25	症状－方位情况	症状的方位情况	S3	AN..9	T/CIATCM 020—2019
HDSD00.02.043	DE01.00.909.00	四诊诊断－舌诊	患者出现的中医四诊中舌诊的名称	S3	AN..9	T/CIATCM 010—2019
HDSD00.02.044	DE01.00.909.01	舌诊－舌色	舌体的颜色，包括淡白、淡红、红、绛、紫、青等色	S3	AN..9	T/CIATCM 010—2019
HDSD00.02.045	DE01.00.909.02	舌诊－舌色位	舌体表现出颜色的具体位置	S3	AN..9	T/CIATCM 010—2019
HDSD00.02.046	DE01.00.909.03	舌诊－舌形	舌体的形状，包括老嫩、胖瘦、齿痕、肿胀、点刺、裂纹、光滑及一些特殊的病态形状	S3	AN..9	T/CIATCM 010—2019
HDSD00.02.047	DE01.00.909.04	舌诊－舌形位	舌体表现出形状的具体位置	S3	AN..9	T/CIATCM 010—2019
HDSD00.02.048	DE01.00.909.05	舌诊－舌态	舌体的活动状态，其活动灵便，伸缩自如为正常舌态，其舌体痿软、强硬、颤动、㖞斜、吐弄、短缩等为非正常舌态	S3	AN..9	T/CIATCM 010—2019
HDSD00.02.049	DE01.00.909.06	舌诊－舌下脉络	舌体下面舌带系两侧的两条较粗的青紫色脉络（舌下静脉）	S3	AN..9	T/CIATCM 010—2019
HDSD00.02.050	DE01.00.909.07	舌诊－舌下脉络形	舌下脉络的形状	S3	AN..9	T/CIATCM 010—2019
HDSD00.02.051	DE01.00.909.08	舌诊－程度	舌形、舌质等所表现的不同程度	S3	AN..9	T/CIATCM 010—2019
HDSD00.02.052	DE01.00.909.09	舌诊－苔色	舌苔的颜色，常见白苔、黄苔、灰苔、黑苔等，较少见的还有绿苔和霉酱苔	S3	AN..9	T/CIATCM 010—2019
HDSD00.02.053	DE01.00.909.10	舌诊－苔色位	舌苔表现出颜色的具体位置	S3	AN..9	T/CIATCM 010—2019
HDSD00.02.055	DE01.00.909.11	舌诊－苔质	舌苔的形质，包括厚薄、润燥、滑涩、糙黏、腐腻、偏全、剥落、化退消长、真假等内容	S3	AN..9	T/CIATCM 010—2019

续表

内部标识符	数据元标识符(DE)	数据元名称	定义	数据元值的数据类型	表示格式	数据元允许值
HDSD00.02.056	DE01.00.909.12	舌诊 – 苔质位	舌质表现形质的具体位置	S3	AN..9	T/CIATCM 010—2019
HDSD00.02.057	DE01.00.910.00	四诊诊断 – 脉诊	患者出现的中医四诊中脉诊的名称	S3	AN..9	T/CIATCM 011—2019
HDSD00.02.058	DE01.00.910.01	脉诊 – 脉象	医生手指所感受到的脉搏跳动的形象	S3	AN..9	T/CIATCM 011—2019
HDSD00.02.059	DE01.00.910.02	脉诊 – 脉象程度	脉象所表现出来的不同程度	S3	AN..9	T/CIATCM 011—2019
HDSD00.02.060	DE01.00.910.03	脉诊 – 脉象部位	脉象所表现出来的部位	S3	AN..9	T/CIATCM 011—2019
HDSD00.02.061	DE04.30.019.00	检查项目	患者检查项目在特定编码体系中的代码	S1	AN..20	—
HDSD00.02.062	DE01.00.180.00	检查报告单编号	按照某一特定编码规则赋予检查报告单的顺序号	S1	AN..20	—

表 10–10　临床治疗信息数据子集

内部标识符	数据元标识符(DE)	数据元名称	定义	数据元值的数据类型	表示格式	数据元允许值
HDSD00.01.001	DE01.00.901.00	研究病历编号	按照某一特定编码规则赋予患者研究病历的顺序号	S1	AN.. 8	—
HDSD00.03.001	DE06.00.298.00	诊疗计划	具体的检查、中西医治疗措施及中医调护	S1	AN..2000	—
HDSD00.03.002	DE06.00.300.00	治则治法	根据辨证结果采用的治则治法名称术语	S1	AN..100	GB/T 16751.3—1997
HDSD00.03.003	DE01.00.911.00	治法变化	日常病程记录中的治法变化情况	S1	AN..1000	—
HDSD00.03.004	DE01.00.912.00	方药变化	日常病程记录中的方药变化情况	S1	AN..1000	—
HDSD00.03.005	DE01.00.913.00	出院带药	患者出院带药的详细描述	S1	AN..1000	—
HDSD00.03.006	DE01.00.914.00	西药处方 – 西药名称	西药处方中药物名称	S1	AN..20	国家 2017 版药品目录
HDSD00.03.007	DE01.00.914.01	西药处方 – 用量	西药处方中对应药名的用量	S1	AN..200	—
HDSD00.03.008	DE01.00.914.00	中成药处方 – 方剂名称	中药处方中药物名称	S1	AN..20	GBT 31774—2015
HDSD00.03.009	DE01.00.914.01	中成药处方 – 用量	中药处方中对应药名的用量	S1	AN..200	—
HDSD00.03.010	DE01.00.914.02	中药处方 – 方义	中药处方中方义的相关信息	S1	AN..200	—

续表

内部标识符	数据元标识符（DE）	数据元名称	定义	数据元值的数据类型	表示格式	数据元允许值
HDSD00.03.011	DE01.00.914.03	中药处方 - 药名	中药处方中药物名称	S1	AN..20	GB/T 31774—2015
HDSD00.03.012	DE01.00.914.04	中药 - 用量	中药处方中对应药名的用量	S1	AN..200	—
HDSD00.03.013	DE01.00.914.05	中药 - 君臣佐使	中药处方中各味药的不同作用，君药在处方中起主要治疗作用；臣药是辅助君药加强治疗主病和主证；佐药一是佐助药，用于治疗次要兼证，二是佐制药，消除或缓解君和臣药的毒性或烈性，三是反佐药，根据病情需要使用与君药药性相反相成的作用；使药一是引经，引处方药直达病所，二是调和药物	S3	AN..9	T/CIATCM 024—2019
HDSD00.03.014	DE01.00.914.06	中药 - 四气	中药的四性，即寒、热、温、凉等功能药性的统称，四气是对药物作用于机体后产生的生物学效应的概括	S3	AN..9	T/CIATCM 024—2019
HDSD00.03.015	DE01.00.914.07	中药 - 五味	中药的五味系辛、甘、酸、苦、咸、淡、涩等药味的统称，药味不同，药物因而具有不同的治疗作用	S3	AN..9	T/CIATCM 024—2019
HDSD00.03.016	DE01.00.914.08	中药 - 归经	中药对于机体某部分的选择性作用，药物的归经不同，其治疗作用也不同	S3	AN..9	T/CIATCM 024—2019
HDSD00.03.017	DE01.00.914.09	中药 - 毒性	药物的偏性，毒性有大毒、有毒、小毒和无毒等不同程度之分	S3	AN..9	T/CIATCM 024—2019
HDSD00.03.018	DE01.00.914.10	中药 - 升降浮沉	药物对人体的作用有向上、向下、向内、向外 4 种不同的趋向性。升是上升提举；降是下达降逆；浮是向外发散；沉是向内收敛	S3	AN..9	T/CIATCM 024—2019
HDSD00.03.019	DE01.00.914.11	中药 - 功效	在中医理论指导下，根据机体用药后症状与体征、证候与病情的变化对中药防病治病作用的高度概括	S3	AN..9	T/CIATCM 024—2019
HDSD00.03.020	DE01.00.914.12	中药 - 煎煮加工方法	中药煎煮加工的方法的描述	S3	AN..9	T/CIATCM 024—2019

续表

内部标识符	数据元标识符（DE）	数据元名称	定义	数据元值的数据类型	表示格式	数据元允许值
HDSD00.03.021	DE01.00.914.13	中药 – 配伍禁忌	中药配合应用，将出现毒副作用或减低疗效等后果的用药禁忌	S3	AN..9	T/CIATCM 024—2019
HDSD00.03.022	DE01.00.914.14	中药 – 妊娠禁忌	妊娠期的用药禁忌	S3	AN..9	T/CIATCM 024—2019
HDSD00.03.023	DE01.00.914.15	中药 – 病证禁忌	相关病证的用药禁忌	S3	AN..9	T/CIATCM 024—2019
HDSD00.03.024	DE01.00.914.16	中药 – 饮食禁忌	服用中药饮片时的饮食禁忌	S3	AN..9	T/CIATCM 024—2019
HDSD00.03.025	DE01.00.915.00	针灸	处方中的针灸相关信息	S1	AN..2000	—
HDSD00.03.026	DE01.00.916.00	拔罐	处方中的拔罐相关信息	S1	AN..2000	—
HDSD00.03.027	DE01.00.917.00	刮痧	处方中的刮痧相关信息	S1	AN..2000	—
HDSD00.03.028	DE01.00.918.00	穴位治疗	处方中的穴位治疗相关信息	S1	AN..2000	—
HDSD00.03.029	DE01.00.919.00	推拿	处方中的推拿相关信息	S1	AN..2000	—
HDSD00.03.030	DE01.00.920.00	理疗	处方中的理疗相关信息	S1	AN..2000	—

表 10–11　临床评价信息数据子集

内部标识符	数据元标识符（DE）	数据元名称	定义	数据元值的数据类型	表示格式	数据元允许值
HDSD00.01.001	DE01.00.901.00	研究病历编号	按照某一特定编码规则赋予患者研究病历的顺序号	S1	AN..8	—
HDSD00.04.001	DE06.00.921.00	入院 – 性质	记录患者入院主要症状、舌诊、脉诊等性质信息	S2	N1	1. 严重，2. 较重，3. 一般
HDSD00.04.002	DE06.00.921.01	入院 – 程度	记录患者入院主要症状、舌诊、脉诊等程度信息	S2	N1	1. 重，2. 中，3. 轻
HDSD00.04.003	DE06.00.921.02	入院 – 范围	记录患者入院主要症状、舌诊、脉诊等范围信息	S2	N1	1. 增大，2. 未变，3. 减少
HDSD00.04.004	DE01.00.922.00	在院 – 性质	记录患者在院主要症状、舌诊、脉诊等性质信息	S2	N1	1. 严重，2. 较重，3. 一般
HDSD00.04.005	DE01.00.922.01	在院 – 程度	记录患者在院主要症状、舌诊、脉诊等程度信息	S2	N1	1. 重，2. 中，3. 轻
HDSD00.04.006	DE01.00.922.02	在院 – 范围	记录患者在院主要症状、舌诊、脉诊等范围信息	S2	N1	1. 增大，2. 未变，3. 减少
HDSD00.04.007	DE01.00.923.00	出院 – 性质	记录患者出院主要症状、舌诊、脉诊等性质信息	S2	N1	1. 严重，2. 较重，3. 一般

续表

内部标识符	数据元标识符(DE)	数据元名称	定义	数据元值的数据类型	表示格式	数据元允许值
HDSD00.04.008	DE01.00.923.01	出院 - 程度	记录患者出院主要症状、舌诊、脉诊等程度信息	S2	N1	1. 重，2. 中，3. 轻
HDSD00.04.009	DE01.00.923.02	出院 - 范围	记录患者出院主要症状、舌诊、脉诊等范围信息	S2	N1	1. 增大，2. 未变，3. 减少
HDSD00.04.010	DE01.00.924.00	实验室检查指标	记录患者入院、在院、出院实验室检查指标的动态变化，并与正常值进行比较	S2	N1	1. 大于，2. 等于，3. 小于
HDSD00.04.011	DE01.00.925.00	不良事件分类	任何可能影响患者的诊疗结果、增加患者的痛苦和负担并可能引发医疗纠纷或医疗事故，以及影响医疗工作的正常运行和医务人员人身安全的因素和事件	S3	N2	Ⅰ～Ⅳ类
HDSD00.04.012	DE01.00.926.00	不良事件严重程度分级	不良事件按照严重程度可分为5级	S3	N1	1～5级

第七节　CDF数据库及数据管理

本节介绍了CDF数据库结构及其相关的软件系统，简述了CDF数据存储与安全管理的内容。

一、数据库结构与软件系统

针对大量的非结构化文本的问题，对文本进行结构化、标准化和归一化处理，建立CDF，提高对临床数据的利用率，从而满足科研变量提取的需要。对中医临床数据进行知识化后建立相应的数据库。常用的关系型数据库有MySQL、SQL Server、Oracle等。MySQL是一个快速的、多线程、多用户和强大的SQL数据库服务器。MySQL服务器支持关键任务、重负载生产系统的使用，也可以将它嵌入一个大配置（mass-deployed）的软件中。SQL Server提供了众多的Web和电子商务功能，如对XML和Internet标准的丰富支持，通过Web对数据进行轻松安全的访问，具有强大的、灵活的、基于Web的和安全的应用程序管理等。Oracle产品系列齐全，几乎囊括所有应用领域，具有大型、完善、安全、可以支持多个实例同时运行等优点，功能强，能在所有主流平台上运行，完全支持所有的工业标准，采用完全开放策略，可以使客户选择最适合的解决方案，对开发商全力支持。读者可以根据自己的实际需求，选取合适的关系型数据库进行数据的存储。

二、数据存储与安全管理

在数据采集时，临床数据涉及患者姓名、身份证号码、手机号码、家庭住址等隐私信息，科研人员需在保护患者隐私的前提下进行科研。可使用加*号等手段进行数据脱敏处理，去除患者隐私信息，规范数据安全管理。

在数据进行存储时，可将不同角色进行不同的权限管理，如数据录入员、临床研究员、临床协调员、统计分析员等不同角色，由项目发起人管理团队，并分配功能权限。不同角色用户对CRF、CDF表单的操作访问权限也有所不同。

第十一章　结构化中医临床数据统计分析方法与知识图谱

本章对结构化中医临床数据分析中涉及的方法进行总结和归纳，主要内容包括常见数据分析方法、描述性统计分析方法、知识关联分析方法、知识图谱等。结构化中医临床数据分析方法架构见图 11–1 所示。

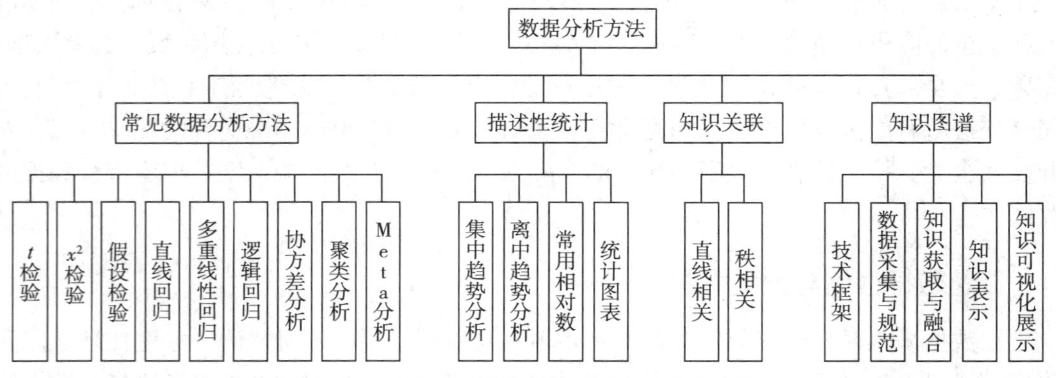

图 11–1　结构化中医临床数据分析方法架构图

第一节　常用数据分析方法

常见数据分析方法包括 t 检验、χ^2 检验、假设检验、直线回归 / 线性回归、多重线性回归、逻辑回归、协方差分析、聚类分析、Meta 分析等。

一、t 检验

t 检验以 t 分布为基础，主要用于样本含量较小（如 n<50），总体标准差 σ 未知，呈正态分布的计量资料。但随着计算机统计分析软件性能的增强，无论小样本还是大样本，均可采用 t 检验进行统计分析。t 检验是用 t 分布理论来推断差异发生的概率，从而判定两总体均数的差异是否有统计学意义。根据比较对象的不同，t 检验可分为配对 t 检验、单样本 t 检验和两独立样本 t 检验。t 检验的适用条件：①样本来自正态总体或近似正态总体；②两样本总体方差相等。

二、χ^2 检验

χ^2 检验（chi-square test）即卡方检验，是现代统计学的创始人之一英国 Karl Pearson（1857—1936 年）于 1900 年提出的一种以 χ^2 分布为理论基础的统计方法，主要用于研究计数变量的行、列变量间的关联性，比较两个或多个样本率（或构成比）的差异等计数资料的分析。

χ^2 检验的基本思想是比较样本实际频数 A（actual frequency）与理论频数 T（theoretical frequency）的差异是否有统计学意义，通过选择适合的公式计算检验统计量 χ^2 值，按照一定的可信度推断结论。

三、假设检验

假设检验（hypothesis testing）也称显著性检验（significance test），是指对未知的总体参数或分布提出某种假设，然后根据样本得到的信息及抽样误差理论，利用小概率反证法的逻辑思维作出是否拒绝此种假设的统计推断方法。假设检验通过随机样本认识未知总体的特征，其结论有助于在专业领域作出正确的判断。

假设检验分为参数检验（parametric test）和非参数检验（nonparametric test）。参数检验是在总体分布形式已知的情况下，用样本指标对总体分布的参数进行推断的方法，常用的参数检验方法有 t、z、F 检验等。非参数检验是在总体分布未知情况下，比较总体分布或分布位置是否相同的统计方法。

假设检验的基本步骤如下。

（一）建立检验假设

1. 无效假设（null hypothesis） 即检验假设，又称为原假设或零假设。用符号 H_0 表示，如假设两总体均数相等。假设检验通过检验无效假设 H_0，从而作出是否拒绝此种假设的统计推断，其目的是排除差异是由抽样误差所致的可能性。

2. 备择假设（alternative hypothesis） 用符号 H_1 表示，即两总体均数不相等。无效假设 H_0 和备择假设 H_1 相互对立，两者有且只有一个正确，一旦推断结论拒绝无效假设 H_0，那么只能接受备择假设 H_1。

备择假设 H_1 还有双侧与单侧之分，需要根据研究目的和专业知识而定。若假设检验的目的是推断两总体均数有无差别，即 $\mu>\mu_1$ 或 $\mu<\mu_1$ 均有可能，则应使用双侧检验；若从专业知识已知 μ 不会大于 μ_1（或 μ 不会小于 μ_1），则用单侧检验；若专业知识无法确定时，通常使用双侧检验。

（二）确定检验水准

检验水准（size of a test）也称显著性水平（significance level），用符号 α 表示，表示预先设定的小概率事件标准，在实际工作中常取 $\alpha=0.05$ 或 $\alpha=0.01$，可根据不同研究目的设置不同的小概率事件界值。由于假设检验必须预先确定显著性水平 α，因此假设检验又称为显著性检验。

（三）选定检验方法，计算检验统计量

根据分析的目的、设计的类型、资料性质选用适当的检验方法，计算相应的检验统计量。

（四）确定 P 值，作出统计推断

P 值是在无效假设 H_0 规定的总体中随机抽样，获得大于等于和（或）小于等于现有样本统计量的概率，即当 H_0 成立时得到现有样本及更极端情况样本（更不利于 H_0）的概率之和。在没有统计软件的情况下，不便计算确切的 P 值，可将检验统计量与检验水准 α 对应统计量的临界值比较，从而判断 P 值的大小范围。

当 $P>\alpha$，表示在 H_0 规定的总体中随机抽样得到现有样本统计量不是小概率事件，没有充足的理由对 H_0 提出怀疑，因此不能拒绝 H_0，表述为差异没有统计学意义；当 $P \leqslant \alpha$，意味着在 H_0 成立的前提下发生了小概率事件，根据“小概率事件在一次随机试验中不大可能发生”的原理怀疑 H_0 成立的真实性，从而拒绝 H_0，接受 H_1，表述为差异有统计学意义。

四、直线回归/线性回归

直线回归（linear regression）又称简单线性回归（simple linear regression），反映两变量间的线性依存关系，采用最小二乘法原理找出最能描述变量间非确定性关系的一条直线，此直线为回归直线或经验直线，相应的方程为直线回归方程或经验方程。直线回归分析中两个变量的地位不同，其中一个变量是依赖另一个变量而变化的，因此分别称为因变量（dependent variable）和自变量（independent variable），习惯上分别用 Y 和 X 来表示。直线回归分Ⅰ型回归与Ⅱ型回归两种，Y 依存于 X 为Ⅰ型回归，Y 与 X 相互依存为Ⅱ型回归。

线性回归模型成立需要满足4个前提条件，即线性（linearity）、独立（independency）、正态性（normal）和等方差性（equal variance），简记为 line。

①线性是指因变量 Y 的总体平均值与自变量 X 具有线性关系；

②独立是指各例观测值 Y_i（i=1，2……n）相互独立；

③正态是指因变量 Y 值服从正态分布；

④等方差性是指对任意一组自变量 X_1，X_2……X_m 值，因变量 Y 具有相同方差。

五、多重线性回归

在医药研究中，应变量的变化往往受到多个因素的影响，此时就需要用多重线性回归（multiple linear regression），多重线性回归是直线回归的扩展。例如，人的体质量与身高、胸围有关；人的心率与年龄、体重、肺活量有关。因此，采用两个或多个影响因素作为自变量（X）来解释因变量（Y）的变化，建立最优组合模型来预测或估计因变量，比只用一个自变量进行预测或估计更有效、更符合实际。

多重线性回归模型的应用条件同直线回归，即线性（linearity）、独立性（independency）、正态性和方差齐性（normal distribution and equal variance），简记为

Line。还要注意 m 个自变量间不能存在多重共线性。

多重线性回归分析步骤如下。

①估计参数，建立多重线性回归模型。根据样本提供的数据资料，采用最小二乘法原理求得多重线性回归模型参数 β_0，β_1，β_2……β_m，的估计值，即求得 b_0，b_1，b_2……b_m，从而得到 $Y=b_0+b_1X_1+b_2X_2+\cdots\cdots+b_mX_m$ 多重线性回归模型。

②对整个模型进行假设检验，在模型有统计学意义的前提下，再对各偏回归系数进行假设检验。对求得的多重线性回归方程及各自变量进行假设检验，检验自变量 X_1，X_2……X_m 与因变量 Y 之间是否存在线性关系。

③计算相应指标，评价回归模型的拟合效果。

④残差分析。

⑤自变量的选择。

⑥回归诊断与评价。

六、逻辑回归

Logistic 回归（logistic regression）分析是利用 Logistic 回归模型研究分类因变量与自变量（影响因素）之间关系的一种非线性回归分析方法。Logistic 回归模型是由德国数学家、生物学家 P.E.Verhust 于 1837 年研究人口发展特征建立起来的离散型概率模型，是一种适用于因变量为分类变量的回归分析，近年来已广泛应用于生物学、医药学、心理学、经济学、社会学等研究领域。

七、协方差分析

协方差分析（analysis of covariance，ANCOVA）是将线性回归分析和方差分析结合应用的一种统计方法，用于消除非处理因素（计量变量 X，在协方差分析中称作协变量，covariate）对效应指标的影响。其基本思想是在进行两组或多组均数比较之前，先建立观察变量 Y（应变量）随协变量 X 变化的线性回归关系，并利用这种关系求得在假定 X 相等且等于 $\bar{x}$（协变量各组观察值平均数）时各组 Y 的修正均数（adjusted mean）；然后，用方差分析比较各组修正均数间的差别。其实质就是从 Y 的总离均差平方和中扣除协变量 X 对应变量 Y 的回归平方和，对残差平方和做进一步分解后再进行方差分析，以便更好地评价处理因素的效应。按照设计类型分，协方差分析有多种类型，如完全随机设计、随机区组设计、析因设计等资料的协方差分析；按照协变量的个数分，可分为一元协方差分析和多元协方差分析。不同类型的协方差分析方法略有不同，但其解决问题的基本思想是一样的。

进行协方差分析时应满足如下条件：①各样本来自方差齐同的正态总体；②各组因变量 Y 与协变量 X 间存在相同的线性关系，即总体回归系数相等，但不等于 0。因此，在进行协方差分析前，应注意考察资料的正态性和方差齐性，以及应变量 Y 与协变量 X 间的线性关系。

八、聚类分析

聚类分析是研究“物以类聚”的一种统计方法，也称集群分析、群分析、点群分析等。它是对一群尚不明确分类的样品，根据它们所表现的数量特征，按相似程度的大小加以归类的一种分析方法。

聚类分析根据客观的需要分为两类：一种是对样品聚类，例如根据疾病的多种临床特点分为轻型、一般型和重型等，这是对患者的分类，也称为Q型聚类分析；另一种是对观察指标聚类，例如儿童发育研究，把观察指标可分为形态类指标和机能类指标，称为R型聚类分析。

在进行聚类分析时，样品间的相似度或变量之间的相似程度都需要有一个衡量指标，称为聚类统计量，常用的统计量有距离系数、相似系数等。

九、Meta分析

Meta分析是一种通过特定的统计分析技术，对现有同类问题研究的结果进行合理地归纳和定量综合的方法。英国教育心理学家Glass于1976年提出Meta分析一词。最早用于教育学、心理学研究中同类问题不同研究结果的整合，针对文献信息进行综合的思想，实际上最早可以追溯到统计学家Fisher于1920年提出的“合并*P*值”的思想。Dickersim K等人于1992年将Meta分析定义为：对具有共同研究目的的相互独立的多个研究结果进行定量合并分析，剖析各研究结果间差异的特征，综合评价各研究的成果。

广义的Meta分析不仅可以应用于医药领域，还可以应用于各个学科，其统计方法也是复杂多样的，它是汇总多个同类研究结果，并对研究结果进行定量合并的分析研究过程，是一种定量的综合。Meta分析不同于系统评价，后者是针对某一具体的临床医药问题，系统、全面地收集所有相关的研究结果，采用临床流行病学的原则和方法对文献进行严格评价和分析，筛选出符合质量标准的文献，再提取相关信息进行定性或定量综合，并加以说明，从而得出综合可靠的结论，用于临床循证决策；而Meta分析作为一种统计学方法，用于系统评价的定量分析，但并不是所有的系统评价都能进行定量综合，也可能只能是定性的描述，系统评价可以是定量的，也可以是定性的，Meta分析只是其中的方法之一，但是能够进行Meta分析的系统评价往往能提供更加丰富和明确的结论。因此，Meta分析被循证医学确认为高质量的证据。

第二节　描述性统计及知识关联方法

描述性统计分析方法主要包括集中趋势分析、离散趋势分析、常用相对数指标、统计表和统计图等。知识关联方法主要包括直线相关、秩相关等。

一、集中趋势分析

统计学用平均数（average）这一指标体系来描述一组变量值的集中位置或平均水

平。主要作用为：①作为一组观测值的代表值，表明该组观测值集中趋势的特征；②用于对同类研究对象进行对比分析。常用的平均数有算术均数、几何均数和中位数。

（一）算术均数

算术均数（arithmetic mean）简称均数（mean），表示一组性质相同的观察值在数量上的平均水平。总体均数的符号为 μ，样本均数的符号为 $\bar{x}$。算术均数的计算方法有直接法和加权法两种。

1. 直接法

$$\bar{X}=\frac{X_1+X_2+\ldots+X_n}{n}=\frac{\sum_{i=1}^{n}X_i}{n} \tag{11-1}$$

式中 X_1，X_2……X_n，为样本观察值，n 为样本含量，$\sum$ 为求和符号。

2. 加权法

对于频数分布表资料，计算算术均数时要考虑各组频数的权重，即计算加权算术均数（weight arithmetic mean）。

$$\bar{X}=\frac{m_1f_1+m_2f_2+\ldots+m_nf_n}{\sum_{i=1}^{n}f_i}=\frac{\sum_{i=1}^{n}m_if_i}{\sum_{i=1}^{n}f_i} \tag{11-2}$$

算术均数的应用对于对称分布资料，特别是正态分布或近似正态分布资料，均数位于分布的中心，最能反映分布的集中趋势。因此，均数常用于这类数据资料集中趋势的描述。对于偏态分布资料，均数则不能较好地描述分布的集中趋势，这时需要利用几何均数或中位数来描述。

（二）几何均数

几何均数（geometric mean）是 n 个变量值乘积的 n 次方根，记为 G。其适用于各观察值呈倍比关系的偏态分布资料或对数对称分布的资料，几何均数可以较好地反映它们变化的集中趋势或平均水平。几何均数的计算方法有直接法和加权法两种。

1. 直接法

$$G=\sqrt[n]{\prod_{i=1}^{n}X_i} \text{ 或 } G=\lg^{-1}\left[\frac{\sum_{i=1}^{n}\lg X_i}{n}\right] \tag{11-3}$$

式中 X_1，X_2……X_n 为样本观察值，n 为样本数，$\prod$ 为连乘符号。

2. 加权法

$$G=\lg^{-1}\left[\frac{\sum_{i=1}^{n}f\lg X_i}{\sum_{i=1}^{n}f}\right] \tag{11-4}$$

变量值呈倍数关系或呈对数正态分布，宜采用几何均数表示其平均水平。应用几何均数的注意事项：①观察值不能有 0。因为 0 不能取对数，不能与任何其他数呈倍比关系。②观察值不能同时有正有负。因为同时有正有负，相乘后积可能为负，负数不能开 n 次方。③观察值若同为负数，计算时可以先舍去负号计算，得到结果后再加上负号。

（三）中位数和百分位数

中位数（median）指将 n 个数据从小至大按顺序排列，位次居中的观察值或位次居中两个观察值的均数，记为 M。中位数是一位置指标，在全部观察值中大于和小于 M 的观察值的个数相等，它反映了一批观察值在位次上的平均水平。

中位数的计算过程如下。

1. 直接计算法　先排序，再找出位次居中的观察值或计算出位次居中两个观察值的均数。

2. 百分位数法　百分位数（percentile）是一位置指标，用符号 P_X 表示，读为第 X 百分位数，意指将 n 个观察值从小到大依次排列，再分成 100 等份，对应于位的数值。P_X 将全部观察值分为两部分，理论上有 $nX\%$ 观察值比它小，有 n（1–X）% 的观察值比它大。P_{50} 分位数即 M，可通过求 P_{50} 求中位数，适用于观察值较多的频数分布资料。P_X 的计算步骤为：

①编制频数分布表，并计算各组段累计频数和累计频率；

②确定 P_X 所在的组段：为累计频率略大于 $X\%$ 的那一组段；

③按以下公式计算 M 或其他 P_X。

$$P_X = L + \frac{i}{F_X}(nX\% - \sum_{L=1}^{n} f_L) \tag{11–5}$$

式中：L 为欲求的 P_X 所在组段的下限值，i 为该组段的组距，F_X 为该组段的频数，n 为总频数，$\sum f_L$ 为该组段之前的累计频数。

中位数可用于各种分布的定量资料，但对于正态或近似正态分布资料，更适合采用算术均数描述集中趋势。因此，在实际工作中，中位数常用于描述偏态分布资料的集中趋势，反映位次居中的观察值的水平。此外，中位数还用于“开口资料”及分布不明资料的集中趋势的描述。

中位数与算术均数在正态与偏态分布中的关系算术均数是数值平均数，受极端值影响最大；中位数不受极端值影响而引起位置变动。正态分布时，$X=M$；右偏态分布时，$X>M$；左偏态分布时，$X<M$。

二、离散趋势分析

对计量资料特征的描述，除了描述集中趋势外，还需要描述离散趋势（dispersion）。离散趋势指标也称变异性指标，是描述一组同质观测值变异程度大小的综合指标。它们不但反映研究指标数值的稳定性和均匀性，而且反映集中性指标的代表性。常用描述离散趋势的指标有极差（range）、四分位数间距（quartile range）、方差（variance）、标准差（standard deviation）及变异系数（coefficient of variation）等。

（一）极差

极差（range）反映全部数据的变化范围，记为 R，$R=X_{max}-X_{min}$。一般来说，样本量相近的同类资料比较，极差越大，数据间变异越大；反之，变异越小。极差反映离散趋势的大小，简单明了。但其缺陷是：①除最大值与最小值外，不能反映其他观察值的变异；②受样本量 n 大小的影响，一般来说，样本量 n 越大，抽到较大或较小的观察值的可能性越大，极差则可能较大；③即使样本量 n 不变，极差的抽样误差也较大，即极差反映离散趋势不稳定。

（二）四分位数间距

四分位数（quartile）是将所有数值按大小顺序排列并分成四等份，处于 3 个分割点位置的百分位数，即 P_{25}、P_{50}、P_{75}，P_{50} 为中位数。对 P_{75} 而言，有 25%（即 1/4）的观察值比它大，故称为上四分位数；对于 P_{25} 而言，有 25%（即四分之一）的观察值比它小，故称为下四分位数。四分位数间距指上四分位数与下四分位数之差，即中间一半观察值的分布范围，符号为 Q。其作用与极差相似，数值大，说明变异度大；反之，说明变异度小。

$$Q = P_{75} - P_{25} \tag{11-6}$$

四分位数间距反映离散程度的大小，受极端值的影响相对较小，因此比极差稳定，但它仍没有利用所有数据的信息。在实际工作中，四分位数间距和上述的中位数一样，常用于大样本偏态分布的资料、两端有不确定数值的开口资料及分布不明资料的离散趋势描述，不适合正态或近似正态分布资料离散趋势的描述。通常四分位数间距和中位数结合，反映偏态计量资料的整体特征。

（三）方差

极差和四分位数间距由于没有充分利用所有观察值的信息，在应用中可能会出现两组数据的极差或四分位数间距相同，但它们的分布不同的情况。因此，描述对称分布，尤其是描述正态分布资料的离散趋势时，需要利用所有观察值的信息来考察其离散度。对总体而言，即考察总体中每一观察值 X_1，$X_2 \cdots\cdots X_n$ 与总体均数 μ 的离散度，可用 $X_i-\mu$ 表示，称离均差。但是，$X_i-\mu$ 有正有负，对于对称分布资料来说，其和 $\sum_{i=1}^{N}(X_i-\mu)$ 恒为 0，不能真正反映一组数据的离散度。为此，将 $X_i-\mu$ 平方后再相加，得 $\sum_{i=1}^{N}(X_i-\mu)^2$，即离均差平方和，全面反映一组数据的离散度。但 $\sum_{i=1}^{N}(X_i-\mu)^2$ 的大小除与变异度大小有关外，还受观察例数 N 大小的影响，N 越大，$\sum_{i=1}^{N}(X_i-\mu)^2$ 就会越大，为消除这一影响，进一步将 $\sum_{i=1}^{N}(X_i-\mu)^2$ 除以 N 得总体方差，用符号 σ^2 表示。

$$\sigma^2 = \frac{\sum_{i=1}^{N}(X_i-\mu)^2}{N} \tag{11-7}$$

式中，μ 为总体均数，一般是未知的，需用样本量为 n 的样本均数 $\bar{x}$ 代替，N 以样本含量 n 代替，这样计算的方差为样本方差。

数理统计证明，以 n 代替 N 计算的样本方差总比实际的 σ^2 小，以此样本方差估计总体方差总是有偏估计。后来，英国统计学家 W.S.Gossel 证明用（n–1）代替 n 校正所得的样本方差估计总体方差为无偏估计。因此，样本方差的分母是（n–1）而不是 n。样本方差用符号 S^2 表示，即：

$$S^2=\frac{\sum_{i=1}^{n}(X_i-\bar{X})^2}{n-1}=\frac{\sum_{i=1}^{n}X_i^2-(\sum_{i=1}^{n}X_i^2)/n}{n-1} \tag{11-8}$$

式中：n–1 是自由度（degree of freedom，DF），记为 v。自由度是在 N 维或 N 度空间中能够自由选择的维数或度数。

自由度是数学名词，在统计学中，n 个数据如不受任何条件的限制，则 n 个数据可取任意值，称为有 n 个自由度。若受到 k 个条件的限制，则只有（n–k）个自由度。计算方差时，n 个变量值本身有 n 个自由度，但受到样本均数的限制，任何一个“离均差”均可以用另外的（n–1）个“离均差”表示，所以只有（i–1）个独立的“离均差”，因此只有（n–1）个自由度。

如果是分组数据，计算方差时需要用组中值 m_i，代替原始数值，并且要考虑每一组的频数。

$$\sigma^2=\frac{\sum_{i=1}^{n}f_i(m_i-\bar{X})^2/n}{\sum_{i=1}^{n}f_i} \tag{11-9}$$

$$S^2=\frac{\sum_{i=1}^{n}f_i(m_i-\bar{X})^2}{\sum_{i=1}^{n}f_i-1}=\frac{\sum_{i=1}^{n}f_im_i^2-(\sum_{i=1}^{n}f_im_i)^2/n}{\sum_{i=1}^{n}f_i-1} \tag{11-10}$$

（四）标准差

方差的度量单位是原度量单位的平方，给实际应用带来不便。为此，将方差开平方得标准差。总体标准差用 σ 表示，样本标准差用 S 表示。

$$\sigma=\sqrt{\frac{\sum_{i=1}^{N}(X_i-\mu)^2}{N}} \tag{11-11}$$

$$S=\sqrt{\frac{\sum_{i=1}^{n}(X_i-\bar{X})^2}{n-1}} \tag{11-12}$$

同样，如果是分组数据，计算标准差也要考虑组中值和频数。

$$S=\sqrt{\frac{\sum_{i=1}^{n}f_i(m_i-\bar{X})^2}{\sum_{i=1}^{n}f_i-1}} \tag{11-13}$$

标准差（standard deviation）是统计学中应用最广泛的一个离散度指标，除了可以反映一组数据的变异度外，还可以：①说明均数的代表性，标准差大，说明均数的代表性较差，反之说明均数的代表性较好；②与均数共同用于医学参考值范围的制定；③用于计算 t 值和变异系数等。标准差及方差适用于对称分布资料，尤其是正态分布或近似正态分布资料。通常，S 和 $\bar{x}$ 结合，分别描述正态分布资料的整体特征。

（五）变异系数

变异系数（coefficient of variation，CV）也称离散系数，是一组数据的标准差与其平均数之比，是数据离散程度的相对度量代表值。上述的极差、四分位数间距和标准差都是有单位的，不适合不同度量单位的资料之间离散度的比较。另外，方差和标准差都是反映数据分散程度的绝对值，因为离散程度受到数值本身水平高低（平均数）的影响，当比较两组或两组以上均数相差悬殊的资料之间的离散度时，方差或标准差就不能完全反映离散程度，变异系数则可克服这一缺点，它是一相对离散度指标，主要用于：①度量单位不同资料之间的离散度的比较；②均数相差悬殊的资料之间的离散度的比较。

变异系数记为 CV，是标准差与均数之比，常用百分数表示，计算公式为：

$$CV=\frac{S}{\bar{X}}\times 100\% \tag{11-14}$$

三、常用相对数指标

绝对数（absolute number）是指计数资料各类别的频数，反映事物在某时某地出现的实际水平，是实际工作和科研中不可缺少的基本数据。但绝对数不便于相互比较和寻找事物之间的联系。计数资料的统计描述常使用相对数（relative number）以进一步分析现象间的关系。相对数是指两个及以上有联系的指标之比，常用的相对数指标有率、构成比和相对比。

常用相对数评价指标介绍如下。

（一）率

率（rate）表示某现象发生的频率或强度，是频率指标。常以百分率、千分率、万分率或十万分率来表示。计算通式为：

$$率=\frac{某现象实际发生例数}{可能发生该现象的总例数}\times K \tag{11-15}$$

式中：K 为比例基数，可取 100%、1000‰、10000/万或 100000/10 万。

（二）构成比

构成比（constituent ratio）用于表示事物内部各组成部分所占整体的比重或分布，常用百分数表示。其特点为：某一事物各组成部分构成比的总和一定等于 1 或 100%；

某一部分构成比发生变化，其他部分随之变化。

$$构成比=\frac{某组成部分的观察单位数}{同一事物内部的观察单位数}\times 100\% \qquad (11-16)$$

（三）相对比

相对比（relative ratio）是指 A、B 两个有关联的指标之比，说明两者的对比水平。对比的数值可以是绝对数、相对数或平均数等，可以性质相同，也可以性质不同。计算公式为：

$$相对比=\frac{A指标}{B指标}\times 100\% \qquad (11-17)$$

四、统计表和统计图

统计表和统计图是统计描述的重要方法，也是展示数据统计分析结果的重要工具。图形可以简明、直观地表达统计数据，表格则可以展示统计数据或资料。图表的选择应根据数据需要而定，若强调数值的精确性，可采用表格形式；若强调数据的分布特征或变化趋势，则采用图示方法。正确绘制统计图或统计表有助于提高统计分析质量。

（一）统计表

统计表（statistical table）指将相互关联的数据按照一定的要求进行整理归类并按一定的顺序排列起来制成的表格。统计表是表达统计资料的常见方式。统计表能将大量统计数字资料加以组织，使资料更加系统化、标准化。其作用主要体现为：①用数字展示研究对象之间的相互关系和变化规律，便于发现问题。②用数字呈现研究对象之间的差别，便于分析和解决问题。

（二）统计图

统计图（statistical graph）是根据统计数字，用点、线、面或立体图形的形式来形象地表达统计资料的数量特征、数量关系或动态变化的图形。主要用于揭示各种现象间的数量差别和相互关系，说明研究对象的内部构成和动态变化等，具有简明清晰、形象直观、易理解等优点。统计图在统计资料整理、分析与结果表达中占有重要地位，并得到广泛应用。

五、直线相关

相关分析是研究事物或现象之间有无相关、相关的方向和密切程度如何，一般不区别自变量或因变量。直线相关（linear correlation）又称简单线性相关（simple linear correlation），是反映两变量间是否具有线性关系及线性关系的方向和密切程度如何的统计分析方法。

直线相关用于双变量正态分布资料，两变量间的直线相关关系用相关系数（correlation coefficient）来描述。样本与总体相关系数分别用 r 和 ρ 表示。

六、秩相关

Pearson 相关用于两变量正态分布的资料，若不满足双变量正态分布，或总体分布类型未知，或为等级资料，则进行等级相关分析，等级相关分析主要有斯皮尔曼（Spearman rho）法和肯德尔（Kendall's tau）法。Spearman 等级相关即秩相关（rank correlation），是一种非参数统计方法。

第三节　知识图谱

本节介绍了知识图谱的概念、技术流程、构建步骤和绘制板块内容，重点阐述了中医药知识图谱的相关内容。

一、知识图谱概念

知识图谱的起源可以追溯到20世纪50年代末、60年代初语义网（semantic network）的诞生。当时的语义网是一种基于图的用于存储知识的数据结构，图的节点代表实体或者概念，图的边代表实体或概念间的关系，主要应用于机器翻译和自然语言处理。20 世纪 80 年代，知识工程和基于规则的专家系统被提出并成为研究的重点。20 世纪 90 年代，机构知识库的概念被提出，知识表示和知识组织开始被深入研究，并广泛应用到各机构单位的资料整理工作中。21 世纪后，互联网蓬勃发展，随着信息量的日益剧增及搜索引擎的出现，仅包含网页和网页之间链接的万维网已经不能满足人们迅速获取所需信息的需求。人们期望以更加智能的方式组织互联网上的资源，期望可以更加快速、准确、智能地获取到自己需要的信息。为了满足这种需求，知识图谱应运而生。2012 年，谷歌公司提出知识图谱（knowledge graph，KG）概念，这一概念的提出为搜索引擎智能化奠定了坚实的基础，知识图谱将多种学科理论与技术方法相结合，将具有复杂性的知识领域以图形绘制的形式显示出来，最终目的是对知识领域的动态发展规律进行揭示，为学科研究提供有价值的参考依据。知识图谱的关键技术包括从互联网的网页中抽取实体、实体属性信息及实体间的关系，旨在解决自动问答、个性化推荐和智能信息检索方面的问题。

知识图谱可以绘制、挖掘、分析和显示科学技术知识及它们之间相互关系，是在大数据时代背景下产生的一种新型的海量知识管理与服务模式，涉及应用数学、信息科学及计算机科学诸学科，是科学计量学和信息计量学的新发展。其研究目标是借助现代技术与理论使知识可视化，让人们更加方便、准确地获取知识。知识图谱作为知识的载体，能用图形化的方式将人们不易理解的信息形象地表示出来，通过内容分析、引文分析和可视化的方式显示知识结构及其相互关系，既符合人类的认知习惯，又充分利用了现代信息技术，使用户既能快速获取知识及其之间的逻辑关系，又能从海量文献中把握关键的知识点。

知识图谱作为大数据时代知识工程发展的代表性产物，富含实体、概念及其之间的各种语义关系，并通过一系列相关技术支持实现知识的深度利用，大大提高了知识的利用率和工作者的效率。知识图谱的价值可以从研究价值和应用价值两方面进行论述。知识图谱的研究价值在于在当前 Web 基础之上构建一层覆盖网络，通过知识图谱的构建，可以将各种数据源知识进行有效组织，从而建立概念实体之间的相关关系，最终形成有用的知识以供利用。知识图谱的应用价值在于通过知识推理的方式实现对概念的检索，改变了之前的知识检索方式，以图形化的形式将被分类整理的结构化知识加以可视化。

二、知识图谱技术流程

知识图谱关键技术流程依次为信息抽取、知识融合、知识加工、知识更新。

1. 信息抽取 在知识图谱的实现流程中，信息抽取是最为重要的前提和基础，也是整个流程中的关键步骤，对后续流程的实现具有直接影响，从异构数据源中抽取构建知识图谱所需的信息是该环节的重点内容。

2. 知识融合 通过信息抽取得到的结果中存在一定的错误信息，并且数据与数据之间的逻辑性略显不足，所以需要对抽取到的信息进行整合处理。知识融合由两个部分组成，一部分是链接，另一部是合并，经过融合以后，可将错误的信息从结果中剔除掉。

3. 知识加工 其主要作用是获得结构化的知识体系，加工过程涉及 3 个方面的内容，即构建本体、知识推理、质量评估。在对本体进行构建时，可以借助计算机和相关的编辑软件来完成；知识推理的常用方法有两种，一种是基于逻辑，另一种是基于图，当实体关系较为复杂时，可通过描述进行推理；质量评估是确保知识库质量的关键环节，采用可信度修正的方法，能够降低判断信息正确或错误的不确定性，从而确保知识的质量。

4. 知识更新 信息与知识量会随着时间的推移而不断增长，为使知识图谱能够始终满足用户的使用需要，就必须对其中的知识进行更新。在对知识库进行更新的过程中，涉及两个方面的内容，即概念层和数据层，可以借助百科类网站中的数据资源，将其中出现频率较高的数据加入知识库当中，并由专业团队对更新的内容进行审核，将不符合要求的内容去除。

三、知识图谱的构建

知识图谱的构建过程可以分为自顶向下和自底向上两种方式。自顶向下的构建过程：首先从数据源中学习本体，得到术语、顶层的概念、同义和层次关系及相关规则，然后进行实体学习的过程，将实体纳入前面的概念体系中。自底向上的构建过程与自顶向下的构建过程相反，从归纳实体开始，进一步进行抽象，逐步形成分层的概念体系。在实际的构造过程中，可以混合使用两种方式，来提高实体抽取的准确度。

（一）本体学习

本体的概念最先起源于哲学领域，表示的是客观存在的一个全面的说明。后来，在人工智能和信息技术的发展过程中引用了本体的概念，同时赋予本体新的含义。比如，利用本体的思想，在灾难信息管理中对短文本进行处理及日志挖掘。本体学习的过程主要包括术语、同义词、概念、分类关系及公理和规则抽取。

1. 术语抽取 术语抽取是本体构建的第一步。术语是知识图谱中的概念、实体或属性的语言学上的表示形式，术语抽取的目标是找到用于表示概念、实体或属性的标记集合。比如爬行动物、性别等都可以作为一个术语。术语抽取的实现方法有多种，主要包括下面几类：基于字典的方法通过定义一些包含术语的字典，从待处理文本中查找字典中定义的术语；基于规则的方法通过定义术语在语法上的一些规则，从待处理文本中找到匹配规则的术语；基于统计的方法一般是通过统计术语出现的次数来对待处理文本中的潜在术语进行预测；基于机器学习的方法可以对术语的语法规则或者上下文的特征进行学习，从而实现对待处理文本的术语抽取。

2. 同义关系抽取 同义关系指在概念层面上相同或相似的实体，如“old man，daddy，dad，father，male parent”这一组词都是“父亲”的意思。同义关系抽取的目标是寻找那些字面不同但是指代同一概念、实体或属性的术语。传统的基于模板的同义关系抽取方法灵活性不够，模板的覆盖率不高，导致该方法的正确率和召回率都比较低。

3. 概念抽取 概念的含义与实体相近，但在有的知识图谱系统中，有必要将概念和实体的含义相区别。概念的含义比实体的含义更加抽象，是比较普遍的想法、观念或充当命名实体、事件或关系的范畴或一类的实体。比如，城市是一个概念，而深圳应该作为一个实体。常见的概念抽取的方法包括使用语言学的方法、使用统计学的方法及两者相结合的方法。

4. 分类学关系抽取 分类学关系可称为概念层次关系，主要有 3 种抽取方法。

基于词法模式的原理，根据语句构成成分之间的语义关系，预测语句整体的意义。比如通过对文本句法的分析，对于一个以动词为核心的短句，可以抽取出实体之间的潜在关系。

共现分析的方法是一种定量与定性相结合的分析方法。具体步骤：先将待处理文本转化为数字形式表达的信息，然后使用不同的数学方法对文本进行定量计算和分析，最后结合定性分析的结果对文本中的分类关系进行综合分析。

基于开放链接数据和在线百科的方法，通过百科类等网站规则的知识分类体系，定义或者学习知识分类的规则和特征，从而对新的文本中隐藏的分类关系进行准确的抽取。

5. 公理和规则学习 公理和规则学习指对包含了一定的实体和属性的通用句式或者模板规则进行学习的过程。常用的公理和规则学习方法是通过自举的思想。

（二）实体学习

实体学习也可称为实体识别（named entity recognition，NER），指抽取文本数据中所涉及的对象信息。对于实体学习，一个关键的标准是能否准确把属于同一事物或概念的实体的不同表达方式进行归一化表示，以及区分同一表述方式在不同语境中指代的不同实体。其中，前者被称为实体对齐，后者可以通过实体填充求解。在实体学习阶段，实体的对齐比较困难，而实体对齐对于知识图谱的最终效果至关重要，通常需要借助概率图模型在较大的语料库中进行学习达到预期效果。

1. 实体对齐　实体对齐是知识图谱构建及更新过程中的重要工作之一。通过实体对齐，同一个知识图谱内部的实体得到了精简，使得知识图谱的运转更加高效。同时，通过不同的知识图谱系统之间的实体对齐，可以实现知识图谱之间的链接与合并，从而实现构建一个更大规模，服务范围更广泛的知识图谱系统。

实体对齐实际上是涉及知识融合的一个过程，也就是对于物理世界中的同一个对象，要识别出在不同语言、不同地域、不同数据源或者是同一个数据源下不同的表示形式，然后用一个全局唯一的编号来表征。实体对齐算法设计的主要思路是根据具体的知识图谱的特点和处理方法，利用不同的实体识别技术，具体有使用传统概率模型的方法，以及使用机器学习的方法，来完成实体对齐任务。

2. 实体填充　对于一个实体而言，如果仅有实体名称，实体的意义不大，为了使实体可以被人和机器所理解和区分，通常需要一定的方式来描述实体，主要包括实体的描述、图片、同义实体名和属性等。比如把“泰山”作为一个实体，当在搜索引擎上搜索“泰山”时，会出现泰山的简介、地理位置、海拔高度及一个动画人物的图片、影片链接等信息。

四、知识图谱绘制

知识图谱具备以下特点：可以赋予字串新的定义；可以综合各个学科领域的知识，从而保证搜索结果的连贯性；通过总结信息及相互间的关系为用户提供更精准的信息；呈现给用户的知识具有相对完整性。目前，知识图谱的绘制主要包括以下几个版块。

1. 数据检索　绘制知识图谱的基础，其数据源在传统文献数据库的基础上逐渐扩展到出版商、机构联盟等机构网站的网络日志、用户记录、点击流数据等。

2. 数据清洗　即对数据的预处理，包括查重、勘误等，进行历时或分时段对比分析时需要对数据进行分段处理；若样本数据过大或分析目的不同，则需要进行有代表性的抽取。

3. 构建关系矩阵　选择要分析的知识单元，如关键词、题名、作者等，构建其相互关系，常用方法有共词分析、共引分析、共作者分析、书目耦合分析、期刊耦合分析等。

4. 数据标准化　根据数据间的相似度对数据进行标准化，常用方法有集合论方法（Cosine、Pearson、Spearman、Ochiai、Jaccard 指数等）和概率论方法（合力指数、概率亲和力指数等）。

5. 数据简化　运用因子分析、多维尺度分析、自组织映射图、寻径网络图谱、聚类分析、潜在语义分析、三角法等方法处理数据以更好地展示各数据单元。

6. 可视化展示　知识图谱构建过程中最重要的一环，是通过运用不同的算法，调整相关参数，构建整个图谱。可通过不同模拟实现可视化展示，如几何图、战略图、冲积图、主题河流图、地形图、星团图、簇幅图等。

7. 图谱解读　采用历时分析、突变检测、空间分析、网络分析等方法对图谱进行解读，同时需要结合研究者的经验、知识、学术背景、学术功底等。

五、中医药知识图谱

自从知识图谱在谷歌首次发布以来，世界研究的热点逐渐聚焦到领域知识图谱的构建上。知识图谱也随着智能信息服务应用的不断发展，逐渐被应用于中医药领域的智能搜索、深度问答、知识推荐、辅助决策等方面。随着我国经济和科技的快速发展，中医药的发展也迎来了新的春天，发展过程中遇到的很多难题，都需要依靠科技的支持才能得到有效解决。同时中医药领域的知识存在量大且繁杂的特点，也决定了其在知识表示与存储等方面的局限性，因此知识图谱与中医药的结合已成为必然的趋势。近年来，越来越多的中医药数据库、电子资源等都可以在互联网上方便获取，如何获取更准确、更全面、更权威的中医药知识也成为中医药领域的研究需求。

中医药知识图谱主要是以中医药学语言系统为骨架构建的知识图谱体系，以现有的数据库资源为知识图谱填充内容。可视化的语义图可以形象地表达领域概念之间的关联，用户可通过交互的方式浏览领域概念，选择其中的某个概念开始构造查询或搜索。中医药知识图谱能增强中医药知识资源的联通性，支持中医药用户在概念层次上浏览领域知识资源，发现中医药概念或知识资源之间的潜在联系。

（一）中医药知识图谱构建技术框架

中医药知识图谱主要是以中医药语义网络（semantic network）为中心思想，将医学知识的自然语言表达转化为形象化表达的大型知识库系统。语义网络中的节点代表实体信息，边代表的是实体之间的关系信息，这样通过实体与实体之间关系的表达可构建系统的知识图谱。通过构建出的中医药语义关系网络，可为后续的智能问答、智能推荐等应用场景提供知识推理支持。在语义网络中，实体与实体之间关系的表达往往通过“主谓词对象”三元组的方式进行表达，类似于现实语言沟通交流中的“主谓宾”表达。

建立知识图谱有多种方法，既可以像 WordNet 和 Cyc 那样被精确地策划和组织，也可以像 Freebase 和 Wikipedia 那样开放性编辑，或者像 DBpedia 和 YAGO 这样从大规模半结构化网络知识库中提取。除此之外，还有学者提出了非结构化或半结构化信息的信息提取方法，得到了类似于 NELL、PROSPERA 或 Knowledge Vault 的知识图谱。

中医药知识图谱架构如图 11-2 所示。

（二）数据采集与规范

对中医临床数据进行采集和整理，经过人工标注及命名实体识别任务和关系抽取任务之后，将抽取和标注数据进行审核，并对实体进行规范，将同义词不同表达的术语进行统一化表达（节点），明确节点之间需要表达的关系（边），最后再经过人工的审核确认及规范化表达形成特定领域内的中医临床知识库。

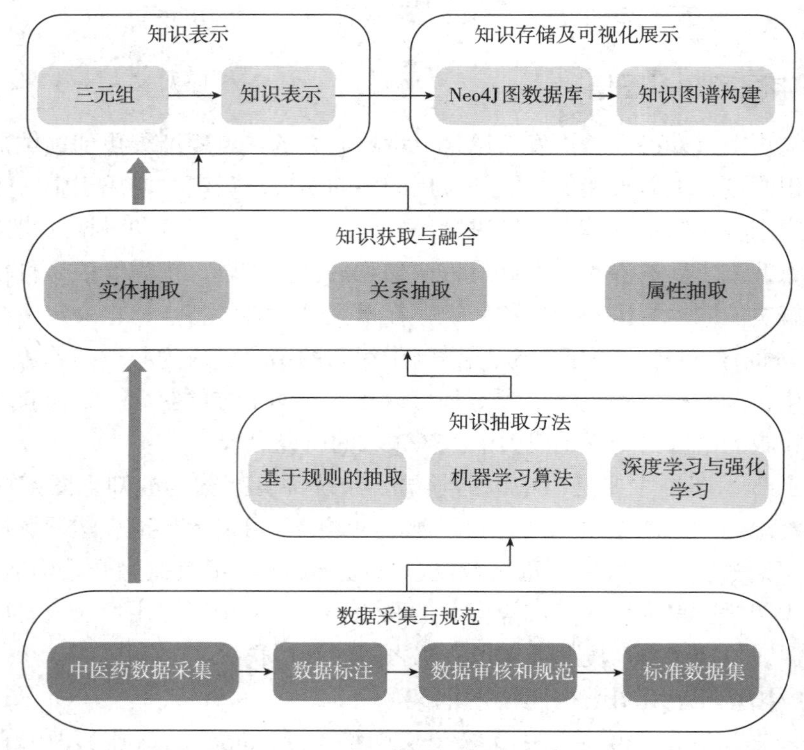

图 11-2　中医药知识图谱架构图

（三）知识获取与融合

为了更好地实现知识获取与融合，在不同的背景下可以运用不同的知识抽取算法，辅助构建完整的知识图谱。如基于规则的抽取方法，多应用于结构化数据的规则转化；基于机器学习算法，可以利用命名实体识别中隐形马尔可夫模型（hidden markov model，HMM）和条件随机场算法（conditional random field，CRF），利用分类算法中支持向量机（support vector machine，SVM）实现实体及关系抽取；还可以利用 BiLSTM（bi-directional long short-term memory）+CRF、生成对抗网络（generative adversarial network，GAN）等深度学习与强化学习方法实现知识抽取，最终实现实体抽取、关系抽取及属性抽取。

（四）知识表示

将抽取和标注的数据进行审核后将各个实体的术语进行规范表达，并将数据通过"主谓词对象"三元组表达方式对知识进行融合。

（五）知识可视化展示

将审核好的知识导入图数据库中，如 Neo4j，形成可通过关系和实体快速检索的知识图谱。图 11-3 展示了肺胀病相关的方剂、中药及中医名医等知识图谱。

如图 11-3 所示，提取肺胀病相关的方剂名、中药、同义证候等实体，表示被治疗、概念相关、相关名医等关联关系，该知识图谱可清晰地展示方剂及药物使用情况。在实际应用中，知识图谱也可为临床人员提供搜索和发现知识等功能，辅助临床人员进行诊疗决策。

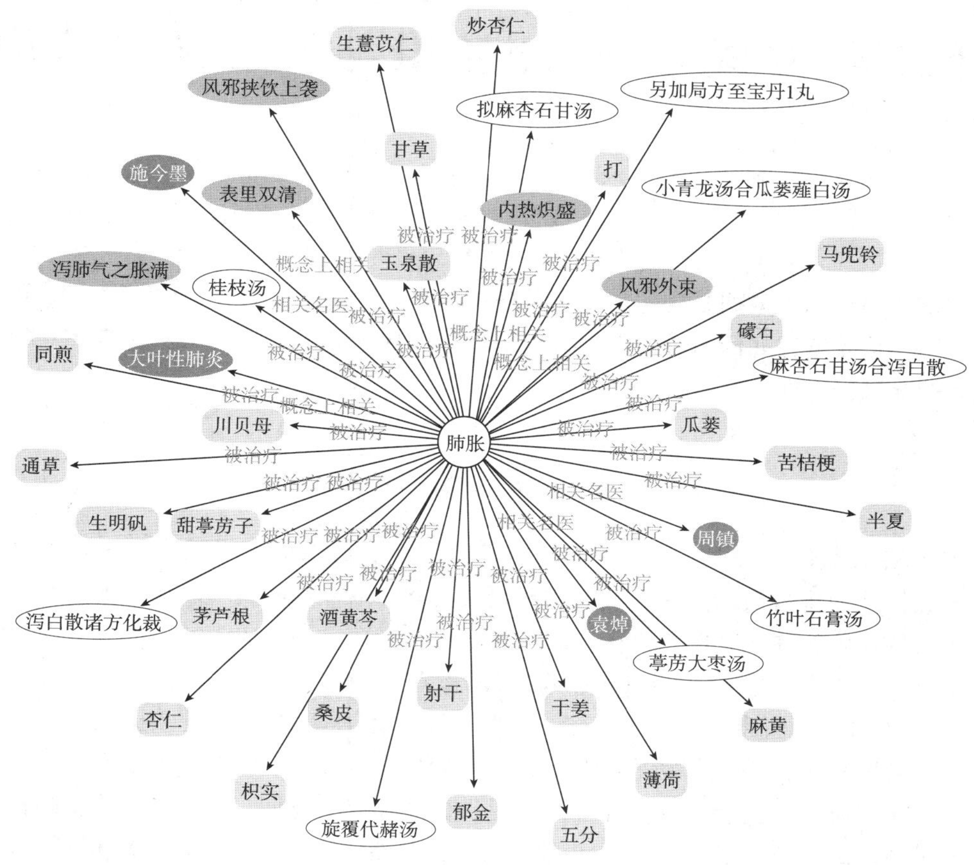

图 11–3　中医药知识图谱示例

第十二章　中医临床数据结构化与知识关联技术平台

本章对中医临床数据结构化与知识关联技术平台的概念、构成、功能及应用等方面进行说明，重点阐述如何通过该平台实现基于中医临床知识编码的临床数据结构化与知识关联的全过程管理。

第一节　概　述

中医临床数据结构化与知识关联技术平台的建设目标是为基于中医临床知识编码的临床数据结构化与知识关联实现提供软硬件支持。结合实际应用需求及中医临床知识的特点，构建中医临床数据结构化与知识关联技术平台。平台应满足以下 6 个方面的需求：①临床数据标准管理（存储、查询、动态维护等）；②临床原始数据库、CRF 数据库、CDF 数据库的构建与管理（存储、查询、知识编码等）；③主题数据抽提；④数据分析与结果可视化；⑤临床验证与优化；⑥平台管理、维护与安全体系构建。

平台集成临床数据相关规范和标准，提供标准存储、查询、动态维护等功能；提供临床原始数据库、CRF 数据库、CDF 数据库等的存储、查询、知识编码等功能；提供基于分析主题的数据抽提功能；提供临床数据分析所需的基本模型和算法，以及分析结果展示的各种可视化工具；提供临床验证与优化功能；提供平台管理与维护、安全体系保障等功能。

第二节　平台构成

中医临床数据结构化与知识关联技术平台架构见图 12–1 所示。

一、临床数据标准管理模块

临床数据标准是构建技术平台的重点，对于原始临床数据、CRF 数据、CDF 数据处理具有非常重要的意义。临床数据标准管理模块提供存储、查询与动态维护等服务。临床数据标准主要分为两个类别：①中医药信息标准化原始文件；②临床数据类标准。其中，中医药信息标准化原始文件的内容主要包括临床指南、临床路径、诊断疗效标准等，临床数据类标准主要包括临床名词术语、分类代码、数据元、数据集等。需按照上述分类构建标准查询子系统。另外，平台集成特定的映射到中医药相关标准的输入法，为用户提供方便、快捷的术语输入操作。

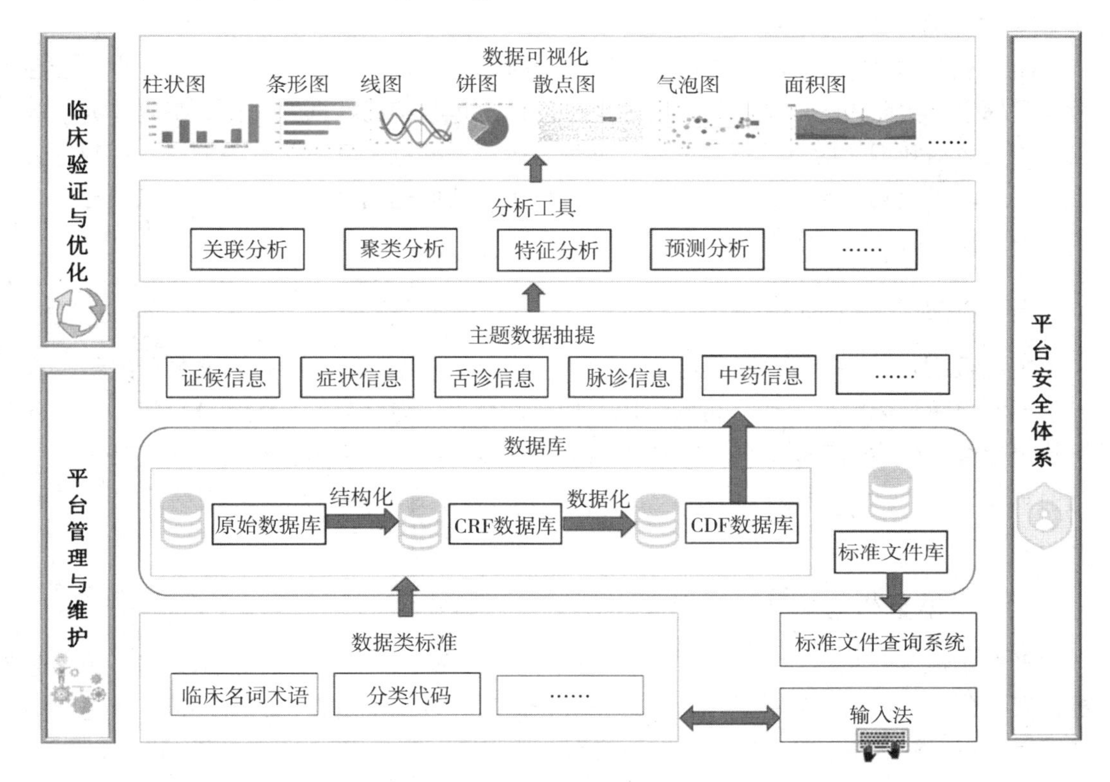

图 12-1　中医临床数据结构化与知识关联技术平台架构图

二、临床数据管理模块

临床数据管理模块提供数据的存储、查询、更新、知识编码等服务。临床数据管理主要分为以下三大类。

（一）临床原始数据管理

临床原始数据管理包括存储、查询、更新等功能，临床原始数据库的构建来源于对临床数据的收集。临床数据的收集需要满足一定的数据标准，以实现对原始数据收集过程中的标准化，从而保证数据的可用性与可靠性。原始临床数据包括纸质病历、电子病历、临床观察表、随访资料、科研资料等。另外，临床原始数据库的构建是 CRF 数据库及 CDF 数据库构建的基础和前提。

（二）CRF 数据管理

CRF 数据管理包括存储、查询、更新等功能，从临床原始数据到 CRF 数据需要对数据进行预处理。数据预处理是指将原始的真实数据库转换成适于数据挖掘的规范化数据库。中医临床数据预处理即针对病名症状、病因病机、辨证论治、方剂、中药等临床产生的各种原始数据，提出一套以数据清洗、合并、简化为主的规范化处理方案，使记录的数据准确、有序，利于后续数据挖掘等处理。然后将电子病历导出的数据字段按照CRF的要求进行转换。

（三）CDF 数据管理

CDF 数据管理包括存储、查询、更新、知识编码等功能，CDF 数据库通过对 CRF 数据库的字段按照中医药信息标准对中医临床信息进行编码数据知识化。编码作为中医临床信息数据知识化的具体形式之一，其具有中医药信息标准所限定的内涵，而数据分析模型可以对编码按照编码制定的规则进行解析，从而达到对数据知识化信息的分析以揭示中医临床信息之间潜在关联性的目的。

三、主题数据抽提模块

主题数据可理解为分析型数据，根据中医临床知识关联分析的需求进行组织，服务于不同中医临床数据主题分析的应用，如证候分析、症状分析、中药分析等。平台支持基于中医临床病例知识库的主题化数据抽提功能，即分病种基于不同的研究目标进行特征数据提取，可选择证候信息、症状信息、舌诊信息、脉诊信息、中药信息等进行抽取。

四、数据分析与结果可视化模块

平台集成常用的数据分析工具，可对中医临床数据进行描述性统计分析、相关分析、聚类分析、预测分析等。产生的数据分析结果可利用平台提供的可视化工具进行多维展示，包括柱状图、条形图、线图、饼图、散点图、气泡图、面积图等形式。

五、临床验证与优化模块

平台可实现对基于有限临床数据发现的规律与事实开展临床验证与优化研究。其验证与优化结果可进一步指导原始临床资料数字化、规范化、结构化、数据化、知识化及可视化等中医临床数据结构化与知识关联分析的全过程管理。

六、平台运维及安全管理模块

平台的运维与安全管理涉及硬件和软件两个方面，主要实现应用（标准、临床数据等）数据库、数据分析软件、数据可视化软件、主题数据抽提软件等的管理与维护；网络、服务器、接入端等硬件设备的管理与维护。另外，需要建立完善的平台安全体系保障平台的正常运行。

第三节　平台功能

中医临床数据结构化与知识关联技术平台主要包括数据标准管理、临床数据管理、主题数据抽提、数据分析工具管理、结果可视化工具管理、临床验证与优化、平台管理与维护、平台安全体系管理等功能模块。其功能框图如图 12–2 所示。

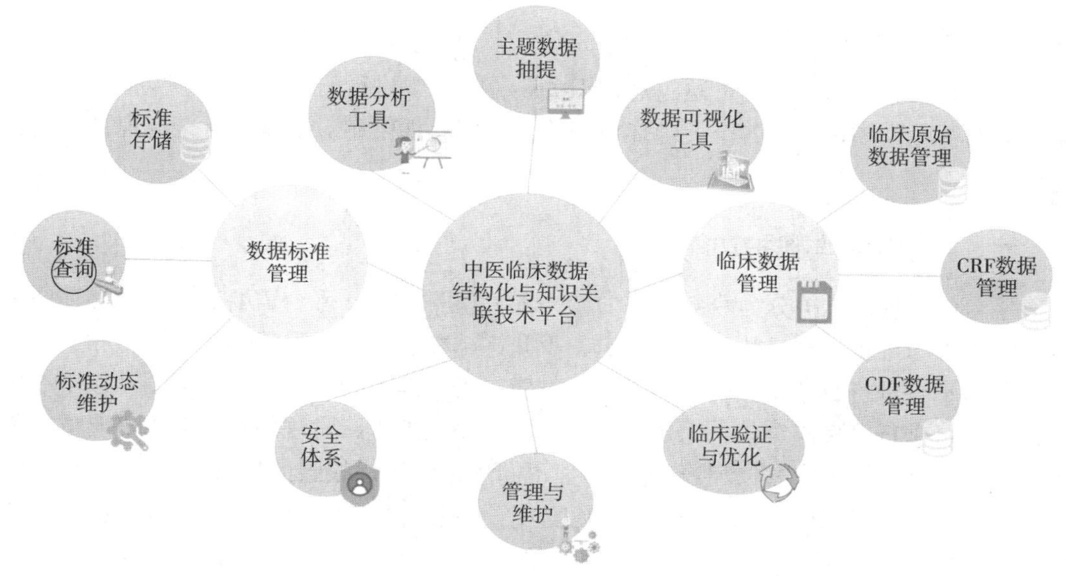

图 12-2　中医临床数据结构化与关联技术平台功能框图

一、数据标准管理功能

实现对中医相关临床、数据标准的管理，提供对所颁布的标准文件或标准规范的存储、查询、动态维护等功能。同时，实现与标准、规范特定输入法的对接。

二、临床数据管理功能

临床数据管理功能包括 3 个部分：提供原始临床数据的存储、查询、更新等功能；CRF 数据的存储、查询、更新等功能；CDF 数据的存储、查询、更新、知识编码等功能。

三、主题数据抽取功能

平台实现对主题数据抽取工具的管理，提供主题模型、计算主题特征、基于主题特征的关键词抽取等步骤对主题化数据进行抽提的功能。主题抽提为主题数据分析提供基础，对于揭示主题与主题之间的关联关系具有重要意义。

四、数据分析工具管理功能

平台实现数据分析功能，集成关联分析、聚类分析、特征分析、预测分析等算法和模型对中医临床数据进行处理，具有算法、模型管理与维护功能。

五、结果可视化工具管理功能

平台根据数据分析工具获取的结果提供可视化工具，对分析结果进多样化展示，具有可视化工具管理与维护功能。

六、临床验证与优化功能

建立临床验证与优化的方法，对知识关联分析结果进行验证，以进一步指导整个临床数据结构化与知识关联各个关键环节的优化，同时提供相应策略，对全流程管理进行提升。

七、平台管理与维护功能

平台的管理与维护分为两部分：① Web 端；②数据库。平台需要有专人对上述两部分进行管理与维护，严格执行相关规定，不允许越权、滥用权限等违规行为。相关负责人需要对平台进行日常检查，以确保平台健康、安全地运行。另外，还需要从以下 3 个方面对平台进行管理与维护：①定期对平台所在服务器进行常规检查，确保平台的正常运行。② Web 端访问控制。平台需要加强不同角色组用户权限的控制，常规数据操作、敏感操作需要记录日志。③定期备份数据库，数据库管理员（data base administrator，DBA）需要不定期修改密码。DBA 除了需要对数据库进行日常维护外，还需要对数据库角色组的权限严格分配，并按照数据库提供商的要求对数据库进行升级维护，降低数据泄露的风险。

八、平台安全保障功能

建立平台网络环境安全体系，构建整体的病毒防护系统，包括服务器及终端的病毒防护、邮件及其他应用系统的病毒防护等。操作系统及数据库的补丁系统需要定期更新升级以减少安全漏洞。补丁的升级较为频繁，需要构建自动的补丁升级系统和策略。制定网络接入安全策略，正确处理保密、安全与开放之间的关系；安全技术与安全管理相结合；分析系统安全的风险，构造系统安全模型，从保护、检测、响应、恢复 4 个方面建立一套全方位的立体信息保障体系。

第四节　平台应用

中医临床数据结构化和知识关联技术平台应用主要包括标准应用、临床数据应用、输入法、主题数据抽提、数据分析、结果可视化等。

一、标准应用

中医临床信息标准包括临床指南、临床路径、诊断疗效标准。其中诊断信息对应的编码有病名、证候、症状、舌诊、脉诊、体质等；干预信息对应的编码有中药、针灸、推拿等。利用数据标准管理功能，用户不仅可以对中医相关临床信息、数据标准等进行查询、下载等操作，包括对原始纸质文档扫描件、PDF 文件、标准数据库等的查询和下载，而且可以根据需求调用临床数据标准，对分析数据进行知识编码等操作。

二、临床数据应用

用户可利用构建的临床原始数据库、CRF 库、中医临床病例知识库等对数据处理进行全过程管理，包括临床原始数据录入、CRF 库生成、CRF 库知识编码、中医临床病例知识库生成等操作，并可实现数据的存储、查询、更新等操作。

三、输入法

技术平台输入法根据现有流行输入法（如搜狗输入法、QQ 输入法等），结合其自定义短语设置功能，按照输入法数据要求导入中医病名、中医证候等信息及编码。根据导入格式，用户可利用输入法按特定格式快速、智能地输入相关的中医病名、中医证候等信息。

四、主题数据抽提

以中医临床病例知识库为基础，用户可根据需求基于不同主题对数据进行抽提，为进一步的数据分析做支撑。根据研究主题不同，可分类抽取所需数据，如证候、症状关联研究可抽取证候数据、症状数据、症状属性数据等。

五、数据分析

原始临床数据经过结构化和数据化可分别获取 CRF 数据和 CDF 数据，分别对应 4 个类别：基本信息、诊断信息、干预信息、疗效信息。用户结合关联分析、聚类分析、特征分析、预测分析等分析方法，实现对中医临床数据分析，如证治规律、证候分布、症状分布、中药配伍及某病种的年龄分布、地域分布等研究。

六、结果可视化

依据数据分析的结果，用户可选用需要的可视化工具对分析结果进行展示。如形成柱状图、条形图、线图、饼图、散点图、气泡图、面积图等对结果进行直观展示。

第十三章　中医临床数据结构化与知识关联方法学创新分析

本章从中医临床研究范式和研究模式创新、中医临床研究规范化与体系化创新、中医临床研究知识工程化创新和中医临床数据处理技术方法创新 4 个方面分析了中医临床数据结构化与知识关联方法学研究的创新性。

第一节　中医临床研究范式和研究模式创新

一、研究范式创新

基于大数据的中医临床研究新范式内容包括研究的认识论、方法论、研究团队和研究平台等。

（一）认识论——大数据世界观

中医临床研究新范式是以大数据世界观来认识和观察中医临床行为的发生和发展的规律，以及其行为要素间的关联关系和对行为的影响程度等。其将临床医务工作者（医生）对患者（患者）的诊治行为活动记录资料作为“临床诊疗数据”，并认为只有将中医临床诊疗行为活动的完整记录，即参与和影响该行为活动的所有各方，包括医生、护士、医技、患者、家属和环境条件的信息都纳入活动记录，全方位完整地描述临床诊疗行为，形成该行为活动的“全记录”，方可构成“临床诊疗大数据”。依据对临床诊疗大数据的分析处理，在临床中以数据说话、数据管理和数据决策，即为实施“临床大数据治理”。基于这种认识论，将指导我们如何认识临床大数据，如何构建临床大数据库和如何开展临床大数据的管理与开发利用。

（二）方法论——大数据技术方法

中医临床研究新范式是以临床数据为处理对象，采用大数据技术方法，通过建立临床诊疗行为要素间的关联关系，来揭示真实世界临床诊疗行为的内在规律与客观事实。这种研究方法不问因果，只求解“是什么”的问题，而不回答“为什么”，使数据工程师专注于通过临床数据的探索，发现临床行为数据中存在的客观事实和规律，并以“算法或模型”来表达这些事实与规律，供临床医学专业研究者开展临床循证研究，以验证和优化“关联关系模型”，并给予它们以医学原理的诠释，使以新知识去重构和创新临床知识体系成为可能。

中医临床研究新范式所采用的研究方法获得了多种基于数据的“关联关系模型”，为临床研究提供了丰富的思路，实现了基于大数据理念和技术方法的临床研究模式的创新。这是一种以具有数据支持的“事实与规律”作为研究目标，替换了传统临床研究“科研假设”；以“属性化知识重构与知识关联”深化和完善了中医临床数据处理流程；以多元知识属性的复杂关联分析替换仅以概念关联分析的新型中医临床研究方法，大大提高了临床研究的效率和发现新知识的成功率。

（三）研究团队——多学科、复合型

中医临床研究新范式所需求的研究团队应由中医专业医、药、护、技和管理人员，数据工程师和计算机、数学、统计学等多学科人员共同组成。新范式下的临床研究分工是：第一研究阶段为研究方案设计阶段，即原始数据的规范化与数据的采集阶段，以医学专业人员为主，数据处理人员协助完成；第二研究阶段为临床数据的结构化和数据库构建、数据管理与数据分析挖掘阶段，完全由研究团队中的数据工程师、数学及统计学专业技术人员共同承担，并由他们将所获得的“关联关系模型”，以可视化的形式提供给团队的医学专业人员；第三研究阶段为临床医学专业人员进行临床循证研究，以验证和优化“关联关系模型”，进行医学原理诠释，并将其返回临床用以提高和促进临床医疗精准化。多学科研究人员组成的团队合理分工、团结合作、协同创新，为实现共同的目标而努力。

（四）技术平台——大数据治理平台

中医临床研究新范式要求构建具有现代大数据治理能力的技术平台，该平台功能应包括临床数据标准管理与服务，临床研究相关知识库，临床数据标准化、结构化和数据库管理，数据分析挖掘工具和临床知识图谱绘制与可视化等功能。平台基础数据库，包括中医临床数据标准库、临床研究相关知识库、中医电子病历库、结构化中医 CRF 数据库、中医临床病例知识库、中医临床知识图谱库和中医临床循证研究库等。平台提供常用临床数据分析软件工具和平台运维管理等。

二、研究模式创新

以大数据治理技术方法对临床多源数据的综合整理和深度分析，揭示临床规律及其知识关联关系，从而获得从不同角度观察、认知事物（临床行为）的全方位视图，再与实验研究、临床观察等循证研究有机融合的一种创新型中医临床研究模式，中医临床研究新模式可表达为：

“是什么”的揭示（事实与规律）+“为什么”的循证（医理释义）

目标：揭示真实世界中医临床诊疗行为中的“证”“治”“效”要素间的关联关系（有数据支撑的事实或规律），用以发现中医临床诊疗的规律与新知识，优化中医临床诊断模型和干预模型，实现中医临床医疗的精准化，充分发挥中医临床的优势与特色，提升其理论和实践水平，促进中医临床治理能力现代化。

方法：中医临床数据探索，数据密集型科学发现，即基于中医临床信息分类与代码标准对中医临床行为活动的记录资料数据化，构造一个中医临床行为的数字虚拟映像。所谓“虚拟映像”是根据真实世界“事件 / 行为”的结构，在计算机中对其原始病例数据进行基于中医临床知识属性编码标准的数据知识化，即知识属性重构，形成一个临床实际的动态“倒影”，用以揭示临床行为的事实与规律。这个虚拟映像承载了现实世界中医临床行为的运行规律。再运用高效的数据分析方法对这个数字虚拟映像进行深度解析，来理解和发现中医临床复杂诊疗行为、状态和规律的全新思维方式和探知客观规律、完善和深化中医临床行为，大力提升其有效性与安全性。

流程：中医临床研究新模式的规范化操作流程是一个标准化闭环反馈控制的临床研究操作流程，包括数据采集、数据规范化、数据结构化、数据属性化重构、数字立方体构建、主题数据抽提、主题数据的描述性统计分析与可视化展示、主题数据的关联分析与主题知识图谱绘制、关联关系模型的临床循证和医学原理释义、基于关联关系模型的临床诊疗行为反馈控制 9 个环节，也是一个“从临床中来，回到临床中去”的完整中医临床研究过程。

第二节　中医临床研究规范化与体系化创新

“创新”从哲学上说是一种人的创造性实践行为；从认识论的角度来说，就是更有广度、深度地观察和思考世界；从实践论的角度说，是利用已存在的自然资源或社会要素创造新的矛盾共同体的人类行为。创新的本质是突破，即突破旧的思维定式、旧的常规戒律。创新是无限的，创新主要包括原始创新、规范化创新和体系化创新 3 种基本方式。

一、原始创新

中医临床数据结构化与知识关联方法学研究是一种原创性的创新行为，可发现更有广度和深度的中医临床新知识和新规律。例如首次提出并规范了“中医临床数据结构化与知识关联方法学”的基本概念、领域和操作流程，其指导下的中医临床研究实践所形成的创新型中医临床研究范式和研究模式”均属于“原创性创新”（详见本章第一节内容）。

二、规范化创新

采用标准化科学的原理和方法，编制和采用与创新目标相关的标准和技术规范，将不规范和不统一的“事物”在不改变其原有属性特征的前提下进行规整，规范其“概念”的名称和含义，即定名定义，并对其体例格式和依据的标准规范等方面进行“对标”处理，使其在标准化程度和水平提升到一个新的高度。

在中医临床数据结构化与知识关联方法学研究中，是以中医临床数据标准化工作为先导，根据研究的需要研制了《中医临床研究数据元及值域代码》《中医临床研究数据集》《中医临床数据库结构》《临床数据结构化技术规范（CRF）》《临床信息数据知识化技术规范（CDF）》《中医临床数据结构化与知识关联流程规范（SOP）》《中医临床知识编码应用技术规范》《中医临床基本语料库》等数据标准和技术规范，对中医临床数据的采集、整理、存储和数据结构化与数据知识化、关联分析和知识图谱绘制等进行了规范和约定，是中医临床研究领域的规范化创新的标志性案例。

三、体系化创新

将分散的、碎片化而又同属一类有关联的“事物”，应用系统工程的理论和技术方法，在不对它们进行实质性改变和干扰的情况下，按类别和内在关系将它们整合到一个体系中，使之成为一个具有有机联系共同体的创新过程。在中医临床数据结构化与知识关联工程中，在前述规范化创新基础上以系统工程理论为指导，完成了中医临床数据标准体系、基于知识编码的中医临床数据结构化与知识关联方法学体系和以数据分析挖掘技术平台为核心的中医临床数据治理技术体系等的体系构建，实现了中医临床研究的体系化创新目标。

第三节　中医临床研究知识工程化创新

本节从中医临床研究知识工程包含的概念体系、知识编码、知识表达、知识关联和知识图谱等方面进行介绍。

一、概念体系与知识编码

所谓中医临床概念体系，是中医临床相关概念有机联系的共同体。中医临床知识编码，则是根据中医临床概念体系的分类框架及中医临床信息分类与代码标准所编制的知识编码。

在中医临床数据结构化与知识关联方法学研究中，以知识工程方法首先规范中医临床研究中的相关概念（名词术语），并创建中医临床信息分类体系框架。在此基础上，完成中医临床相关概念的知识属性编码及其编码库的构建，为规范中医临床数据和中医临床数据结构化和数据知识化提供标准依据。它们是中医临床研究知识工程化基础性创新工作。

二、知识表达与知识重构

通常知识表达有两个层次，第一层是以“概念”表达知识（显性知识），第二层是以其“内涵属性”表达知识（隐性知识）。随着知识表达的深化，使知识变得更精准、更深化和更完善，所提供的丰富多元化信息有利于对知识的准确理解与深化利用。对主要以“概念”表达的知识，再以其“内涵属性”进行深度表达的过程即“知识重构”。一般而言，中医临床病历数据中的知识主要是以“概念”层次的描述性表达为主，通过以其内涵属性对病历数据中的知识进行深度表达，来实现中医临床行为的知识重构。这种基于知识属性编码的中医临床知识的重构，将病例数据中的隐性知识显性化，完善中医临床数据的知识内涵，为中医临床知识发现和深度挖掘提供更丰富的数据资源，是实现中医临床诊断、干预和评价行为精准化的基础。以这种新的知识表达方式对中医临床数据中的知识进行重构，形成了包含多元化知识属性信息的完整中医临床数据资源，为中医临床数据关联分析提供全新的数据支撑。

三、知识关联与知识图谱

所谓“知识关联”是基于大数据理念与技术的一种数据关联分析和知识发现的方法。它的特别之处在于将研究数据中的知识点（要素）及其内涵属性均作为关联项（因素），去探究它们之间的关联关系，并建立其关联关系模型，并以这种知识间的关联关系模型作为一种中医临床“事实 / 规律”的表征。

在本方法学研究中提出“中医临床知识关联”的概念和具体实施方法，即从主要以“概念”表达中医临床数据中的知识，深化为以临床“概念”及其内涵属性的知识表达新方式，形成规范化、结构化和知识化的中医临床病例数据库，再对其进行所谓的知识关联分析，建立中医临床数据中的知识点或知识点集合及其内涵属性之间的关联关系模型，以揭示真实世界中医临床行为的“事实和规律”。将通过知识关联所获得的中医临床知识间的关联关系建模，包括算法、模型、表格和图形等关系模型，并以此为据应用计算机可视化技术展示其关系模型的视图，即绘制真实世界中医临床诊疗行为知识图谱，并将其作为开展相关中医临床循证研究的目标。它是中医临床知识工程化创新的有益尝试，必将促进以知识驱动和数据驱动的中医临床研究体系化和研究能力的现代化。

第四节　中医临床数据处理技术方法创新

从技术方法角度论述中医临床数据处理的创新之处，包括标准化与信息化的双向融合、中医临床数据规范化与结构化、中医临床知识属性重构和中医诊疗术语语义识别等。

一、标准化与信息化双向融合技术方法

实施“中医药标准化与信息化双向融合工程”是“中医药两化”创新发展的当务之急和必由之路。中医药标准化与信息化双向融合是将标准融入中医药信息系统，提升系统的标准化程度和数据的共享性，为中医药数据的共享和利用提供了基础保障，提高中医药数据的共享与利用水平；通过将信息技术融入中医药标准化，实现中医药标准管理与应用的工程化，实质性推进中医药标准的应用和拓宽信息技术的应用领域和途径，提升了中医药标准化与信息化水平。

中医临床数据结构化与知识关联方法学研究正是本着“标准化与信息化双向融合”的理念，特别强化临床数据标准在中医临床数据结构化、数据知识化中的引领和基础支撑作用。同时根据临床数据处理及其技术平台建设的需要，开展中医临床标准与技术规

范的制修订，构建中医临床数据标准体系，使中医临床标准和信息处理技术应用水平得到大幅度提升。这也是标准化与信息化双向融合的一次成功创新实践。

二、中医临床数据规范化和结构化技术方法

中医临床数据以临床病历为主，同时还包括临床各种观察表、操作记录表单、检验检测报告和随访记录等多种来源。本书为真实、全面地获取这些多元化中医临床数据，以《中医临床观察数据元目录与值域代码》规范了中医临床数据信息项及其值域；以《结构化中医临床病例报告表（CRF）》作为中医临床信息规范化采集表；以该采集表（CRF）为依据，编制了《中医临床病例报告数据集》和《中医临床病例报告数据库结构》等多种中医临床数据的结构化标准，在此基础上建立一整套基于中医临床病例报告表的临床数据规范化采集和结构化技术方法，实现了中医临床数据处理的一次技术方法创新。

三、中医临床知识属性化重构和数据知识化技术方法

以中医临床病例报告表实施临床数据的规范化采集，应用数据库技术完成原始中医临床数据的结构化。在大数据理念指导下，应用知识工程技术实现中医临床研究的方法学突破，创建了基于中医临床信息分类代码（知识属性编码）标准的中医临床信息数据知识化技术方法。在中医临床概念及其属性的双层知识表达方式指导下，以CRF库中信息项（概念）为依据，将库中的每一个信息的内涵属性分类项都作为一个新信息项来重构中医临床病例报告数据库，并实施基于临床知识编码标准的中医临床信息的数据知识化，形成中医临床病例知识库，用于中医临床知识关联分析，构建知识模型与算法。这也是一种中医临床知识属性化重构和数据知识化的技术方法创新。

四、中医诊疗术语语义识别与信息自动抽提技术方法

中医临床数据结构化研究在对中医临床原始病历资料进行结构化，需要依据临床病例观察要求进行临床信息抽提，完成中医临床病例报告表的填报和数据录入建库。这个过程较为复杂，且专业性要求高，必须由具有临床知识的专业人员来完成，加之临床病例资料数量大，若按规范的中医临床病例报告表要求进行临床数据的结构化工作量巨大，仅仅依靠人工来完成如此巨大的工作是十分困难。所以必须采用自然语言语义识别与信息自动抽提技术方法完成中医临床病例数据的结构化。为此创建了中医临床诊疗术语语料库和中医临床诊疗术语语义识别模型，设计临床诊疗信息自动抽提填报中医临床病例报告表的软件系统，形成了一套基于中医临床病历的中医诊疗术语语义识别与信息自动抽提技术方法。它是中医临床数据结构化关键技术方法的重要创新尝试，基于这一技术方法的复杂性和实施难度，初创的该系统还需要在实践中对中医临床语料库进行不断的完善，以及中医临床语义识别模型的优化与熟化，逐步提高临床诊疗术语语义识别与诊疗信息抽提的准确率。

五、中医临床数字立方体构建技术方法

通过创建中医临床病例知识库，实现了基于中医临床知识编码的中医临床知识的属性化重构，将主要以文字描述的结构化中医临床病例报告数据库（CRF 库），转换成全部以数字与符号型代码表示的数据化中医临床病例报告数据库（中医临床病例知识库，CDF 库），即所谓的“中医临床病例报告数字立方体”（简称数字立方体）。它是在足够小的时间和空间尺度上，对真实世界中医临床行为活动记录资料的数据化，构造了一个真实世界的中医临床行为活动的数字虚拟映像，这个映像承载了真实世界中医临床行为活动的运行规律。运用包括数字切片、数字模拟和数字关联等高效的数据分析方法，对这个数字虚拟映像进行深度分析，将有可能理解和发现真实的中医临床诊疗行为、状态和规律，成为一种全新思维方式和探索临床中医自身客观规律、提升医疗质量和实现临床治理能力现代化水平的新手段。

六、中医临床知识关联分析技术

本书采用创新型中医临床数据分析新模式，即将中医临床数据分析从“随机采样”“精确求解”和“强调因果”的传统模式演变为基于大数据理念的“全体数据”“近似求解”和“只看关联，不问因果”的中医临床数据探索和知识发现新模式。创建应用大数据理念和技术方法，基于知识编码的中医临床知识关联分析的技术方法，实现中医临床研究从“关注因果”到“注重关联”的方法学跨越和创新发展。该技术方法可为中医临床研究提供大量的基于临床数据的关联关系模型，再通过临床循证研究的验证和优化后指导中医临床诊疗活动。

第三部分 应用篇

第十四章　中医临床数据结构化与知识关联方法学临床应用——慢性肾病

本章以慢性肾病为研究实例，探索中医慢性肾病临床数据结构化与知识关联方法学的可行性。从应用研究设计与组织管理角度出发，对原始临床数据进行数字化与规范化处理、构建结构化 CRF 和数据化 CDF、开展描述性及关联分析，最后对“方法学”临床应用研究进行总结，阐述中医慢性肾病临床数据结构化及知识关联方法学的可行性。

第一节　应用研究设计与组织管理

肾病指肾脏的各种病证。人体脏腑之间，内环境与外环境之间均保持着动态平衡。内外界多种致病因素如果破坏了人体的平衡，导致脏腑气血功能失调，病及于肾，则引起肾脏疾病的产生。发病的先决条件在于人体正气的强弱，以及邪正交争和双方盛衰的情况。导致肾脏疾病的病因多种多样，如六淫、七情、饮食、劳逸、房劳、药毒、意外伤害等多种内外因素均可致病。在疾病的发生、演变过程中，病因和其病理产物常互相作用，互为因果。熟悉掌握慢性肾病（chronic kidney disease，CKD）早期可能出现的症状，可以对慢性肾病的发生起到警示作用，便于慢性肾病患者早期诊断和治疗，有效遏制病情恶化。通常当尿液中出现大量泡沫及尿中见血色或夜尿增多的情况，即尿常规检查中出现尿蛋白和红细胞，则可能为慢性肾病早期发生的预警信号。早期慢性肾病的症状不显见，如一般的慢性肾炎患者都没有特别明显的不适症状。肾病的主要临床表现有以下 5 个方面：一是胃肠道症状，如食欲不振、恶心、呕吐等；二是胃与十二指肠炎症、溃疡、出血；三是心血管病变；四是神经肌肉系统症状；五是内分泌功能紊乱。临床多以药物治疗肾病，培哚普利是治疗肾病的常用药，临床亦将其与前列地尔、丹参川芎嗪及多味中药联合治疗肾病。现已有大量临床研究发现，中医在治疗慢性肾病，延缓肾脏病理进展方面起到了重要作用，具有良好的疗效及安全性。

本章选取慢性肾病为研究实例，从广东省某三级甲等中医院医院信息系统中抽取 900 多份临床诊断为慢性肾病的数据，以入院、在院、出院 3 个关键节点为时间轴，深入分析中医临床原始数据的数字化与规范化、临床数据结构化、临床数据知识化，以及数据分析的相关方法。

第二节　临床病历原始数据描述

本章选取慢性肾病为研究实例，从广东省某三级甲等中医院电子病历系统中抽取患者基本信息数据、诊断数据、干预数据、疗效数据等作为研究数据。原始电子病历数据如表 14–1 和图 14–1 所示。

表 14–1　慢性肾病临床数据描述表

记录名称	记录总数	完整项	缺失项
基本信息	915	915	0
入院记录	915	876	39
出院记录	901	660	241
首次病程记录	914	913	1
西医诊断	25,704	25,704	0
临时医嘱	111,479	109,764	1,715
长期医嘱	9,788	9,788	0
中药诊断	2,192	2,192	0
中药医嘱	64,635	64,635	0
查房记录	7,046	7,042	4
体温单	67,947	67,947	0

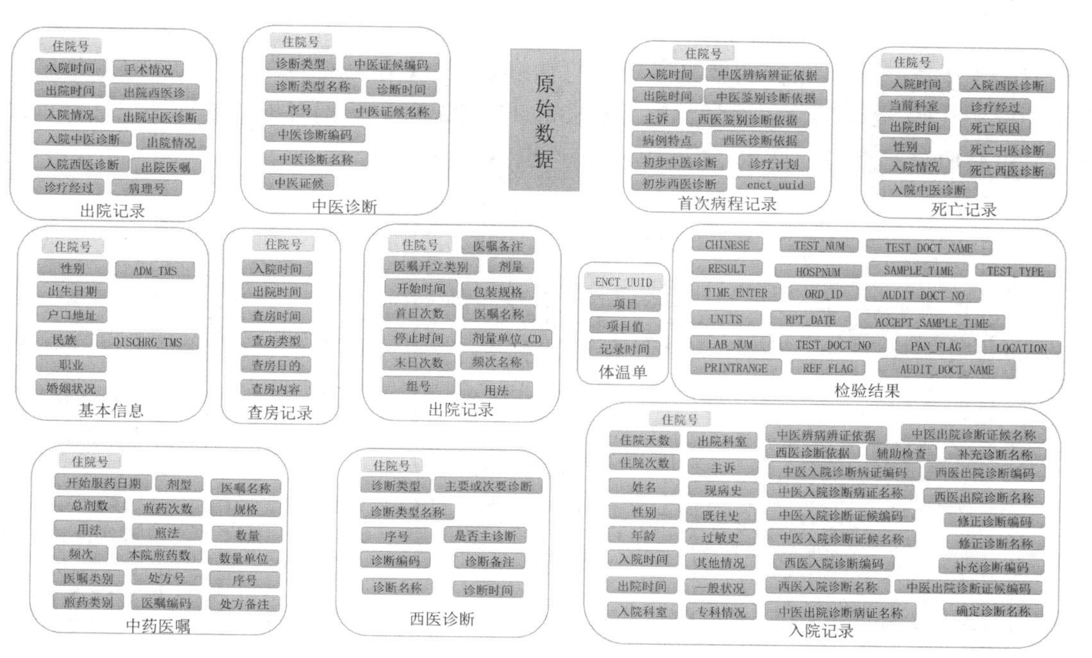

图 14–1　原始数据结构示意图

第三节 CRF 库生成

通过对原始电子病历数据进行清洗和提取，即可生成 CRF 库，其主要包括 4 个部分：基本信息表、诊断信息表、干预信息表和评价信息表。从原始的“基本信息表”中提取患者基本信息，包括住院号、性别、年龄、户口所在地、民族、过敏史、既往史、家族史、不良习惯史等。从“入院记录表”中提取诊断信息，包括住院号、主诉、现病史、刻下症、首次病程记录、体格检查、四诊诊断等。从“出院记录表”中提取住院号、简要病情、治疗经过、出院医嘱、出院情况等信息。从“评价信息表”中提取首次病程记录、日常病程记录、出院记录等信息。其中，首次病程记录对应入院信息，日常病程记录对应在院信息，出院记录对应出院信息，提取证候、症状、舌诊、脉诊信息，整理转置后填入生成的表格中。在临时医嘱和长期医嘱中提取西药处方、中药医嘱中提取中药，在出院医嘱列中查找（find 函数）“出院带药”。通过公式查询与人工核查相结合的方式对证候、症状、中药进行规范化处理，如黄芪、北芪规范化为黄芪，茯苓、云苓规范化为茯苓；对神清、精神可之类的症状进行规范化处理。

第四节 中医临床病例知识库生成

基于 CRF 库，对基本信息表、入院信息表、中药处方信息表、症状表中的关键信息进行编码处理。其中，“基本信息表”依据《中华人民共和国行政区划代码（GB/T 2260—2007）》《个人基本信息分类与代码 第一部分：人的性别代码（GB/T 2261.1—2003）》《中国各民族名称的罗马字母拼写法和代码（GB/T 3304—1991）》《卫生信息数据元值域代码 第十部分：医学诊断（WS364.10—2011）》分别对患者的地址、性别、民族、过敏原进行编码。具体知识编码过程见表 14–2 所示。

表 14–2 基本信息知识编码表

性别	Sex	地址						民族	过敏史				
		省	Province	市	City	区	Area		有/无	AllergyH	过敏原	Allergen	描述
男	1	广东省	440000	广州市	440100	番禺区	440113	1	有	1	“沙星”类抗生素	199	可疑“沙星”类抗生素过敏；否认其他药物、食物及接触物过敏史
女	2	广东省	440000	广州市	440100	黄埔区	440112	1	有	1	吗丁啉、阿莫西林	199	自诉吗丁啉、阿莫西林过敏，否认其他药物、食物及接触过敏史

依据《中医病证分类与代码（GB/T 15657—1995）》《国际疾病分类代码 ICD-11》《中医脉象诊断信息分类与代码（T/CIATCM 011—2019）》《中医舌象诊断信息分类与代码（T/CIATCM 010—2019）》对患者诊断信息中的中医病名、中医证候、西医病名、舌诊、脉诊进行编码。具体知识编码过程见表 14-3 所示。

表 14-3　入院信息知识编码表

中医病名	Tname	中医证候	TSyndromes	舌质	舌苔	Tongue	脉诊	Pluse
慢性肾衰	ZZPS53	脾肾气虚证，湿热瘀阻证	ZZPS50,ZBMRL0	舌暗红	苔薄黄	SZZC500000000,TB1000800	脉弦细	MZ53640000

对“中药处方信息表”的中药进行编码，并补充中药的来源、药用部位、四气五味等信息。具体知识编码过程见表 14-4。

表 14-4　中药处方信息知识编码表

药物名称	药材名	剂量（g）	代码	药用来源	药用部位	饮片规格	炮制方法	别名
莱菔子	莱菔子	50	06154940600200009	十字花科	成熟种子	0	0	萝卜子
紫苏子	紫苏子	50	06172240200200000	唇形科	成熟果实	0	0	苏子

依据《中医症状鉴别诊断学（第二版）》《中医脉象诊断信息分类与代码（T/CIATCM 011—2019）》《中医舌象诊断信息分类与代码（T/CIATCM 010—2019）》对患者的症状进行编码。具体知识编码过程见表 14-5。

表 14-5　症状信息知识编码表

刻下症	症状分解	规范化	症状编码
患者精神稍疲，偶感右腰腹隐痛不适，容易心烦，偶有腰酸，眠欠佳	精神稍疲	少神	ZZ14420101T01
	偶感右腰腹隐痛不适	腹痛	ZZ004103・A0406
	容易心烦	少神	ZZ14420101T01
	偶有腰酸	腰酸	ZZ060104.A0407
	眠欠佳	失眠	ZZ000105.C014

第五节　数据分析方法

本节介绍数据分析方法中的网络分析法，并对其网络模型社团结构和节点中心性进行论述。

一、网络分析法

复杂网络理论主要研究在空间和时间上演化的动态网络，该种网络往往结构复杂，包含传统意义上的小规模网络和拥有大量节点异构、结构繁杂、演化规则复杂的网络系统。研究者的关注重点主要在于网络系统的性质及行为对现实的指导意义。通过大量研究发现，复杂网络理论在网络整体上涌现出来的结构和属性特征与其局部属性有较大差异，在这一过程中人们提高了对复杂系统结构的认知水平，增强了认识和改造大自然的能力。

复杂网络研究为网络分析提供了新视角和新方法，科学家们利用图论、矩阵论、控制论、统计物理等理论定量刻画复杂网络，以分析复杂网络的各项属性特征，研究系统的行为为手段，最终实现对现实系统的干预和控制。现实世界中的许多复杂系统都以复杂网络的形式存在，或者被转化为复杂网络进行处理，复杂网络模型即人们为了研究现实世界的复杂系统中隐藏的规律所建模出来的，现实系统中的实体对应网络的节点，实体间的相互作用关系对应网络的边。例如，在中药网络模型中，中药用节点表示，处方中中药的共现关系用边表示等。人们通过对现实网络的分析研究，提出了一些统计性指标以定量描述网络结构特征，并将这些指标与现实网络特征的概括和总结相结合，建立了大量的网络模型。对于这些网络模型结构特征的提取和量化，目前已经有很多成熟的标准或方法。目前被广泛研究的复杂网络结构特征有小世界性、无标度性、鲁棒性、社团结构、节点中心性等。本章聚焦复杂网络模型中的社团结构及节点中心性对构建的慢性肾病中医药网络模型进行分析，构建的中医慢性肾病中医临床数据（症状、中药）网络模型均为无向无权网络，可表示为 $G(V,E)$，其中 V 为 G 的节点集，E 为 G 的边集。

二、网络模型社团结构

社团结构是复杂网络的重要特性之一，社团内部节点之间的联系较为紧密，而社团间节点联系较为松散，计算机、通讯、社会、金融、交通、生物等许多现实网络都存在社团结构，社团结构探测问题近年来一直是复杂网络研究的热点。研究网络社团对分析网络特性、理解网络结构、发现网络中的隐藏规律具有重要的理论意义与实用价值，社团探测对分析了解网络结构有重要意义，在多个领域内有广泛应用，例如：社团结构检测可用来推测节点的功能，未知节点的功能可基于社团整体或大部分节点的功能进行推断。另外，节点的功能还可以通过其在社团中所处的位置来推测。本章通过分析慢性肾病中医临床网络模型中的症状、中药节点属性及其关联关系，挖掘慢性肾病中医临床数据中症状、中药社团对应的证候特点，揭示慢性肾病证候对应的症候群及中药配伍特点。

三、网络模型节点中心性

复杂网络的中心节点指相比网络其他节点而言能在更大程度上影响网络结构与功能的一些特殊节点。在复杂网络的各种基础研究工作中，对网络节点的中心性进行评估，发掘网络的中心节点，具有重要的实用价值。大量研究表明，节点中心性在描述复杂网络的结构特征和动力学方面是基本的衡量标准。在复杂网络中，研究者们提出了大量的中心性衡量方法来评估节点的重要性，其中，最典型的方法有点度中心性、中介中心性、紧密中心性、特征向量中心性等。点度中心性反映了节点在网络中的影响力及节点直接获取网络信息的能力。中介中心性反映了经过节点的最短路径的比例。紧密中心性反映了各节点与其他节点之间的距离远近。特征向量中心性综合考虑节点的邻居节点的重要程度。本章通过不同角度分析慢性肾病中医临床网络模型中的症状、中药节点中心性（重要性），挖掘慢性肾病中医临床数据中核心症状、核心中药社团，揭示慢性肾病辨证论治过程中的核心要素及关键环节。

节点中心性单指标评估方法描述有如下定义。

①点度中心性　点度中心性（degree centrality，DC）描述的是节点在网络中的权利地位和影响分布及节点直接获取网络流动内容的能力，网络中的中心节点是指那些拥有较多连接的节点。节点自身的连接总数体现了个体对网络的影响，其只强调节点对网络的直接影响，而忽略了邻居节点的影响力。

定义节点 v 的点度中心性 $C_D(v)$ 为：

$$C_D(v)=\frac{\deg(v)}{N-1} \tag{14-1}$$

其中，$\deg(v)$ 是节点 v 的度数，N 是网络中节点的总个数。

②中介中心性　中介中心性（betweenness centrality，BC）描述假设信息仅仅沿着最短路径来传播。越重要的节点与最短路径联系越紧密，经过节点的最短路径越多。

定义节点 v 的中介中心性 $C_B(v)$ 定义如下：

$$C_B(v)=\frac{\sum_{s\neq v\neq t\in V}\frac{\delta_{st}(v)}{\delta_{st}}}{(N-1)(N-2)/2} \tag{14-2}$$

其中，δ_{st} 是 s 到 t 的最短路径数，$\delta_{st}(v)$ 是从 s 到 t 的最短路径中经过节点 v 的数量。

③紧密中心性　紧密中心性（closeness centrality，CC）描述的是通过比较网络中每一节点到达其他所有节点最短路径之和的差异，以确定信息在网络中传播速度快慢，进而决定节点中心性，跟节点最短路径或最小距离概念关系密切。

定义节点 v 的紧密中心性为 v 到其他所有节点的平均最短路径：

$$C_c(v)=\frac{\sum_{t\in V\backslash v}d_G(v,t)}{N-1} \tag{14-3}$$

其中，$d_G(v,t)$ 为节点 v 到节点 t 的最短路径。

④特征向量中心性　特征向量中心性（eigenvector centrality，EC）描述重点强调节点之间的相互影响，但邻居节点的重要性决定了自身节点的重要性，故该描述在考虑自身位置的同时还要考虑邻居节点对网络的贡献程度。

定义网络中节点 v 的特征向量中心性指数与所有连接它的节点的指数成比例，即：

$$C_e(v)=\lambda^{-1}\sum_{t=1}^{N}a_{vt}e_t \tag{14-4}$$

其中，A 为网络的邻接矩阵，节点对 (v,t) 之间存在连接，则 $a_{vt}=1$；否则，$a_{vt}=0$。$\lambda_1,\lambda_2\cdots\cdots\lambda_N$ 表示 A 的特征值，且每个特征值 λ_N 对应的特征向量为 $\alpha=(e_1,e_2\cdots\cdots e_N)$，其关系可表示为 $\lambda e_v=\sum_{t=1}^{N}a_{vt}e_t$。

第六节　数据描述及知识关联性分析

一、数据描述

本节主要对慢性肾病辨证论治过程中的症状分布与中药配伍进行分析，针对入院–在院–出院 3 个关键时间节点，分析慢性肾病的症状演变及干预用药变化规律。基于 CDF 表，提取并清洗出证候 100 种（入院）、101 种（在院）、116 种（出院）；症状 177 个（入院）、146 个（在院）、153 个（出院）；中药 275 味（入院）、272 味（在院）、371 味（出院）。

二、基于复杂网络的知识关联分析

基于复杂网络理论，构建慢性肾病患者入院–在院–出院的中药网络模型 $G(V,E)$，V 表示中药节点集合，E 表示任意两味中药的边集合。将每一味中药都作为一个单独的节点，若任意两味中药在同一处方中出现，则将共现关系抽象为一条边，边的权重表示两味中药同现的频次。比如，一名患者的入院处方中同时出现党参和白术，则党参与白术节点之间存在一条边；若党参与白术多次在处方中共现，则边的权重根据共现次数进行累加。症状网络模型的构建规则与此类似，其中症状、症状共现、共现次数依次抽象为节点、边、边权重。根据以上规则，构建入院–在院–出院 3 个时间节点的症状、中药网络模型，入院中药网络由 275 个节点和 24157 条边构成，边的最小权重是 1、最大权重约 274，平均权重为 3.80725；在院中药网络由 272 个节点和 24323 条边组成，出院中药网络由 371 个中药节点和 111897 条边构成。同时，入院症状网络包含了 177 个节点，8199 条边，边的最小权重是 1、最大权重为 102，平均权重为 4.02988731；在院症状网络由 146 个节点和 3117 条边构成；出院症状网络则由 153 个节点和 2199 条边构成。网络属性如表 14–6、表 14–7 和表 14–8 所示。

表 14–6　入院中药和诊断网络信息表

名称	节点数	边数	最低权重	最大权重	平均权重
入院中药网络	275	24,157	1	274	3.80725
入院症状网络	177	8199	1	102	4.02988731

表 14-7 在院中药和诊断网络信息表

名称	节点数	边数	最低权重	最大权重	平均权重
在院中药网络	272	24,323	1	213	3.609373
在院症状网络	146	3117	1	57	2.40929878

表 14-8 出院中药和诊断网络信息表

名称	节点数	边数	最低权重	最大权重	平均权重
出院中药网络	371	111,897	1	517	5.27886
出院症状网络	153	2199	1	55	2.064788732

本节将证候、症状、中药相互之间的关联关系抽象如图 14-2 所示，其中颜色的深浅代表不同类型的节点，不同的边关系表示三类节点之间两两共线，边权重值表示共现频次。

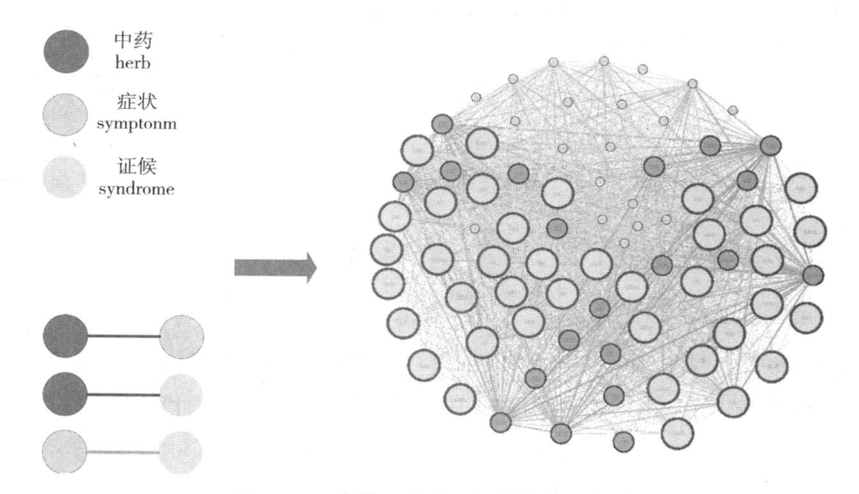

图 14-2 中药 - 症状 - 证候网络示意图

基于图 14-2，可进一步抽象不同时间节点的症状、中药网络模型。

三、相关知识聚类分析

本节利用 K-means 算法对患者入院时的中药网络进行聚类分析，在已构建的入院中药网络模型上，随机选择 5 个样本作为起始中心点，分别迭代计算出每个样本到每个中心点的距离，根据距离最近的均值向量确定一个中心点，将该点划入距离随机中心最近的簇中，最终得到 5 个中药社团划分。同理，利用 K-means 算法对院中、出院中药网络模型分别进行划分。

入院中药网络被划分为 5 个社团，社团一由 111 个中药节点构成，以中药“蚕沙”为中心节点；社团二由 46 个节点构成，中心节点为“清半夏”；社团三由 85 个节点构成，以“番泻叶”为中心节点；社团四由 25 个节点构成，以“酒川牛膝”为中心节点；

社团五由 8 个节点组成，以“山豆根”为中心节点。

在院中药网络被划分为 5 个社团，社团一以中药“高丽参粉”为中心节点，由 109 个节点构成；社团二以“虎杖”为聚类中心，由 29 个节点构成；社团三以“苦杏仁”为中心节点，由 74 个节点构成；社团四以“蝉花”为中心节点，由 92 个节点组成；社团五以“透骨草”为中心节点，由 68 个节点组成。

出院中药网络被划分为 5 个社团，社团一以“赤小豆”中药为中心节点，由 127 个节点组成；社团二以“红参”为社团中心，由 2 个节点构成；社团三以“覆盆子”为中心节点，由 75 个节点构成；社团四以“姜竹茹”为中心节点，由 45 个节点组成；社团五以“鱼腥草”为中心节点，由 23 个节点组成。

通过入院、在院、出院干预数据划分结果与表 14–9 中的慢性肾病临床指南中的基本证候、中药对比可知，划分完后的中药社团基本涵盖了临床指南中的基本证候对应的中药，结果较为准确。

表 14–9　慢性肾病临床指南证候、中药表

证候	中药
脾肾气虚证	党参、白术、黄芪、茯苓、陈皮、法半夏、薏苡仁、续断、巴戟天、菟丝子、六月雪
脾肾阳虚证	附子、肉桂、生地黄、山茱萸、山药、泽泻、牡丹皮、茯苓、车前子、牛膝
脾肾气阴两虚证	人参、黄芪、熟地黄、茯苓、山药、牡丹皮、山茱萸、泽泻、枸杞子、当归、陈皮、紫河车粉
肝肾阴虚证	熟地黄、山茱萸、山药、泽泻、茯苓、牡丹皮
阴阳两虚证	生地黄、山药、山茱萸、泽泻、茯苓、牡丹皮、肉桂、附子、淫羊藿、菟丝子

入院症状网络被划分为 5 个社团，社团一由 70 个症状节点构成，以症状“小便浑浊”为中心节点；社团二由 3 节点构成，中心节点为“目赤”；社团三由 3 个节点构成，以“足趾溃烂”为中心节点；社团四由 10 个节点构成，以“少神”为中心节点；社团五由 91 个节点组成，以“多梦”为中心节点。

在院症状网络被划分为 5 个社团，社团一以症状“喉痒”为中心节点，由 13 个节点构成；社团二以“高血压”为聚类中心，由 87 个节点构成；社团三以“膝肿痛”为中心节点，由 3 个节点构成；社团四以“失神”为中心节点，由 41 个节点组成；社团五以“暴盲”为中心节点，由 2 个节点组成。

出院症状的症状社团分为 5 类，社团一以“胁痛”症状为中心节点，由 122 个节点组成；社团二以“畏光”为社团中心，由 4 个节点构成；社团三以“瘫痪”为中心节点，由 2 个节点构成；社团四以“恶热”为中心节点，由 9 个节点组成；社团五以“四肢抽搐”为中心节点，由 16 个节点组成。

表 14–10　慢性肾病临床指南证候、症状表

证候	症状
脾肾气虚证	倦怠乏力、气短懒言、食少纳呆、腰酸膝软、脘腹胀满、大便不实、口淡不渴、舌淡有齿痕、脉沉细

续表

证候	症状
脾肾阳虚证	畏寒肢冷、倦怠乏力、气短懒言、食少纳呆、腰酸膝软、腰部冷痛、脘腹胀痛、大便不实、夜尿清长、舌淡有齿痕、脉沉弱
脾肾气阴两虚证	倦怠乏力、腰酸膝软、口干咽燥、五心烦热、夜尿清长、舌淡有齿痕、脉沉细
肝肾阴虚证	头晕、头痛腰膝酸软、口干咽燥、五心烦热、大便干结、尿少色黄、舌淡红少苔、脉沉细或弦细
阴阳两虚证	畏寒肢冷、五心烦热、口干咽燥、腰酸膝软、夜尿清长、大便干结、舌淡有齿痕、脉沉细

通过入院、在院、出院干预数据划分结果与表 14–10 中的慢性肾病临床指南中的基本证候、症状对比可知，划分完后的症状社团基本涵盖了临床指南中基本证候中的症状，结果较为准确。

四、相关知识重要性分析

本节从多角度对中药、症状网络节点中心性（重要性）进行综合评估，利用网络分析中常用的点度中心性、中介中心性、紧密中心性和特征向量中心性等评估指标对网络模型进行测算。其中，入院、在院、出院中药网络模型中排名前十位的节点如表 14–11、表 14–12、表 14–13 所示；入院、在院、出院症状网络模型中排名前十位的节点如表 14–14、表 14–15、表 14–16 所示。

表 14–11　入院中药网络节点中心性分析（排名前十位）

编号	中药	点度中心性	紧密中心性	中介中心性	特征向量中心性
1	茯苓	0.810218978	0.835365854	0.078211445	0.162986565
2	白术	0.715328467	0.778409091	0.046915251	0.153081875
3	甘草	0.708029197	0.774011299	0.063205782	0.147980958
4	桂枝	0.627737226	0.728723404	0.043227586	0.139672112
5	炙甘草	0.620437956	0.722955145	0.038686912	0.138063311
6	黄芪	0.620437956	0.724867725	0.032206262	0.141839358
7	丹参	0.605839416	0.7154047	0.027265675	0.141192725
8	党参	0.591240876	0.70984456	0.023296288	0.139899937
9	陈皮	0.53649635	0.68159204	0.020353753	0.130741779
10	法半夏	0.53649635	0.683291771	0.016317004	0.133627798

如表 14–11 所示，入院中药网络模型的核心节点包括茯苓、白术、甘草、桂枝、炙甘草、黄芪、丹参、党参、陈皮和法半夏。点度中心性、中介中心性、紧密中心性和特征向量中心性 4 个评估指标可得出完全一致的中心节点，结果表明这些中药在患者入院时的治疗中起到了关键性的作用。

表 14–12　在院中药网络节点中心性分析（排名前十位）

编号	中药	点度中心性	紧密中心性	中介中心性	特征向量中心性
1	白术	0.948787062	0.946428571	0.029812321	0.10092191
2	茯苓	0.938005391	0.936868687	0.027539703	0.100529906
3	黄芪	0.913746631	0.920595533	0.026670269	0.099150235
4	甘草	0.900269542	0.909313725	0.02344107	0.099116761
5	党参	0.894878706	0.904878049	0.021448405	0.098812925
6	丹参	0.867924528	0.883333333	0.020097169	0.097437454
7	陈皮	0.84097035	0.862790698	0.017015238	0.096127124
8	桂枝	0.835579515	0.858796296	0.017384267	0.096238165
9	薏苡仁	0.819407008	0.843181818	0.017257788	0.094844866
10	法半夏	0.81671159	0.845102506	0.012110033	0.096409518

如表 14–12 所示，在院中药网络模型的核心节点包括白术、茯苓、黄芪、甘草、党参、丹参、陈皮、桂枝、薏苡仁和法半夏。点度中心性、中介中心性、紧密中心性和特征向量中心性 4 个评估指标可得出完全一致的中心节点，结果表明这些中药在患者住院过程的治疗中起到了关键性的作用。与入院中药中心节点对比分析可知，在院中期薏苡仁的重要程度超过了入院时期的炙甘草。

表 14–13　出院中药网络节点中心性分析（排名前十位）

编号	中药	点度中心性	紧密中心性	中介中心性	特征向量中心性
1	茯苓	0.84501845	0.864125437	0.079660893	0.153828538
2	白术	0.800738007	0.831821683	0.058635462	0.151956879
3	甘草	0.793357934	0.826671084	0.067628726	0.150087625
4	党参	0.686346863	0.75856466	0.033875706	0.139995017
5	黄芪	0.67896679	0.754278983	0.036925456	0.139827157
6	丹参	0.675276753	0.752154254	0.029463116	0.140710067
7	炙甘草	0.638376384	0.731547288	0.028641328	0.135907869
8	陈皮	0.627306273	0.725583587	0.0299425	0.131583455
9	山药	0.597785978	0.710145639	0.01958193	0.13116639
10	菟丝子	0.594095941	0.708261963	0.018463878	0.131005217

如表 14–13 所示，出院中药网络模型的核心节点包括茯苓、白术、甘草、党参、黄芪、丹参、炙甘草、陈皮、山药和菟丝子。点度中心性、中介中心性、紧密中心性和特征向量中心性 4 个评估指标可得出完全一致的中心节点，结果表明这些中药在患者出院时起到了关键性的作用。与在院中期的中药节点对比分析可知，出院时期的炙甘草、山药、淮山的重要程度超过了在院时期的桂枝、薏苡仁、法半夏。

表 14-14 入院症状网络节点中心性分析（排名前十位）

编号	症状	点度中心性	紧密中心性	中介中心性	特征向量中心性
1	咳嗽	0.613636364	0.084552753	0.084552753	0.187478938
2	四肢肿胀	0.613636364	0.702690646	0.086609419	0.190125734
3	小便自利	0.568181818	0.685690066	0.099956899	0.178603388
4	乏力	0.545454545	0.669492663	0.037719619	0.187527209
5	口苦	0.539772727	0.672138879	0.043850099	0.181871378
6	短气	0.539772727	0.664262251	0.049187005	0.179048579
7	不寐	0.534090909	0.664262251	0.057003932	0.178613686
8	小便泡沫	0.482954545	0.646582268	0.035688367	0.168198016
9	胸闷	0.471590909	0.641702401	0.027368787	0.172842098
10	小便不利	0.465909091	0.634519166	0.045803983	0.164148372

如表 14-14 所示，入院症状网络模型的核心节点包括咳嗽、四肢肿胀、小便自利、乏力、口苦、短气、不寐、小便泡沫、胸闷、小便不利。点度中心性、中介中心性、紧密中心性 3 个评估指标可得出完全一致的中心节点，结果表明患者在入院时即具有这些核心症状。

表 14-15 在院症状网络节点中心性分析（排名前十位）

编号	症状	点度中心性	紧密中心性	中介中心性	特征向量中心性
1	咳嗽	0.620689655	0.714285714	0.125842421	0.223984199
2	乏力	0.551724138	0.683962264	0.080703449	0.209431515
3	小便自利	0.544827586	0.683962264	0.092672688	0.207431302
4	目昏	0.489655172	0.662100457	0.09989102	0.188660568
5	四肢肿胀	0.475862069	0.64159292	0.069446451	0.191789261
6	口苦	0.448275862	0.630434783	0.034784532	0.1881417
7	不寐	0.427586207	0.625	0.034824443	0.185075253
8	小便频数	0.427586207	0.625	0.035219682	0.184314255
9	小便不利	0.413793103	0.61965812	0.075805193	0.157206847
10	小便泡沫	0.4	0.61965812	0.030984592	0.172900371

如表 14-15 所示，在院症状网络模型的核心节点包括咳嗽、乏力、小便自利、目昏、四肢肿胀、口苦、不寐、小便频数、小便不利、小便泡沫。点度中心性、中介中心性、紧密中心性 3 个评估指标可得出完全一致的中心节点，结果表明在患者在院过程中这些症状是核心症状。与入院症状中心节点对比分析可知，在院中期的症状目昏、小便频数的重要程度超过了入院时期的短气、胸闷。

表 14–16　出院症状网络节点中心性分析（排名前十位）

编号	症状	点度中心性	紧密中心性	中介中心性	特征向量中心性
1	咳嗽	0.526315789	0.649238227	0.138040605	0.246217235
2	小便自利	0.467105263	0.619356972	0.108304755	0.229753421
3	四肢肿胀	0.427631579	0.601732991	0.068870761	0.208537463
4	目昏	0.388157895	0.604189044	0.099673839	0.202708571
5	发热	0.361842105	0.587406015	0.091199269	0.175130646
6	乏力	0.361842105	0.587406015	0.045670978	0.198022646
7	小便泡沫	0.342105263	0.580495356	0.050043563	0.188237802
8	口干	0.335526316	0.578227796	0.05331519	0.182965801
9	肢体痿废	0.335526316	0.578227796	0.044933707	0.193192761
10	口苦	0.322368421	0.573745411	0.035355111	0.192787118

如表 14–16 所示，出院症状网络模型的核心节点包括咳嗽、小便自利、四肢肿胀、目昏、发热、乏力、小便泡沫、口干、肢体痿废、口苦。点度中心性、中介中心性、紧密中心性 3 个评估指标可得出完全一致的中心节点，结果表明在患者在出院时的这些症状是核心症状。与在院症状中心节点对比分析可知，患者出院时的症状发热、口干、肢体痿废的重要程度超过了在院时期的不寐、小便频数、小便不利。

第七节　“方法学”临床应用研究总结报告

本章以慢性肾病为研究实例，从原始电子病历数据抽取、CRF 表生成、CDF 表生成等方面阐述了中医临床数据的数字化、规范化、结构化、数据知识化等过程。首先，对分析数据进行描述，进而基于复杂网络对临床知识进行关联分析及可视化展示，通过对相关知识进行聚类分析挖掘知识的内在关联性，对相关知识进行中心性分析发掘关键因素。实验结果表明，本章所提出的中医临床数据数字化、规范化、结构化、数据知识化等处理方法及数据描述性、关联性等分析方法具有很强的实操性，可成为所属专题领域开展临床研究的借鉴范例。

第十五章　中医临床数据结构化与知识关联方法学临床应用——系统性红斑狼疮

本章以系统性红斑狼疮为研究实例，探索系统性红斑狼疮临床数据结构化与知识关联方法学，研究系统性红斑狼疮数据挖掘分析模型。从主题数据选择入手，从研究准备与组织管理、临床资料数字化、数据规范化、数据知识化等方面阐述系统性红斑狼疮临床数据结构化及知识关联的过程。

第一节　病种确定

系统性红斑狼疮（systemic lupus erythematosus，SLE）是一种系统性自身免疫病，以全身多系统多脏器受累、反复复发与缓解、体内存在大量自身抗体为主要临床特点，如不及时治疗，会造成受累脏器的不可逆损害，最终导致患者死亡。SLE 的病因复杂，与遗传、性激素、环境（如病毒与细菌感染）等多种因素有关。SLE 患病率地域差异较大，目前全球 SLE 患病率为（0 ～ 241）/10 万，中国大陆地区 SLE 患病率约为（30 ～ 70）/10 万，男女患病比为 1 :（10 ～ 12）。随着 SLE 诊治水平的不断提高，SLE 患者的生存率大幅度提高。SLE 已由既往的急性、高致死性疾病转为慢性、可控性疾病。临床医师和患者对 SLE 的认知与重视度提高、科学诊疗方案的不断出现与优化发挥了重要作用。欧洲抗风湿病联盟（EULAR）、英国风湿病学会（BSR）及泛美抗风湿联盟（PANLAR）等多个在世界上有影响力的学术组织和机构分别制定了各自的 SLE 诊疗指南，中华医学会风湿病学分会于 2010 年、2020 年分别发布过《系统性红斑狼疮诊断及治疗指南》《2020 中国系统性红斑狼疮指南》。

红斑狼疮大多是由于患者先天禀赋不足而又受后天六淫七情影响，机体失于调摄，致使阴阳失调，气血运行不畅，经络阻塞；或因日光暴晒，热毒入里，燔灼营血，瘀阻经脉，伤其脏腑而发病。临床上表现多种多样，变症百出。大多数患者常会在面部或身体皮肤发生红斑，或发生皮肤侵蚀性溃疡如“被狼咬伤”，且往往伴有关节肿痛、脏腑损伤等全身病变。该病属中医学“热毒发斑”“日晒疮”“红蝴蝶疮”“水肿”“虚劳”等范畴。病因有内因和外因两方面，内因为先天禀赋不足，外因为起居不慎、日光暴晒、感受邪毒、七情内伤、劳欲过度等，致脏腑、气血、阴阳失调，毒热和瘀血内生而发病。热毒炽盛，燔灼营血，损伤血络，则见发热，舌咽溃痛，皮肤红斑，吐、呕、尿、便血。热灼阴虚，血瘀络虚，外邪痹络，则关节疼痛。阴虚气耗，邪毒痹心，则心悸气短，胸闷或痛，唇紫。阴虚血瘀，则低热，红斑色暗。肾阴亏损，则头晕，脱发。阴损及阳，脾肾阳虚，则下肢浮肿，腰脊酸软。

本章选取系统性红斑狼疮为中医临床数据结构化与知识关联方法学临床应用研究实例，从上海某三级甲等中医院医院信息系统中抽取第一诊断为系统性红斑狼疮的中医电子病历共计 483 份，以入院、在院、出院 3 个关键节点为时间轴，深入分析数据，包括数据预处理方法、数据建模及分析方法、数据可视化展示方法等。

第二节　研究准备与组织管理

一、临床诊疗标准与数据标准

本章参考的临床标准主要有《中医病证诊断疗效标准》《2020 中国系统性红斑狼疮指南》《中药新药治疗系统性红斑狼疮的临床研究指导原则》。中医临床数据标准主要有《中华人民共和国行政区划代码（GB/T 2260—2007）》《个人基本信息分类与代码 第一部分：人的性别代码（GB/T 2261.1—2003）》《个人基本信息与分类代码 第二部分：婚姻状况代码（GB/T 2261.2—2003）》《个人基本信息分类与代码 第四部分：从业状况（个人身份）代码（GB/T 2261.4—2003）》《中国各民族名称的罗马字母拼写法和代码（GB/T 3304—1991）》《学历代码（GB/T 4658—2006）》《家庭关系代码（GB/T 4761—2008）》《中医病证分类与代码（GB/T 15657—1995）》《中医药信息数据元目录（T/CIATCM 002—2019）》《中医药信息数据元值域代码（T/CIATCM 003—2019）》《中医舌象诊断信息分类与代码（T/CIATCM 010—2019）》《中医脉象诊断信息分类与代码（T/CIATCM 011—2019）》《中医临床基本症状信息分类与代码（T/CIATCM 020—2019）》《临床中药基本信息分类与代码（T/CIATCM 024—2019）》《中医体质分类与判定（ZYYXH/T 157—2009）》等。

二、CRF 与 CDF 设计

（一）系统性红斑狼疮临床病例报告表（CRF）

以中医药标准和系统性红斑狼疮临床诊疗指南为指导，以收集到的中医电子病历数据为基础，结合临床专家的意见，将中医电子病历的病案首页、首次病程记录、日常病程记录和出院记录各项数据汇集成《患者基本信息采集表》《临床诊断信息采集表》和《临床处方信息采集表》3 张表，其中《临床诊断信息采集表》和《临床处方信息采集表》以入院、在院和出院 3 个时间节点进行设计。

《患者基本信息采集表》包含了性别、户口所在地、工作单位、民族、教育程度、职业、婚姻状况、发病节气、病历陈述者、与患者的关系、第几次入院、入院时间、过敏史、既往史、家族史、个人史、婚育史、月经史、不良习惯等信息。

《临床诊断信息采集表（入院）》包含了主诉、现病史、首次病程记录、体格检查、专科检查、辅助检查、中医主病名、中医主证候、西医病名、中医辨病辨证依据、西医诊断依据、四诊诊断、实验室检查等信息。《临床诊断信息采集表（在院）》包含日常病程记录、体格检查、中医主病名、中医主证候、西医病名、四诊诊断、实验室检查等信息。《临床诊断信息采集表（出院）》包含简要病情、治疗经过、重要用药、出院诊断、出院情况、出院医嘱、出院后用药、出院评估及指导、体格检查、四诊诊断、实验室检查等信息。

《临床处方信息采集表（入院）》包含诊疗计划、治则治法、西药处方、中成药处方、中药处方、非药物治疗、饮食处方、生活调摄等信息。《临床处方信息采集表（在院）》包含治法变化、方药变化、西药处方、中成药处方、中药处方、非药物治疗等信息。《临床处方信息采集表（出院）》包含出院带药、西药处方、中成药处方、中药处方、非药物治疗等信息。

（二）系统性红斑狼疮数据化临床病例报告表（CDF）

根据临床病例报告表（CRF）内容，利用知识编码标准库将结构化以后的 CRF 表进行知识重构，将系统性红斑狼疮数据化临床病例报告表（CDF）分为临床基本信息表、诊断信息表、干预信息表和疗效信息表 4 个部分。

（三）信息分类与代码设计

1. 患者基本信息编码设计　患者的性别、民族、婚姻状况、所在地、教育程度、职业、亲属关系等基本信息主要以现行有效的国家标准为准则进行编码设计。

（1）性别代码　按照《个人基本信息分类与代码 第一部分：人的性别代码（GB/T 2261.1—2003）》进行替换，数字“0”代表未知的性别、“1”代表男性、“2”代表女性、“9”代表未说明的性别。

（2）民族代码　按照《中国各民族名称的罗马字母拼写法和代码（GB/T 3304—1991）》进行替换，采用阿拉伯数字代码顺序，根据我国目前各方面使用比较广泛的编排习惯排列，如汉族用“01”表示。

（3）婚姻状况代码　按照《个人基本信息与分类代码 第二部分：婚姻状况代码（GB/T 2261.2—2003）》进行替换，采用层次码，用两位数字表示，第一位数字表示大类，第二位数字表示小类。“10”表示未婚、“20”表示已婚、“21”表示初婚、“22”表示再婚、“23”表示复婚、“30”表示丧偶、“40”表示离婚、“90”表示未说明的婚姻状况。

（4）所在地代码　按照《中华人民共和国行政区划代码（GB/T 2260—2007）》进行替换，用 6 位数字代码按层次分别表示我国各省（自治区、直辖市、特别行政区）、市（地区、自治州、盟）、县（自治县、市、市辖区、旗、自治旗）的名称。行政区划 6 位代码从左至右的含义说明如下。

前两位代码表示省、自治区、直辖市、特别行政区。

中间两位代码表示市、地区、自治州、盟、直辖市所辖市辖区 / 县汇总码、省（自治区）直辖县级行政区划汇总码。其中，“01”～“20”、“51”～“70”表示市，“01”“02”

还用于表示直辖市所辖市辖区、县汇总码；“21”～“50”表示地区、自治州、盟；“90”表示省（自治区）直辖县级行政区划汇总码。

后两位表示县、自治县、县级市、旗、自治旗、市辖区、林区、特区。其中“01”～“20”表示市辖区、地区（自治州、盟）辖县级市、市辖特区及省（自治区）直辖县级行政区划中的县级市，“01”通常表示市辖区汇总码；“21”～“80”表示县、自治县、旗、自治旗、林区、地区辖特区；“81”～“99”表示省（自治区）辖县级市。

（5）教育程度代码　按照《学历代码（GB/T 4658—2006）》进行替换，各大类依据国家教育行政部门规定的学历等级划分，采用线分类法，学历代码为层次码，用两位数字表示。如“10”表示研究生教育，“21”表示大学本科毕业，“31”表示大学专科毕业，“41”表示中等专科毕业。

（6）职业代码　按照《个人基本信息分类与代码 第四部分：从业状况（个人身份）代码（GB/T 2261.4—2003）》进行替换。代码采用顺序码，用两位数字表示。例如“11”代表国家公务员，“13”代表专业技术人员，“17”代表职员，“21”代表企业管理人员，“24”代表工人，“27”代表农民，“31”代表学生，“37”代表现役军人，“51”代表自由职业者，“54”代表个体经营者，“70”代表无业人员，“80”代表退（离）休人员，“90”代表其他。

（7）亲属关系代码　按照《家庭关系代码（GB/T 4761—2008）》进行替换，此标准包括两种代码，分别用一位数字代码和两位数字代码表示。代码的排序是按先直系后旁系，先近亲后远亲的原则进行编制。一位数字代码和两位数字代码为基本代码，一位数字代码和两位数字代码可分别单独使用，也可以组合使用，当两位数字代码仍不足以表示家庭关系或需要更详尽的表达时，可将一位数字代码和两位数字代码组配为3位或4位数字代码。如“0”代表本人或户主，“1”代表配偶，“11”代表夫，“12”代表妻，“126”代表妻的祖父母或外祖父母，“222”代表长子之子，“3211”代表长女之夫，“5281”代表母亲之伯父。

2. 临床诊断信息代码　系统性红斑狼疮的临床诊断信息主要通过患者的主诉、现病史、刻下症、舌质、舌苔、脉诊和症状等，确定其中医病名、中医证候名和西医病名。

（1）中医舌象诊断信息代码　舌象的舌质和舌苔依据《中医舌象诊断信息分类与代码（T/CIATCM 010—2019）》。舌象信息代码由舌质代码和舌苔代码共同构成，均采用汉语拼音字母和阿拉伯数字混合编码方式。在对舌质与舌苔进行编码时，信息编码结构均为：“.”前是主码，为定长码；“.”后是补充码，为不定长码。

舌质信息代码的主码编码由6个部分组成，第一部分是舌质标识位，以“质”的汉语拼音首字母“Z”为标识，一位码长；第二部分是舌色分类代码位，舌象信息中舌体的第一种色泽代码码位，以汉语拼音字母和阿拉伯数字混合编码，两位码长；第三部分是舌色位分类代码位，舌象信息中第一种舌色信息获取部位的代码码位，以阿拉伯数字编码，两位码长；第四部分是舌形分类代码位，舌象信息中第一种舌形的代码码位，以阿拉伯数字编码，两位码长；第五部分是舌形位分类代码位，舌象信息中第一种舌形信息获取部位的代码码位，以阿拉伯数字编码，两位码长；第六部分是舌态分类代码位，舌象信息中舌态的代码码位，以阿拉伯数字编码，两位码长。舌质信息补充代码是针对一个中医舌象诊断中的舌色、舌形出现复合诊断信息及出现舌下脉络信息时，需要根据临床实际对舌色、舌形、舌下脉络色与形进行补充编码，由舌色信息分类代码、舌形信息分类代码、舌形程度信息分类代码及舌下脉络信息分类代码 4 个代码构成。

舌苔信息代码的主码编码由 5 个部分组成，第一部分是舌苔标识位，以“苔”的汉语拼音首字母“T”为标识，一位码长；第二部分是苔色分类代码位，舌象信息中第一种舌苔颜色的代码码位，以汉语拼音字母和阿拉伯数字混合编码，两位码长；第三部分是苔色位分类代码位，舌象信息中第一种舌色信息获取的部位代码码位，以阿拉伯数字编码，两位码长；第四部分是苔质分类代码位，舌象信息中第一种苔质的代码码位，以阿拉伯数字编码，两位码长；第五部分是苔质位分类代码位，舌象信息中第一种苔质信息获取的部位代码码位，以阿拉伯数字编码，两位码长。舌苔信息代码的补充码是针对一个中医舌象诊断中的苔色、苔质出现复合诊断信息时，需要根据临床实际对苔色与苔质进行补充编码，本标准规定“补充码”采取不定长编码，由苔色信息分类代码、苔质信息分类代码及苔质程度信息分类代码 3 个代码构成。在临床舌苔信息中苔色出现两个及以上同类项时，为保证其分类代码的唯一性，按其代码中的字母顺序大小和数字大小，由小到大分别放入主码和补充码的对应码位中，苔色位代码与该苔色代码相对应。舌苔信息中苔质出现两个及以上同类项时，按其代码的大小，由小到大分别放入主码和补充码的对应码位中。若当苔质有程度说明时，该苔质代码放至舌苔信息分类代码最后。

（2）中医脉象诊断信息代码　系统性红斑狼疮临床脉象编码主要依据《中医脉象诊断信息分类与代码（T/CIATCM 011—2019）》。脉象信息分类代码采用汉语拼音字母和阿拉伯数字混合编码方式，并采用主码和补充码并列编码。主码由脉象标识位和脉象一至四分类代码位组成。脉象信息分类代码的第一、二码位为“脉象标识位”，以“脉诊”的汉语拼音首字母“MZ”标识。脉象信息可包含 1 ～ 4 个基础脉象，即一个脉象诊断将根据临床脉诊的实际情况可最多并列 4 个基础脉象，每个基础脉象分类代码以两位阿拉伯数字及拼音字母标识。脉象一分类代码位是脉象信息分类代码中第一个基础脉象的分类代码码位；脉象二分类代码位、脉象三分类代码位和脉象四分类代码位分别是第二、第三、第四个基础脉象的分类代码码位。补充码由脉象程度代码和脉诊部位代码构成，脉象程度的码长为 3 位，第一位是脉象程度标识位，其标识符为汉字“程”的拼音首字母“C”；第二、三位是“脉象程度”分类代码位，以两位阿拉伯数字编码；脉诊部位的码长为 3 位：第一位是脉诊部位标识位，以汉字“位”的拼音首字母“W”作为标识符，第二、三两位是“脉诊部位”分类代码位，以两位阿拉伯数字编码。

（3）中医病名　中医病名主要依据《中医病证分类与代码（GB/T 15657—1995）》。病名的分类以该病所属的临床科别和专科系统进行类目和分类目分类；病名的科属类别为内科、外科、妇科、儿科、眼科、耳鼻喉科、骨伤科 7 个类目；病名的专科系统分类目以病名科属中的二级专科划分为据分类，如肺系病类、肝系病类、疮疡病类等 52 个专科系统分类目。病名分类编码采用汉语拼音字母和阿拉伯数字混合编码方式，其编码结构包含5个部分，从左至右5个部分的构成含义依次为：第一个部分是病名标志位，以汉字“病”的拼音首字母“B”作为病名标识符；第二个部分是科别类目位，以各科别名称的第一个汉字的拼音首字母为科别类目标识符；第三个部分是专科系统分类目位，以其专科系统名称的第一个汉字的拼音首字母为专科系统分类目标识符；第四个部分是病名序号位，在同一个科别类目和专科系统分类目中的多种病名序号位，以保证每一个病名有一个不重复的独立编码；第五部分是病名尾码位，当一个病名需要进一步细分而进行标识的码位，标识符为阿拉伯数字。

（4）中医证候名　中医证候名依据《中医病证分类与代码（GB/T 15657—1995）》。证候分类以中医学辨证系统归划类目，分为病因、阴阳气血津液痰、脏腑经络、六经、卫气营血、其他六大类，并将某些属性不明确而暂无法归类的证候均归入“其他证候类”中；以各类目中的证候属性为分类目、细类目进行证候分类，如风证类、风毒证类等共计259个。证候分类编码采用汉语拼音字母和阿拉伯数字混合编码方式，其代码结构包含6个部分：第一个部分是证候标志位，以汉字“证”的拼音首字母“Z”为证候标识符；第二个部分是证候类目位，以该证候类目名称的第一个汉字的拼音首字母作为证候类目标识符；第三个部分是证候分类目位，以该证候的第一个内涵属性名称的第一个汉字的拼音首字母作为该证候分类目标识符；第四个部分是证候细类目位，以该证候的第二个内涵属性名称的第一个汉字的拼音首字母作为该证候的细类目标识符；第五部分是证候序号位，在一个证候分类中，相同证候属性的一组证候的顺序号位（0～9数字顺编，可继以A～Z字母续编）；第六位是证候尾码位，当一个证候需要进一步细分或几个证候意义相似时，在尾码位进行标识，其标识符为阿拉伯数字。

（5）西医病名　西医分类原则采用以病因为主、解剖部位、临床表现、病理为轴心的基本原则，编码形式采用“字母数字编码”形式的3位代码、4位代码、6位代码表示，第一位为英文字母，后5位为阿拉伯数字。前3位编码为ICD–11类目码，前4位编码为ICD–11亚目码，前5～6位数为扩展码，5位代码为细目码，医疗机构疾病分类编码到6位数。例如，血吸虫性肝硬化代码为K74.622。

3. 中药代码　系统性红斑狼疮患者住院病历中药处方处理过程中，依据《临床中药基本信息分类与代码（T/CIATCM 024—2019）》，采用线分类法，编码采用汉语拼音字母和阿拉伯数字符混合编码方式，其代码结构包含5个部分：第一部分是标识位，以“临床”中“临”字的汉语拼音首字母“L”和“中药”中“中”字的汉语拼音首字母“Z”共同作为临床中药的标识，采用汉语拼音字母编码，两位码长；第二部分是类目位，根据临床中药应用与管理属性为依据，将临床中药信息分为中药药用属性类、中药炮制加工类、中药临床应用类、临床中药用药安全类、临床中药信息管理类和其他临床中药类等，共计6个大类，采用汉语拼音字母编码，两位码长，YX代表中药药用属性类、PZ代表中药炮制加工类、YY代表中药临床应用类、AQ代表临床中药用药安全类、GL代表临床中药信息管理类、QT代表其他临床中药类；第三部分是分类目位，根据中药在临床实际应用与管理要求为依据进行分类目划分，6个大类下划分出28个分类目，采用阿拉伯数字编码，两位码长，从“01”开始顺序编码，并规定以“99”作为各个分类目中的其他分类目代码；第四部分是细类目位，采用阿拉伯数字编码，两位码长，从“01”开始顺序编码，并规定以“99”作为各个细类目中的其他细类目代码；第五部分是序号位，采用阿拉伯数字编码，3位码长，从“001”开始顺序编码，其中以序号段来标识细类目下位分类的内容。如：妊娠禁忌类（细类目）中的下位分类妊娠期禁用中药类的序号段为“001 ～ 400”，而妊娠期慎用中药类的序号段为“401 ～”。

三、系统性红斑狼疮临床应用研究的组织管理

（一）成立项目研究组

中医临床数据结构化与知识关联方法学应用研究是一个涉及数据采集、整理、加工、存储、分析处理、知识展示等方面的复杂系统工程。在组织开展系统性红斑狼疮临床应用研究之初，以中医临床数据结构化与知识关联方法学研究思路和理念为根本，组织中医临床、标准化、信息技术、统计分析等专业的人员组成项目研究组，成立项目工作领导小组、咨询专家组、临床数据收集小组、临床数据结构化与知识化小组等专题小组。专题小组与上海某三级甲等中医院签订协议书，明确各参与单位的权利与义务。

项目工作领导小组主要由项目研究组负责人、医院信息部门主管院领导、信息部门和临床科室负责人组成，主要负责指导临床应用研究项目的总体实施与管理，研究确定系统性红斑狼疮中医临床数据结构化与知识关联方法学应用研究工作方案、数据收集方案、数据结构化方案、数据知识关联分析方案等，协调项目研究过程中的有关事宜，定期听取项目研究工作汇报。咨询专家组主要由中医药临床、信息化、标准化、统计分析、数据挖掘等方面的专家组成，主要对制订的工作方案、技术路线、数据处理、统计分析、知识展示等方面或项目研究中遇到的困难和关键问题提出改进意见和建议。临床数据收集小组主要由参与项目的医疗卫生机构临床医生和信息部门工作人员、项目研究组数据分析人员等组成，主要负责研究制订系统性红斑狼疮中医临床数据结构化与知识关联方法学应用研究数据收集方案，设计和编制系统性红斑狼疮临床病例报告表（CRF），做好中医电子病历的数据收集，按照系统性红斑狼疮 CRF 格式要求整理收集的数据。临床数据结构化与知识化小组主要由参与项目的医疗卫生机构临床医生、项目研究组数据分析人员、信息技术处理人员等组成，主要负责研究制订系统性红斑狼疮中医临床数据结构化与知识关联方法学应用研究数据结构化方案、数据知识关联分析方案，设计和编制数据化系统性红斑狼疮临床病例报告表（CDF），将系统性红斑狼疮 CRF 处理转化为数据化系统性红斑狼疮 CDF，开展系统性红斑狼疮数据关联分析研究。

（二）制定临床应用研究流程

在中医临床数据结构化与知识关联方法学研究成果的基础上，结合系统性红斑狼疮临床研究实际，研究建立以中医电子病历资料的数字化、规范化、结构化、数据化和知识化全过程的系统性红斑狼疮临床应用研究基本流程。具体详见图 15–1。

1. 临床资料数字化　临床资料数字化是将纸质病历或存储于医院病案系统的电子病历通过数字化方法，完成系统性红斑狼疮的电子病历原始数据库的构建，一般包含资料

收集和数据清理两个步骤。

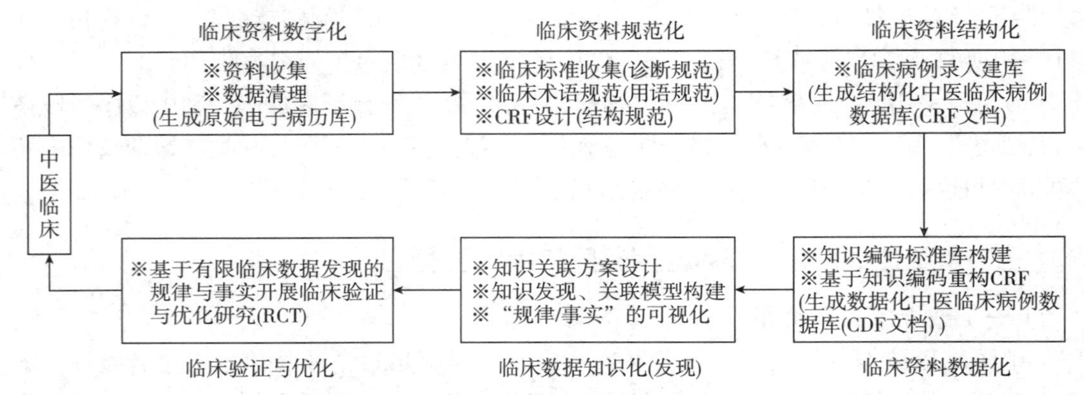

图 15–1　系统性红斑狼疮临床应用研究基本流程

资料收集是根据研究目的制定资料收集的范围。本次研究主要基于临床数据资源，至少包含入院、在院、出院 3 个节点，对应收集的内容就是入院记录、住院病程记录和出院记录。

数据清理的目的是不让有错误或有问题的数据进入研究的过程，一般包括数据有效范围的清理、数据逻辑一致性的清理和数据质量的抽查。

2. 临床资料规范化　临床资料规范化是通过中医临床数据特点建立中医临床数据规范数据库，这也是临床数据化和知识化的基础和前提，包含诊断规范、用语规范、结构规范 3 个步骤。

诊断规范是将临床数据所包含的患者基本信息、中医诊断、症状、四诊、中药等数据进行标准规范，收集可靠权威的参考标准，包含国家标准《中医病证分类与代码》《中医临床诊疗术语》，以及其他标准规范如《中医舌象诊断信息分类与代码》《中医脉象诊断信息分类与代码》《中医临床基本症状信息分类与代码》《临床中药基本信息分类与代码》等。

用语规范是根据收集的标准来规范临床用语、临床术语，保证临床数据准确、有序，便于后期的数据处理等工作的开展。

3. 临床资料结构化　临床资料对采集的原始数据进行数据清洗、转化、提取、计算等，将各种原始数据加工成为直观可看的数据，并形成主题数据库。

4. 临床资料数据化　临床资料数据化是通过收集国家和行业发布的相关信息标准构建标准库，将结构化以后的 CRF 进行知识重构，生成 CDF。

5. 临床数据知识化　用适当的分析方法及工具，对清洗过的数据进行分析，提取有价值的信息，形成结论的过程，包括算法建模和分析挖掘等。

6. 临床验证与优化　利用大数据关联分析得到的结果再回到临床，在临床中检验结果的正确性。

第三节　临床病历的数字化与规范化

一、临床病历资料数字化

（一）临床病历资料收集

研究组与上海某三级甲等中医院的支持下，以第一诊断为系统性红斑狼疮（ICD-11 编码为 M32.900）从医院信息系统中提取了入院时间为 2014 ～ 2019 年的中医电子病历，共计 483 份，病历包含入院记录、首次病程记录、主任查房记录和出院记录 4 个阶段的临床数据。

1. 纳入标准　①出院西医诊断为系统性红斑狼疮（ICD-11 编码为 M32.900），或者出院中医诊断为阴阳毒；②患者临床资料完整；③服用中药处方。

2. 排除标准　①患者临床资料不完整；②患者未服用中药处方。

3. 数据脱敏处理　在从医院信息系统中导出患者住院病历数据时，删除涉及患者个人隐私的信息，如姓名、身份证号码，脱敏处理患者住院 ID 等信息，按照系统性红斑狼疮临床应用研究病历有关要求重新进行唯一编号。

（二）临床病历资料数字化

将收集的病历资料进行存储，按照预先设定的纳入标准、排除标准清理整理病历，并将关键数据进行脱敏处理，完成病历资料的数字化操作处理。

二、临床资料规范化

（一）临床标准收集

临床数据数字化阶段所处理的数据大致包含患者基本信息、诊断信息、干预信息。其中患者性别、民族、从业状况、婚姻状况等根据病案首页填写，信息规范要求依据国家标准《个人基本信息分类与代码（GB/T 2261—2003）》《中国各民族名称的罗马字母拼写法和代码（GB/T 3304—1991）》《中华人民共和国行政区划代码（GB/T 2260—2007）》。

涉及诊断信息的国家标准有《中医病证分类与代码（GB/T 15657—1995）》《中医临床诊疗术语（GB/T 16751—1997）》，团体标准有《中医舌象诊断信息分类与代码（T/CIATCM 010—2019）》《中医脉象诊断信息分类与代码（T/CIATCM 011—2019）》《中医临床基本症状信息分类与代码（T/CIATCM 020—2019）》等。

涉及处方信息的相关标准有《中药编码规则及编码（GB/T 31774—2015）》《国家 2017 版药品目录》《临床中药基本信息分类与代码（T/CIATCM 024—2019）》等。

（二）临床术语规范

根据临床标准规范临床术语，患者的基本信息规范程度一般较高，对照补全缺失的编码信息即可，如图 15-2 所示。针对婚姻状况、从事职业状况等代码及属性信息不完善等情况，根据临床标准收集完善。

M	N	O	P	Q	R
Discha	Discha	alStat	Marita	Occupa	Occupa
M32.9	系统性红	2	已婚	17	农业技术
M32	系统性红	9	其他	90	
M32.9	系统性红	2	已婚	80	
M32.9	系统性红	1	未婚	90	
M32.9	系统性红	9	其他	90	
M32	系统性红	9	其他	90	
M32.9	系统性红	2	已婚	17	农业技术
M32.9	系统性红	9	其他	90	
M32	系统性红	9	其他	90	
M32.9	系统性红	2	已婚	17	农业技术

图 15–2　临床数据中数据缺失情况

诊断信息中，《中医病证分类与代码》标准实施较为成熟，规范性较高。证候的描述规范性相对不够，会出现一种证候有多个表述方法。症状部分由于是全部的非结构化文本，且都是描述性文字，除了基本的症状描述，还会带有发生部位、发生程度及时间、频次等信息，规范化难度较大。

根据阴阳毒（系统性红斑狼疮）中医诊疗方案（2017 年版）中关于中医诊断标准的描述，相继或同时出现下述 4 项以上，即可诊断。

（1）蝶形红斑：颧部隆起的或平的固定红斑。鼻唇沟部位无皮损。

（2）盘状红斑：红色隆起斑片，表面附有黏着性、角化性鳞屑及毛囊栓，陈旧损害可见萎缩性瘢痕。

（3）有光敏史或检查发现对光异常反应所致皮疹。

（4）口腔或鼻咽部有溃疡，常无痛感。

（5）可有累及两个或更多的周围关节触痛、肿胀或积液。

（6）有确切胸痛史或体检发现胸膜摩擦音或胸腔积液。或心脏听诊有心包摩擦音，实验室检查有心包积液。

（7）持续性蛋白尿、24 小时尿蛋白大于 0.5g 并可见尿红细胞、白细胞、颗粒、管状等。

（8）排除药物或代谢紊乱，如尿毒症、酮血症、电解质紊乱等出现抽搐或精神症状者。

（9）血液检查：溶血性贫血或白细胞少于 4000/mm^3（4×10^9/L）；或淋巴细胞少于 15%（1.5×10^9/L）；或血小板少于 10 万 /mm^3（100×10^9/L）。

（10）免疫学检查：红斑狼疮细胞阳性，或抗 dsDNA 抗体滴度异常，或有 SM 抗体，或梅毒血清学反应假阳性。

（11）荧光抗核抗体阳性。

通过诊疗方案所表述的 11 项诊断标准，可以提取蝶形红斑、盘状红斑、光敏史、皮疹、关节触痛、肿胀或积液、胸痛等较为规范的症状表述。

根据阴阳毒（系统性红斑狼疮）中医诊疗方案（2017 年版）中关于证候诊断的描

述，可以将证候分为轻型和重型两类。

1. 轻型

（1）风湿热痹证　关节红肿热痛，四肢肌肉酸痛或困重，舌质红，苔黄腻，脉滑或滑数。

（2）阴虚内热证　持续低热，盗汗，面颧潮红，局部斑疹暗褐，口干咽燥，腰膝酸软，脱发，眼睛干涩或视物模糊，月经不调或闭经，舌质红，苔少或光剥，脉细或细数。

（3）气血亏虚证　神疲乏力，心悸，气短，自汗，头晕眼花，舌质淡红，苔薄白，脉细弱。

2. 重型

（1）热毒炽盛证　高热，斑疹鲜红，面赤，烦躁，甚或谵语神昏，关节肌肉酸痛，小便黄赤，大便秘结，舌质红，苔黄燥，脉滑数或洪数。

（2）饮邪凌心证　胸闷，气短，心悸怔忡，心烦神疲，面晦唇紫，肢端怕凉隐痛，重者喘促不宁，下垂性凹陷性水肿，舌质暗红，苔灰腻，脉细数或细涩结代。

（3）痰瘀郁肺证　胸闷，咳嗽气喘，咯痰黏稠，心烦失眠，咽干口燥，舌质暗红，苔黄腻，脉滑数。

（4）肝郁血瘀证　胁肋胀痛或刺痛；胸膈痞满、腹胀、纳差；或胁下有癥块、黄疸，或伴泛恶、嗳气，女性月经不调甚至闭经，舌质紫暗有瘀斑，脉弦细或细涩。

（5）脾肾阳虚证　面目四肢浮肿，面色无华，畏寒肢冷，腹满，纳呆，腰酸，尿浊，尿少或小便清长，舌质淡红边有齿痕或舌体嫩胖，苔薄白，脉沉细。

（6）风痰内动证　眩晕头痛，目糊体倦，面部麻木，重者突然昏仆，抽搐吐涎，舌质暗苔白腻，脉弦滑。

通过诊疗方案所表述的证候，将不规范的证候术语进行规范处理成诊疗方案所表述的 9 种中医证候。具体的规范记录如表 15–1 所示。

表 15–1　诊断信息证候的规范（示例）

序号	待规范的证候	规范后的证候
1	脾肾亏虚、脾肾阳虚	脾肾阳虚证
2	痹阻脉络、痹阻经络	风湿热痹证
3	热毒蕴结、热毒血瘀	热毒炽盛证
4	湿热、湿浊瘀毒证	风湿热痹证
5	热毒内蕴、热毒内扰	热毒炽盛证

干预信息表中主要包含的处方信息，由于中药名有别名，需规范中药名才能保证后续中药名的处理。对于一个中药名称对应多个中药名，需进行如表 15–2 所示的拆分操作。

表 15-2　处方信息的中药名拆分（示例）

序号	待拆分的中药名	拆分后的中药名 1	规范后的中药名 2
1	白前胡各	白前	前胡
2	泽兰泻各	泽兰	泽泻
3	天麦冬各	天冬	麦冬
4	猪茯苓	猪苓	茯苓
5	米仁根各	薏苡仁	薏苡根
6	龙牡各	龙骨	牡蛎
7	炒白术芍各	炒白芍	麸炒白术
8	丹皮参	牡丹皮	丹参
9	瓜蒌皮各	瓜蒌	瓜蒌皮
10	川草乌各	川乌	制草乌
11	防风己各	防风	防己
12	苍白术各	苍术	白术
13	羌独活各	羌活	独活
14	南北沙参各	南沙参	北沙参
15	茅芦根各	白茅根	芦根
16	煅龙牡各	煅龙骨	煅牡蛎
17	桑叶皮各	桑叶	桑白皮
18	青陈皮各	陈皮	青皮
19	桑桂枝各	桑枝	桂枝
20	茯苓神各	茯苓	茯神
21	川怀牛膝各	川牛膝	牛膝
22	莪白术	莪术	白术

由于中药产地、取材部位不同，以及中药别名较为繁多，为方便统计，将所有涉及的中药参照《中华人民共和国药典（2015 版）》进行中药名的规范。如表 15-3 所示。

表 15-3　处方信息的中药名的规范（示例）

序号	待规范的中药名	规范后的中药名	序号	待规范的中药名	规范后的中药名
1	菝契、拔契	菝葜	21	半夏	法半夏
2	蚕砂	蚕沙	22	枸杞	枸杞子
3	蚕茧壳	蚕茧	23	生地榆	地榆
4	丹皮	牡丹皮	24	落得打	积雪草
5	稻牙	稻芽	25	贝母、象贝	浙贝母
6	怀牛膝	牛膝	26	寇仁	豆蔻
7	米仁	薏苡仁	27	银花	金银花

续表

序号	待规范的中药名	规范后的中药名	序号	待规范的中药名	规范后的中药名
8	米仁根	薏苡根	28	鱼腥草	干鱼腥草
9	紫地丁	紫花地丁	29	桑皮	桑白皮
10	蛇舌草	白花蛇舌草	30	生麦芽	麦芽
11	生侧柏叶	侧柏叶	31	生白芍	白芍
12	生地黄、生地	地黄	32	益母草	干益母草
13	生黄芪	黄芪	33	延胡	延胡索
14	鹿含草	鹿衔草	34	石苇	石韦
15	生甘草	甘草	35	生芪	黄芪
16	旱莲草	墨旱莲	36	杞子根、枸杞根	地骨皮
17	熟地	熟地黄	37	六曲、神曲	六神曲
18	生首乌	何首乌	38	焦神曲	焦六神曲
19	草河车	重楼	39	桑葚	桑椹
20	黄岑	黄芩片	40	菖蒲	藏菖蒲

第四节　临床病历的结构化与数据知识化

一、临床数据结构化

（一）临床病例报告表设计

根据临床各阶段所包含的结构化 CRF，规范临床数据项的类型和名称及其内涵属性分类代码等。通过填报该表来记录临床病例观察数据。

依据临床数据设计 CRF，根据中医临床研究数据规范化和结构化需要而设计的中医临床诊疗数据采集表，包含患者基本信息采集表、入院 – 临床诊断信息采集表、在院 – 临床诊断信息采集表、出院 – 临床诊断信息采集表、入院 – 临床处方信息采集表、在院 – 临床处方信息采集表、出院 – 临床处方信息采集表共 3 类、7 张表。

患者基本信息表（CRF–1）包括性别、出生日期、户口所在地、民族、教育程度、职业、婚姻状况、过敏史、既往史、家族史、不良习惯史及其他。

临床诊断信息表（CRF–2）按入院、在院、出院分别设计。

入院 – 临床诊断信息采集表包括主诉、现病史、首次病程记录（病例特点、拟诊讨论）、体格检查（生命体征、其他体格检查）、入院诊断（中医病名、中医证候、西医病名）、四诊（症状、舌诊、脉诊）、实验室检查及其他。

在院 – 临床诊断信息采集表包括日常病程记录、体格检查（生命体征、其他体格检查）、在院诊断（中医病名、中医证候、西医病名）、四诊（症状、舌诊、脉诊）、实验室检查及其他。

出院–临床诊断信息采集表包括简要病情、治疗经过、出院医嘱、体格检查（生命体征、其他体格检查）、出院诊断（中医病名、中医证候、西医病名）、四诊（症状、舌诊、脉诊）、实验室检查及其他。

临床干预（处方）信息表（CRF–3）主要包括诊疗计划、治则治法、药物治疗（中药、西药）、非药物治疗（针灸、推拿等）、饮食处方、生活调摄及其他。

临床评价信息采集表（CRF–4）主要包括患者出院情况、在院就诊各阶段的证候、症状、舌诊、脉诊、实验室检查及其他。

（二）临床数据整理

通过对各阶段临床数据的处理，将临床数据大致划分为患者基本信息、诊断信息、干预信息及评价信息。临床数据大多是半结构化的文本数据，如图 15–3 所示。需要通过数据拆分手段进行拆分，如利用 Excel 函数、结合数据分列等功能进行字段拆分，得到如图 15–4 所示的临床数据。

【其他基本病史信息】姓 名： 性 别：女 年 龄：36岁 出生年月：1981年03月02日 国籍：中国 籍 贯：上海市 民 族：汉族 婚 姻：已婚 工作单位：不详 职业：不详 住 址：黑龙江省桦川县 邮 编： 入院时间：2017-08-30 09:27 记录时间：2017-08-30 11:48 发病节气：处暑后 供史者：患者本人 可靠程度：可靠 联系电话： 【上级医师查房诊断】中医(证型)： 西医： 诊断日期： 主治医师签名： 【主诉】反复口干2年余，加重伴乏力2月 【现病史】患者2年前无明显诱因下出现口干症状，外院就诊诊断为“免疫力紊乱”（具体不详）。后未予重视故未系统就诊。2月前患者无明显诱因下出现口干加重伴乏力，且因蚊虫叮咬后出现周身散在红斑水疱，疱壁薄，尼氏征阳性，伴瘙痒，时而疼痛，部分水疱搔抓后破溃，伴有淡黄色渗出液。当时亦出现口腔溃疡症状。至当地医院就诊后查故诊断为“天疱疮、系统性红斑狼疮”，予甲强龙、纷乐等治疗后病情好转。现患者为求进一步治疗收治我科，患者此次发病以来，无明显胸闷胸痛，无关节疼痛，无面部红斑等。 【刻下】口干乏力，汗多，时有头晕头痛，四肢无力，偶有干咳，胃纳差，小便频，夜尿2~3次，大便2~3日/次，质干，入寐困难。 【既往史】否认高血压、冠心病、糖尿病等内科疾病史。自诉17岁曾从火车上摔下，后出现反复头晕头痛，曾经晕倒2次，未系统就医，自行好转。否认肝炎、结核等传染疾病史。1998年曾因外伤于左眉上方缝9针。2004年外院行剖腹产手术。否认其他手术史，否认外伤史，否认输血史。 【过敏史】否认药物过敏史，否认食物过敏史。 【个人史】出生于黑龙江，生长于黑龙江。否认吸烟史。否认饮酒史。否认药物嗜好。否认疫水疫区接触史。无工业毒物、粉

图 15–3 未经处理的临床数据

主诉	现病史	刻下	既往史	过敏史	家族史	不良习惯（	婚育史
反复周身	患者15年	周身酸痛	既往有重	有青霉素	父母配婚	出生于上海	已婚，结婚
反复泡沫	2003年5	患者口干	2004年因	有药物过	否认家族	出生于安徽	已婚，已育
反复乏力	患者于20	左髂关节	有高血压	否认药物	父母配婚	出生于上海	已婚，已育
反复面肢	患者于20	双眼周红	既往有系	无过敏	父母配婚	出生于江西	已婚，已育
反复多关	患者40年	干咳，言	平素健康	有青霉素	父母配婚	出生于宁波	已婚，配偶
反复多关	患者40年	腰背疼痛	患者既往	有青霉素	父母配婚	出生于上海	已婚，配偶
反复面部	患者2010	面部红斑	既往高血	否认药物	父母配婚	出生于上海	已婚已育，
反复红斑	患者青年	头晕头痛	否认高血	否认药物	父母配婚	出生于上海	未婚，未育
反复面部	患者1980	双踝关节	患者既往	有青霉素	父母配婚	出生于上海	已婚，已育
反复面部	患者30年	乏力，面	高血压病	否认药物	父母配婚	出生于上海	已婚，已育
反复发热	患者2003	发热，乏	患者有高	有青霉素	父母配婚	出生于上海	已婚，未育

图 15–4 通过数据拆分手段的临床数据

将所有临床数据拆分完成后，得到各阶段所包含的详细字段内容，具体包含的详细字段如下所示。

入院记录包含主诉、现病史、刻下症、既往史、过敏史、个人史、婚育史、月经史、家族史、四诊摘要、体格检查、本科检查、辅助检查、初步诊断、入院时间、入院科室、病房及病案号、身份证号、民族、婚姻、职业、住址等个人信息。

首次病程包含主诉、现病史、刻下症、既往史、四诊摘要、体格检查、本科检查、辅助检查、初步诊断、诊断依据、鉴别诊断、诊疗计划（处方），首程记录主要关注诊疗计划（处方）。其中诊疗计划是医生循证决策过程的记录，处方也在此处体现。

主任查房包含目前诊断、诊断依据、鉴别诊断、中医辨病辨证依据、诊疗方案（处方）、中医药学术进展。

出院记录包含出院诊断、入院情况、主要检查结果、特殊检查结果、病程诊疗结果、出院情况、出院医嘱（处方）、治疗结果。

对各阶段临床数据拆分后需要对每个字段进行有效范围的清理、数据逻辑一致性的清理和数据质量的抽查等操作来确保数据质量，如去除入院记录、首次病程记录中初步诊断中第一诊断非系统性红斑狼疮的数据记录，主任查房记录中无主任查房记录或无中药处方的记录。

将临床病例录入对应的 CRF 中，生成结构化的以系统性红斑狼疮为主题的中医临床病例数据库。

二、临床资料数据知识化

（一）标准库构建

以临床标准为参考，将收集到的临床标准整理成可处理的文本数据，构建标准库，便于后期根据临床标准数据进行对照处理等操作。

《个人基本信息分类与代码（GB/T 2261—2003）》；

《中国各民族名称的罗马字母拼写法和代码（GB/T 3304—1991）》；

《中华人民共和国行政区划代码（GB/T 2260—2007）》；

《中医病证分类与代码》（GB/T 15657—1995、GB/T 15657—2021）；

《中医临床诊疗术语（GB/T 16751—1997）》；

《中医舌象诊断信息分类与代码（T/CIATCM 010—2019）》；

《中医脉象诊断信息分类与代码（T/CIATCM 011—2019）》；

《中医临床基本症状信息分类与代码（T/CIATCM 020—2019）》；

《中药编码规则及编码（GB/T 31774—2015）》；

《国家 2017 版药品目录》；

《临床中药基本信息分类与代码（T/CIATCM 024—2019）》。

（二）基于知识编码重构 CRF

参考知识编码标准库，将全部 CRF 的临床数据文本转换为编码，即可转化为 CDF 文档，具体包含患者基本信息 CDF、患者诊断信息 CDF、患者干预信息 CDF、患者出院信息 CDF。

通过标准库将中药的分类、药名编码、归经、四气、五味、功效等相关信息关联，生成数据化中医临床病例数据库。

第五节　临床数据知识化及知识关联示范研究

一、临床数据特征描述统计分析

统计数据是采用某种计量尺度对事物进行计量的结果，采用不同的计量尺度会得到不同类型的统计数据。可以将统计数据分为定类数据、定序数据、定距数据和定比数据4种类型。

患者的基本信息如性别、婚姻状况，诊断信息如入院诊断名称及标准编码等定性数据均为定类数据，而年龄、入院月份等定量数据为定距数据。对于这两种类型的数据可以采用频数分析。

例如：共有441次病例纳入分析，患者基本信息的频次分析如下。

性别：男性患者有19人，占比4.3%；女性患者有422人，占比95.7%。

婚姻状况：已婚有288人，占比65.3%；未婚有27人，占比6.1%；离婚有1人，其他未知125人。

从事职业状况：离退休人员有158人，占比35.8%；农业技术有92人，占比20.9%；还包含工程技术、职工、自由职业等其他职业。详细分析见表15–4。

表15–4　职业状况频数分析

职业	频率（人）	百分比（%）
无	83	18.8
工程技术	4	0.9
教学人员	2	0.5
农业技术	92	20.9
其他	77	17.5
企业管理人员	2	0.5
退（离）休人员	158	35.8
行政办公	16	3.6
自由职业者	7	1.6
总计	441	100.0

民族状况：汉族有356人，占比80.7%；回族2人，其他未知。

户口地址情况：上海本地有295人，占比66.9%；外省按患者数量排序依次为江苏省、安徽省、浙江省，分别占比9.5%、8.2%、3.9%。户口地址（省份）详细分析见表15–5。

表 15-5 户口地址（省份）频数分析

省份	频率（人）	百分比（%）	有效百分比（%）	累积百分比（%）
安徽省	36	8.2	8.2	8.2
福建省	1	0.2	0.2	8.4
甘肃省	2	0.5	0.5	8.8
广西壮族自治区	5	1.1	1.1	10.0
河北省	1	0.2	0.2	10.2
河南省	4	0.9	0.9	11.1
黑龙江省	3	0.7	0.7	11.8
湖北省	11	2.5	2.5	14.3
江苏省	42	9.5	9.5	23.8
江西省	10	2.3	2.3	26.1
辽宁省	3	0.7	0.7	26.8
宁夏回族自治区	1	0.2	0.2	27.0
山东省	4	0.9	0.9	27.9
上海市	295	66.9	66.9	94.8
四川省	3	0.7	0.7	95.5
新疆维吾尔自治区	3	0.7	0.7	96.2
浙江省	17	3.9	3.9	100.0
总计	441	100.0	100.0	/

入院时间：入院时间（月份）占比较高的月份分别为 7 月、3 月、4 月、2 月、5 月、6 月。入院时间（入院月份）详细分析见表 15-6。

表 15-6 入院时间（入院月份）频数分析

月份	频率（人）	百分比（%）	有效百分比（%）	累积百分比（%）
1	28	6.3	6.3	6.3
2	46	10.4	10.4	16.7
3	52	11.8	11.8	28.5
4	50	11.3	11.3	39.8
5	44	10.0	10.0	49.8
6	43	9.8	9.8	59.6
7	54	12.2	12.2	71.8
8	33	7.5	7.5	79.3
9	24	5.4	5.4	84.7
10	25	5.7	5.7	90.4

续表

月份	频率（人）	百分比（%）	有效百分比（%）	累积百分比（%）
11	22	5.0	5.0	95.4
12	20	4.5	4.5	100.0
总计	441	100.0	100.0	/

年龄：由于年龄是定量数据，可以用描述统计分析，均值为 50.5 岁，上中位数 39 岁，中位数为 54 岁，下中位数为 61 岁。详细年龄描述统计见表 15–7。

将年龄每 10 岁划分为一组，可以划分出 7 组年龄，这样作为定类数据用频数分析见表 15–8、图 15–5。可以看出第五组、第六组占比最高，分别为 27.4%、23.4%；51 ～ 70 岁合计占比超过 50%。

表 15–7　年龄描述统计

项目	数值
平均值（岁）	50.50
中位数（岁）	54.00
标准偏差（岁）	15.550
最小值（岁）	10
最大值（岁）	78
百分位数（%）	
P_{25}	39.00
P_{50}	54.00
P_{75}	61.00

表 15–8　年龄分组频数分析

年龄段（岁）	频率（人）	百分比（%）
1 组（≤ 20）	15	3.4
2 组（21 ～ 30）	46	10.4
3 组（31 ～ 40）	53	12.0
4 组（41 ～ 50）	64	14.5
5 组（51 ～ 60）	121	27.4
6 组（61 ～ 70）	103	23.4
7 组（>70）	39	8.8
总计	441	100.0

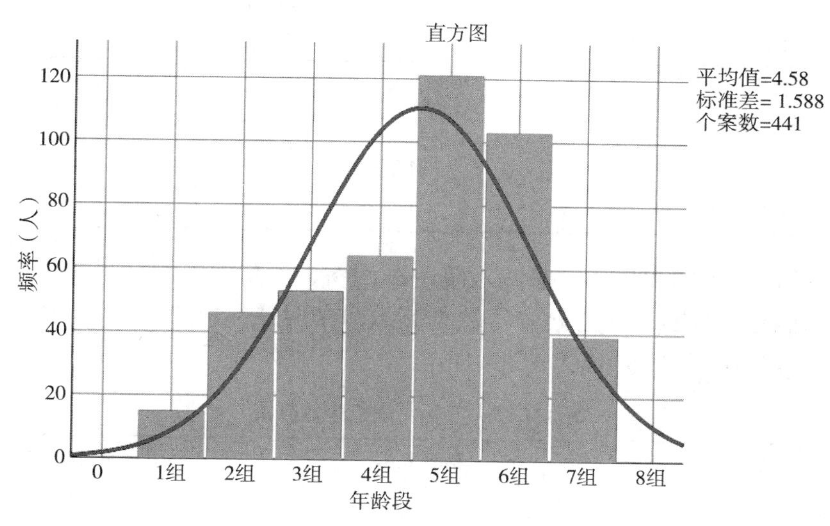

图 15-5　年龄分组直方图

入院西医诊断及诊断编码 ICD：主要以系统性红斑狼疮为主，占比 73.7%。

出院西医诊断编码 ICD：M32.900，占比 68.5%，其余为 M32.000。

患者诊断信息中，过敏史有 224 次，达到 50.8%。

患者基本信息中的家族史、不良习惯（个人史）、婚育史信息的频数分析见表 15-9、表 15-10、表 15-11。

表 15-9　家族史频数分析

家族史	频率（人）	百分比（%）
无	405	91.8
有	36	8.2
总计	441	100.0

表 15-10　不良习惯（个人史）频数分析

不良习惯个人史	频率（人）	百分比（%）
无	436	98.9
有油漆类职业史	3	0.7
有吸烟史	2	0.5
总计	441	100.0

表 15-11　婚育史频数分析

婚育史	频率（人）	百分比（%）
已婚已育	280	63.5
已婚	59	13.4
未婚未育	52	11.8

续表

婚育史	频率（人）	百分比（%）
已婚未育	29	6.6
无	21	4.8
总计	441	100.0

患者诊断信息中的舌质、脉象、入院中医诊断、入院中医病名TCD、入院中医证候、入院中医证候TCD、中药处方等数据频数分析见表15-12、表15-13、表15-14、表15-15、表15-16、表15-17、表15-18。

表15-12　舌质－规范频数分析

舌质	频率（人）	百分比（%）
淡红	225	51.0
红	140	31.7
暗红	61	13.8
暗	5	1.1
红胖	3	0.7
淡白	2	0.5
绛红	2	0.5
暗淡	1	0.2
淡暗	1	0.2
青紫	1	0.2
总计	441	100.0

表15-13　脉象－规范频数分析

脉象	频率（人）	百分比（%）
细	233	52.8
细弦	77	17.5
细滑	30	6.8
细数	20	4.5
弦滑	20	4.5
细沉	13	2.9
滑数	8	1.8
细弦数	8	1.8
弦	6	1.4
数	5	1.1
滑	4	.9
弦数	4	.9

续表

脉象	频率（人）	百分比（%）
细弱	3	.7
沉	2	.5
弦滑数	2	.5
沉弦	1	.2
浮	1	.2
浮数	1	.2
濡数	1	.2
细滑数	1	.2
细弦滑	1	.2
总计	441	100.0

表 15–14　入院中医诊断 – 规范频数分析

入院中医诊断	频率（人）	百分比（%）
红蝴蝶疮病	293	66.4
风湿痹病	146	33.1
无	2	0.5
总计	441	100.0

表 15–15　入院中医病名 TCD 频数分析

入院中医病名 TCD	频率（人）	百分比（%）
BWP250	293	66.4
BNV070	146	33.1
无	2	0.5
总计	441	100.0

表 15–16　入院中医证候频数分析

入院中医证候	频率（人）	百分比（%）
肝肾阴虚证	290	65.8
脾肾阳虚证	103	23.4
热毒证	10	2.3
肝肾亏虚证	6	1.4
痰瘀痹阻证	4	0.9
气滞血瘀证	3	0.7
阴虚热毒证	3	0.7
肝肾不足证	2	0.5
气阴两虚证	2	0.5

续表

入院中医证候	频率（人）	百分比（%）
痰热蕴结证	2	0.5
无	2	0.5
肝胆湿热证	1	0.2
脾肾亏虚证	1	0.2
脾肾两虚证	1	0.2
脾肾阴虚证	1	0.2
脾胃阳虚证	1	0.2
气虚血瘀证	1	0.2
热毒内蕴证	1	0.2
热毒壅结证	1	0.2
热毒蕴结证	1	0.2
湿热内蕴证	1	0.2
湿热证	1	0.2
痰瘀滞络证	1	0.2
阴虚津亏证	1	0.2
阴虚湿热证	1	0.2
总计	441	100.0

表 15–17　入院中医证候 TCD 频数分析

入院中医证候 TCD	频率（人）	百分比（%）
ZZGS40	290	65.8
ZZPS80	103	23.4
ZBRD00	10	2.3
ZZGS20	6	1.4
ZYTX22	4	0.9
ZYVXK0	3	0.7
ZYYR30	3	0.7
无	2	0.5
ZYTR70	2	0.5
ZYVY30	2	0.5
ZZGS10	2	0.5
ZBMR00	1	0.2
ZBMR20	1	0.2
ZBRD30	1	0.2
ZBRD40	1	0.2

续表

入院中医证候 TCD	频率（人）	百分比（%）
ZBRD70	1	0.2
ZYJ060	1	0.2
ZYTX40	1	0.2
ZYVXM0	1	0.2
ZYYM10	1	0.2
ZZGM20	1	0.2
ZZPA40	1	0.2
ZZPS30	1	0.2
ZZPS40	1	0.2
ZZPS90	1	0.2
总计	441	100.0

表 15–18　中药处方频数表

序号	中药	频数（次）	占比（%）	序号	中药	频数（次）	占比（%）
1	白术	242	3.92	21	鸡血藤	65	1.05
2	黄芪	205	3.32	22	炙甘草	65	1.05
3	白花蛇舌草	186	3.01	23	黄芩片	64	1.04
4	地黄	158	2.56	24	延胡索	63	1.02
5	丹参	133	2.15	25	郁金	64	1.04
6	牡丹皮	124	2.01	26	土茯苓	60	0.97
7	莪术	120	1.94	27	泽泻	59	0.96
8	甘草	119	1.93	28	何首乌	58	0.94
9	女贞子	110	1.78	29	重楼	58	0.94
10	薏苡仁	108	1.75	30	墨旱莲	55	0.89
11	青蒿	104	1.68	31	白芍	54	0.87
12	赤芍	101	1.64	32	川芎	53	0.86
13	茯苓	98	1.59	33	鸡内金	52	0.84
14	玄参	89	1.44	34	金蝉花	53	0.86
15	薏苡根	84	1.36	35	泽兰	49	0.79
16	牛膝	79	1.28	36	防风	48	0.78
17	苍术	74	1.20	37	钩藤	48	0.78
18	金樱子	72	1.17	38	积雪草	44	0.71
19	当归	70	1.13	39	浙贝母	45	0.73
20	柴胡	66	1.07	40	猪苓	44	0.71

二、知识关联示范研究

（一）知识关联方法

数据关联是数据库中存在的一类重要的可被发现的知识。若两个或多个变量的取值之间存在某种规律性，就称为关联。关联可分为简单关联、时序关联、因果关联。关联分析的目的是找出数据库中隐藏的关联网。

从患者基本信息、疾病诊断、中药处方这三类信息可以做相互关联分析方案，如患者基本信息与病种信息、诊断信息与病种信息、处方及病种信息等。本章选取中药处方与疾病诊断信息相关联，将系统性红斑狼疮的中医证候及中药处方做关联分析。根据分析最常见的肝肾阴虚证、脾肾阳虚证两个证候来分析。

（二）知识关联分析结果

根据收集的系统性红斑狼疮患者住院病历最常见的肝肾阴虚证、脾肾阳虚证两个证候来分析用药特点、配伍规律等。

涉及肝肾阴虚证的中药处方有250付，共339味中药，涉及脾肾阳虚证的处方有76付，共191味中药。

1. 频数分析

（1）肝肾阴虚证－中药频数分析　见表15-19。

表15-19　肝肾阴虚证－中药频数分析表（频数排名前40种）

序号	中药	频数（次）	序号	中药	频数（次）
1	白术	156	21	重楼	50
2	白花蛇舌草	134	22	柴胡	46
3	黄芪	134	23	鸡血藤	46
4	地黄	119	24	墨旱莲	45
5	牡丹皮	97	25	土茯苓	44
6	女贞子	93	26	泽泻	43
7	甘草	82	27	白芍	42
8	赤芍	77	28	鸡内金	40
9	玄参	75	29	钩藤	39
10	青蒿	72	30	薏苡根	38
11	丹参	62	31	川芎	36
12	牛膝	59	32	积雪草	36
13	苍术	57	33	黄芩片	36
14	莪术	56	34	防风	35
15	薏苡仁	56	35	延胡索	35
16	郁金	56	36	泽兰	35
17	炙甘草	53	37	玉竹	30
18	茯苓	51	38	浙贝母	30

续表

序号	中药	频数（次）	序号	中药	频数（次）
19	何首乌	51	39	法半夏	30
20	当归	50	40	石菖蒲	29

（2）脾肾阳虚证－中药频数分析 见表15–20。

表15–20 脾肾阳虚证－中药频数分析表（频数排名前30）

序号	中药	频数（次）	序号	中药	频数（次）
1	白术	58	21	猪苓	33
2	丹参	51	22	覆盆子	31
3	莪术	49	23	莲须	29
4	黄芪	47	24	桑螵蛸	28
5	金樱子	47	25	小石韦	27
6	薏苡根	40	26	白花蛇舌草	26
7	薏苡仁	38	27	地黄	20
8	茯苓	37	28	甘草	17
9	金蝉花	35	29	黄芩片	15
10	芡实	34	30	青蒿	14

2. 聚类分析 聚类分析是将物理或抽象对象的集合分组为由类似的对象组成的多个类的分析过程。聚类是将数据分类到不同的类或者簇的过程，所以同一个簇中的对象有很大的相似性，而不同簇间的对象有很大的相异性。中药处方中包含多种中药，通过不同的中药组合，每个组合达成特定的功能特性，以达到治疗疾病的目的。

为了方便分析，需要提取相对高频的中药，并将需要分析的中药转换成变量。进行聚类分析的软件采用IBM SPSS Statistics 26，聚类方法采用组间连接，因为将所有的中药转换成了二分类变量，所以度量标准区间需要选择Pearson相关性。

（1）肝肾阴虚证－中药聚类分析 将肝肾阴虚证所用频率较高的60味药进行聚类分析，当截距为15时，可以得到28类药方。治疗肝肾阴虚证中药聚类分析谱系图见图15–6，具体药方如下所示。

第一类药方：何首乌、重楼、玄参、牡丹皮、赤芍、甘草、地黄、女贞子、白花蛇舌草。

第二类药方：白术、黄芪。

第三类药方：金银花、水牛角、紫花地丁、青蒿、墨旱莲。

第四类药方：熟地黄、仙鹤草。

第五类药方：菟丝子。

第六类药方：川芎、珍珠母。

第七类药方：当归、鸡血藤。

第八类药方：白芍。

第九类药方：冬瓜皮、芦根。

第十类药方：延胡索、忍冬藤。

第十一类药方：玉竹、南沙参、莪术、炙甘草、土茯苓、防风、路路通。

第十二类药方：黄芩片。

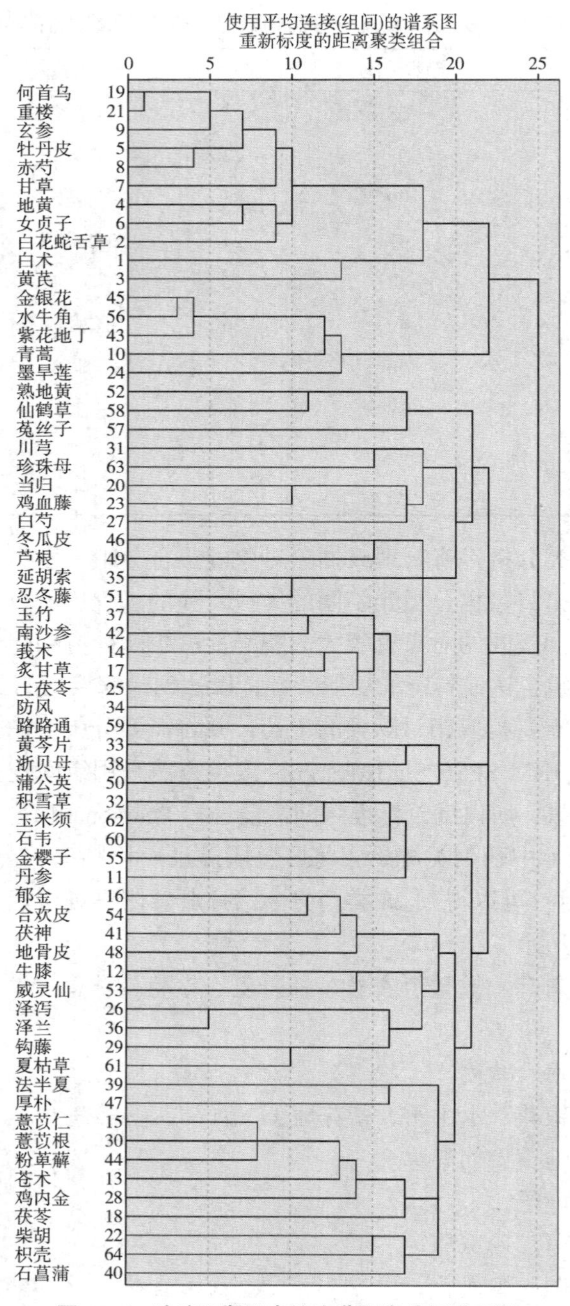

图 15-6　治疗肝肾阴虚证中药聚类分析谱系图

第十三类药方：浙贝母。

第十四类药方：蒲公英。

第十五类药方：积雪草、玉米须。

第十六类药方：石韦。

第十七类药方：金樱子。

第十八类药方：丹参。

第十九类药方：郁金、合欢皮、茯神、地骨皮。

第二十类药方：牛膝、威仙灵。

第二十一类药方：泽兰、泽泻。

第二十二类药方：钩藤、夏枯草。

第二十三类药方：法半夏。

第二十四类药方：厚朴。

第二十五类药方：薏苡仁、薏苡根、粉萆薢、苍术、鸡内金。

第二十六类药方：茯苓。

第二十七类药方：柴胡、枳壳。

第二十八类药方：石菖蒲。

（2）脾肾阳虚证－中药聚类分析　将脾肾阳虚证所用频率较高的36味药进行聚类分析，当截距为15时，可以得到9类药方。治疗脾肾阳虚证中药聚类分析谱系图见图15–7，具体药方如下所示。

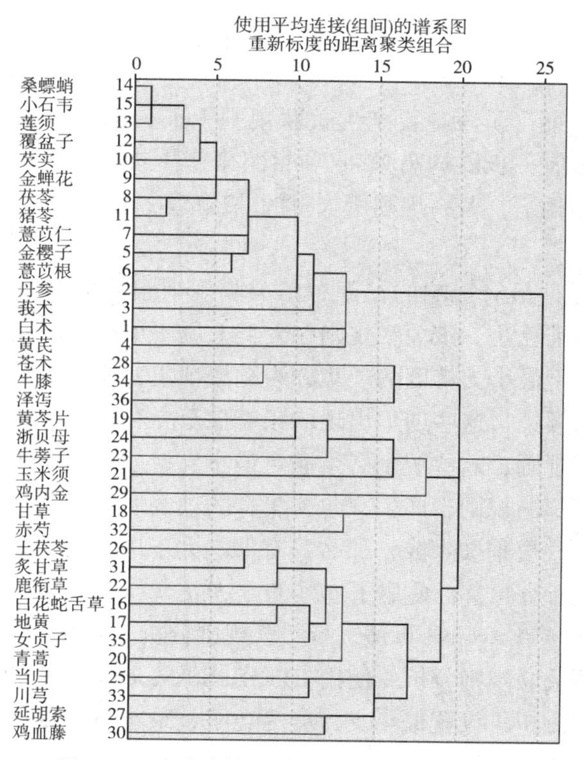

图15–7　治疗脾肾阳虚证中药聚类分析谱系图

第一类药方：桑螵蛸、石韦、莲须、覆盆子、芡实、金蝉花、茯苓，猪苓、薏苡仁、金樱子、薏苡根、丹参、莪术、白术、黄芪。

第二类药方：苍术、牛膝。

第三类药方：泽泻。

第四类药方：黄芩片、浙贝母、牛蒡子。

第五类药方：玉米须。

第六类药方：鸡内金。

第七类药方：甘草、赤芍。

第八类药方：土茯苓、炙甘草、鹿衔草、白花蛇舌草、地黄、女贞子、青蒿。

第九类药方：当归、川芎、延胡索、鸡血藤。

3. 关联规则 关联规则挖掘过程主要包含两个阶段：第一阶段必须先从资料集合中找出所有的高频项目组（frequent itemsets），第二阶段再由这些高频项目组中产生关联规则（association rules）。

关联规则挖掘的第一阶段必须从原始资料集合中，找出所有高频项目组（large itemsets）。高频的意思是指某一项目组出现的频率相对于所有记录而言，必须达到某一水平。一项目组出现的频率称为支持度（support），以一个包含 A 与 B 两个项目的 2-itemset 为例，可以经由公式求得包含 {A,B} 项目组的支持度，若支持度大于等于所设定的最小支持度（minimum support）门槛值时，则 {A,B} 称为高频项目组。一个满足最小支持度的 k-itemset，则称为高频 k- 项目组（frequent k-itemset），一般表示为 large k 或 frequent k。算法从 large k 的项目组中再产生 large k+1，直到无法再找到更长的高频项目组为止。

关联规则挖掘的第二阶段是要产生关联规则（association rules）。从高频项目组产生关联规则，是利用前一步骤的高频 k- 项目组来产生规则，在最小置信度（minimum confidence）的条件门槛下，若一规则所求得的信赖度满足最小置信度，称此规则为关联规则。

Apriori 算法是一种最有影响的挖掘布尔关联规则频繁项集的算法。其核心是基于两阶段频集思想的递推算法。该关联规则在分类上属于单维、单层、布尔关联规则。在这里，所有支持度大于最小支持度的项集称为频繁项集，简称频集。该算法的基本思想是：首先找出所有的频集，这些项集出现的频繁性至少和预定义的最小支持度一样。然后由频集产生强关联规则，这些规则必须满足最小支持度和最小可信度。然后使用第一步找到的频集产生期望的规则，产生只包含集合的项的所有规则，其中每一条规则的右部只有一项。一旦这些规则被生成，那么只有那些大于用户给定的最小置信度的规则才被留下来。为了生成所有频集，使用了递推的方法。

将常见的两种证候用 Apriori 算法进行关联规则分析，结果如下：

（1）肝肾阴虚证关联规则分析　使用 IBM SPSS Modeler 18.0 软件执行 Apriori 算法对药物进行关联规则分析。设置最小支持度为 20%，最小置信度为 80%，最大前项数为 1，药物关联度见表 15-21 肝肾阴虚证 - 二阶关联规则。

表 15–21　肝肾阴虚证 – 二阶关联规则

序号	后项	前项	支持度（%）	置信度（%）
1	黄芪	何首乌	20.4	100.0
2	白术	何首乌	20.4	100.0
3	玄参	重楼	20.0	100.0
4	赤芍	重楼	20.0	100.0
5	甘草	重楼	20.0	100.0
6	女贞子	重楼	20.0	100.0
7	牡丹皮	重楼	20.0	100.0
8	白花蛇舌草	重楼	20.0	100.0
9	黄芪	重楼	20.0	100.0
10	白术	重楼	20.0	100.0
11	牡丹皮	赤芍	30.8	98.7
12	女贞子	何首乌	20.4	98.0
13	何首乌	重楼	20.0	98.0
14	地黄	重楼	20.0	98.0
15	白花蛇舌草	赤芍	30.8	97.4
16	地黄	玄参	30.0	97.3
17	重楼	何首乌	20.4	96.1
18	玄参	何首乌	20.4	96.1
19	赤芍	何首乌	20.4	96.1
20	甘草	何首乌	20.4	96.1

设置最小支持度为 20%，最小置信度为 80%，最大前项数为 2，药物关联度见表 15–22 肝肾阴虚证 – 三阶中药关联规则。

表 15–22　肝肾阴虚证 – 三阶中药关联规则

序号	后项	前项	支持度（%）	置信度（%）
1	牡丹皮	赤芍 and 白花蛇舌草	30.0	100.0
2	牡丹皮	玄参 and 赤芍	26.4	100.0
3	白花蛇舌草	玄参 and 赤芍	26.4	100.0
4	白花蛇舌草	玄参 and 女贞子	26.0	100.0
5	牡丹皮	赤芍 and 女贞子	26.0	100.0
6	赤芍	女贞子 and 牡丹皮	26.0	100.0
7	白花蛇舌草	赤芍 and 女贞子	26.0	100.0
8	白花蛇舌草	女贞子 and 牡丹皮	26.0	100.0
9	牡丹皮	赤芍 and 甘草	21.2	100.0

续表

序号	后项	前项	支持度（%）	置信度（%）
10	白花蛇舌草	赤芍 and 甘草	21.2	100.0
11	牡丹皮	赤芍 and 白术	20.8	100.0
12	白花蛇舌草	赤芍 and 白术	20.8	100.0
13	黄芪	何首乌	20.4	100.0
14	白术	何首乌	20.4	100.0
15	白术	何首乌 and 黄芪	20.4	100.0
16	黄芪	何首乌 and 白术	20.4	100.0
17	玄参	重楼	20.0	100.0
18	赤芍	重楼	20.0	100.0
19	甘草	重楼	20.0	100.0
20	女贞子	重楼	20.0	100.0

（2）肝肾阴虚证关联规则分析　设置最小支持度为 20%，最小置信度为 80%，最大前项数为 1，药物关联度见表 15–23 脾肾阳虚证 – 二阶关联规则。

表 15–23　脾肾阳虚证 – 二阶关联规则

序号	后项	前项	支持度（%）	置信度（%）
1	金樱子	芡实	44.7	100.0
2	茯苓	猪苓	43.4	100.0
3	金樱子	覆盆子	40.8	100.0
4	芡实	莲须	38.2	100.0
5	丹参	莲须	38.2	100.0
6	金樱子	莲须	38.2	100.0
7	莪术	莲须	38.2	100.0
8	猪苓	桑螵蛸	36.8	100.0
9	茯苓	桑螵蛸	36.8	100.0
10	薏苡根	桑螵蛸	36.8	100.0
11	金樱子	桑螵蛸	36.8	100.0
12	莪术	桑螵蛸	36.8	100.0
13	桑螵蛸	石韦	35.5	100.0
14	莲须	石韦	35.5	100.0
15	覆盆子	石韦	35.5	100.0
16	芡实	石韦	35.5	100.0
17	猪苓	石韦	35.5	100.0
18	金蝉花	石韦	35.5	100.0

续表

序号	后项	前项	支持度（%）	置信度（%）
19	茯苓	石韦	35.5	100.0
20	薏苡根	石韦	35.5	100.0

设置最小支持度为20%，最小置信度为80%，最大前项数为2，药物关联度见表15–24 脾肾阳虚证 – 三阶中药关联规则。

表 15–24　脾肾阳虚证 – 三阶中药关联规则

序号	后项	前项	支持度（%）	置信度（%）
1	金樱子	薏苡根 and 丹参	47.4	100.0
2	金樱子	芡实	44.7	100.0
3	茯苓	猪苓	43.4	100.0
4	金樱子	芡实 and 丹参	43.4	100.0
5	丹参	金蝉花 and 白术	43.4	100.0
6	茯苓	猪苓 and 莪术	42.1	100.0
7	猪苓	茯苓 and 莪术	42.1	100.0
8	丹参	金蝉花 and 薏苡根	42.1	100.0
9	金樱子	金蝉花 and 薏苡根	42.1	100.0
10	白术	薏苡仁 and 丹参	42.1	100.0
11	金樱子	覆盆子	40.8	100.0
12	丹参	芡实 and 薏苡根	40.8	100.0
13	金樱子	芡实 and 薏苡根	40.8	100.0
14	丹参	芡实 and 白术	40.8	100.0
15	金樱子	芡实 and 白术	40.8	100.0
16	茯苓	猪苓 and 薏苡仁	40.8	100.0
17	茯苓	猪苓 and 薏苡根	40.8	100.0
18	茯苓	猪苓 and 丹参	40.8	100.0
19	猪苓	茯苓 and 丹参	40.8	100.0
20	茯苓	猪苓 and 金樱子	40.8	100.0

4. 复杂网络分析　复杂网络分析是采用网络化建模形式以研究复杂现象的一种分析方法。使用 IBM SPSS Modeler 18.0 软件，并使用复杂网络建模，对网络中的节点连接度、节点紧密度、特征向量中心度等相关拓扑特征参数进行统计。

（1）肝肾阴虚证 – 中药复杂网络分析

通过肝肾阴虚证中较高频次的64味中药复杂网络分析，得出65个强连接。前10位的强连接依次为：白术与黄芪，白花蛇舌草与地黄，白术与白花蛇舌草，白花蛇舌草与女贞子，地黄与女贞子，白花蛇舌草与牡丹皮，白术与地黄，白花蛇舌草与黄芪，地黄与牡丹皮，牡丹皮与赤芍。复杂网络分析见图 15–8。

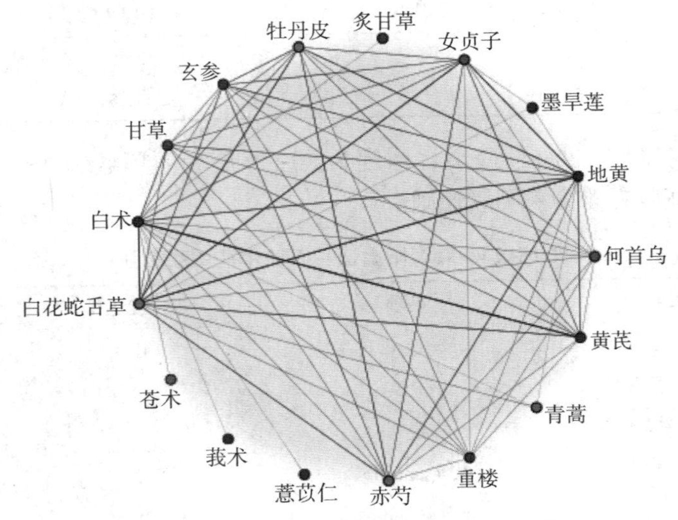

图 15–8 肝肾阴虚证 – 中药复杂网络分析

（2）脾肾阳虚证 – 中药复杂网络分析

通过脾肾阳虚证中较高频次的 36 味中药复杂网络分析，得出 13 个强连接；前 10 位的强链接依次为：白术与丹参，白术与黄芪，白术与金樱子，白术与莪术，丹参与金樱子，丹参与莪术，莪术与金樱子，金樱子与薏苡根，白术与薏苡根，丹参与黄芪。复杂网络分析见图 15–9。

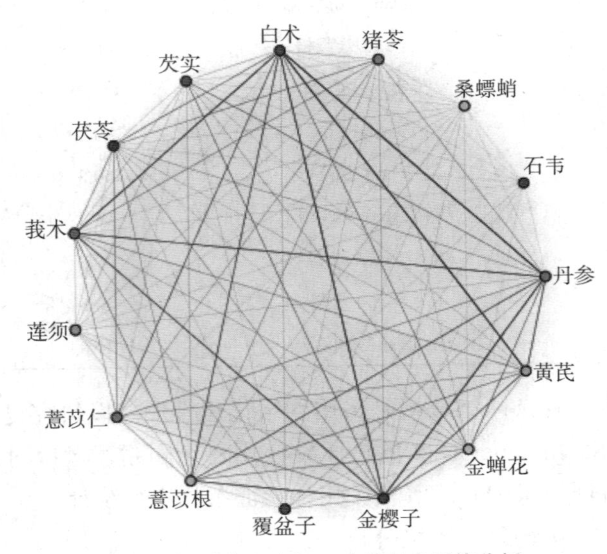

图 15–9 脾肾阳虚证 – 中药复杂网络分析

第六节　“方法学”应用研究小结

本章结合系统性红斑狼疮临床研究实际，研究建立了中医电子病历资料的数字化、规范化、结构化、数据化和知识化全过程的系统性红斑狼疮临床应用研究基本流程。

临床数据规范化是通过中医临床数据特点来建立中医临床数据规范数据库，这也是临床数据化和知识化的基础和前提，包含诊断规范、用语规范、结构规范等，最大限度地保证了数据的质量与科学性。

本章设计了系统性红斑狼疮临床病例报告表（CRF）、数据化中医临床病例报告表（CDF），以各类中医药标准和系统性红斑狼疮临床诊疗指南为指导，形成《患者基本信息采集表》《临床诊断信息采集表》和《临床处方信息采集表》3 张表，其中《临床诊断信息采集表》和《临床处方信息采集表》以入院、在院和出院 3 个时间节点进行设计；根据临床病例报告表（CRF）的内容，利用知识编码标准库将结构化后的 CRF 进行知识重构，形成系统性红斑狼疮数据化临床病例报告表（CDF）。

重构后的临床数据在横向的表达概念层面及纵向的知识深度层面都得到了扩展和延伸，为应用相关信息技术开展知识关联研究提供了数据支撑。

本章构建系统性红斑狼疮中医电子病历数字化的基本流程，因时间、精力有限，仅以知识关联示范研究来验证该方法的科学性、合理性和可操作性，为中医临床研究系统性红斑狼疮提供一套思路与方法，以期提供临床验证及优化的可能性。

第十六章　中医临床数据结构化与知识关联方法学临床应用——脑卒中

本章以脑卒中临床应用为例，简述中医临床数据结构化与知识关联方法学应用的过程，从研究设计与组织管理、原始数据数字化、结构化、数据知识化，到描述性分析、知识关联、知识关联示范研究，最后进行方法学应用总结。

第一节　应用研究设计与组织管理

一、确定病种

脑卒中，又称“中风”，是颅内血管破裂或堵塞引起的脑组织坏死进而产生的一系列症状，包括脑出血、脑梗死等。2018 年 12 月，临床医学类综合期刊《新英格兰医学杂志》刊登了一篇研究全球不同地区中风发生风险的论文。研究发现，全球中风发病风险最高的地方就在东亚，高达 38.8%。中国是全球中风发病风险最高的地方，其居民中风的风险率达到 39.3%。同时，中国男性的中风发病风险也是全球男性中最高的，超过 41%。中风若不及时治疗，患者可能会死亡；而即使治疗及时，患者也有残疾的可能性。研究显示，目前中国仅有 10% ～ 20% 的中风患者可在发病 3 小时内被送到医院，而缺血性中风发作时，治疗时间越晚，患者脑部的损害就越大。

中国目前约有 1800 万脑卒中患者，每年新发脑卒中 180 万人，每年死于中风的患者约达 150 万人。随着生活方式发生的巨变，心脑血管疾病迅猛攀升，其中脑血管病已经超过肿瘤和冠心病，死亡率、致残率名列第一位。目前，发病率仍以接近每年 9% 的速度上升。脑血管病以其高发病率、高复发率、高致残率、高死亡率及越来越高的防治费用等特点，给国家和社会造成巨大的经济损失，已成为严重影响我国国计民生的重要公共卫生问题，须引起高度重视。

二、组建研究小组

广东省某三级甲等中医院具有脑卒中中医临床研究基础和应用规范化中医电子病历系统的经验，且脑卒中是该院的重点专科。根据医院的研究基础条件，选择脑卒中作为本次中医重点研究病种，同时成立"脑卒中数据化研究小组"，由信息科和临床专业人员组成，其中负责人1名、数据处理人员1名、脑卒中医生1名，年龄在25～48岁，均为本科及以上学历，从事相关专业工作时间均为2年以上。

三、签署合作协议及保密协议

以广东省某三级甲等中医院为承担单位、湖北中医药大学作为技术支持单位签署合作协议书、知识产权及科研保密协议，双方单位盖章确认。

合作协议书明确甲乙双方承担的工作内容、经费支持及特别条款，其中甲方主要负责电子病历数据提供及数据相关处理工作、撰写相关研究论文或专著，乙方负责提供研究工作方案和编制数据采集规范，以及相关技术培训和指导。知识产权及科研保密协议明确知识产权归属、双方权利和义务、违约与赔偿及有效期等内容。

第二节 脑卒中临床原始数据的数字化与规范化

一、脑卒中临床数据数字化

经过调研广东省某三级甲等中医院信息化情况，医院电子病历系统可以直接调取脑卒中中医电子病历数据，当以一定的标准和条件在医院电子病历系统中提取数据时，发现提取的数据来自两个系统。由于来自不同系统，有的文本会出现乱码，不能确定是否所有数据都属于中风病。据了解，由于广东省某三级甲等中医院信息化建设工作发展，病历系统更新，收集资料的时候存在新旧两套系统，且两套系统的数据库结构不同，不能相互转换。通过工程师展示数据库，发现新系统中目前只有两年之内的脑卒中 / 中风患者数据，尽管老系统病例数据更多，但是老系统数据结构化程度低，数据杂糅，转化有一定的困难。为了减少冗余工作量，提高工作效率，决定本次研究主要收集新系统中的数据。

数据纳入标准：所选病例确诊为脑卒中 / 中风病；电子病历中首次病程记录、日常病程记录、出院记录都不为空；日常病程记录中包括查房和药物治疗信息；电子病历中所开中药处方信息完整；同一患者多次就诊应优先纳入，有利于对其进行动态跟踪分析研究。

数据提取规则：

（1）新系统中脑卒中 / 中风的临床病例。

（2）中医疾病名称为中风或脑卒中。

（3）首次病程记录、日常病程记录、出院记录都不为空。

（4）日常病程记录包括查房和药物治疗信息。

（5）中药处方比较完整。

（6）多次就诊患者优先纳入。

按照上述标准和规则在医院电子病历系统中提取数据，对获取的原始数据进行数据脱敏（如隐藏身份证信息、姓名信息等）、数据清洗（对数据进行排序、分列，查看是否有乱码情况，整理数据等），筛选出数据质量比较好的数据（数据较为齐全，缺项漏项较少），生成原始脑卒中电子病历数据库。

二、脑卒中临床术语规范化

（一）脑卒中临床术语

2000多年前，《黄帝内经》记载中风为“击仆偏枯”“风痱”“风懿”。东·张仲景《金匮要略》认为“风之为病，当半身不遂。”明·楼英《医学纲目》更明确指出：“其猝然仆倒者，经称为击仆，世又称为卒中，乃初中风时如此也。”清·雷少逸《时病论》中说：“中风之病，如矢石之中人，骤然而至也。”历代医学家经过不断积累、论述、提炼，最终形成共识，近代广泛称之为卒中或脑卒中、中风或脑中风。

2400多年前医学之父Hippocrates观察到突然发作瘫痪的患者。1620年瑞士Johann Jacob Wepfer首先在尸检中发现突发死亡的患者有脑内出血，是命名中风（apoplexy）的第一人。“apoplexy”，希腊语用于突发、短时、快速死亡者。在英语中“stroke”的词意是“发作、一击、敲击”（《牛津当代大词典》）；“突然发作、猝发”（《新英汉词典》），近代“stroke”之意衍生为“中风”“卒中”“脑中风”（《新英汉医学大词典》），成为急性脑血管病的专业术语。

中外医学“中风”“脑卒中”的疾病定义是相同的，均含急性、突发之意，成为脑血管病的专用术语。各类文献中脑血管术语相当多，如急性脑血管病、脑缺血（TIA、RIND、后循环缺血）、缺血性脑卒中、出血性脑卒中、脑梗死、脑出血、蛛网膜下腔出血等。根据临床和病理表现，急性脑血管病分为缺血和出血两大类，因此脑卒中分为两种，一种是出血性脑卒中，即脑出血和蛛网膜下腔出血，另一种是缺血性脑卒中，又称脑梗死。

（二）脑卒中临床诊治规范

脑卒中指由于脑部血管突然破裂或因血管阻塞致血液不能流入大脑而引起脑组织损伤的一组疾病。该病由于气血逆乱，导致脑脉痹阻或血溢于脑，属于脑血管病范围。

别名：中风、脑血管意外。

临床症状：头晕头痛（昏仆），肢麻，吐字不清（舌謇），半身不遂。

并发症：发热，肺部感染，消化道出血，急性肾功能衰竭。

检查：体格检查、CT检查、脑血管造影、颈动脉B型超声检查、经颅多普勒超声检查。

诊断：头颅CT检查是本病诊断的重要检查方法。

病史采集：询问症状出现的时间最为重要，若于睡眠中起病，应以最后表现正常的时间作为起病时间。其他包括神经症状发生及进展特征，血管及心脏病危险因素，用药史、药物滥用，偏头痛、痫性发作、感染、创伤及妊娠史等。

一般体格检查与神经系统检查：评估气道、呼吸和循环功能后，立即进行一般体格检查和神经系统检查。

卒中常用量表有：①美国国立卫生研究院卒中量表（the National Institutes of Health Stroke Scale，NIHSS）是目前国际上最常用量表。②中国脑卒中患者临床神经功能缺损程度评分量表（1995）。③斯堪的纳维亚卒中量表（Scandinavian Stroke Scale，SSS）。

脑病变检查：①平扫CT：急诊平扫CT可准确识别绝大多数颅内出血，并帮助鉴别非血管性病变（如脑肿瘤），是疑似脑卒中患者首选的影像学检查方法。①多模式CT。③常规MRI：常规MRI（T1加权、T2加权及质子相）在识别急性小梗死灶及后循环缺血性脑卒中方面明显优于平扫CT。④多模态MRI：包括扩散加权成像（DWI）、灌注加权成像（PWI）、水抑制成像和梯度回波、磁敏感加权成像（SWI）等。

血管病变检查：颅内、外血管病变检查有助于了解卒中的发病机制及病因，指导选择治疗方法，但在起病早期，应注意避免因此类检查而延误溶栓或血管内取栓治疗时机。常用检查包括颈动脉超声、经颅多普勒（TCD）、磁共振脑血管造影（MRA）、高分辨磁共振成像（HRMRI）、CT血管造影（CTA）和数字减影血管造影（DSA）等。

对疑似卒中患者应进行常规实验室检查，以便排除类卒中或其他病因。

所有患者都应做的检查：①血糖、肝肾功能和电解质；②心电图和心肌缺血标志物；③全血计数，包括血小板计数；④凝血酶原时间（PT）/国际标准化比率（INR）和活化部分凝血活酶时间（APTT）；⑤氧饱和度。

部分患者必要时可选择的检查：①毒理学筛查；②血液酒精水平检测；③妊娠试验；④动脉血气分析（若怀疑缺氧）；⑤腰椎穿刺（怀疑蛛网膜下腔出血而CT未显示，或怀疑卒中继发于感染性疾病）；⑥脑电图（怀疑痫性发作）；⑦胸部X线检查。

病因分型：对急性缺血性脑卒中患者进行病因/发病机制分型有助于判断预后、指导治疗和选择二级预防措施。当前国际广泛使用急性卒中Org10172治疗试验（TOAST）病因/发病机制分型，将缺血性脑卒中分为大动脉粥样硬化型、心源性栓塞型、小动脉闭塞型、其他明确病因型和不明原因型5型。

急性缺血性脑卒中诊断流程应包括如下5个步骤。

第一步，是否为脑卒中？排除非血管性疾病。

第二步，是否为缺血性脑卒中？进行脑CT/MRI检查排除出血性脑卒中。

第三步，卒中严重程度？采用神经功能评价量表评估神经功能缺损程度。

第四步，能否进行溶栓治疗？是否进行血管内机械取栓治疗？核对适应证和禁忌证。

第五步，结合病史、实验室、脑病变和血管病变等资料进行病因分型（多采用TOAST分型）。

（三）脑卒中临床诊疗标准

根据国际疾病分类第十一次修订本（ICD-11）对缺血性脑卒中的定义，有神经影像学显示责任缺血病灶时，无论症状/体征持续时间长短都可诊断缺血性脑卒中，但在无法得到影像学责任病灶证据时，仍以症状/体征持续超过24小时为时间界限诊断缺血性脑卒中。应注意多数TIA患者症状不超过0.5～1小时。

1.中医诊断标准　参考2008年中华中医药学会发布的《中医内科常见病诊疗

指南》。

临床表现为：神志昏蒙，半身不遂，口舌㖞斜，言语謇涩或语不达意，甚或不语，偏身麻木；或出现头痛，眩晕，瞳神变化，饮水发呛，目偏不瞬，步履不稳等。

往往安静状态下急性起病，渐进加重，或有反复出现类似症状的病史。少部分患者可起病突然，病情发展迅速，伴有神志昏蒙。

发病前多有诱因，常有先兆症状。可见眩晕，头痛，耳鸣，突然出现一过性言语不利或肢体麻木，视物昏花，1 日内发作数次，或几日内多次复发。

发病年龄多在 40 岁以上。

具备以上临床表现，结合起病形式、诱因、先兆症状、年龄即可诊断中风病。结合影像学检查（头颅 CT 或 MRI）可明确缺血性中风的诊断。

2. 西医诊断标准 参照中华医学会神经病学分会脑血管病学组制定的《中国急性期缺血性脑卒中诊治指南 2014》。

（1）急性起病；

（2）局灶神经功能缺损（一侧面部或肢体无力或麻木，语言障碍等），少数为全面神经功能缺损；

（3）影像学出现责任病灶或症状体征持续 24 小时以上；

（4）排除非血管性病因；

（5）脑 CT/MRI 排除脑出血。

（四）证候分类

1. 中脏腑

（1）痰蒙清窍证：意识障碍，半身不遂，口舌㖞斜，言语謇涩或不语，痰鸣漉漉，面白唇暗，肢体瘫软，手足不温，静卧不烦，二便自遗，舌质紫暗，苔白腻，脉沉滑缓。

（2）痰热内闭证：意识障碍，半身不遂，口舌㖞斜，言语謇涩或不语，鼻鼾痰鸣，或肢体拘急，或躁扰不宁，或身热，或口臭，或抽搐，或呕血，舌质红、舌苔黄腻，脉弦滑数。

（3）元气败脱证：昏愦不知，目合口开，四肢松懈瘫软，肢冷汗多，二便自遗，舌卷缩，舌质紫暗，苔白腻，脉微欲绝。

2. 中经络

（1）风痰阻络证：头晕目眩，痰多而黏，舌质暗淡，舌苔薄白或白腻，脉弦滑。

（2）痰热腑实证：腹胀便干便秘，头痛目眩，咯痰或痰多，舌质暗红，苔黄腻，脉弦滑或偏瘫侧弦滑而大。

（3）阴虚风动证：眩晕耳鸣，手足心热，咽干口燥，舌质红而体瘦，少苔或无苔，脉弦细数。

（4）气虚血瘀证：面色㿠白，气短乏力，口角流涎，自汗出，心悸便溏，手足肿胀，舌质暗淡，舌苔白腻，有齿痕，脉沉细。

按照上述临床术语规范及标准对获取的数据进行规范化处理。通过诊疗方案所表述的证候，可以将不规范的证候术语进行规范处理成诊疗方案所表述的 7 种中医证候。

第三节　脑卒中临床数据的结构化——构建 CRF

一、脑卒中的结构化中医临床病例报告表（CRF）

根据脑卒中临床研究的需要设计脑卒中的结构化中医临床病例观察表（CRF），规范观察数据项的类型和名称及其内涵属性分类代码等。通过填报该表来记录脑卒中临床病例观察数据，为脑卒中临床研究提供规范化病例观察数据。

研究设计的结构化中医临床病例报告表（CRF），包括基本信息采集表、临床诊断信息采集表、临床干预（处方）信息采集表和评价信息采集表 4 个子表。各子表信息项分述如下。

患者基本信息表（CRF–1），包括性别、出生日期、户口所在地、民族、教育程度、职业、婚姻状况、中医体质、过敏史、既往史、家族史、不良习惯史及其他。

临床诊断信息表（CRF–2），按入院、在院、出院分别设计。

入院 – 临床诊断信息采集表，包括主诉、现病史、首次病程记录（病例特点、拟诊讨论）、体格检查（生命体征、其他体格检查）、入院诊断（中医病名、中医证候、西医病名）、四诊（症状、舌诊、脉诊）、实验室检查及其他。

在院 – 临床诊断信息采集表，包括日常病程记录、体格检查（生命体征、其他体格检查）、在院诊断（中医病名、中医证候、西医病名）、四诊（症状、舌诊、脉诊）、实验室检查及其他。

出院 – 临床诊断信息采集表，包括简要病情、治疗经过、出院医嘱、体格检查（生命体征、其他体格检查）、出院诊断（中医病名、中医证候、西医病名）、四诊（症状、舌诊、脉诊）、实验室检查及其他。

临床干预（处方）信息表（CRF–3），主要包括诊疗计划、治则治法、药物治疗（中药、西药）、非药物治疗（针灸、推拿等）、饮食处方、生活调摄及其他。

临床评价信息采集表（CRF–4），主要包括患者出院情况、在院就诊各阶段的证候、症状、舌诊、脉诊、实验室检查及其他。

本章中每一例脑卒中患者原始病历的住院病案首页、入院记录、首次病程记录、日常病程记录，以及出院病程记录中，按入院、在院、出院 3 个时间节点，抽取相关信息，填报脑卒中临床病例报告表（CRF–1 至 CRF–4），最终形成规范化脑卒中临床病例数据库。

二、脑卒中临床病历录入构建 CRF

基于规范化脑卒中临床病例数据及 CRF 表结构设计数据库，构建脑卒中临床病例数据库，形成脑卒中临床病例数据库文档，实现脑卒中临床病例数据的结构化。以下就数据录入流程、指标对应、数据来源等相关操作说明如下：

CRF–1 数据录入，基于表中患者基本信息在原始病历中比较规范，可直接录入。

CRF–2 数据录入，需要仔细查看临床诊断信息在原始病历中对应文段，并查找关键字才能得到相应信息，工作量较大，专业性较强，需要临床人员帮助。由脑卒中专业医生确认所提取的临床诊断信息与 CRF 相关指标项的对应关系，例如入院症状对应四诊诊断 – 症状、舌象和脉象等信息，一般情况则对应其他体格检查信息。由于数据量过大，这项工作可采用 Python 流程 + 人工调试的方法来进行处理。

处理过程说明如下：使用 Python 中的 openpyxl 库对表格进行操作。使用 openpyxl.load_workbook 方法加载文件，workbook.worksheets[n] 加载表格（n 取值范围 0 至第 n+1 个表格）。worksheet.rows：表示该表格的所有行的列表，通过遍历列表，将病程记录的列的值提取出来，然后分别找出各属性值填入相应的列。寻找属性的方法是根据每个属性特有的关键字信息，通过正则表达式进行提取。如要寻找辅助检查的属性，它的关键字就是“辅助检查”，通过正则表达式“辅助检查（.*?）刷新诊断：”提取出该属性的信息，再通过 re.search 函数得到相应的字符串。其中函数的使用情况很多，但核心还是正则表达式。对于“在院舌诊”，数据处理是先用 Excel 替换，将“，苔”替换成“；苔”；再用 Python 将舌苔描述与舌质描述分开。

采集医院电子病历数据库中脑卒中 / 中风的临床数据，根据处方信息按顺序匹配，按照基本信息的 BHID 排序得到：针对 CRF 排好序的患者基本信息表及中药表、西药表、中成药表、中医治疗、检查报告、检验结果、入院记录（三测）、治疗过程（体温、脉搏、心率、呼吸、血压）。其中患者基本信息表包括首次病程记录、日常病程记录、出院记录等信息。

根据中医住院病案首页、入院记录、首次病程记录、日常病程记录、出院记录按照入院、在院、出院 3 个时段生成脑卒中中医临床病历数据库（患者基本信息采集表、临床诊断信息采集表、临床处方信息采集表）。见下图 16–1。

	入院诊断						四诊诊断			检
	中医病名	中医病名编码	中医证候	中医证候编码	西医病名	ICD码	症状	舌诊	脉诊	检查项目报告单编号
										指实验室检查项目所对应的报告单编号，在研究病历编
BHID							对应首次病程记录的入院症见			检查单号
1900959321	风痱	BNG083	气虚血瘀	ZYQ250	1. 脑梗塞后遗症 2. 血管性痴呆	I69. 300，F01. 900	神清，精神欠佳，气促，左侧肢体乏力，不能认人，气促，答非所问，无恶心呕吐，无头晕头痛，纳眠可，二便正常，近期体重无明显改变	舌质淡暗，苔薄白	脉弦细	1906300598
1800904151	中风–中经络	BNG082	气虚血瘀	ZYQ250	1. 急性脑梗死 2. 高血压3级极高危组	I63. 800，I10. x05	患者于2小时余前无明显诱因出现言语欠清楚，右侧肢体无力，右上肢不能抬离，右下肢无力，行走不稳，言语欠清，无头晕，	舌质淡暗，有齿痕，苔白腻	脉沉细	1805585741 1805585869 1805585870 1805585871

入院–临床诊断信息采集表 | 中间–临床诊断信息采集表 | 出院–临床诊断信息采集表

图 16–1　脑卒中中医临床病历数据示例

三、常见问题

在 CRF–2 数据录入的过程中，由于数据量过大，采用 Python 流程 + 人工调试的方法进行处理，在处理的过程中正则表达式书写困难，主要由以下 3 种原因引起。

1. 用语不规范　同一个属性的关键字在记录中有不同的表达方式。例如：体格检查的关键字有“查体”“体查”等，体温的关键字有“T”“体温 ”“xx℃”等。

2. 边界不清晰　由于使用正则表达式提取字段时，需要考虑边界，即要考虑该属性值在文字中的位置，但由于关键字的用语不规范及每个患者的检查项目不同，会给查找定位带来困难。

3. 标点符号不统一　在查找属性值在文字中的位置时，往往会遇到标点符号，但每个记录使用标点的习惯不尽相同。如“体温……。”“体温……；”“体温：……、”等等，为正则表达式书写带来了很大干扰。

对于这些困难，大部分可以通过反复调试程序得到解决，但还是有小部分无法解决，需要人工调试。

第四节　脑卒中临床信息的数据知识化——构建 CDF

一、构建脑卒中中医临床知识编码库

基于中医药临床信息分类与代码标准对结构化脑卒中临床病历数据进行数据知识化处理，即对 CRF 中的信息项按照其相应的属性进行代码化知识重构。为此需要建立脑卒中相关中医药信息分类与代码库，部分信息分类标准如下。

患者基本信息：“性别”依据《个人基本信息分类与代码（GB/T 2261—2003）》，“籍贯”依据《中华人民共和国行政区划代码（GB/T 2260—2007）》，“民族”依据《中国各民族名称的罗马字母拼写法和代码（GB/T 3304—1991）》，“职业”依据《个人基本信息分类与代码 第四部分：从业状况（个人身份）代码（GB/T 2261.4—2003）》，“学历”依据《学历代码（GB/T 4658—2006）》，“婚姻状况”依据《个人基本信息分类与代码 第二部分：婚姻状况代码（GB/T 2261.2—2003）》，“中医体质”依据《中医体质分类与判定（ZYYXH/T157—2009）》。

临床诊断信息：“中医病名”依据《中医病证分类与代码（GB/T15657—1995）》，“中医证候”依据《中医病证分类与代码（GB/T15657—1995）》，“西医病名”依据《国际疾病分类代码 ICD–11》，“症状”依据《中医临床基本症状信息分类与代码（T/CIATCM 020—2019）》，“舌诊”依据《中医舌象诊断信息分类与代码（T/CIATCM 010—2019）》，“脉诊”依据《中医脉象诊断信息分类与代码（T/CIATCM 011—2019）》。

临床干预信息：“西药”依据《国家 2017 版药品目录（西药、中成药）》，“中药”依据《中药编码规则及编码（GB/T 31774—2015）》和《临床中药基本信息分类与代码（T/CIATCM 024—2019）》。

二、基于知识编码重构脑卒中 CRF

依据中医药信息分类与代码标准，对脑卒中 CRF 中的数据进行编码，完成脑卒中结构化 CRF 的重构。以舌诊信息数字编码为例详细阐述重构过程，《中医舌象诊断信息分类与代码（T/CIATCM 010—2019）》中明确给出中医舌象分类原则，是根据中医学理论和临床舌诊规范进行分类，以舌质和舌苔两个舌象要素作为舌象的类目，各自再下分为分类目和细类目，共同构成舌象信息 3 层结构。

转换方法：使用 Python 流程 +Excel 函数匹配 + 人工调试的方法进行处理。

处理过程：使用 Pandas 和 Re 两个函数库，中间使用的存储类型以 Dataframe 为主。使用 Excel 的分列功能将舌诊描述的舌苔描述和舌质描述分开，分别填入对应的列，使用 Python 中的 read_excel 将读取表格与已有的舌诊代码库进行对应，进一步将舌诊代码分解对应，可以得到更加详细的代码组成。或者通过读取相关代码信息表得到代码 – 中文的 key–value 字典，然后读代码这一列，分解出字符位置对应的信息，并根据字典将中文填入相应的舌色、舌形等列中。若舌诊代码库中没有找到对应文字描述，则需要按照《中医舌象诊断信息分类与代码（T/CIATCM 010—2019）》人工编码。

根据《中医舌象诊断信息分类与代码（T/CIATCM 010—2019）》和《中医脉象诊断信息分类与代码（T/CIATCM 011—2019）》将结构化脑卒中 CRF 中的舌诊、脉诊信息转换为相应的舌象编码和脉象编码。

对于 CRF 中数据先处理符号，统一替换，使之较为规范，然后使用 Python 流程将舌诊中的舌苔描述和舌质描述分别填入对应的列。同理，将舌苔代码和舌质代码分别填入相应的列。在舌诊代码库中可直接查找对应的舌象描述，若直接查到则进行转换，否则需要根据其编码规则，进行人工编码转换。最终形成舌诊代码库，舌诊代码示例如表 16–1 所示。

表 16–1　舌诊代码示例表

序号	舌象描述	舌诊代码
1	质暗淡，苔薄白	SZZJ200000000,TA1000800
2	舌淡暗，苔薄白	SZZJ200000000,TA1000800
3	质暗淡，有齿痕，苔薄白	SZZJ200070000,TA1000800
4	舌淡红，苔薄白	SZZC200000000,TA1000800
5	质暗淡，苔白偏少	SZZJ200000000,TA1002200
6	质暗淡，有齿痕，苔白腻	SZZJ200070000,TA1002200
7	质暗淡，有齿痕，苔白	SZZJ200070000,TA1000000
8	质暗淡，苔白	SZZJ200000000,TA1000000
9	舌淡白，少苔	SZZA200000000,T00002500
10	舌暗淡，苔少	SZZJ200000000,T00002500

三、构建脑卒中临床病例知识库

将结构化脑卒中 CRF 进行基于信息分类与代码数据标准的数据知识化，形成脑卒中 CDF。其中一个重点问题是症状编码。症状是临床上重点关注的问题，但是症状描述多且杂，规范性较差，应该首先确定重点病种的诊疗指南和临床路径，将指南或者路径包含的症状作为主要症状，指南或者路径没有涉及的症状作为兼症处理，加上兼症标志符，另成一个语料库，其中有疑问的症状进行记录，找临床医生处理，形成问题记录清单。

实施步骤如下。

1. 先将舌象描述的内容复制到舌诊代码列，然后根据舌诊代码表使用 Excel 进行人工替换。

2. 使用 Python 程序将舌象的舌苔描述和舌质描述分开，分别填入对应的列。同理，将舌苔代码和舌质代码填入相应的列。

3. 使用 Python 读舌苔信息表，得到字符 – 中文的 key–value 字典，然后读舌苔代码这一列，分解出字符位置对应的信息，并根据字典将中文填入相应的舌色、舌形等列中。

4. 人工检查。

以舌诊和脉诊为例，知识编码如下图 16–2 所示。

研究病历编	脉象诊断 MZ	代码	脉象1	脉象2
HBZY0011	脉弦滑	MZ62640000	滑脉 62	弦脉 64
HBZY0021	脉弦	MZ64000000	弦脉 64	
HBZY0151	脉弦细	MZ53640000	细脉（小脉） 53	弦脉 64
HBZY1101	脉弦滑细	MZ53626400	细脉（小脉） 53	滑脉 62
HBZY1521	脉濡	MZ13000000	濡脉 13	
HBZY1671	脉弦缓	MZ32640000	缓脉 32	弦脉 64
HBZY2641	脉濡滑	MZ13620000	濡脉 13	滑脉 62
HBZY3161	右脉弦滑，左脉沉细	MZ62640000.W11,MZ21530000.W10	滑脉 62	弦脉 64

脉诊-入院　脉象信息　脉诊代码

图 16–2　知识编码示例

四、常见问题及处理办法

（一）编码对应问题

在原始病历中对诊断信息描述不规范，例如病历中的“舌质瘀血”，在标准的舌质分类代码信息表中找不到相应的名称与代码，但有舌有瘀斑和瘀点的代码，在处理过程中，用“舌有瘀斑”的代码进行转换。又如“舌红少津”，应按“舌质红、苔少津”对应进行代码转换，这些问题均需要进行专业语义识别和规范用语处理。

（二）用语不统一

因参考标准比较多，将文字转化为舌质、舌苔代码的过程繁杂。为了提高效率，先对 600 多条数据集进行分类，将相似的数据作为一类，每一类统一处理。

（三）缺失数据的处理

例如对于出院舌诊，在处理的过程中先将舌诊中缺失的数据筛选出来，再按格式把有数据的罗列出来，对于采集的舌诊数据，由于只有将近 100 多条，并且有部分数据重复，所以对于出院舌诊的数据没有用代码，直接用复制、粘贴、查找效率更高。

第五节　脑卒中临床病例数据的描述性分析

一、描述性分析

描述性分析要对调查总体所有变量的有关数据进行描述，主要包括数据的频数分析、数据的集中趋势分析、数据离散程度分析、数据的分布，以及一些基本的统计图形等。

频数分析法主要是研究出现的次数，是对数据中的某一因子出现的次数进行统计总结。优点是简单易懂，操作简便，适用性广。缺点是样本量小，数据精确性差，分析深度不够。

统计基本信息表 CDF–1 中患者的性别、年龄、民族、婚姻状况及从事职业等出现的次数进行统计，根据百分比进行总结。

统计诊断信息表 CDF–2 中中医病名、主要证候、舌诊、脉诊等出现的次数进行统计，根据百分比进行总结。

统计治疗信息表 CDF–3 中处方中的四气、五味、归经等出现的次数进行统计，根据百分比进行总结。

统计评价信息表 CDF–4 中患者在院就诊各阶段的证候、症状、舌诊、脉诊等出现的次数进行统计，根据百分比进行总结。

二、脑卒中临床病例数据的描述性分析

此次数据采集了 617 份有效数据，经过规范化、结构化和数据知识化处理，分别形成了 CDF–1、CDF–2、CDF–3 和 CDF–4，对它们进行频数分析，CDF–1 的频数分析结果如下。

性别：男性患者有 361 名，占比 58.5%；女性患者有 256 名，占比 41.5%。

婚姻状况：已婚有 607 人，占比 98.4%；未婚有 10 人，占比 1.6%。

从事职业状况：其他有 533 人，占比 86.4%；退（离）休人员有 31 人，占比 5.0 %；还包含工人、职员、农民等其他职业。从事职业状况详细分析见表 16–2。

表 16–2　职业状况频数分析

职业	频数（例）	百分比（%）
个体经营者	2	0.3
工人	21	3.4
农民	17	2.8

续表

职业	频数（例）	百分比（%）
其他	533	86.4
企业管理人员	1	0.2
退（离）休人员	31	5.0
无业人员	2	0.3
职员	4	0.6
专业技术人员	1	0.2
自由职业者	5	0.8
总计	617	100.0

民族状况：汉族有 615 人，占比 99.7%；土家族 2 人，占比 0.3%。

户口地址情况：广东省占 89.0%，四川省占 1.9%。户口地址省份详细情况见表 16–3。

表 16–3　户口地址频数分析

省份	频数（例）	百分比（%）
安徽省	2	0.3
北京市	1	0.2
福建省	1	0.2
甘肃省	2	0.3
港澳台	2	0.3
广东省	549	89.0
广西省	6	1.0
贵州省	3	0.5
海南省	4	0.6
河南省	3	0.5
黑龙江省	2	0.3
湖北省	7	2.4
湖南省	8	1.3
江西省	5	0.8
辽宁省	2	0.3
陕西省	2	0.3
四川省	12	1.9
云南省	1	0.2
浙江省	3	0.5
重庆市	2	0.3
总计	617	100.0

第六节　脑卒中临床病例数据的知识关联分析概述

一、知识关联方案设计

若两个或多个变量的取值之间存在某种规律性，就称为关联。数据关联是数据库中存在的一类重要的可被发现的知识。

以脑卒中中医临床病例知识库为数据源，设计该病种临床研究方向和主题，主要采用频数分析法、Logistic 回归分析法、聚类分析法、关联规则、因子分析、支持向量机等方法来探索该病种相关要素间的关联关系。

Logistic 回归分析法主要是分析变量之间的关联性并进行预测，通过将症状、舌苔、脉象作为变量，从数据角度出发，以证型与药物之间的关联为标准。优点是对临床实践有较好的指导作用；缺点是适用于大样本，对小样本意义不明确。聚类分析法主要是分析医案中治疗某种疾病的常见证型及组方配伍的规律信息，通过提取药物的核心组方，总结经方，发掘新方。优点是图表直观，结论简明；缺点是在样本量较大时，要获得聚类结论有一定困难。

关联规则主要是研究数据间的互相依赖关系，得出隐藏在医案下的潜在有价值的信息，通过利用综合变量的相互关系体现两组或者多组指标之间的整体变量的相关性。优点是把多个指标中的大部分信息浓缩到几个指标中；缺点是只能面对综合性的评价，在分析中，数据出现错误，不易发现。因子分析主要是以较少的几个因子反映中医证候要素原始数据的大部分信息，通过用少数的几个因子描述许多指标因素之间的联系。优点是把多个指标中的大部分信息浓缩到几个的指标中；缺点是只能面对综合性的评价，在分析中数据出现错误，不易发现。

支持向量机主要是将多种证候构建为有监督的多分类训练样本进行分类预测，运用算法实现证候的多分类预测。通过选取不同核函数及调整参数，保证模型准确率。优点是可以解决高维问题，提高泛化性能；缺点是对缺失数据敏感，对核函数选择需谨慎。

关联关系主要考察单表内各指标之间的相关关系及多表的各指标之间的相关关系。

（一）单表关联分析

建立单张表内部指标的关联分析，可以研究任何几个指标之间的相关关系，可以是两个指标之间的也可以是多个指标之间的关联分析。如临床基本信息表中的性别与年龄，性别、年龄与民族等；诊断信息表中中医证候、病名、四诊症状等之间的相关关系；干预信息表中中药处方的四气与归经之间的相关关系。

（二）双表关联分析

建立两张表的指标之间的关联分析。如临床基本信息表中的性别与诊断信息表中的中医证候；临床基本信息的性别与干预信息表中各指标之间的相关性分析；诊断信息表中的中医证候与干预信息表中的药性之间的关联分析等。

（三）三表关联分析

建立 3 张表的指标之间的关联分析。从临床基本信息表、诊断信息表和干预信息表中各选取一个指标进行交叉的相关性分析，例如基本信息表中的性别、诊断信息表中的中医证候与干预信息表的药性之间的关联分析等。

（四）四表关联分析

建立 4 张表的指标之间的关联分析。从临床基本信息表、诊断信息表、干预信息表和疗效信息表中各选取一个指标进行交叉的相关性分析，例如临床基本信息表中的性别、诊断信息表中的中医证候、干预信息表中的药性与疗效信息表中的出院情况之间的关联分析等。

二、脑卒中关联模型构建

（一）单表关联分析

CDF–1 表中的关联分析，考虑性别和年龄的关联关系。

CDF–2 表中的关联分析，考虑中医证候、病名、四诊、症状等之间的相关关系。从频数角度列举证候与舌色、苔质、苔色和脉象之间的关联关系。

CDF–3 表中的关联分析，考虑表中任何几个指标之间的相关关系，如中药处方中药的四气与归经之间的关联关系。

CDF–4 表中的关联分析，考虑出院（中医）诊断和出院情况之间的关联关系。

（二）双表关联分析

1. CDF–1 与 CDF–2 的关联分析

考虑 CDF–1 中的性别和年龄 2 个指标与 CDF–2 中的舌色、苔质、苔色、脉象、面色、中医主证、中医主病 7 个指标之间的关联分析，可以建立 14 种关系（表 16–4）。

表 16–4　CDF–1 与 CDF–2 关联分析

序号	CDF–1	CDF–2	序号	CDF–1	CDF–2
1	性别	舌色	8	年龄	舌色
2	性别	苔质	9	年龄	苔质
3	性别	苔色	10	年龄	苔色
4	性别	脉象	11	年龄	脉象
5	性别	面色	12	年龄	面色
6	性别	中医主证	13	年龄	中医主证
7	性别	中医主病	14	年龄	中医主病

2. CDF–1 与 CDF–3 的关联分析

考虑 CDF–1 中的姓名和年龄 2 个指标与 CDF–3 中的中药名、四气、五味、归经 4 个指标之间的关联分析，可以建立 8 种关系（表 16–5）。

表 16–5　CDF–1 与 CDF–3 关联分析

序号	CDF–1	CDF–3	序号	CDF–1	CDF–3
1	性别	中药名	5	年龄	中药名
2	性别	四气	6	性别	四气
3	性别	五味	7	性别	五味
4	性别	归经	8	性别	归经

3. CDF–1 与 CDF–4 的关联分析

考虑 CDF–1 中的性别和年龄 2 个指标与 CDF–4 中的出院诊断和出院情况 2 个指标之间的关联分析，可以建立 4 种关系（表 16–6）。

表 16–6　CDF–1 与 CDF–4 关联分析

序号	CDF–1	CDF–4	序号	CDF–1	CDF–4
1	性别	出院诊断	3	年龄	出院诊断
2	性别	出院情况	4	性别	出院情况

4. CDF–2 与 CDF–3 的关联分析

考虑 CDF–2 中的舌色、苔质、苔色、脉象、面色、中医主证、中医主病 7 个指标与 CDF–3 中的中药名、四气、五味、归经 4 个指标之间的关联分析，可以建立 28 种关系（表 16–7）。

表 16–7　CDF–2 与 CDF–3 关联分析（示例）

序号	CDF–2	CDF–3	序号	CDF–2	CDF–3
1	舌色	中药名	5	脉象	中药名
2	舌色	四气	6	脉象	四气
3	舌色	五味	7	脉象	五味
4	舌色	归经	8	脉象	归经

5. CDF–2 与 CDF–4 的关联分析

考虑 CDF–2 中的舌色、苔质、苔色、脉象、面色、中医主证、中医主病 7 个指标与 CDF–4 中的出院诊断和出院情况 2 个指标之间的关联分析，可以建立 14 种关系（表 16–8）。

表 16–8　CDF–2 与 CDF–4 关联分析

序号	CDF–2	CDF–4	序号	CDF–2	CDF–4
1	舌色	出院诊断	8	脉象	出院情况
2	舌色	出院情况	9	面色	出院诊断
3	苔质	出院诊断	10	面色	出院情况
4	苔质	出院情况	11	中医主证	出院诊断
5	苔色	出院诊断	12	中医主证	出院情况

续表

序号	CDF-2	CDF-4	序号	CDF-2	CDF-4
6	苔色	出院情况	13	中医主病	出院诊断
7	脉象	出院诊断	14	中医主病	出院情况

6. CDF-3 与 CDF-4 的关联分析

考虑 CDF-3 中的中药名、四气、五味、归经 4 个指标与 CDF-4 中的出院诊断和出院情况 2 个指标之间的关联分析，可以建立 8 种关系（表 16-9）。

表 16-9　CDF-3 与 CDF-4 关联分析

序号	CDF-3	CDF-4	序号	CDF-1	CDF-3
1	中药名	出院诊断	5	五味	出院诊断
2	中药名	出院情况	6	五味	出院情况
3	四气	出院诊断	7	归经	出院诊断
4	四气	出院情况	8	归经	出院情况

（三）三表关联分析

1. CDF-1、CDF-2 与 CDF-3 的关联分析

考虑 CDF-1 中的性别和年龄 2 个指标，CDF-2 中的舌色、苔质、苔色、脉象、面色、中医主证、中医主病 7 个指标与 CDF-3 中的中药名、四气、五味、归经 4 个指标之间的关联分析，可以建立 56 种关系。其中序号第 1 ～ 8 号的关联分析表 16-10。

表 16-10　CDF-1、CDF-2、CDF3（第 1 ～ 8 号）关联分析

序号	CDF-1	CDF-2	CDF-3	序号	CDF-1	CDF-2	CDF-3
1	性别	舌色	中药名	5	性别	苔质	中药名
2	性别	舌色	四气	6	性别	苔质	四气
3	性别	舌色	五味	7	性别	苔质	五味
4	性别	舌色	归经	8	性别	苔质	归经

2. CDF-1、CDF-2 与 CDF-4 的关联分析

考虑 CDF-1 中的性别和年龄 2 个指标，CDF-2 中的舌色、苔质、苔色、脉象、面色、中医主证、中医主病 7 个指标与 CDF-4 中的出院诊断和出院情况 2 个指标之间的关联分析，可以建立 28 种关系。其中序号第 1 ～ 4 号关联分析表 16-11。

表 16-11　CDF-1、CDF-2、CDF-4（第 1 ～ 4 号）关联分析

序号	CDF-1	CDF-2	CDF-3	序号	CDF-1	CDF-2	CDF-3
1	性别	舌色	出院诊断	3	性别	苔质	出院诊断
2	性别	舌色	出院情况	4	性别	苔质	出院情况

3. CDF–2、CDF–3 与 CDF–4 的关联分析

考虑 CDF–2 中的舌色、苔质、苔色、脉象、面色、中医主证、中医主病 7 个指标，CDF–3 中的中药名、四气、五味、归经 4 个指标与 CDF–4 中的出院诊断和出院情况 2 个指标之间的关联分析，可以建立 56 种关系。其中序号第 1 ～ 4 号关联分析表 16–12。

表 16–12　CDF–2、CDF–3、CDF–4（第 1 ～ 4 号）关联分析

序号	CDF–2	CDF–3	CDF–4	序号	CDF–2	CDF–3	CDF–4
1	舌色	中药名	出院诊断	3	舌色	四气	出院诊断
2	舌色	中药名	出院情况	4	舌色	四气	出院情况

（四）四表关联分析

考虑 CDF–1 中的性别和年龄 2 个指标，CDF–2 中的舌色、苔质、苔色、脉象、面色、中医主证、中医主病 7 个指标，CDF–3 中的中药名、四气、五味、归经 4 个指标与 CDF–4 中的出院诊断和出院情况 2 个指标之间的关联分析，可以建立 112 种关系（表 16–13）。

表 16–13　性别、舌色与干预信息相关性分析（示例）

序号	CDF–1	CDF–2	CDF–3	CDF–4
1	性别	舌色	中药名	出院诊断
2	性别	舌色	中药名	出院情况

三、关联规则法

在数据挖掘的知识模式中，关联规则是常用的算法之一，主要是用来发现一些隐藏在海量数据集中有意义的关系。关联规则分析中关键的概念包括支持度、置信度、提升度。关联规则的属性通过这几个参数来表达。

1. 支持度：事件 A 和事件 B 同时出现的概率。如某临床数据中有 1000 味中药，其中有 100 个处方中均含有甘草和法半夏，则上述的关联规则的支持度就是 10%。

2. 置信度：事件 A 发生的前提下，事件 B 也发生的概率。如在商场中购买了尿布的顾客中有 70%也购买了啤酒，所以置信度为 70%。

3. 提升度：描述事件 A 出现对事件 B 的出现有多大的影响，没有任何约束的情况下事件 B 发生与置信度的比值，即有这个规则和没有这个规则概率是否会提升，此规则存在是否有意义，提升度主要从强关联规则中筛选出有效的强关联规则，提升度大于 1 才有意义。

关联规则挖掘主要分为下面两个步骤。

步骤一：生成频繁项集。主要目标是从原始资料集合中找出所有频集，这些项集出现的频繁性不能低于预定义的最小支持度，这些项集被称为频繁项集。

步骤二：生成规则。从频繁项目集中构造置信度不低于用户设定的最小值的规则，

产生关联规则。这一步主要是利用上一步的高频项集产生规则。若某一规则的可信度满足最小支持度和最小可信度，那么称此规则为关联规则。

关联规则经常被用来分析两件事务的相关性。挖掘数据的频繁项集有多种方法，其中 Apriori 算法最为经典，但是由于 Apriori 算法需要扫描两次数据库，并生成候选集占用空间资源。FP-Tree 算法只需扫描一次事务数据库，不产生候选集，直接压缩数据库成为频繁模式树进而产生关联规则，因此选择 FP-Tree 算法模型作为挖掘数据的算法。算法流程如下。

1. 将频繁项集按降序排列。扫描事物数据库生成频繁项集，并计算他们的支持度，删除支持度低于阈值的项，将剩余的项按支持度降序排列，排序后的结果形成项头表。

2. 建立 FP-Tree。读取排序后的数据集，按照排序的顺序插入 FP 树。排序在前的为祖先结点，排序在后的为子孙结点。如果有共用的祖先结点，则对应的公用祖先结点计数加 1。若有新的结点，则项头表对应的结点更新为新的结点，直到所有的数据都插入 FP 树中。

3. 挖掘 FP-Tree 以获得频繁项集合。首先从项头表的底部项依次向上遍历，对每一项分别找出其条件模式基，与建立 FP-Tree 方法一样建立 FP 子树。若 FP 子树中只有一条单一的路径到叶子结点，则该路径中所有结点的组合为频繁项集。

使用关联规则 FP-Tree 算法挖掘脑卒中患者住院期间用药的数据，通过建立相应的模型，挖掘数据之间的相关性。

第七节　脑卒中临床数据知识关联示范研究

一、病例分型与脉象诊断的关联关系

本章将脑卒中 / 中风患者的病例分型与舌象诊断和脉象诊断信息关联关系作为研究主题，进行主题化分析如下。

运用 Excel 按病例分型对舌诊代码进行基础的描述性统计（见表 16-14）：所有类型的脑卒中患者皆是舌色暗（黯）淡 -J2 占比最高，苔色为白色 -A1 或黄色 -B1 居多。除此之外，A 型患者（病种单纯，诊断明确，病情较稳定，不需紧急处理的一般住院患者）舌色为深红色 / 鲜绛 / 绛红 / 绛 -C4 较多（22.7%）；B 型患者（病种单纯，病情较急而需紧急处理，但生命体征尚稳定，不属疑难危重的住院患者）舌色为红色 -C1 较多（8.9%）；C 型患者（病情复杂，诊断不明或治疗难度大，有较严重并发症发生，预后较差的疑难病例）舌色为淡（浅 / 略 / 稍 / 微）红色 -C2 较多（4.9%）；D 型患者（病情危重复杂，生命体征不稳定或有重要脏器功能衰竭，需做紧急处理的疑难危重病例）舌色为瘀暗 / 紫暗 / 紫晦 -D5 较多（16.3%）。按病例分型舌色例数分布（部分）见图 16-3，按病例分型苔色例数分布见图 16-4。

表 16–14　617 例患者按病例分型的舌象比较

舌象	舌象分型											
	A 型			B 型			C 型			D 型		
	颜色	代码	例数	颜色	代码	例数	颜色	代码	例数	颜色	代码	例数
舌色	暗（黯）淡	J2	13	暗（黯）淡	J2	265	暗（黯）淡	J2	63	暗（黯）淡	J2	38
	深红色 / 鲜绛 / 绛红 / 绛	C4	5	红色	C1	35	淡（浅 / 略 / 稍 / 微）红色	C2	4	瘀暗 / 紫暗 / 紫晦	D5	20
	红色	C1	.3	深红色 / 鲜绛 / 绛红 / 绛	C4	27	暗（黯）/ 暗滞	J1	3	红色	C1	19
	暗（黯）/ 暗滞	J1	1	暗（黯）红色 / 深绛	C5	18	淡（浅 / 略 / 稍 / 微）白色 / 淡	A2	3	深红色 / 鲜绛 / 绛红 / 绛	C4	19
				淡（浅 / 略 / 稍 / 微）红色	C2	18	红色	C1	3	淡（浅 / 略 / 稍 / 微）红色	C2	10
				暗（黯）/ 暗滞	J1	9	暗（黯）红色 / 深绛	C5	2	暗（黯）红色 / 深绛	C5	6
				淡（浅 / 略 / 稍 / 微）白色 / 淡	A2	7	瘀暗 / 紫暗 / 紫晦	D5	1	暗（黯）/ 暗滞	J1	3
				瘀暗 / 紫暗 / 紫晦	D5	3	—		2	淡（浅 / 略 / 稍 / 微）白色 / 淡	A2	2
				淡（浅 / 略 / 稍 / 微）紫色	D2	1				—		5
				紫色	D1	1						
				—		8						
苔色	白色	A1	14	白色	A1	280	白色	A1	67	黄色	B1	59
	黄色	B1	7	黄色	B1	74	黄色	B1	5	白色	A1	51
	淡（浅 / 略 / 稍 / 微）黄色	B2	1	淡（浅 / 略 / 稍 / 微）黄色	B2	4	—		9	淡（浅 / 略 / 稍 / 微）黄色	B2	3
				—		34				—		9

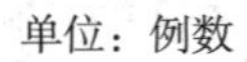

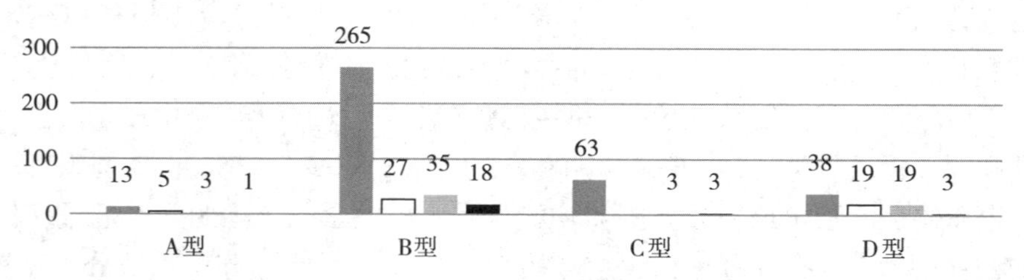

图 16–3　按病例分型舌色例数分布（部分）

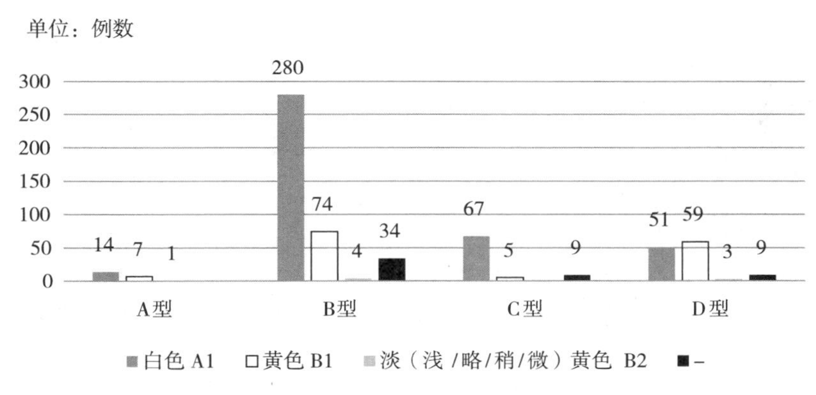

图 16-4　按病例分型苔色例数分布

二、药物关联模型及可视化

基于有限的脑卒中临床数据，基于模型的协同过滤算法的药物推荐，使用关联规则FP-Tree算法挖掘脑卒中患者住院期间用药的数据，通过建立相应的模型，挖掘数据之间的相关性。

为了更有效准确得出药物之间的关联性和实验的可靠性，首先需要对实验数据进行如下预处理。

1. 药物的使用方式有很多种，本章只研究药物使用之间的关联性，不考虑药物的使用方式对治疗的影响，因此对某些药物，如氨溴索片和氨溴索注射液，虽然使用方式不同，仍按照同一种药物进行处理。

2. 某些药物需要一定的载体进行治疗，常见的载体如氯化钠溶液、生理盐水、葡萄糖溶液、注射用水等，对于这些载体药物没有治疗效果的进行删除，以免影响实验的准确性。

3. 药物的使用剂量、产地、规格有所不同，如左氧氟沙星滴眼液0.4mL（麦瑞明）和左氧氟沙星滴眼液（进口）5mL，这里统一处理为一种药物。

4. 统计数据时，为避免偶然性和极端性，去除低于支持度的数据。

5. 由于使用eclipse加载插件进行数据处理，Python 2.7对中文编码的读取和输出不佳，因此对所有中文数据进行英文编码（即采用首字母代替中文）。

在抽取的数据中，找到数据比较全的133位脑卒中患者的用药数据并进行分析，共得到455种药物，其中305种药物出现次数不足5次，剔除后对剩余的150种药物做整体性描述性分析，发现出现频次最高的前30种药物，见表16-15。

表 16-15　出现频次最高的前 30 种药物

药物	频次（次）	药物	频次（次）	药物	频次（次）
阿托伐他汀钙片	207	兰索拉唑肠溶胶囊	54	前列地尔针	35
氯匹格雷片	130	呋塞米注射液	53	丹参川芎嗪针	34

续表

药物	频次（次）	药物	频次（次）	药物	频次（次）
丁苯酞软胶囊	115	左旋氨氯地平片	50	胞磷胆碱钠片	33
铝镁匹林片（II）	85	胰岛素针	44	生脉汤	32
药艾条	68	尼麦角林片	43	二甲双胍片	32
阿司匹林肠溶片	66	奥拉西坦针	42	杏芎氯化钠针	31
多奈哌齐片	64	雷贝拉唑肠溶胶囊	42	氨氯地平片	31
吸入用复方异丙托溴铵溶液	62	长春西汀针	40	奥美沙坦Z胶囊	28
吸入用布地奈德混悬液	58	脑蛋白水解物针（II）	38	美托洛尔片	27
门冬胰岛素注射液	58	多巴胺针	37	复方田参胶囊	27

对频率最高的前30种药物进行详细的描述性分析，其中阿托伐他汀片占比达13.04%，对胆固醇有抑制作用，对非致死性脑卒中具有治疗作用；氯吡格雷片占比达8.19%，用于治疗动脉循环障碍，对近期发作的脑卒中有积极作用；丁苯酞软胶囊占比达7.23%，对治疗轻、中度缺血性脑卒中有治疗作用，是脑卒中患者用药的首选。

设置最小支持度阈值为0.1，使用模型FP–Tree算法进行数据挖掘，得到频繁项集，见表16–16。

表16–16　频繁项集

分项集数	序号	药物
二项集数	1	吸入用复方异丙托溴铵溶液，吸入用布地奈德混悬液
	2	多奈哌齐片，雷贝拉唑肠溶胶囊
	3	脑蛋白水解物针（Ⅱ），奥拉西坦针
	4	胞磷胆碱钠片，杏芎氯化钠针
	5	氯吡格雷片，复聪香液
	6	地西泮注射液，复方田参胶囊
	7	莫沙必利分散片，前列地尔针
	8	铝镁匹林片（Ⅱ）（含阿司匹林），法莫替丁片
	9	丹参川芎嗪针，丁苯酞软胶囊
	10	兰索拉唑肠溶胶囊，尼麦角林片
	11	比沙可啶肠溶片，氨氯地平片
	12	长春西丁针，生脉汤
	13	龙贝合剂，药艾条
	14	阿托伐他汀钙片，阿卡波糖片
三项集数	1	杏芎氯化钠针，阿托伐他汀钙片，铝镁匹林片（Ⅱ）
	2	阿托伐他汀钙片，脑蛋白水解物针（Ⅱ），丁苯酞氯化钠注射液
	3	阿托伐他汀钙片，氯吡格雷片，丁苯酞氯化钠注射液

续表

分项集数	序号	药物
三项集数	4	阿托伐他汀钙片，丁苯酞氯化钠注射液，铝镁匹林片（Ⅱ）
	5	阿托伐他汀钙片，丁苯酞软胶囊，铝镁匹林片（Ⅱ）
	6	阿托伐他汀钙片，氯吡格雷片，丁苯酞软胶囊
	7	阿托伐他汀钙片，脑蛋白水解物针（Ⅱ），丁苯酞软胶囊
	8	阿托伐他汀钙片，丁苯酞软胶囊，氯吡格雷片
	9	阿托伐他汀钙片，脑蛋白水解物针（Ⅱ），铝镁匹林片（Ⅱ）
	10	阿托伐他汀钙片，兰索拉唑肠溶胶囊，铝镁匹林片（Ⅱ）
	11	阿托伐他汀钙片，兰索拉唑肠溶胶囊，铝镁匹林片（Ⅱ）
四项集数	1	丁苯酞软胶囊，阿托伐他汀钙片，铝镁匹林片（Ⅱ），氯吡格雷片

从表16–17中获取频繁项集，由关联规则算法计算其数据的相关规则，当最小置信度为0.7时，低于置信度0.7的关联规则被剔除，保留高于最小置信度的关联规则，药物之间的单维关联规则见表16–17，多维关联规则见表16–18。

表16–17 药物单维关联规则

药物集A	药物集B	置信度
吸入用布地奈德混悬液	吸入用复方异丙托溴铵溶液	0.85
丁苯酞软胶囊	阿托伐他汀钙片	0.81
吸入用复方异丙托溴铵溶液	吸入用布地奈德混悬液	0.81
脑蛋白水解物针（Ⅱ）	阿托伐他汀钙片	0.71
艾司奥美拉唑肠溶胶囊	阿托伐他汀钙片	0.71

根据单维关联规则发现脑卒中患者药物中脑蛋白水解物针（Ⅱ）、艾司奥美拉唑肠溶胶囊、丁苯酞软胶囊对阿托伐他汀钙片均有相关性，其中吸入用布地奈德混悬液与吸入用复方异丙托溴铵溶液两药物之间互相具有关联性，且置信度相近。

表16–18 药物多维关联规则

药物集A	药物集B	置信度
[丁苯酞软胶囊，脑蛋白水解物针（Ⅱ）]	阿托伐他汀钙片	0.94
（丁苯酞软胶囊，前列地尔针）	阿托伐他汀钙片	0.93
[丁苯酞软胶囊，铝镁匹林片（Ⅱ）]	阿托伐他汀钙片	0.91
（阿托伐他汀钙片，前列地尔针）	丁苯酞软胶囊	0.83
（丁苯酞软胶囊，氯吡格雷片）	阿托伐他汀钙片	0.83
（阿托伐他汀钙片，氯吡格雷片）	丁苯酞软胶囊	0.83
[铝镁匹林片（Ⅱ），丁苯酞软胶囊]	阿托伐他汀钙片	0.82
[脑蛋白水解物针（Ⅱ），铝镁匹林片（Ⅱ）]	阿托伐他汀钙片	0.8
[脑蛋白水解物针（Ⅱ），铝镁匹林片（Ⅱ）]	阿托伐他汀钙片	0.8

续表

药物集 A	药物集 B	置信度
（阿托伐他汀钙片，丁苯酞软胶囊）	铝镁匹林片（Ⅱ）	0.78
［杏芎氯化钠针，铝镁匹林片（Ⅱ）］	阿托伐他汀钙片	0.75
（杏芎氯化钠针，阿托伐他汀钙片）	铝镁匹林片（Ⅱ）	0.75

对比单维规则，多维关联规则中药物集 A 为组合药物，除阿托伐他汀钙片、氯吡格雷片、丁苯酞软胶囊为主治药物外，其余药物大部分为辅助药物或治疗脑卒中并发症药物。

运用关联规则进行分析后，药物推荐有了方向，对于单维规则而言，药物之间的关联性简单易见，将置信度较高的关联作为标准，高于这个标准时，其中一种药物选择后，系统自动将推荐另一种药物供医生和患者进行选择。对于多维关联规则而言，需要考虑患者的并发症或需要采取的辅助措施，不能单一直接推荐。在选择主治药物时，系统将结合患者的并发症及医师的救治措施，推荐合适的组合药物。

模型的应用展示，将研究结果进行可视化，同时让用户更方便快捷地查询推荐的药品，因此开发出简易的网页版药物推荐系统。操作步骤如下。

1. 系统实现方法

使用 eclipse 下载插件，搭建 tomcat 运行服务器，使用 HTML、CSS 等语言搭建网站框架。利用模型算法挖掘药物数据，找出其关联规则，完成药物推荐功能。

2. 系统界面预览

（1）系统首页采用多级下拉式菜单栏，主要有 4 个功能模块：咨询专家（预约挂号）、网上购药、药物推荐（药物百科、药物咨询）、个人中心（个人设置、健康数据、家人健康）。

（2）在药物推荐系统界面，直接输入药品名称的第一个字，自动弹出所有与输入汉字相同的所有药品名称，方便快捷，同时减少用户不知道药品全名而无法进行推荐的情况，进行相关药物推荐。见图 16–5、图 16–6。

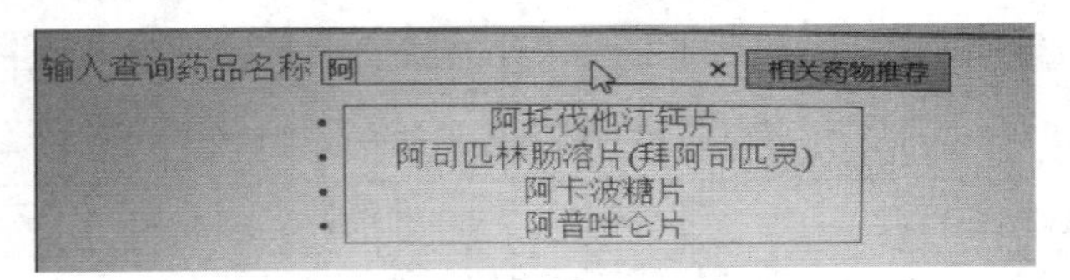

图 16–5　自动匹配药物名称

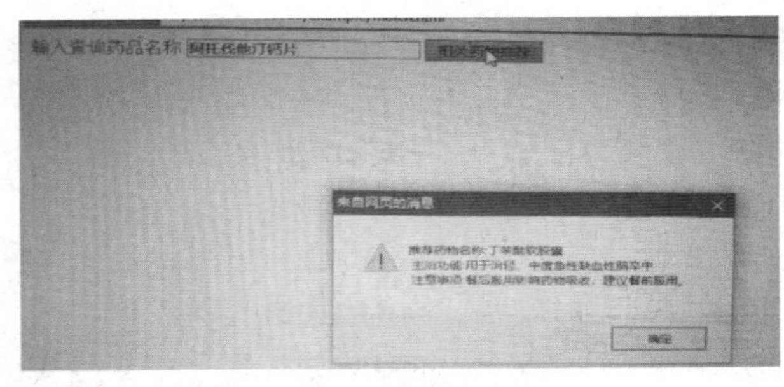

图 16–6　药物推荐效果图

以上分析基于临床有限数据的事实，是在特定数据下的有限知识发现，还需要临床进行验证和优化研究。

第八节　“方法学”应用总结

随着大数据时代的来临，各行各业开始强调数据之间的关联分析，而不是因果关系。本章以脑卒中为例，验证了中医临床数据结构化和知识化的方法，从电子病历原始数据采集、临床病历报告表设计与应用、临床数据标准库构建、数据化临床病例报告表应用，开展数据分析和知识关联方法学研究，为中医临床数据研究脑卒中提供一套思路与方法。

本章主要参照国家和行业发布的相关标准对临床电子资料进行规范化和数据知识化，保证了规范化后的数据的质量与科学性。数据的规范化涉及疾病诊治的整个流程，包含了临床电子资料的各个方面，覆盖了患者的基本信息、诊断信息、干预信息和疗效评价，极大地提升了数据的广度，以实现中医证、治、疗效体系化的分析。本章设计了数据化中医临床病例报告表（CDF），并依据中医药信息分类与代码标准对结构化中医临床病例观察数据库（CRF）中的信息进行分类编码，将它们填入数据化中医临床病例报告表（CDF），并构建了中医临床病例知识库。数据的表达从概念层面拓展到知识层面。从一个概念出发，引申出若干条属性，在深度上对病例资料进行了极大的拓展和知识重构。利用国家和行业发布的相关标准性文件将病例资料中的各项概念指标进行属性化编码。一方面深化了指标的内涵概念，另一方面对病例资料内容进行了知识重构，扩展了病例资料的外延。本章完成中医电子病历数据化标准操作流程（SOP）规范设计，该规范将中医电子病历数据化标准操作流程划分为5个阶段：组织管理阶段、数据化阶段、数字化阶段、主题化阶段、总结阶段。

传统的研究方法是基于研究者提出的科研假设，通过科学试验验证假设的正确性。科研假设的合理性、科学性与可操作性依赖于研究者的长期经验积累，不便于其他研究者学习和拓展。本章研究可以在设计模型时不预设科研假设，而是利用临床病例资料，通过广泛建立病例资料各项指标之间的关联关系，用基于数据寻找隐藏在数据背后的诊治规律替代具体的科研假设，通过科学试验验证这些事实和规律的正确性。科研假设从临床数据中来，在临床试验中进行验证，最后再回到临床指导实践。

本研究仅构建中医电子病历数据知识化的基本流程，因时间有限，未能在更广泛的中医临床实践中应用和验证，且初步构建的标准操作流程仍需进一步深化研究，并在临床实践中进行修订和完善，使中医电子病历数据知识化标准操作流程不断细化、量化和优化。建议开展基于大数据的中医临床数字化技术方法学体系和中医电子病历数据知识化SOP质量评价标准的研究，使基于脑卒中大数据的中医临床数据知识化分析挖掘技术方法学体系更加科学化、规范化。

研究所得到的结论也是基于有限知识的挖掘，在后续的研究中需要考虑数据的完整性，比如考虑药物剂量及药物角色，对每一个处方由专业人员人工标识，再挖掘它们的关联关系。

第十七章　中医临床数据结构化与知识关联方法学临床应用——臌胀病

本章介绍臌胀病中医临床数据结构化与知识关联方法学应用的步骤，包括资料的设计与组织、临床数据的数字化与规范化、临床数据的结构化（CRF 设计）、临床信息数据知识化（CDF 设计）、描述性统计分析、知识关联、研究小结等。

第一节　臌胀病中医临床数据应用研究的意义

医疗健康大数据研究的目的之一是为了给医生提供真实事件的知识化结果，医生依据大数据的知识化结果给患者选择更好的治疗方案。医疗健康大数据的研究结果是辅助医生选择治疗方案的一个参考依据，便于医生提升医疗服务质量，对降低医疗成本亦有积极作用。

一、有利于提高中医药治疗臌胀病的临床研究质量

构建中医药电子数据知识化标准操作流程，可以使得臌胀病临床研究充分与当前大数据的背景相结合，合理利用中医药临床中数据的客观联系，提高中医药治疗臌胀病的临床研究质量，使中医药对于臌胀病治疗的客观疗效的价值得以体现。只有高质量的临床数据研究和数据分析，其分析研究结果才能获得充分可靠的证据，并在日后的实验中予以证实。构建臌胀病知识化分析信息库也可以充分体现中医药信息分类和代码的标准优势，以实现臌胀病中医中药临床实践的数据化、规范化、数字化和知识化的全过程。通过利用时代发展带来的信息化、数字化、大数据和标准化等高新科技技术，提高中医临床对于臌胀病的研究水平和研究效率，提高中医药科学管理水平和创新能力，为系统综合运用中医药进行治疗迈出实质性的一步。

二、有利于提升临床数据治理能力和治理体系的现代化发展

大数据的概念和应用对于当今社会的发展起着积极的推动作用。大数据的应用能够揭示传统的统计技术方式所无法体现的关联关系，推动中医药体系进行数据开放和共享，促进中医药数据融合和资源整理，可以很大程度上提升中医药数据分析的能力，为

日后有效攻克类似的疑难杂症提供借鉴，为未来高效应用数据库提供新的方式。在对病历数据进行标准化的操作流程也可以规范化形成一个体系，形成数据收集—数字化—数据分析—临床反馈及应用的信息闭环，从而达到中医药质量持续改进和中医药治疗能力进一步提高的目的，随着利用中医药大数据治疗臌胀病等理论研究的深入和进一步的临床实践探索，中医药临床数据资源分析必将在日后中医药治疗过程中及医学科研、教学活动中发挥强大的作用并产生强大的影响，逐渐形成以大数据为重要参考的中医药诊断和治疗过程，建立“用数据说话”的管理机制。

三、有利于建立臌胀病临床数据资源共享机制

由于之前电子信息通信共享等方面的落后，许多治疗样本和临床数据分散于不同的领域和不同的机构当中，出现了同种疾病的数据分散和共享困难的局面，由此导致医学临床资源的浪费。对中医药治疗和诊断臌胀病大数据进行规范化和标准化，可以最大程度上实现资源的采集、传输、储存、分析利用和共享，实现臌胀病临床数据资源的共享，简化臌胀病的治疗流程，并对其他病证的治疗起到参考作用。

第二节　臌胀病临床资料的设计与组织

臌胀病临床病例研究流程见图 17–1。

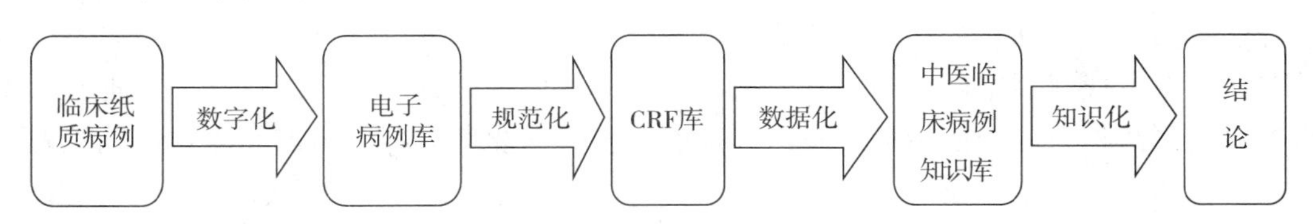

图 17–1　中医电子病历数据知识化的基本流程

中医电子病历数据知识化的主要流程由纸质病历经过数字化、规范化、结构化、数据化和知识化后输出结论，以下为病历数据分析解释。

第一，臌胀病数字化是将临床纸质病例的原始复杂的信息通过一定的转化原则转化为可以度量的数字和数据，再将其转化为一系列的代码，引入计算机程序内部进行统一的处理。在国家《新一代人工智能发展规划》和《“十三五”卫生与健康规划》中特别强调了当今医疗行业的数字化转型。将临床纸质病历通过数字采集的基本原则将纸质版病历信息录入 Excel 成为数据库，将纸质病历内的病情病证和临床诊断数据用数字化的形式表达出来。患者基本信息的数字化转换以对应国标为准则进行代码替换。

第二，CRF 库的建立。根据中医药标准和臌胀病临床诊断标准指南指导，在通过咨询臌胀病医生专家后，设计 CRF 表，并将原始病历数据转换成 CRF 库。CRF 表的内容包括患者基本信息、临床诊断信息和临床处方信息等；患者基本信息包括性别、出生日期、户口所在地、民族、教育程度、职业、婚姻状况、中医体质、过敏史、既往史、家族史、不良习惯史及其他；临床诊断信息包括主诉、现病史、首次病程记录（病例特

点、拟诊讨论）、体格检查（生命体征、其他体格检查）、入院诊断（中医病名、中医证候、西医病名）、四诊（症状、舌诊、脉诊）、实验室检查及其他。临床处方信息主要包括诊疗计划、治则治法、药物治疗（中药、西药）、非药物治疗（针灸、推拿等）、饮食处方、生活调摄及其他。中药处方信息表包括药物名称、药材名称、药材剂量、增加药用来源、药用部位、饮片规格、炮制方法、别名、君臣佐使、四气、五味、归经、功效、配伍禁忌和储存等。

第三，中医临床病例知识库的建立。根据中医药数据标准，将对应的 CRF 和 CDF 生成数据库。以设计的 CRF 为基础，将采集的信息依据相关标准对 CRF 进行信息编码。对研究病种的 CRF 数据，进行信息编码，完成研究病种 CRF 的规范。CRF 表内由于可能存在有患者病逝、病情前后差异过大、病情病历数据缺失等不可抗因素导致的数据有效性较差，经数据筛选并进行规范化后制作成为基本信息表 CDF1.0、入院信息 CDF1.0 和中药处方信息表 CDF1.0 等基础的有效的信息表。

由于筛选规范过后的 CDF 大多为文字信息且各种病程病情和药物信息描述信息不统一，无法直接引用进行数据化分析，致使标准表达式书写困难，造成此类困难的原因有：①关键病证描述不标准。同一个属性和同一个病证在不同的记录源中有不同的表达方式。比如："食欲不振"和"食少纳呆"及"纳差"的临床表现均为进食量较少，在数字编码的时候应该将其编为同一串编码"ZZ08010602.C149"。所以通过查询国家标准网站、中国中医药信息学会官网和中华中医药学会官网等网站，查找国家和卫生行业及中医药学术团体对于症状描述的相关信息标准，并以此为依据对信息进行分类和编码。如果在症状基本代码表中可以查询到的症状则直接使用，以方便后面进行进一步研究。②边界表述不清晰。由于使用标准表达式提取字段时需要考虑可能出现的边界量，即需要考虑属性值文字中的头和尾，但是由于关键字不标准和每个患者的实际病况不尽相同，所以会对寻找表达式的头和尾带来困难。③表内格式的不规范。由于病情和病证数量的差异，有的时候可能会出现一个单元格内出现数量不同的病情表达式，对进行结构化分析带来干扰，比如在入院信息表中病历编号为 HBZY0911 的患者有 8 条对应病证，编号为 HBZY1171 的患者只有 4 条对应的病证，这些不同数量的病证条数均在一个编号单元格后面记述，对后面的结构化和数据知识化分析带来了部分干扰。对于以上这些编码中遇到的困难，一部分可以通过调试程序的方法解决，一部分可以通过替换相同类型值的方法解决，但是仍然存在一部分的问题是通过前面所述的方法无法解决的，需要进行人工调试。

第四，经过对数据进行结构化处理形成数据库之后，通过对筛选出来的数据进行数字结构化分析和汇总，找出在病情过程中出现频次最多的几次数据后，通过对其进行回归分析和参数检验得出统计结果，发现在臌胀病治疗过程中不同的中药对于病情的调节作用存在差异性。通过对统计分析结果进行知识化的整理，汇总出对治疗臌胀病具有调节和治疗作用的药物，对治疗臌胀病提出建议和用药指导，对以后臌胀病的治疗研究提供借鉴和参考。

第三节 臌胀病临床数据的规范化

数据采集是将在空间上或时间上分散的源数据集中起来的过程，该过程产生的数据将成为数据挖掘的主要对象。数据预处理是从大量的数据属性中提取出对目标有重要影响的属性来降低原始数据的维数，或者是处理一些不好的数据，从而改善实例数据的质量和提高数据挖掘的速度。臌胀病通过以下步骤完成电子病历数据采集和分析工作。

第一步是确定数据采集的基本原则，将纸质版病历数字化。本章主要研究对象是住院患者，初步确定对同一患者采集 3 次不同时间点的数据，3 次时间点依次为入院、在院和出院时间节点，以此为数据库进行临床观察。

第二步是确定电子病历采集内容。采集内容主要包括患者基本信息、临床诊断信息和临床处方信息。

患者基本信息包括性别、出生日期、户口所在地、民族、教育程度、职业、婚姻状况、中医体质、过敏史、既往史、家族史、不良习惯史及其他。

临床诊断信息包括主诉、现病史、首次病程记录（病例特点、拟诊讨论）、体格检查（生命体征、其他体格检查）、入院诊断（中医病名、中医证候、西医病名）、四诊（症状、舌诊、脉诊）、实验室检查及其他。

出院诊断信息包括简要病情、治疗经过、出院医嘱、体格检查（生命体征、其他体格检查）、出院诊断（中医病名、中医证候、西医病名）、四诊（症状、舌诊、脉诊）、实验室检查及其他。

临床处方信息采集表主要包括诊疗计划、治则治法、药物治疗（中药、西药）、非药物治疗（针灸、推拿等）、饮食处方、生活调摄及其他。

第四节 臌胀病临床数据的结构化——CRF 设计

一、患者基本信息代码标准化原则和结构

患者基本信息数字化标准原则上以对应国家标准为准则进行代码替换。具体如下。

（一）性别

性别分类与代码按照标准《个人基本信息分类与代码 第一部分：人的性别代码（GB/T 2261.1—2003）》进行。1 代表男性，2 代表女性，0 代表未知的性别，9 代表未说明的性别。

（二）所在地

患者所在地按照标准《中华人民共和国行政区划代码（GB/T 2260—2007）》进行数字化，本标准用 6 位数字代码按层次分别表示我国各省（自治区、直辖市、特别行政区）、市（地区、自治州、盟）、县（自治县、市、市辖区、旗、自治旗）的名称。6 位代码从左至右的含义如下。

第一、二位表示省级（自治区、直辖市、特别行政区）。

第三、四位表示地级市（地区、自治州、盟及中央直辖市所属市辖区和县的汇总码和省或自治区直辖县级行政区划汇总码）。其中，“01”～“20”、“51”～“70”表示省直辖市；“21”～“50”表示地区（自治州、盟）。“90”表示省或自治区直辖县级行政区划汇总码。

第五、六位表示县（市辖区、县级市、旗）。“01”～“20”表示市辖区或地区（自治州、盟）辖县级市；“21”～“70”表示县（旗）；“81”～“99”表示省直辖县级市；“71”～“80”表示工业园区或者经济开发区。

（三）民族

民族标准按照《中国各民族名称的罗马字母拼写法和代码（GB/T 3304—1991）》进行替换。本部分采用阿拉伯数字替换，主要以目前各方面使用比较广泛的编排习惯排列。例如，汉族用“1”表示。

（四）教育程度

教育程度按照标准《学历代码（GB/T 4658—2006）》进行替换，各大类依据国家教育行政部门规定的学历等级进行划分，采用线分类法，学历代码为层次码，用两位数字表示。例如，“18”表示研究生班结业，“31”表示大学专业毕业。

（五）职业

职业类型按照《个人基本信息分类与代码 第四部分：从业状况（个人身份）代码（GB/T 2261.4—2003）》进行替换。代码采用顺序码，用两位数字表示。例如：“11”代表国家公务员，“21”代表企业管理人员，具体数字代表哪类职业查看从业状况（个人身份）代码表。

（六）婚姻状况

婚姻状况按照《个人基本信息与分类代码 第二部分：婚姻状况代码（GB/T 2261.2—2003）》进行替换。代码采用层次码，用两位数字表示，第一位数字表示大类，第二位数字表示小类。例如“20”表示已婚，“21”表示初婚。

（七）亲属关系

亲属关系按照《家庭关系代码（GB/T 4761—2008）》进行替换。本标准包括两种代码，分别用一位数字代码和两位数字代码表示。代码的排序是按先直系后旁系，先近亲后远亲的原则。一位数字代码和两位数字代码为基本代码，一位数字代码和二位数字代码可分别单独使用，也可以组合使用，当两位数字代码仍不足以表示家庭关系或需要更详尽的表达时，可采用 3 位数字代码或 4 位数字代码组配方法。例如，“1”代表配偶，“12”代表妻子，“126”代表妻的祖父母或外祖父母。

（八）中医体质

中医体质参照《中医体质分类与判定（ZYYXH/T 157—2009）》数字化后进行替换。ZYYXH/T157—2009 标准将中医体质分为平和质、气虚质、阳虚质、阴虚质、痰湿质、湿热质、血瘀质、气郁质和特禀质，对应代码为 A、B、C、D、E、F、G、H 和 I，我们将其对应的数字化为 1、2、3、4、5、6、7、8 和 9。

（九）有无是否判断

患者基本信息表中涉及的过敏史、既往史、家族史和有无不良习惯史等信息，用有无是否判断。“有”“无”“是”“否”代码自行定义为有为“1”、无为“0”，是为“1”、否为“0”。

患者基本信息表按照以上标准化准则，进行数字标准化后形成患者的基本信息统计表 CDF2.0。

二、临床诊断信息代码原则和结构

临床诊断信息主要通过患者的主诉、现病史和刻下症描述，记录患者的中医病名、中医证候和西医病名。中医诊断病名主要从舌质、舌苔、脉诊和症状进行判断，辅助基本的体格检查。临床诊断信息记录在病程表里面，病程记录表记录入院、在院和出院 3 次诊断信息。在院信息的记录次数在一次以上的，在院信息的采集选择病程记录表累计次数的中位数对应的信息。患者诊断信息原则以国标为准则进行代码替换。

（一）中医病名

中医病名参照《中医病证分类与代码（GB/T 15657—1995）》进行替换。病名分类编码采用汉语拼音字母和阿拉伯数字符混合编码方式，其编码结构包含 5 个部分，从左至右 5 个部分的构成含义依次为：第一部分是病名标志位，第二部分是科别类目位，第三部分是专科系统分类目位，第四部分是病名序号位，第五部分是病名尾码位。臌胀病的代码为 BNG050。

（二）中医证候

中医证候参照《中医病证分类与代码（GB/T 15657—1995）》进行替换。证候分类编码采用汉语拼音字母和阿拉伯数字符混合编码方式，其代码结构包含 6 个部分：第一部分是证候标志位，第二部分是证候类目位，第三部分是证候分类目位，第四部分是证候细类目位，第五部分是证候序号位，第六部分是证候尾码位。比如脾虚湿盛证代码为 ZZPM60。

（三）西医病名

西医分类原则采用以病因为主、解剖部位、临床表现、病理为轴心的基本原则，编码形式采用“字母数字编码”形式的 3 位代码、4 位代码、6 位代码表示，第一位为英文字母，后五位数为阿拉伯数字。前 3 位编码为 ICD-11 类目码，前 4 位编码为 ICD-11 亚目码，前 5 ～ 6 位数为扩展码，5 位代码为细目码，医疗机构疾病分类编码到 6 位数。例如，血吸虫性肝硬化代码为 K74.622。

三、中药处方代码规范化原则和结构

臌胀病的中药处方信息主要包括选取中药材及其对应的数量，选用中药材时考虑了中药材的药用属性、药用部位、药用来源、炮制方法和药用规格等。

（一）中药材代码构成

中药处方信息中的中药材参照《中药编码规则及编码（GB/T 31774—2015）》进行

替换。中药材的编码规则用10层、17位阿拉伯数字来表达。第一层：农林（牧）渔业（包括中药产品）大部类识别代码；第二层：中药类产品代码；第三层：药用来源大类代码；第四层：药用来源细类代码（科、族代码）；第五层：药用部位大类代码；第六层：药用部位细类代码；第七层：药材种类序号代码；第八层：中药规格（片型）、中药材、草药代码；第九层：中药炮制方法代码；第十层：校验码。例如：柴胡，属于伞形科，来自根部，饮片规格是厚片，炮制方法是不离水火，校验码是8，组合起来该条编码为06164310101003008。

（二）临床中药代码构成

临床中药处方中需要考虑中药属性、配伍禁忌、病证禁忌、妊娠禁忌和饮食禁忌。编码结构采用汉语拼音字母和阿拉伯数字混合编码方式，共11位5层，5层分别是标识位、类目位、分类目位、细类目位和序号位。

标识位：以“临床”中的“临”字汉语拼音首字母“L”和“中药”中“中”字汉语拼音首字母“Z”共同作为临床中药的标识，采用汉语拼音字母编码，2位码长。

类目位：临床中药信息分为中药药性属性类（代码YX）、中药炮制加工类（代码PZ）、中药临床应用类（代码YY）、临床中药药用安全类（代码AQ）、临床中药信息管理类（代码GL）和其他临床中药类（代码QT）。共6个大类、2位码长。

分类目位：6个大类目位下28个分类目，采用阿拉伯数字编码，2位码长，从“01”开始顺序编码，“99”作为各个类目中的其他分类目代码。

细类目位：为同一分类目下的临床中药信息的细分类别，采用阿拉伯数字编码，2位码长，从“01”开始顺序编码，“99”作为各个细类目中的其他细类目代码。

序号位：为同一细类目下的临床中药信息的序号，采用阿拉伯数字编码，3位码长，从“001”开始顺序编码，以序号段来标识细类目下位分类的内容。例如：妊娠禁忌类（细类目）中的下位分类妊娠期禁用中药类的序号段是001～400，妊娠期慎用中药类的序号段为“401～”。

第五节　臌胀病临床信息数据知识化——CDF设计

一、臌胀病患者基本信息CDF

从湖北省某三级甲等中医院搜集臌胀病病历1406份，其中采用中药治疗的一共有323份。数据采集时病例筛选原则是入选病例有入院、在院和出院3次记录以上，搜集到319份病例。患者全部来自湖北省。人口特征的基本信息包括性别、年龄、受教育程度、职业类型、生活户口所在地、婚姻状况及自身的身体状况、中医体质、过敏史、家族史、既往史、不良习惯史及其他相关信息。首先要确定将病历上患者所有有关信息进行数字化处理以方便后面进行结构化操作，如性别方面，用“1”代表男性患者，用“2”代表女性患者。将出生日期直接按照“年份+月份+日期”排列，比如2010年9月15日在表格中表示即为20100915。省份，所在市和区均采用其对应的邮政编码对之进行相应的编号。

二、臌胀病患者诊断信息 CDF

首先建立基本信息代码库，通过查询国家标准网站、中国中医药信息学会官网和中华中医药学会官网等网站，查找国家和卫生行业及中医药学术团体对于症状描述的相关信息标准，并以此为依据进行分类和代码补充。编码表中症状在症状基本代码表中则直接使用编码，基本症状代码多来自《中医药学名词》专著。

在患者入院信息表中主要包括患者的基本信息编码、患者主诉、现病史、入院时的首次病情的记录、对于生命体征的检查分析、中医四诊（舌诊、脉诊）的信息和其他病情信息。

对从病历中得到的病情描述对应症状基本代码和症状属性信息进行编码，构建原始的研究病历数据库。对数据进行脱离敏感性的操作，将患者的真实原始信息如身份证号码、姓名等个人信息隐藏；数据有效性进行清洗，查看是否有乱码和缺失值等，筛选出数据质量较好的数据，将不同的病情用不同的代码进行描述，保证同属性病情代码关联性。在编码过程中可能会遇到以下问题：

第一是文字描述中存在同义不同描述的现象，比如“小便深黄”和“小便呈深茶色”均视为“小便深黄”;“腹大胀满”和“腹胀”均取“腹胀”的表达。由于病情描述和医生诊断表达过程中可能存在的描述差异，所以需要对此类信息进行独立的判断。

第二是对于需要进行症状属性整合的部分进行新的编码，由于实际病情可能会发生很多种不同的变化和病情的轻重程度不同，需要对不同情况下的病情进行不同的编码描述，比如在对于“乏力”症状的描述中，可能存在“重度乏力”的病情，该病情由外部表现“乏力”和程度“重度”构成，在编码时根据编码规则，则是由“乏力 + 重度”表示，乏力的编码表达式为“ZZ066104”；表达程度从轻度、中度、重度分别以 P1、P2、P3 表示，所以“重度乏力”的表达式即为“ZZ066104.P3”。骨干症状“头晕”代码为“012”，获取方式为“问不适”，代码为“104”，人体部位为“头部”代码为“A01”，发生因素为在运动之后，查表后代码为“R203”，所以根据组合规则编码组合后，症状“运动后头晕”即为“ZZ012104.A01.R203”。

第三是在编辑患者入院信息时可能会存在患者诊断信息缺失的情况，对于整体统计分析没有实际的影响和作用，应当剔除。

三、臌胀病患者干预信息 CDF

在中药处方信息 CDF 表中，详细记录了研究病历编号、病案号、药物名称、药材名、使用剂量，中药的使用代码、中药的药用来源、药用部位、饮片规格、炮制方法、药物别名、君臣佐使关系、四气五味、归经、最大剂量和最小剂量、使用方法和具体的贮藏条件、配伍禁忌、妊娠禁忌、病证禁忌、饮食禁忌，并将以上所有信息从病历中的文字记述转化为数字化的代码，方便研究分析。

中药使用的编码层级含义为第一层：农林（牧）渔业（包括中药产品）大部类识别

代码；第二层：中药类产品代码；第三层：药用来源大类代码；第四层：药用来源细类代码（科、族代码）；第五层：药用部位大类代码；第六层：药用部位细类代码；第七层：药材种类序号代码；第八层：中药规格（片型）、中药材、草药代码；第九层：中药炮制方法代码；第十层：校验码。例如：柴胡，属于伞形科，来自根部，饮片规格是厚片，炮制方法为不离水火，校验码是 8，组合起来该条编码就是 0616431010100 3008。与此同时由于每个患者每个时期用的药物和用药量都不相同，所以在每一剂量的用药前面都要加上与本人病历相对应的研究病历编号和病案号以示区分。

在编码过程中可以将经常使用的药物进行编码留存，方便之后遇到相同药物可以直接使用对应的编码，比如在药方中共出现了 774 次的中药材“茯苓”的编码为 06400210100403009，就可以将其记录下来，在之后的研究病历数据中直接使用此串编码。

在使用同一种药物进行治疗时，可能存在用的药物相同，用量、炮制方法和使用的饮片规格不同而产生差异，对于此类现象可以使用相同的重要信息代码，但需在后面的饮片规格和炮制方法等详细分栏之中体现出他们之间所存在的差异。

四、臌胀病患者出院信息 CDF

在出院信息表中，基本信息编码情况可以参照前述入院信息结构化时对于不同病证的编码方式进行编码。在出院信息结构表中需要统计主要的病证、治疗后的生命体征等，出院时的四诊（舌诊、脉诊），以及对于身体技能方面的其他检查；对于在出院的时候已经改变或者消失的临床症状不进行统计。

在对出院信息结构化时，对不同症状的编码过程中可能会出现以下几种问题。

1. 在对文字病历的描述过程中仍然存在同义不同描述的现象　比如存在“乏力稍倦”及“乏力”“欲睡”等基本症状信息相同，而病历上文字记载描述为不同的概念，在编码时进行统一和规范。

2. 部分症状存在概念模糊的现象　比如在文字症状描述中存在“日尿量 1500mL”和“日尿量 3000mL”“日尿量 800mL”等模糊的概念，经过对实际情况和网络信息数据整合，在统计时期统一采用每日尿量在“1000 ～ 2000mL”作为尿量的正常值范围，凡是每日尿量低于 1000mL 的患者症状归类于“尿量较少”，每日尿量高于 2000mL 的患者症状归类于症状“尿量过多”，所以在编码之前需要总览所有数据，大致筛选出可能存在模糊概念的数据，对于该概念进行范围的定义，以免在编码时引起混淆，出现在后期临床实践过程中不知道如何区分具体界限的问题。

3. 可能存在部分患者信息的缺失　缺失信息的患者人数如果仍然计算在总患者人数内可能会对数据的准确性造成误差，所以在进行统计分析时要将病历缺失的患者信息剔除，用实际有效的患者信息进行后面的统计分析。

第六节　臌胀病临床数据描述性统计分析

此部分主要描述在整个治疗过程中，患者的信息构成和所开处方、所出现的临床症状和医生所开的不同时期的中药进行描述性统计，以便下一步进行分析，可以直接描述出所统计样本中患者的处方和基本信息。

一、臌胀病患者的基本信息

此次搜集的臌胀病病历中，以病案首页上的数据统计，男性患者超过一半，共有214个，占比67.08%，女性占比为32.92%。患者全部已婚，且多为老年人，51～80岁为高发年龄段，占比76.18%。患者的人口特征统计的具体信息见表17–1。

表17–1　臌胀病患者人口统计学特征

指标名称	例数（例）	百分比（%）
性别		
男	213	66.77
女	105	32.92
缺省值	1	0.31
婚姻状况		
已婚	311	97.49
丧偶	5	1.57
缺省值	2	0.63
年龄		
30～40岁	10	3.13
41～50岁	52	16.30
51～60岁	89	27.90
61～70岁	104	32.60
71～80岁	50	15.68
81～90岁	6	1.88
缺省值	8	2.51
过敏史		
无	292	91.54
有	15	4.70
缺省值	12	3.76
既往史		
有	295	92.48
无	11	3.45
缺省值	13	4.08

续表

指标名称	例数（例）	百分比（%）
家族史		
无	303	94.98
有	4	1.25
缺省值	12	3.76
烟史		
否	245	76.80
是	62	19.44
缺省值	12	3.76
酒史		
否	226	70.85
是	81	25.39
缺省值	12	3.76

二、臌胀病患者入院信息

此次统计的319名臌胀病患者的入院临床症状信息记录中，大多数患者都呈现出“乏力”“口干”“纳呆”“腹胀”等临床症状，其中入院时出现“乏力”症状的患者人数为247个，占总人数的77.43%，出现“口干”症状的人数为189个，占比59.25%。患者入院时的主要临床症状统计的具体信息见表17–2。

表17–2　臌胀病患者入院症状统计表

症状	例数（例）	百分比（%）
乏力	247	77.43
口干	189	59.25
纳呆	177	55.49
腹胀	146	45.77
小便量少	124	38.87
口苦	86	26.96
肝区不适	62	19.44
小便黄	50	15.67
纳呆	41	12.85

三、臌胀病患者病程信息

对于治疗过程中的症状描述性分析统计中，有效症状319份，其中出现有乏力、口干、纳差等症状的患者人数最多，数据统计中最为显著。出现乏力的症状人数为106

人，占总人数的32.23%，出现口干症状的人数为77，占比24.14%。对患者症状统计的具体信息见表17–3。

表17–3 臌胀病患者在院症状统计表

症状	例数（例）	百分比（%）
乏力	106	33.23
口干	77	24.14
纳差	69	21.63
睡眠差	65	20.38
腹胀	55	17.24
小便量少	40	12.54
口苦	37	11.60
小便黄	24	7.52
小便稍黄	21	6.58

四、臌胀病患者出院信息

在患者出院时，对319名患者进行症状统计，统计结果显示，患者出院时出现乏力、口干、纳差和腹胀的临床症状最多。其中出现“乏力”的有75个病历，占总病历数的23.51%，出现“口干”症状病历数有59个，占总病历数的18.50%；出现“纳差”症状的患者病历有54份，占总患者病例数的17.24%，对于患者出院时主要症状统计的具体信息见表17–4。

表17–4 出院患者症状统计表

症状	例数（例）	百分比（%）
乏力	75	23.51
口干	59	18.50
纳差	55	17.24
腹胀	54	16.93
睡眠差	36	11.29
小便量少	34	10.66
口苦	20	6.27
轻度乏力	20	6.27

五、臌胀病患者中药处方信息

统计的319名患者在住院期间3次运用中药治疗，其中使用白术、茯苓等药材较为频繁，使用次数较多。例如中药材白术使用次数为844，占比4.06%，中药材茯苓的使用次数为774，占比3.74%，在所有使用的274味中药中筛选出16种主要使用的中药材，这16种中药材所使用的总次数占所有药物使用总次数的40%，是治疗臌胀病的主要药物构成，具体的中药材药物名称和使用次数及所占总药材使用次数百分比统计见表17–5。

表17–5　患者治疗过程中中药具体使用次数统计表

药材名	使用次数（次）	百分比（%）
白术	844	4.06
茯苓	774	3.73
甘草	727	3.50
丹参	618	2.98
茵陈	604	2.91
泽泻	597	2.87
鳖甲	504	2.43
黄芪	465	2.24
猪苓	457	2.20
半边莲	407	1.96
大腹皮	403	1.94
郁金	387	1.86
陈皮	333	1.60
太子参	333	1.60
当归	325	1.56
柴胡	314	1.51

第七节　臌胀病临床信息的知识关联研究

本节主要以中药对臌胀病的调节效用分析为例。

一、研究设计

中药对臌胀病的治疗效果如何，哪些中药有用，用药多少合适，利用所搜集的数据，通过构建模型采用分层回归进行验证分析。

第一步初步分析臌胀病患者主要症状和重要中药。量化臌胀病患者症状及中药处方。对患者第一次症状、第二次症状及中药处方的用药情况进行筛选，初步判断臌胀病患者的共性症状和通用药物。

第二步在第一步基础上，设计一套针对臌胀病患者症状和用药的量表。量表分两部分组成，一部分是臌胀病患者的基本信息，用于了解臌胀病患者人口统计的基本特征；另一部分是测量构建模型的变量，通过一组观察变量进行测度，以获取臌胀病患者的症状描述和中药用药情况。臌胀病患者的症状描述用症状、舌苔和脉象等症状维度表征；中药处方视作中药的观察变量，由于用药品种繁多，该部分采用通用药物作举例分析。症状维度和通用中药代码需要量化，采用5分制量表进行转换。症状维度“1=较轻”“5=很严重”，中药用量根据用量多少转化为相应的5分制，以湖北省某三级甲等中医院搜集的处方中药用量来看，普遍用药为3g、6g、10g、15g、20g，因此定义1=3g、2=6g、3=10g、4=15g、5=20g及以上。

第三步是对转换的数据进行分层回归分析，验证构建的模型。从搜集的臌胀病患者数据中抽取样本，抽取样本时需要有两次不同的就诊记录及两次就诊记录中间的中药处方，将第一次入院记录的症状作为自变量，第二次记录的症状作为因变量，第一次症状后所开的处方作为调节变量。

转换量表目的在于寻找充分证据，证明中药处方是否对臌胀病患者具有治疗效果，以及效果有多大。

二、变量选择

根据设定的理论框架模型，模型中需要测度的变量有3个，分别是第一次检查入院症状、服用一段时间中药后的第二次检查症状，服用的中药处方。例如想要探索证实某种中药处方对臌胀病的治疗效果，先确定变量并对其进行测度，然后以统计数据为依据进行模拟。变量选择和测度基本方法如下。

症状的测度。根据统计表结果，可采用频次分析法或SPSS因子分析法筛选症状作为观察变量。根据理论假设，如果中药可具有调节作用，在服用中药后，第一次就诊的症状和第二次就诊的症状会有差异。频次分析或SPSS分析后，或观察变量存在差异或者同一观察变量得分程度存在差异。

中药的测度。反映调节变量“中药处方”的观察变量，获取方法与“症状”观察变量的方法一致。

根据变量测度维度初步转换成3个变量多个问题的量表。

三、数据处理流程

转换后的数据分析工作分3步进行。

第一步：描述性统计分析。对转换的数据进行描述性统计分析，包括变量的均值、标准差和相关分析。此部分借助SPSS21.0统计工具进行。

第二步：EFA（exploratory factor analysis）。探索性因子分析用于建立量表和问卷的构建效度。此部分借助SPSS21.0统计工具进行。

第三步：分层回归分析。分层回归分析用于调节作用检验，第一层回归自变量和因变量分别是第一次入院症状和第二次病程症状；第二层回归加入核心控制变量中药处方。探讨用分层回归的方法检验中药处方对臌胀病患者的调节作用，此部分借助EVIEWS 10.0统计工具完成。

四、范例分析——以湖北省某三级甲等中医院臌胀病为例

从湖北省某三级甲等中医院获取电子病历 1046 份，从中筛选出采用中药治疗的病例有 323 个，去掉死亡的 4 个病例，可供本研究方法探索的病例有 319 份。

本次共搜集入院、病程两次记录的信息，中药处方对应采集了两次。为了探究中药对臌胀病的调节效用，本次拟采用对照方法进行两次分层回归：第一次分层回归自变量和因变量分别是第一次入院症状和病程症状，调节变量是第一次入院就诊后的中药处方；第二次分层回归自变量和因变量分别是病程症状和出院症状，调节变量是病程症状和出院症状中药处方。以第一次分层回归为例，步骤如下。

1. 入院症状（自变量） 对搜集到的病例数据采用频次分析法，选择乏力、口干 2 个维度进行测度。

2. 病程症状（因变量） 根据统计表结果，选择乏力、口干 2 个维度进行测度。

3. 中药处方（调节变量） 根据分析结果，初步选择白术、茯苓 2 个维度进行测度。

根据变量测度维度，第一次分层回归初步转换成 3 个变量 6 个条目的量表。

五、中药调节效用数据分析结果

为了测试中药对臌胀病的调节效用，采用分层回归考察调节作用的大小。测试之前，增加了中药和入院症状的交互变量，入院症状和病程症状均用口干和乏力表示，中药选择茯苓和白术。根据上面分析方法，一共筛选出了 19 个病例样本进行调节效用测试，运行 SPSS 21.0 得到分层回归的结果见表 17–6。

表 17–6　茯苓和白术对臌胀病调节效用统计结果

模型	变量	*B* 值	*S.E.* 值	*t* 值	*P* 值
1	常数	1.723	1.836	0.938	0.362
	入院	0.061	0.585	0.105	0.918
	中药	0.206	0.205	1.005	0.330
2	常数	–5.231	27.285	–0.192	0.851
	入院	2.392	9.144	0.262	0.792
	中药	2.018	7.098	0.284	0.780
	入院 * 中药	–0.206	2.378	2.378	0.802

从数据统计分析结果来看，交互变量（入院 * 中药）的系数并没有通过显著性水平，也就是说，以采取的茯苓和白术两味中药，对臌胀病治疗效果的调节效用并不明显。从所搜集的描述入院症状和病程症状数据来看，筛选出的 19 个样本测试样本中，只有 5 个患者描述症状有变化，5 个在服用中药后口干症状有缓解，2 个乏力症状有缓解，其中 2 个口干和乏力症状均有缓解，其余 14 个患者症状描述并没有发生变化。搜集到的数据与统计结果基本一致。

第八节　“方法学”应用研究小结

实践中，中药材成分的复杂性是对中药进行标准化的挑战，中药对疾病治疗的疗效也一直存有争议。中药与西药的不同之处在于，西药是单成分，而一味中药有多种成分，不同成分不同剂量对某种病的调节作用亦不相同，且具有多向作用。在中药治疗臌胀病的标准化探索中，如果探讨某种中药对臌胀病的调节效果，一方面需要继续增大样本容量，另一方面需要探索中药的具体哪种成分对臌胀病能产生疗效。以此为基础，对含有该种成分的多种中药开具在同一处方中，以进一步探索中药及中药处方标准化问题。

第十八章　中医临床数据结构化与知识关联方法学临床应用——肝癌

本章以肝癌为例，验证了临床数据结构化与知识关联的方法，从电子病历原始数据采集、临床病历报告表设计与应用、临床数据知识编码标准库构建、数据化临床病例报告表应用，到数据分析和知识关联，发现真实世界临床数据中的关联关系，实现用数据说话、数据管理、数据决策，为全国中医医院开展临床数据分析与知识关联研究提供支撑。

第一节　应用研究规划与设计

一、研究背景

肝癌是指发生于肝脏的恶性肿瘤，包括原发性肝癌和转移性肝癌两种。通常说的肝癌指的是原发性肝癌，它是肝脏内的细胞发生恶变，异常生长并且不受控制，具有起病隐匿、进展迅速、易转移复发、生存期短等特点。肝癌是目前我国第四位常见恶性肿瘤及第二位肿瘤致死病因，严重威胁着人类生命健康。

肝癌属于中医“积气”“肥气”“积症”“癥瘕”“黄疸”等范畴，即气血阴阳不足，引起机体瘀血、气滞、热毒及痰浊等病理产物的产生，治疗当以攻补兼施、扶正祛邪为基本原则。中医药在防治肝癌复发、转移及改善中晚期患者症状、提高生活质量、延长生存期等方面具有明显优势。现代肿瘤学的发展已经进入综合治疗的轨道，对于原发性肝癌的治疗，除手术以外，微创治疗、免疫生物治疗、放疗、化疗等都在临床发挥了一定的作用，在何阶段均可配以中医药治疗，起到增效减毒、改善并发症的作用。

中医治疗肝癌的过程中产生了大量的、多样的、复杂的临床数据，其中既有客观、定量化的实验室检验及影像学检查信息，又有主观、定性的证候及症状体征信息；既有接受单一治疗手段的病例，又有接受综合治疗手段的病例；既有长期随访、动态更新的数据，又有短期观察、静止不变的数据。传统的手工方式远不能满足这种海量的、复杂的、动态的数据处理需要。数据得不到及时的整理分析和有效利用，这已成为我国肝癌乃至其他中医疾病临床研究水平进一步提高的一个重要制约因素。大数据时代的到来，增加了中医临床数据分析与挖掘的深度和广度，提升了中医临床数据资源的利用效率。

二、研究意义

知识编码是知识信息管理的一个有效途径，它可通过标准的形式表现知识，使知识能够方便地被共享和交流。中医电子病历蕴含丰富的中医药知识，这些信息数字化、数据化、结构化后，能更好地利用，成为中医药继承创新发展的知识宝库。研究中，运用知识编码，对中医临床信息进行属性层面研究，采用知识关联等方法，通过对湖北省某中医院 565 例原发性肝癌患者的病例资料进行回顾性研究，对病案进行分析，分析挖掘病案中所蕴含的病 – 证 – 症 – 治关系，探讨原发性肝癌患者的中医辨证分型特点及中医辨治规律，为临床原发性肝癌的中医辨治提供一定的参考和指导。

三、研究目标

应用中医药标准化知识、信息技术和数据分析挖掘方法，从属性层面开展肝癌中医电子病历数据的多维度分析，充分挖掘其信息内涵并使其数字化、规范化、结构化、数据化、知识化，为计算机语义识别和处理中医电子病历信息、分析挖掘有价值的信息，揭示真实世界状态和规律提供依据，是对中医电子病历信息的深度挖掘与利用的方法学验证与优化。

四、研究内容

（一）肝癌临床数据结构化

根据《中医病历书写基本规范》中的中医住院病案首页、入院记录、首次病程记录、日常病程记录、出院记录等内容，规范设计肝癌中医电子病历数据的结构化中医临床病例报告表（简称 CRF），分为 4 类，一是患者基本信息采集表，包括研究病历编号、病案号、身份证号、性别、户口所在地、出生日期、教育程度、职业、婚姻状况、既往史、不良习惯史、中医体质等。二是诊断信息采集表，包括患者主诉、现病史、首次病程记录、日常病程记录、体格检查、诊断等内容，重点采集中医四诊信息。三是治疗信息采集表，包括药物治疗和非药物治疗信息，重点采集药物治疗中的中药处方信息和非药物治疗信息，体现中医特色。四是疗效评价信息采集表，包括患者出院情况、在院就诊各阶段的证候、症状、舌诊、脉诊、实验室检查指标等信息，动态反映病情变化和疗效情况。根据肝癌的电子病历研究原始数据，规范化采集整理，形成动态、连续的 4 类 CRF，并构建数据库，即 CRF 库。

（二）肝癌临床数据知识编码标准库构建

采用统一建模语言（UML）中的活动图了解中医望闻问切、辨证论治的整个活动过程，分析中医电子病历信息诊疗活动业务信息流，通过静态建模的方法对其信息流进行分析，并建立相应的中医临床信息概念模型。信息模型建立之后提取需要进行分类编码的信息元素，参考中医药行业标准体系框架结构层次图，从基本信息、中医临床诊断信息、中医临床治疗信息和中医临床评价信息四大类信息中提取需要进行分类编码的信息，建立中医临床信息分类与代码体系，形成中医电子病历数据知识编码标准库，为下一步数据的结构化奠定基础。

（三）肝癌临床数据知识化

应用中医临床信息分类与代码体系将采集的中医电子病历数据进行知识编码，对前期采集的信息进行结构化处理，如对症状信息进行编码时，可从骨干症状、获取方式、人体部位、患者人群、性质、颜色、光泽、形态、动态、排出物质地、排出量、排出感、次数增减、月经周期、气味情况、轻重程度、发生因素、加重因素、缓解因素、沉浮情况、发作缓急、发作情况、持续时间、专科病证、方位等二十多个属性来描述，这样单一的症状信息便细分为多个属性，便于开展症状的属性研究与分析。将CRF库中的数据结构化后，形成数据化中医临床病例报告表（简称CDF），运用数据库技术构建研究病种的中医临床病例知识库。

（四）肝癌临床数据分析与知识关联

在中医临床病例知识库中进行描述性统计分析和可视化，并重点开展多维度的数据切片分析，确定研究病种数据关联分析等数据分析与挖掘研究专题，运用大数据分析方法开展研究病种的“病-证-症-药-效”的关联分析，发现数据之间的相互依赖关系和关联规则，促进中医电子病历数据的应用。

第二节　肝癌临床数据结构化

病历是医务人员对诊疗过程进行的全面记录，是临床教学和科研的重要素材和档案资料，它的价值在于信息的充分利用。通过对临床病历资料进行收集、数字化、规范化、数据化、知识化，寻求疾病发生、发展、治疗、转归的客观规律及内在联系，研究临床治疗和预防措施与疾病、康复的关系，发现筛选新的医疗技术和药物，推动医学不断发展。目前，医院使用的纸质或电子病历中，或多或少由于病历记录缺乏规范、难以全面反映随访的信息，使得大量与临床科研相关的数据缺失，同时在开展临床研究时，通过人工查阅病历收集临床诊疗数据的过程耗费了大量的宝贵时间，这些都极大地制约着临床科研工作的效率和信度。

通过四诊合参辅助诊疗仪等信息化手段高效、规范采集肝癌患者的数字化、量化四诊信息、治疗信息和疗效评价信息等，并开展中医临床信息的关联分析，可为中医在肝癌的诊断、辨证分型、干预治疗、临终关怀等方面的应用提供依据。电子病历是医院信息化建设的核心，在简化医疗活动、医疗流程管理方面起着很大作用，其提供的“主动”服务，如病历检索、智能知识库、医疗质量统计、疗效评价、经济统计分析等，为医生工作带来极大便利。电子病历不仅包括静态的病历信息，还可以利用信息技术将文本、图像、声音结合起来，进行多媒体的信息综合处理，在中医临床科研一体化项目建设和推广过程中，电子病历数据采集是关键环节。

一、结构化类型

临床数据结构化设计可从以下三方面考虑：

（一）完全结构化

完全结构化处理是把描述性内容分解为一系列规范化的元素表示，元素抽取的合理性及术语规范化程度都会影响表达的充分性，为了弥补结构化在描述上的不足，可以辅之以自由文本说明。这一方法实现的病历内容记录，做到了病历结构和术语的标准化，便于以后的数据处理和检索。

（二）半结构化

半结构化处理是以段落为基础的编辑方式，它是把病历的内容分成若干个段，对于自由格式的内容抽取出框架性结构，对框架本身进行结构化控制。如住院记录可半结构化为入院记录—首次病程记录—病程记录—出院小结等；入院记录可半结构化为主诉—病史—体格检查—辅助检查—入院诊断—最后诊断；首次病程记录可半结构化为病情摘要—诊断依据—鉴别诊断—治疗计划。

（三）自由文本

采用自由文本方式录入，优点是使用方便简单，只需要对医生进行简单的培训，但也随之带来了一些很突出的问题。诸如医生随意修改复制病历，无法监控病历质量等一系列的问题。除此之外还有一个重要的弊端，就是自由文本的方式虽然很灵活，但由于录入内容的主观性和随意性，导致病历无法做到标准化，也无法进行结构化存储，不利于查询和分析。鉴于它的优缺点，可将此种录入形式主要用于病程记录中，医生可根据情况选择使用结构化模板或是纯文本的方式来记录病程，这样既能做到灵活录入，又能确保重要的病程被结构化存储，此外这种形式还用于现病史各结构化模板之间的病历语言过渡与润色。

二、组织实施

（一）前期准备

根据研究需要，协商选定自愿参加研究的中医医院作为承担单位，签署合作协议及保密协议，明确各方权利与义务，确保研究用数据不侵犯个人隐私。同时，根据各医院研究基础条件确定重点研究病种，挑选合适人员组建研究小组，明确小组负责人、数据处理人员、研究病种医生等，保障数据在清理过程中遇到的各种问题均有专人解决。研究小组还需制订研究方案，明确各阶段研究任务与目标，定期开展培训与交流，督促研究方案的实施。

（二）原始数据

根据研究需要，搜集到湖北省某三级甲等中医院 565 例肝癌住院患者的脱敏信息，包括基本信息、入院病历、病程记录、出院记录、用药医嘱西药成药、用药医嘱草药、检查医嘱、检查报告、检验医嘱、检验报告等。

（三）数据清理

对搜集到的原始数据进行清理，一是缺失值的填补，如根据生日补充缺失的年龄信息。二是删除重复信息，将重复的记录删除，确保信息的唯一性。三是信息转换，如将基本信息中职业值域为“27”“OCC27”转换为“农民”，“54”转换为“个体经营者”。

（四）CRF 设计

根据原始病历资料，整理形成基本信息、诊断信息、治疗信息和疗效评价 CRF。

第三节　肝癌临床数据知识编码标准库构建

知识编码是知识信息管理的一个有效途径，它可通过标准的形式表现知识，使知识能够方便地被共享和交流。对知识进行编码和管理，需采用知识库、知识地图等知识编码工具。应用中医临床信息分类与代码体系，对肝癌 CRF 中的信息进行提取，从基本信息、中医临床诊断信息、中医临床治疗信息和中医临床评价信息四大类信息考虑，构建肝癌的知识编码标准库，并应用标准库对信息进行编码，如对诊断中的症状信息进行编码时，可从骨干症状、获取方式、人体部位、患者人群、性质、颜色、光泽、形态、动态、排出物质地、排出量、排出感、次数增减、月经周期、气味情况、轻重程度、发生因素、加重因素、缓解因素、发作缓急、发作情况、持续时间、专科病证、方位等二十多个属性来描述，这样单一的症状信息便细分为多个属性，便于开展症状的属性研究与分析。

一、临床标准

根据研究需要，查阅肝癌的相关临床标准，中华中医药学会 2008 年发布的《肝癌》《中医内科常见病诊疗指南 中医病证部分》和《中医内科常见病诊疗指南 西医疾病部分》，其中肝癌的诊断和辨证信息如下。

（一）诊断

1. 诊断要点

（1）临床症状　肝癌早期可无症状，中晚期常见肝区疼痛、纳呆、恶心、腹泻、消瘦、乏力和低热等，同时伴有进行性肝大、肝脏质硬有结节、黄疸、腹水、脾肿大、下肢水肿等。一旦出现腹水、黄疸，则多属于晚期。

（2）影像学诊断

①超声检查：超声能动态观察病灶的形态、大小、内部回声、管道结构及其与周围脏器的关系，因此是肝癌诊断最常用的检查。当病灶出现液化坏死时，可呈现相应的液化暗区。彩色多普勒超声还能反映肿瘤的血流情况和进行定位，进而判断治疗效果，为介入治疗提供评价依据。

② CT 和 MRI 检查：CT 和 MRI 检查是肝癌定位、定性诊断的常规方法。肝癌的 CT 图像以被检者禁食 8 小时以上为理想，常表现为局限性边界比较清晰的密度减低区

或边缘模糊、大小不规则的阴影等。MRI 图像以被检者禁食 4 小时以上为理想，能清楚显示肝癌的包膜、脂肪变性、出血坏死、纤维间隔形成、病灶周围水肿及门静脉、肝静脉受侵的情况，因而敏感性和特异性较高，特别适用于肝癌、胆囊癌、转移性肝癌及肝脏良性肿瘤的鉴别诊断。

③病理学诊断：通过肝穿刺、剖腹探查、转移灶穿刺或腹水脱落细胞学检查等可对肝癌作出诊断。肝癌的病理分型有 3 种，即肝细胞癌、胆管细胞癌、混合性癌（肝细胞和胆管细胞癌），其中以肝细胞癌最为多见，占 70%~95%。

④实验室诊断

A. 肝癌标志物

a. 甲胎蛋白（AFP）检测：对肝癌的诊断意义仅次于病理学检查。正常人血清中 AFP 出生后迅速消失，或者含量极微（<25μg/L），应用常规的免疫学方法不能检出。肝细胞癌、活动性肝病、妊娠和生殖胚胎癌时 AFP 重新出现，因此广泛应用于肝癌的普查、诊断、鉴别诊断、疗效评价及预后判断等方面。肝癌患者的 AFP 阳性率为 60%~70%。

b. 岩藻糖苷酶（AFU）检测：肝细胞癌患者的 AFU 活性明显高于继发性肝癌和肝硬化者，其阳性率达 70%~80%，可协助对肝癌作出早期诊断。

B. 其他检查

a. 肝功能检查：有助于肝癌的诊断及指导治疗。

b. 病毒性肝炎标志物检查：90% 的肝癌患者有 HBV 感染史，10% ～ 30% 有 HCV 感染史，故 HBV、HCV 检查有助于肝癌的辅助诊断。

c. 免疫学检查：CD4、CD8、NK 等可反映肝癌患者的细胞免疫状态。

⑤分期诊断：采用国际 TNM 分期（UICC，2002）。每一种肿瘤的 TNM 分期系统各不相同，因此 TNM 分期中字母和数字的含义在不同肿瘤所代表的意思不同。TNM 分期中 T、N、M 确定后就可以得出相应的总的分期，即Ⅰ期、Ⅱ期、Ⅲ期、Ⅳ期等。TNM 分期系统中：T（“T”是肿瘤一词英文“tumor”的首字母）指肿瘤原发灶的情况，随着肿瘤体积的增加和邻近组织受累范围的增加，依次用 T1 ～ T4 来表示。N（“N”是淋巴结一词英文“node”的首字母）指区域淋巴结（regional lymph node）受累情况。淋巴结未受累时，用 N0 表示。随着淋巴结受累程度和范围的增加，依次用 N1~N3 表示。M（“M”是转移一词英文“metastasis”的首字母）指远处转移（通常是血道转移），没有远处转移者用 M0 表示，有远处转移者用 M1 表示。在此基础上，用 TNM 3 个指标的组合（grouping）划出特定的分期（stage）。肝癌分期如下：

Ⅰ期：T1 N0 M0

Ⅱ期：T2 N0 M0

Ⅲ期：T1 N0 M0、T2 N1 M0、T3 N1 M0、N1 M0

Ⅳ期：T4 N0–N1 M0、T1 ～ 4 N0 ～ 1 M1

其分期和临床意义见表 18–1。

表 18-1 肝癌 TNM 分期

分期	临床意义
T1	孤立的肿瘤，最大直径在 2cm 或以下，无血管浸润
T2	T1 3 项条件之一不符合者
T3	T1 3 项条件中有两项不符合者
	T2、T3 二者中包括多发肿瘤但局限于一叶者（为便于分期，划分肝两叶平面设于胆囊床与腔静脉之间）
T4	多发肿瘤分布超过一叶，或肿瘤累及门静脉或肝静脉的主要分支
N0	无局部淋巴结转移
N1	局部淋巴结转移
M0	没有远处转移（肿瘤没有播散至体内其他部分）
M1	有远处转移（肿瘤播散至体内其他部分）

2. 鉴别诊断

肝血管瘤：为肝脏良性肿瘤，多在体检时发现，可无典型临床症状。发展缓慢，不影响肝功能，AFP 正常。必要时可通过核素血池扫描鉴别。

肝囊肿：为先天性肝脏良性肿瘤，常在体检时发现，可单发或多发，可伴有肾囊肿。发展缓慢，患者一般情况好，肝功能和 AFP 正常，B 超检查可明确诊断。

肝转移癌：患者常有胃、肠、胰腺、乳腺、肺等部位的原发肿瘤或恶性黑色素瘤，一般情况较差，B 超可见肝内多个大小不等的结节，AFP 可轻度增高。

（二）辨证

1. 肝气郁结证 症见胁肋胀痛，痛无定处，脘腹胀满，胸闷，善太息，急躁易怒，舌质淡红，苔薄白，脉弦。

2. 气滞血瘀证 症见上腹肿块，质硬，有结节感，疼痛固定拒按，或胸胁掣痛、入夜尤甚，或见肝掌、蜘蛛痣和腹壁青筋暴露，甚则肌肤甲错，舌边瘀暗或暗红，舌苔薄白或薄黄，脉弦细或细涩无力。兼有郁热者多伴烦热口苦，大便干结，小便黄或短赤。

3. 肝郁脾虚证 症见胸腹胀满，食后尤甚，肿块触痛，倦怠消瘦，短气乏力，纳少失眠，口干不欲饮，大便溏数，甚则腹水、黄疸，下肢水肿，舌质胖大，苔白，脉濡。

4. 肝肾阴亏证 症见腹胀，肢肿，腹大，青筋暴露，四肢消瘦，短气喘促，颧红口干，纳呆厌食，潮热或手足心热，烦躁不眠，便秘，甚则神昏谵语，齿衄鼻衄，或二便下血，舌红少苔，脉细数无力。

5. 湿热毒蕴证 症见右胁胀满，疼痛拒按，发热，口苦或口臭，身黄目黄，小便黄，黄如橘色或烟灰，腹水或胸腔积液，恶心呕吐，大便秘结或黏腻不爽，舌质红，苔黄腻，脉滑数。

（三）中医治疗

采用分证论治的方式开展治疗，具体分述如下。

1. 肝气郁结证

治法：疏肝解郁，理气和胃。

主方：柴胡疏肝散加减。

常用药：柴胡、陈皮、白芍、枳壳、香附、川芎、郁金、八月札、石见穿、土茯苓、鸡内金、甘草。

2. 气滞血瘀证

治法：活血化瘀，软坚散结。

主方：血府逐瘀汤合鳖甲煎丸加减。

常用药：当归、生地、桃仁、红花、赤芍、枳壳、柴胡、川芎、牛膝、半枝莲、七叶一枝花、白花蛇舌草、蜈蚣、干蟾皮、延胡索、参三七等。

3. 肝郁脾虚证

治法：疏肝健脾，理气消癥。

主方：逍遥散加减。

常用药：柴胡、当归、白芍、党参、白术、茯苓、薏苡仁、半枝莲、七叶一枝花、干蟾皮、蜈蚣、厚朴、甘草等。

4. 肝肾阴亏证

治法：滋养肝肾，化瘀消癥。

主方：一贯煎加减。

常用药：生地黄、麦冬、沙参、枸杞子、五味子、当归、佛手、女贞子、山茱萸、西洋参、八月札、七叶一枝花、半枝莲、龟甲、鳖甲、甘草等。

5. 湿热毒蕴证

治法：清热利湿，解毒消肿。

主方：茵陈蒿汤合五苓散加减。

常用药：茵陈蒿、大黄、栀子、猪苓、茯苓、白术、泽泻、虎杖、白花蛇舌草、八月札、半枝莲、赤芍、人工牛黄等。

二、数据标准

研究过程中构建肝癌知识编码标准库，部分数据标准有：

《个人基本信息分类与代码 第一部分：人的性别代码（GB/T 2261.1—2003）》；

《中华人民共和国行政区划代码（GB/T 2260—2007）》；

《中国各民族名称的罗马字母拼写法和代码（GB/T 3304—1991）》；

《个人基本信息分类与代码 第四部分：职业类别代码（GB/T 2261.4—2003）》；

《国际疾病分类代码　ICD-11》；

《中医临床基本症状信息分类与代码（T/CIATCM 020—2019）》；

《中医舌象诊断信息分类与代码（T/CIATCM 010—2019）》；

《中医脉象诊断信息分类与代码（T/CIATCM 011—2019）》；

《中药编码规则及编码（GB/T 31774—2015）》。

第四节　肝癌临床数据知识化

数据代表着对某一件事物的描述，通过记录、分析、重组数据，实现对业务的指导，就是数据化。在前期数字化、规范化和结构化研究的基础上，进一步将数据进行条理化，通过智能分析、多维分析、查询回溯，为决策提供有力的数据支撑。同时以数据分析为切入点，通过数据发现问题、分析问题、解决问题，打破传统的经验驱动决策的方式，实现科学决策。

数据知识化是临床信息处理和利用的基础，肝癌临床病例数据知识化可考虑电子病历信息检索的方便性，兼顾临床工作效率，以实现病历的可重用性，满足科研教学的需要。根据研究所用肝癌 CRF 和知识编码标准库，进行两者之间信息的匹配与衔接，对 CRF 信息进行编码，形成数据化临床病例报告表（CDF），并建立相应的数据库（中医临床病例知识库）。

一、基本信息整理

采集的病案数据信息涉及 317 名患者，同一人就诊次数最多的为 8 次，最少 1 次。将序号转变为研究病历编号，作为唯一标识，并与病案号对应，便于后续分析。用计算机软件匹配性别、省、市、县、民族、职业、婚姻状况等代码，自动计算年龄。规范化整理职业，如“退休”规范为国标中的“退（离）休人员”，“家务及待业”规范为“无业人员”，“个体”规范为“个体经营者”等。

二、诊断信息整理

用计算机软件批量找出体温、脉搏、呼吸、血压的数字。

中医证候编码：首先对证候信息进行规范化，如“气滞血瘀”规范为“气滞血瘀证”“邪毒久留，气滞血瘀证”中的逗号统一为英文状态下的逗号。再根据肝癌知识编码标准库，用软件自动匹配编码。匹配过程尚有 3 个证候不确定编码，如“正虚邪恋证”“正虚毒陷证”和“正虚邪结证”，待后续扩充知识编码标准库。

舌诊编码：一是舌诊信息规范化，如“舌淡红，苔薄白”中逗号统一为英文状态下的逗号。二是根据标准编码库，用计算机软件自动匹配编码。脉诊编码同舌诊编码。

症状编码：首先对症状进行分解，再进行症状规范。一是规范程度副词，如“肝区隐痛缓解”规范为“肝区隐痛”，“肝区不适较前好转”规范为“肝区不适”，“稍感乏力”“稍有乏力”规范为“轻度乏力”。二是同义词替换，如“进食量少”“纳少”“进少量流质饮食”规范为“食少”。三是症状细分，如“乏力、腹胀好转”细分为“乏力”和“腹胀”。四是症状转换，根据尿量的划分标准，将数字尿量转换成区间尿量，如 24 小时尿量大于 2.5L 称为多尿；24 小时尿量少于 0.4L 或每小时尿量持续少于 17mL 称为少尿；24 小时尿量小于 0.1L，或在 12 小时内完全无尿者称为无尿。

三、中药处方信息整理

中药首先进行名称规范，如将“白豆蔻（精选）”规范为“豆蔻”，“白术（炒白术）（精选）”规范为“麸炒白术”，“白蚤休（重楼、七叶一枝花）”规范为“重楼”。再自动匹配编码，对药用来源、药用部位、饮片规格、炮制方法、别名、君臣佐使、四气、五味、归经、毒性、功效、最小剂量（g）、最大剂量（g）、用法、贮藏、配伍禁忌、妊娠禁忌、病证禁忌、饮食禁忌等属性进行匹配。

四、疗效评价信息整理

采集的原始资料中尚无疗效评价的信息，故疗效评价的结构化内容将在未来研究中体现。

第五节 肝癌临床数据分析与知识关联

运用大数据技术处理方法，对肝癌数据进行分析与知识关联，体现肝癌中医临床信息之间复杂的知识关系，有利于提高临床数据资源利用率。

一、分析方法

1. 频数分析（frequencies analysis） 通过频数分析，可对不同药物的属性、四气五味等频率进行比较，初步探讨某类疾病的中医药处方运用特点及对疾病病因病机认识等多方面的基本情况。

2. 聚类分析（variable clustering analysis） 聚类分析其实质就是按照数据对象间的相似度将其划分成不同的类，并使得相同类内，各对象间的相似度尽可能高，而不同类之间，各对象间的相似度尽可能低。中医方剂聚类分析是对大量方剂按照数据挖掘聚类方法，从而发现类方，并在类方的基础上进一步探讨配伍规律。

3. 关联规则分析（actor analysis） 关联规则分析可以用来发现事情之间的联系，最早是针对购物篮分析问题提出的，是描述数据库中数据项（属性、变量）之间所存在的（潜在）关系规则，可用于研究药物使用规律，可以在不同层次发现药物的组合使用情况。根据数据特点，关联规则是形如 X→Y 的蕴涵式，其中 X 和 Y 分别称为关联规则的先导和后继，关联规则挖掘的目的是找出强规则，其需要明确的参数是支持度（support）和置信度（confidence）。关联规则 A→B 的支持度 support=P（AB），指的是事件 A 和事件 B 同时发生的概率。置信度 confidence=P（B|A）=P（AB）/P（A），指的是发生事件 A 的基础上发生事件 B 的概率。利用关联规则，可探索中医的症状与证型之间、症状与药物之间、药物与药物之间的关系，有利于药物组合剂辩证关系的发现，直接指导中医临床。

4. 临床方药知识发现 当前临床使用的复方和经典古方是中医方药的重要资源，是理论创新和新药研发的源泉。在构建的文本型数据库的基础上，采用 KDD 方法在复方配伍知识、复方科属知识和方证相关性知识方面进行验证和发现式挖掘研究，具有很大潜在应用价值。

可采用文本挖掘技术从中医电子病历的中药库中挖掘临床复方配伍知识，同时利用结构化预处理方法建立纯结构化的药物组成记录，在此基础上进行临床复方的药物组成和药物科属配伍规律知识发现研究。

5. 病证相关知识发现 辨证论治是中医的主要特色，在临床上辨证和辨病相结合往往能收到佳效。辨证能在宏观功能层次上指导疾病病因和病机的微观研究，病证相关数据是难得的医学信息资源。可采用文本挖掘方法，进行病证相关知识发现研究，发现病证相关性的规律知识，为总结和归纳证候规律性知识，以及证候现代化研究和微观疾病发病机理研究提供思路。

6. 疗效评价知识发现 随着医学模式的转型，主观疗效评价结合客观疗效评价成为疾病疗效评价中的重要内容，通过电子病历数据的分析挖掘，发现不同疾病的评价指标及各指标之间的关系，综合判断干预措施的效力和效能，建立符合中医药自身治疗特色和疗效优势的评价体系。

二、描述性统计分析

（一）基本信息

从信息填写的完整性角度整理，发现患者性别、年龄、民族等信息无缺失，过敏及过敏原信息缺失的最多，其次是省市县的地址信息缺失较多。

在性别方面，男性患者占 76.11%，女性患者占 23.89%。年龄在 61 ～ 70 岁（含 70 岁）的患者数量最多，占 29.38%，其次是 51 ～ 60 岁（含 60 岁）者占 27.61%，70 岁以上者占 20.35%，41 ～ 50 岁（含 50 岁）者占 18.05%，40 岁以下（含 40 岁）者占 4.60%。患者的性别和年龄分布见图 18–1。

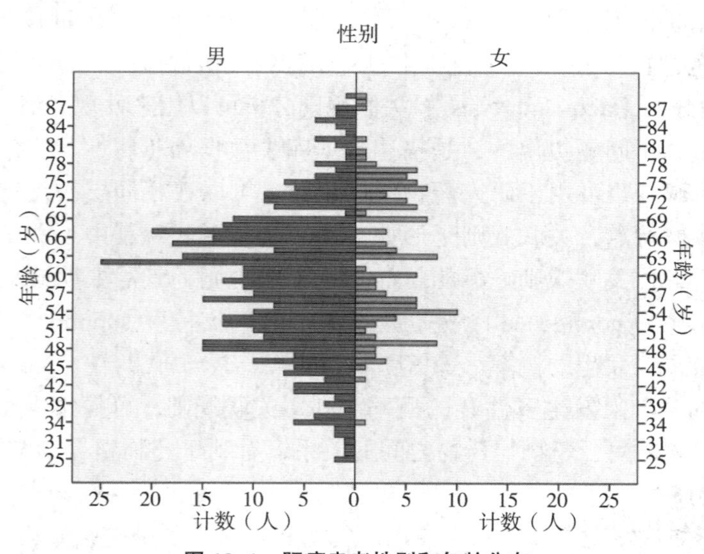

图 18–1 肝癌患者性别和年龄分布

（二）诊断信息

中医证候方面，气滞血瘀证出现的频数最高，为226次，占40.00%；其次是正虚邪恋证，占17.17%；正虚毒结证占9.91%，正虚邪实证占8.67%。详见表18-2。

表18-2　肝癌中医证候分布

证型	频数（次）	百分比（%）
气滞血瘀证	226	40.00
正虚邪恋证	97	17.17
正虚毒结证	56	9.91
正虚邪实证	49	8.67
肝郁气滞证	31	5.49
痰瘀互结证	21	3.72
肝郁脾虚证	17	3.01
气滞水停证	15	2.65
毒邪蕴结证	10	1.77
肝肾阴虚证	7	1.24
肝郁血瘀证	6	1.06
湿热内蕴证	3	0.53
湿热蕴结证	2	0.35
肝气郁结证	2	0.35
肝脾血瘀证	2	0.35
气滞湿阻证	2	0.35
正虚毒恋证	2	0.35
正虚毒陷证	2	0.35
邪毒久留，气滞血瘀证	2	0.35
肝胆湿热证	2	0.35
脾虚湿阻证	2	0.35
肝气郁结，气滞血瘀证	1	0.18
正虚邪结证	1	0.18
湿热蕴毒证	1	0.18
脾虚湿盛证	1	0.18
湿热瘀阻证	1	0.18
热毒壅盛证	1	0.18
气虚血瘀证	1	0.18
气滞痰凝证	1	0.18
正虚瘀结证	1	0.18
合计	565	100.00

舌诊方面，以舌淡红、苔薄白为主，占 55.32%；其次是舌淡红、苔白，占 6.26%；占比排在第三位的是舌淡红、苔白腻，占 4.59%。

脉诊方面，脉弦占 81.96%，出现频率最高；其次是脉弦细，占 7.21%；再次是脉细，占 2.81%。

1. 中医证候和性别的关系　气滞血瘀证中，男性患者数量（178 人）远高于女性患者（48 人），毒邪蕴结证男性患者和女性患者数量持平，均为 5 人，详见图 18–2。

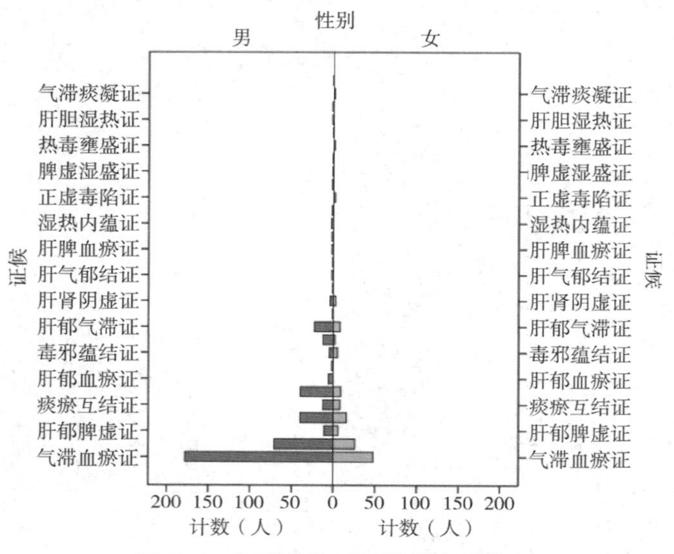

图 18–2　肝癌患者中医证候和性别分布

2. 中医证候和年龄的关系　气滞血瘀证中，患者年龄集中在 61 ～ 70 岁之间（含 70 岁），频数为 72 人；51 ～ 60 岁之间（含 60 岁）频数为 67 人。详见图 18–3。

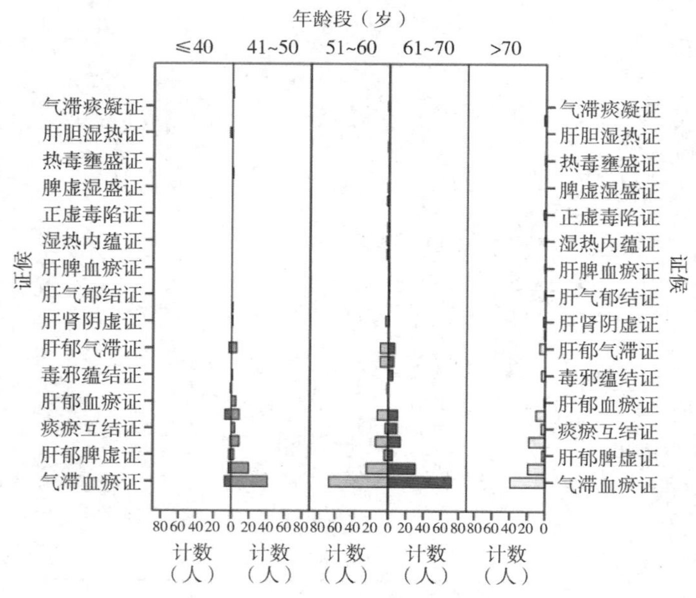

图 18–3　肝癌患者中医证候和年龄分布

（三）中药信息

本次采集的信息中，中药处方 1736 个，其中出现的中药品种 374 种，中药使用总频数为 23984。分析发现甘草出现的频率最高，为 913 次；其次为茯苓，频数为 855 次；黄芪出现频数为 634 次，排第三位。出现频率排名前 60 的药物使用 16885 次，占总频数的 70.40%。详见表 18–3。

表 18–3　中药使用频数分析（前 60 位）

序号	中药	频数（次）	序号	中药	频数（次）
1	甘草	913	31	山药	230
2	茯苓	855	32	党参片	208
3	黄芪	634	33	麦冬	202
4	丹参	632	34	白及	193
5	半枝莲	563	35	延胡索	190
6	茵陈蒿	539	36	枳壳	186
7	薏苡仁	484	37	麦芽	175
8	麸炒白术	470	38	猪苓	171
9	陈皮	459	39	砂仁	162
10	郁金	422	40	炒牡丹皮	153
11	白花蛇舌草	421	41	莪术	150
12	六神曲	412	42	预知子	149
13	白芍	411	43	白英	146
14	太子参	409	44	南山楂	141
15	鳖甲	371	45	法半夏	139
16	枳实	363	46	大腹皮	134
17	白术	345	47	海螵蛸	132
18	柴胡	332	48	茵陈	132
19	炒黄芩	331	49	瓜蒌	127
20	半夏	323	50	苦杏仁	127
21	牡蛎	320	51	知母	125
22	连翘	308	52	虎杖	124
23	当归	303	53	酸枣仁	123
24	黄连片	295	54	浙贝母	120
25	厚朴	293	55	大黄	118
26	地黄	286	56	车前子	116
27	泽泻	271	57	木香	110
28	皂角刺	262	58	香附	106
29	车前草	231	59	灵芝	104
30	鸡内金	230	60	玄参	104

三、肝癌中医症状的数据分析

按照《中医临床基本症状信息分类与代码（T/CIATCM 020—2019）》对471份肝癌患者入院病案中的症状信息进行整理，共出现267个症状，总频数2677次，频数排在前20位的症状信息见表18-4。

表18-4　入院症状频数分布（前20位）

序号	症状	频数（次）	序号	症状	频数（次）
1	乏力	400	11	小便深黄	48
2	口干	245	12	纳谷不香	45
3	纳呆	210	13	大便干结	32
4	肝区不适	199	14	便溏	27
5	腹胀	196	15	食少	25
6	睡眠差	153	16	胁痛	24
7	口苦	121	17	皮肤瘙痒	21
8	小便黄	72	18	咳嗽	19
9	腹痛	61	19	脘腹隐痛	18
10	尿少	53	20	发热	16

（一）患者性别、年龄与症状的频数分析

对数据中的性别、年龄和症状进行分析，发现61～70岁之间的男性患者出现最多的症状是乏力，详见图18-4。图块面积越大表示该年龄段内该性别该症状出现的频数越高。

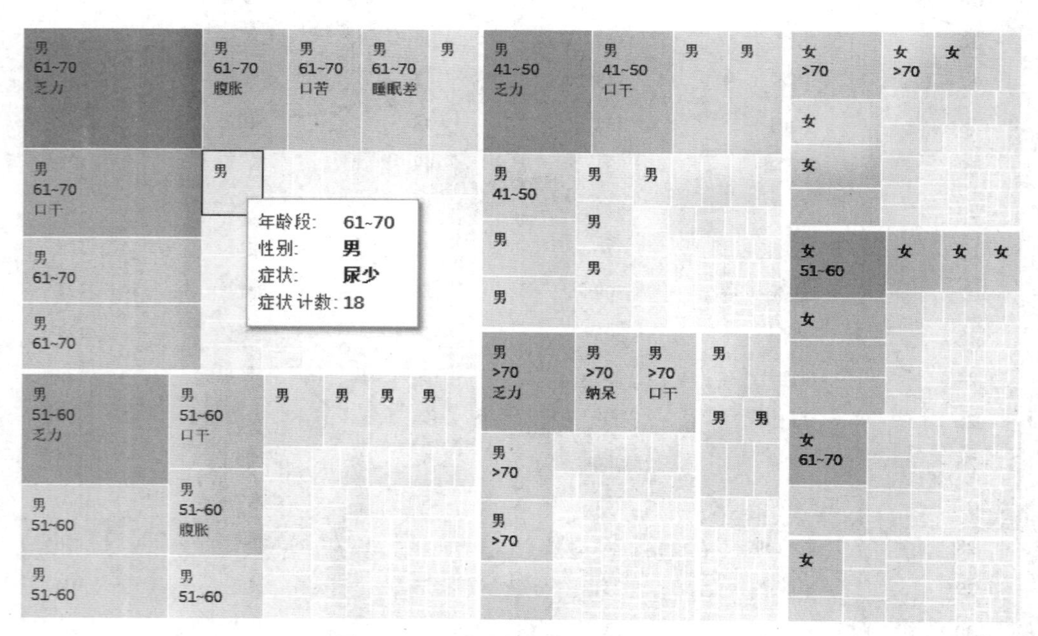

图18-4　肝癌症状与年龄、性别分布

（二）气滞血瘀证核心症状关联规则分析

采集的入院病案数据中，中医证候为气滞血瘀证的病案 178 份，出现症状 132 个，症状总频数为 965 次。运用 Apriori 算法对气滞血瘀证所出现的症状进行关联规则分析，最低条件支持度设置为 30%，最小规则置信度设置为 80%，最大前项数设置为 2，得到 7 条规则，如表 18-5 所示。

表 18-5　气滞血瘀证核心症状分析

序号	中药名称	支持度（%）	置信度（%）
1	纳呆－口干－乏力	33.71	95.00
2	乏力－腹胀	42.70	93.42
3	乏力－纳呆	46.07	92.68
4	乏力－睡眠差	35.96	90.63
5	乏力－口干	57.30	90.20
6	睡眠差－乏力－口干	32.58	81.03
7	乏力－肝区不适	40.45	80.56

四、肝癌所使用的中药数据分析

肝癌使用中药频数排名前 20 位的网络图如图 18-5 所示，弱链接上限为 15，强链接下限为 40，其链接数量在 21 ～ 80 之间，可见甘草、茯苓、半枝莲 3 种中药之间的关联程度明显强于其他中药的关联。

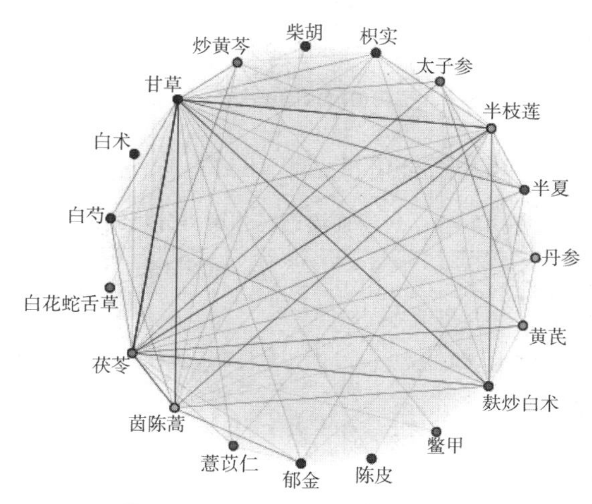

图 18-5　频数前 20 位中药网络图

（一）气滞血瘀证核心药对关联规则分析

采集的数据中，中医证候为气滞血瘀证的病案 226 份，关联 697 个处方，使用的中药 129 种。运用 Apriori 算法对气滞血瘀证所使用的中药进行关联规则分析，最低条件支持度设置为 5%，最小规则置信度设置为 80%，最大前项数设置为 1，得到 4 条规则，如表 18–6 所示。

表 18–6　气滞血瘀证的核心药对分析

序号	中药名称	支持度（%）	置信度（%）
1	茯苓 – 半枝莲	5.45	100.0
2	茯苓 – 甘草	7.32	96.08
3	甘草 – 半枝莲	5.45	94.74
4	茯苓 – 茵陈蒿	6.03	80.95

（二）气滞血瘀证核心处方的聚类分析

利用 Simple K–Means 算法，聚类数目设定为 4，对气滞血瘀证处方中的高频药物进行聚类，得到聚类轮廓系数为 0.9，说明分群效果良好；聚类 3 的样本最多，含 633 个样本，占整体数据的 90.8%；聚类 1 为最小聚类群，只有 18 个样本，占整体数据的 2.6%。详见图 18–6。

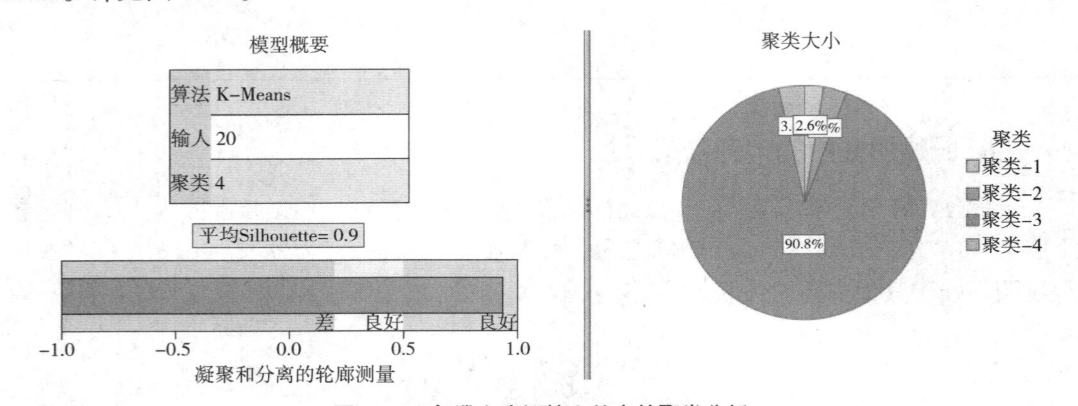

图 18–6　气滞血瘀证核心处方的聚类分析

处方聚类结果中，核心药物组合信息见表 18–13。

表 18–13　气滞血瘀证药物聚类分析结果

聚类	核心药物组合
1	丹参 – 甘草 – 连翘 – 茯苓 – 半枝莲
2	白芍 – 白英 – 半枝莲 – 麸炒白术 – 茯苓 – 甘草 – 虎杖 – 枳实 – 茵陈蒿
3	丹参 – 郁金
4	白术 – 茯苓 – 甘草 – 薏苡仁 – 茵陈蒿

（三）气滞血瘀证高频药物网络分析

利用 SPSS Modeler 软件，提取气滞血瘀证药物频数分析中前 15 味高频药物作为网络中的节点，绘制网络图，展示中医治疗原发性肝癌气滞血瘀证的用药规律，弱链接上限为 20，以虚线表示，强链接下限为 40，以实线表示，线条越粗，表示两者之间的关联越紧密，由图 18–7 可见，甘草、茯苓、茵陈蒿、麸炒白术、半枝莲之间的关联明显强于其他药物之间的关联。

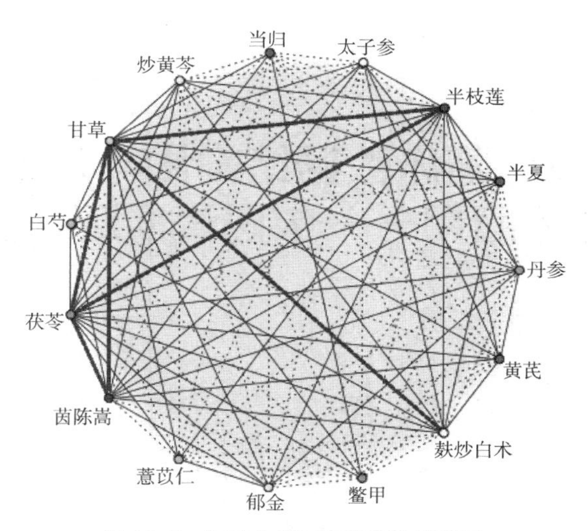

图 18-7 气滞血瘀证高频药物网络图

第六节 “方法学”应用研究小结

本章以肝癌为例，验证了临床数据结构化与知识关联的方法，从电子病历原始数据采集、临床病例报告表设计与应用、临床数据知识编码标准库构建、数据化临床病例报告表应用到数据分析和知识关联，发现真实世界临床数据中的关联关系，实现用数据说话、数据管理、数据决策，为全国中医医院开展临床数据分析与知识关联研究提供借鉴。

研究中针对中医电子病历数据资源应用的技术方法问题，提出运用知识编码，从中医电子病历数据的属性层面开展分析研究，包括中医电子病历数据规范化采集、结构化处理、运用知识关联等开展中医电子病历数据应用。研究过程中融合了中医药标准化知识、信息化技术手段、数据分析与挖掘技术方法，为揭示中医临床要素之间的关联关系提供参考。

下一步可将中医辨证论治思想同现代医学研究理论相结合，将原发性肝癌的中医整体辨证论治同现代医学微观辨证及辨证的微观化进一步结合，利用计算机辅助诊疗系统，使采集的指标微观化，避免人为的主观性。同时可以建立更完整、信息量更充分的数据库，在运用统计学、计算机学的基础上，扩大到数学、物理、生物信息学等领域，运用多学科协作的方法，把博大精深的中医理论诠释得更清楚，使中医辨证论治思想在原发性肝癌的辨治中得到更加广泛的应用，提高原发性肝癌患者的临床疗效，为人类的大健康事业作出贡献。

第十九章　中医临床数据结构化与知识关联方法学临床应用——中医骨质疏松症

本章以中医骨质疏松症为例子，介绍中医临床数据结构化和知识化的方法，以及开展知识关联方法学应用研究，为中医临床数据研究提供思路与方法。

第一节　应用研究规划与设计

一、研究选题

随着科技的发展，信息技术已经渗透到人们生活的各个领域，给各行各业带来了巨大的变革，信息技术的应用也对中医药行业产生了广泛的影响。机器学习、人工智能及大数据的应用推动了很多行业的快速发展，如电子商务、互联网出行等。为了更好地推进信息技术在中医药领域的发展，在国家部委的指引及各类中医药协会的共同努力下，颁布了众多中医药信息标准。这些标准为中医药信息化的发展提供了坚实的保障。随着信息技术在中医医院的广泛应用，各家医院累积了大量的临床数据，按照目前的趋势发展，医院沉淀下来的临床数据将呈指数级增长。如何利用好中医药标准化和信息化的成果是当前亟待思考的问题。

二、研究现状与需求

如何将中医基础理论和人工智能、机器学习有机地结合并应用到中医临床数据分析中，是摆在每一位科学研究者面前的问题。本书尝试从一种全新的角度建立一套中医临床数据知识关联方法学，将国家和行业颁布的各项标准特别是中医药标准与中医临床数据结合起来，将中医临床数据结构化，从而达到中医临床数据知识化的目的。各类中医药标准的制定过程中完全是以中医基础理论为支撑，各类指标的编码体现了中医理论的知识体系。因此，利用各种标准结构化以后的中医临床数据也包含了深刻的中医基础理论，较好地解决了当前中医临床数据分析中所涉及的数据只有中医药名、缺少中医药“魂”的局面。

三、主要目标与内容

开展临床数据结构化与知识化的方法学体系研究，探索中医临床数据大数据研究的新思路与新方法，主要研究临床病历资料数字化、规范化、结构化、数据化和知识化的方法，用以将临床病历资料转化成以知识编码为表现形式的数据集，以及如何运用大数据基于关联关系思想知识化处理后的临床病历数据集。

第二节 前期准备

一、骨质疏松症中医临床诊疗标准

本章参考的骨质疏松症中医临床标准有《中医病证诊断疗效标准》《原发性骨质疏松症诊疗指南》《中国人骨质疏松症诊断标准专家共识（2014）》《原发性骨质疏松症临床路径（2019）》。

二、中医临床数据标准

《中华人民共和国行政区划代码（GB/T 2260—2007）》；
《中国各民族名称的罗马字母拼写法和代码（GB/T 3304—1991）》；
《中医病证分类与代码（GB/T 15657—1995）》；
《中医舌象诊断信息分类与代码（T/CIATCM 010—2019）》；
《中医脉象诊断信息分类与代码（T/CIATCM 011—2019）》；
《中医临床基本症状信息分类与代码（T/CIATCM 020—2019）》；
《临床中药基本信息分类与代码（T/CIATCM 024—2019）》；
《中医体质分类与判定（ZYYXH/T 157—2009）》。

三、骨质疏松症结构化中医临床病例报告表（CRF）设计

以各类中医药标准和中医骨质疏松症临床诊疗指南为指导，以临床电子病历为基础，结合临床专家意见，将中医临床电子病历的病案首页、首次病程记录、日常病程记录和出院记录各项数据汇集成患者基本信息采集表、临床诊断信息采集表和临床处方信息采集表3张表，其中临床诊断信息采集表和临床处方信息采集表又分为入院、在院和出院3个时间节点分别进行填报。

患者基本信息采集表包含性别、户口所在地、工作单位、民族、教育程度、职业、婚姻状况、发病节气、病历陈述者、与患者的关系、第几次入院、入院时间、中医体质、过敏史、既往史、家族史、个人史、婚育史、月经史、不良习惯等信息。

临床诊断信息采集表（入院）包含主诉、现病史、首次病程记录、体格检查、专科检查、辅助检查、中医主病名、中医主证候、西医病名、中医辨病辨证依据、西医诊断依据、四诊诊断、实验室检查等信息；临床诊断信息采集表（在院）包含日常病程记

录、体格检查、中医主病名、中医主证候、西医病名、四诊诊断、实验室检查等信息；临床诊断信息采集表（出院）包含简要病情、治疗经过、重要用药、出院诊断、出院情况、出院医嘱、出院后用药、出院评估及指导、体格检查、四诊诊断、实验室检查等信息。

临床处方信息采集表（入院）包含诊疗计划、治则治法、西药处方、中成药处方、中药处方、非药物治疗、饮食处方、生活调摄等信息；临床处方信息采集表（在院）包含治法变化、方药变化、西药处方、中成药处方、中药处方、非药物治疗等信息；临床处方信息采集表（出院）包含出院带药、西药处方、中成药处方、中药处方、非药物治疗等信息。

四、骨质疏松症数据化中医临床病例报告表（CDF）设计

根据临床病例报告表（CRF）的内容，将数据化中医骨质疏松症临床病例报告表（CDF）分为临床基本信息表、诊断信息表、干预信息表和疗效信息表4个部分。

第三节　组织与管理

一、组织管理

为更好地开展临床数据采集和整理工作，项目组成立工作领导小组、临床数据采集小组、临床数据结构化与知识关联小组，具体职责和人员组成如下。

（一）工作领导小组

组成人员：医院信息部门主管院领导、信息科主任、各科室负责人。

主要职责：负责协调工作。

（二）数据采集小组

组成人员：临床医生、信息部门工作人员、数据分析人员。

主要职责：负责中医骨质疏松症临床病例报告表（CRF）的编制工作，数据的采集与整理。

（三）数据结构化与知识关联小组

组成人员：临床医生、数据分析人员。

主要职责：负责数据化中医骨质疏松症临床病例报告表（CDF）的编制工作，临床数据的结构化和知识化，并开展知识关联研究。

二、工作实施

数据采集小组根据《原发性骨质疏松症临床路径》和《原发性骨质疏松症诊疗指南》等中医临床诊断标准，在充分调研并听取行业管理、临床、病案和信息等方面专家意见的基础上，制定、完善骨质疏松症临床数据采集指标体系，编制中医骨质疏松症临床病例报告表（CRF）。

数据分析小组应参照《中医病证分类与代码（GB/T 15657—1995）》《中医舌象诊断信息分类与代码（T/CIATCM 010—2019）》和《中医脉象诊断信息分类与代码（T/CIATCM 011—2019）》等中医临床数据标准的各项编码，将中医骨质疏松症临床病例报告表（CRF）中的各个指标数据结构化与知识化，形成数据化中医骨质疏松症临床病例报告表（CDF）。

三、临床原始病历资料收集与清理

数据采集组成员依照临床数据采集中医骨质疏松症临床病例报告表（CRF）的构建需求，共完成780份临床数据的采集和整理工作。

数据文件以xls格式的EXCEL文件为主，不同患者的病历信息单独存放在不同的文件中。数据清理主要分为两个部分。

1. 数据脱敏处理　从医院信息系统中导出患者病历数据时，对涉及患者隐私的信息，如姓名、身份证号等进行了删除，对住院ID等信息进行了脱敏处理，按照研究型病历的样式重新进行编号。

2. 数据完整性筛查　通过筛查，发现有一部分电子病历只有患者的基本信息，这部分的病历数据没有纳入研究范围。剔除这些缺失度较高的病历后，纳入研究范围的病历共768份。

四、临床原始病例资料整理

临床原始病例资料整理分为4个过程。

（一）内容去重

每位患者的病例信息分别包含病案首页、入院记录、首次病程记录、日常病程记录和出院记录5个文件，其中不同文件的部分信息是重复的。对于内容相同的字段名将其记录下来，在数据整合时只保留一个字段名。

（二）病例资料格式转换

为了便于处理，将xls格式文件全部转化为纯文本的txt文件。

（三）数据整合

每位患者的病例资料以独立文件存放在不同文档中，为了便于分析，将每位患者的信息以一条记录的形式把所有的病历数据以基本信息、入院及在院记录和出院记录整合成3个表格，表格中的字段与原始数据字段名相同，内容重复的字段只保留了一个。

（四）字段拆分

原始数据的字段与CRF中的字段不是完全对应，CRF中的一些字段分布在原始数据的文字描述中，为了便于CRF的编制，在数据整合中创建的3个表格的基础上将相关字段的数据单独抽取出来，以CRF内容为基准进行了进一步的分解转化。

五、临床原始病例资料数据知识化

（一）原始病例数据数字化

数字化是把模拟数据转换成由 0 和 1 组成的二进制数据，以便于计算机进行计算和处理，如把纸质的病历扫描转化成电子文档。当前医院信息系统已经在各大医院广泛应用，相关医疗诊疗信息都是利用计算机存储，这些信息已经是数字文档，不需要进行数字化。

（二）原始病例数据规范化

医生在书写临床病历时因各种原因导致用语存在着诸多不规范的情况，在进行电子病历结构化和数据知识化之前，要先对其中不规范的地方进行规范化处理。

证候信息基于《中医病证分类与代码（GB/T 15657—1995）》规范化。

中药信息基于《临床中药基本信息分类与代码（T/CIATCM 024—2019）》规范化。

舌诊信息基于《中医舌象诊断信息分类与代码（T/CIATCM 010—2019）》规范化。

脉象信息基于《中医脉象诊断信息分类与代码（T/CIATCM 011—2019）》规范化。

（三）原始病例数据结构化

基于规范化后的病历，编制基本信息、诊断信息、干预信息和疗效信息 4 张中医临床病历报告表（CRF）。

1. 基本信息 CRF 患者基本信息在医院信息系统中有规范和详细的记录，这部分数据可以直接从电子病历中导入。

2. 诊断信息 CRF 诊断信息主要涉及中医证候、中医病名、西医病名、中医四诊和症状体征等信息。中医证候、中医病名、西医病名在电子病历中有单独的字段，可以直接导入诊断信息 CRF 中。

中医四诊信息在电子病历中没有具体对应的字段，主要以文字描述的形式记录在《入院记录表》的“中医望闻切诊”字段中，需要用分词技术把舌诊、脉诊等信息提取出来，导入诊断信息 CRF 的相关字段中。

症状、体征主要是通过患者叙述和临床医生观察记录所得。因为不同患者在描述上的巨大差异性，没有统一、规范、标准的症状描述，而且病历中记录的是较为完整的患者叙述，除了症状信息，还掺杂着其他与症状没有直接联系的内容，因此需要对症状进行提炼、整合与规范。在数据结构化时对症状信息的提取分为两个步骤：首先以《原发性骨质疏松症临床路径》和《原发性骨质疏松症诊疗指南》为基础，将这两个标准性文件中关于症状的描述作为标准词语，从病历中筛选出相应症状作为骨质疏松症的主干症状。其次，将这两个文件中没有涉及但是病历中广泛存在的共性症状筛选出来，作为骨质疏松症的补充症状。

（1）对于骨质疏松症的症状描述，国家和行业还没有发布相关标准，《原发性骨质疏松症临床路径》和《原发性骨质疏松症诊疗指南》作为骨质疏松症诊断和治疗的指导性文件，在一定程度上可以弥补标准缺失带来的影响，因此以临床路径和诊疗指南为标准，将文件中列出的症状作为骨质疏松症主要症状。临床路径指出的临床表现有骨痛和/或脆性骨折史。诊疗指南指出骨质疏松症初期通常没有明显的临床表现，但随着病情进展，骨量不断丢失，骨微结构破坏，患者会出现骨痛、脊柱变形的情况，甚至导致骨质疏松性骨折等后果。在临床诊断中骨质疏松症患者主要表现有：①疼痛。可出现腰背疼痛或全身骨痛的症状，通常在翻身、起坐或长时间行走后出现，夜间或者负重活动时疼痛加重，并伴有肌肉痉挛，甚至活动受限的情况。②脊柱变形。严重的腰椎压缩性骨折可能会导致腹部脏器功能异常，引起便秘、腹痛、腹胀、食欲减退等不适。③骨折。基于临床路径和诊疗指南对骨质疏松症症状的概述，结合电子病历中患者对症状表现的描述，选取“疼”“痛”“腰”“背”“胸”“腿”“膝”“髋关节”“睡眠”“饮食”“大小便”“活动受限”“（是否）加重”“（有无）明显诱因”等词语作为语料库，从患者主诉与现病史中提取骨质疏松症主要症状。

（2）除了临床路径和诊疗指南中包含的症状外，基于病历中患者的描述，对病历中比较具有共性的症状描述做进一步筛选，提取出“负重变化”“骨质增生”“乏力”“麻木”等词语加入症状语料库。

3. 干预信息表 CRF 病历中涉及的骨质疏松症的干预措施主要是药物治疗，包括传统医学和现代医学药物。传统医学主要以中医处方为主，分为内服和溻渍。病历中有较为详细的处方信息，处方中的各味中药名经过规范化整理后，可以直接导入干预信息CRF中。

（四）原始病例数据知识化

利用中医各项信息标准对结构化的临床病例资料进行数据化和知识重构，形成数据化中医临床病例报告表（CDF），表的编制分为4个部分：

1. 基本信息数据知识化 依据《个人基本信息分类与代码 第一部分：人的性别代码（GB/T 2261.1—2003）》《中华人民共和国行政区划代码（GB/T 2260—2007）》等标准对患者性别、所在地、民族等进行数字化编码。

2. 诊断信息数据知识化 依据《中医病证分类与代码（GB/T 15657—1995）》对中医证候与中医病名进行数字化编码；依据《国际疾病分类代码（ICD-10）》对西医病名进行数字化编码；依据《中医舌象诊断信息分类与代码（T/CIATCM 010—2019）》《中医脉象诊断信息分类与代码（T/CIATCM 011—2019）》对舌苔-脉象进行数字化编码；依据《中医临床基本症状信息分类与代码（T/CIATCM 020—2019）》对基本症状信息进行数字化编码。

3. 临床干预数据知识化 临床干预主要涉及处方信息。依据《中医临床基本症状信息分类与代码（T/CIATCM 020—2019）》等标准对处方中药进行数字化编码；

4. 治疗效果数据知识化 当前没有标准的疗效评价体系，有待研究。目前采用的是转归等说明治疗效果。

第四节　知识关联

一、绪论

以大数据知识关联的思想作为基本的研究思路，广泛建立基本信息、诊断信息、干预信息和疗效信息 4 张骨质疏松症数据化中医临床报告表（CDF）内部各指标之间及不同表的各指标之间的相关性。

（一）设计思路

1. 基于大数据的思想　大数据思想不以因果关系为研究目的，而是以知识关联为研究手段，从数据中找规律，用数据说话。基于这种思想，在设计模型时不预设假设，而是通过广泛建立病例数据各项指标之间的关联关系，用以寻找隐藏在数据背后的诊治规律，再回到临床中进行试验验证。

2. 从概念层面拓展到知识层面　利用国家和行业发布的相关标准性文件将病例数据中的各项概念指标进行属性化编码。一方面深化指标的内涵概念，另一方面对病例数据内容进行知识重构，扩展了病例数据的外延。中医药信息标准在制定的过程中都有中医理论为其指导，所以知识化以后的 CDF 融合了中医理论，从而基于 CDF 的知识关联不仅是概念上的关联，而且由于融合了中医理论，也是对中医理论知识的一种重现。

（二）研究方法

基于大数据知识关联的思想，主要考查单表内各指标之间的相关关系及多表的各指标之间的相关关系。本节后面部分以频数统计为例，展示了各指标之间可以建立广泛的相关性。在第五节中，以干预信息表中的药物为研究指标，采用相关分析和聚类分析的方法，从药物属性的角度，比较不同骨质疏松处方组方规律。此外，当选取了合适的方式量化出不同指标的相关性以后，可以采用其他的方法，如各类机器学习和人工智能算法，研究知识化的临床病例数据集。

1. 单表知识关联　建立单张表内部指标的知识关联。如基本信息表中的性别与年龄，性别、年龄与民族等。可以是两个指标之间的，也可以是多个指标之间的关联分析。

2. 双表知识关联　建立两张表的指标之间的知识关联。如基本信息表中的性别与诊断信息表中的中医证候；诊断信息表中的中医证候与干预信息表中的药性之间的关联分析等。

3. 三表知识关联　建立 3 张表的指标之间的知识关联。如基本信息表中的性别、诊断信息表中的中医证候与干预信息表的药性之间的关联分析等。

4. 四表知识关联　建立 4 张表的指标之间的知识关联。如基本信息表中的性别、诊断信息表中的中医证候、干预信息表中的药性与疗效信息表中的出院情况之间的关联分析等。

二、描述性统计分析

（一）基本信息

患者以老年人为主，60 岁以上占 89.0%，40 岁以内占比较小。性别方面以女性为主，男性占 12.1%，女性占 87.9%。民族以汉族为主，占比达 91.9%。

（二）诊断信息

患者主要证候有肝肾阴虚证、肝肾亏虚证、脾肾气虚证和气滞血瘀证，分别占患者人数的 15.0%、8.0%、43.0% 和 24.0%。

中医病名以骨折病为主，占到总患者的 45.0%。此外，占比达到 3% 的还有胸痹心痛病、膝痹病和眩晕病。

脉诊方面，以脉弦细为主，占到总患者的 66.8%，其次脉弦数和脉弦分别占比 6% 和 11%。

舌诊方面，舌色以舌质淡为主，占比达 64.4%，其次占比超过 6% 的有舌质淡红、舌质暗红和舌质暗淡，分别达 11.0%、7.7% 和 6.4%。舌苔以苔白薄为主，占 66.6%，其次苔微黄占比 5.6%。

（三）干预信息

治疗骨质疏松症处方以温、平、热处方为主，分别占比 67.8%、14.7% 和 8.7%；五味以辛、苦、甘为主，分别占比 35.5%、31.8% 和 24.4%；归经分布以肝经脾经和肾经为主，分别占到 28.8%、21.1% 和 19.4%，另外心经、肺经和胃经也有一定的占比，分别为 10.4%、7.3% 和 6.8%。

三、单表数据知识关联

（一）基本信息表的知识关联

表 19–1 列出了临床基本信息表的指标项，可以研究任何几个指标之间的相关关系。如年龄和性别，从频数上看，60 岁以上女性占比近 80.0%，男性 9.3%，女性患者是男性患者的 9 倍。

表 19–1　临床基本信息表（CDF–1）指标项

编号	字段名	编号	字段名
1	性别	4	民族
2	年龄	5	婚姻
3	地址		

（二）诊断信息表的知识关联

表 19–2 列出了诊断信息表中的指标项，可以研究中医证候、病名、四诊、症状等之间的相关关系。以下从频数角度列举了证候与舌色、苔质、苔色和脉象之间的关系。

1. 证候与舌色　肝肾亏虚证患者的舌色以淡和淡暗为主，分别占比 63.24% 和

10.29%；肝肾阴虚证患者的舌色主要以暗红、淡、淡暗和淡红为主，分别占比27.4%、24.66%、14.38%和22.6%；脾肾气虚证以舌色淡为主，占比达83.29%；气滞血瘀证患者舌色以淡和淡红为主，分别占比61.33%和18.23%。

2. 证候与苔质 肝肾亏虚证患者的苔质以薄为主，占比86.57%；肝肾阴虚证患者的苔质以薄、厚和少为主，分别占比36.99%、28.08%和26.03%；脾肾气虚证患者以苔质厚为主，占比达79.63%；气滞血瘀证患者以苔质薄为主，占比达90.61%。

3. 证候与苔色 肝肾亏虚证患者苔色以白和淡黄为主，分别占比76.47%和16.18%；肝肾阴虚证患者苔色以白和淡黄为主，分别占比45.21%和44.52%；脾肾气虚证患者苔色以白和淡黄为主，分别占比88.77%和10.44%；气滞血瘀证患者苔色以白和淡黄为主，分别占比90.61%和9.39%。

4. 证候与脉象 肝肾亏虚证患者脉象以脉弦和脉弦细为主，分别占比17.65%和51.47%；肝肾阴虚证患者脉象以脉沉细、脉弦、脉弦数和脉弦细为主，分别占比8.90%、6.85%、16.55%和57.24%；脾肾气虚证患者脉象以脉弦细为主，占比达84.33%；气滞血瘀证患者脉象以脉弦和脉弦细为主，分别占比32.04%和53.04%。

表19–2 临床诊断信息表（CDF–2）指标项

序号	字段名	备注	序号	字段名	备注
1	舌色	舌诊	9	疼痛	症状
2	苔质	舌诊	10	疼痛部位	症状
3	苔色	舌诊	11	饮食	症状
4	脉象	脉诊	12	睡眠	症状
5	面色	症状	13	小便	症状
6	中医主证	中医证候	14	大便	症状
7	中医主病	中医病名	15	是否麻木	症状
8	其他诊断	其他中医诊断	16	是否乏力	症状

（三）干预信息表的知识关联

表19–3列出了干预信息表的指标项。本研究的骨质疏松症病例资料的处方中涉及近140味中药，在描述性统计中指出主要以温、平两种药性的药物为主。考察药物的四气与归经之间的相关关系，温性药物的归经占比较高的有肝经、脾经、肾经和肺经，分别为26.73%、22.77%、21.78%和10.89%；平性药物的归经占比较高的有肝经、脾经、肾经和心经，分别为27.63%、27.63%、14.47%和14.47%。除此以外，可以研究干预信息表中任何几个指标之间的相关关系。

表 19-3 临床干预信息表（CDF-3）指标项

序号	字段名	序号	字段名
1	中药名	9	归经
2	药用来源	10	毒性
3	药用部位	11	最小剂量
4	饮片规格	12	最大剂量
5	炮制方法	13	配伍禁忌
6	君臣佐使	14	妊娠禁忌
7	四气	15	病证禁忌
8	五味	16	饮食禁忌

（四）疗效信息表的知识关联

目前在治疗效果评价方面，中医还没有比较成熟的标准，因此这部分内容在病例资料中较少，故选取了病例资料中的出院（中医）诊断和出院情况（表 19-4）研究两者之间的相关关系。

表 19-4 临床疗效信息表（CDF-4）指标项

序号	字段名
1	出院诊断
2	出院情况

四、双表数据知识关联

（一）临床基本信息 - 诊断信息（CDF-1、CDF-2）相关性分析

临床基本信息表中的 5 个基本信息与诊断信息表中 16 个基本信息之间的相关性，总共可建立 80 种相关分析，例如基本信息表中的“性别”与诊断信息表中各指标之间的相关性分析（表 19-5）。

表 19-5 性别与临床诊断信息相关性分析

序号	基本信息	诊断信息	序号	基本信息	诊断信息
1	性别	舌色	9	性别	疼痛
2	性别	苔质	10	性别	疼痛部位
3	性别	苔色	11	性别	饮食
4	性别	脉象	12	性别	睡眠
5	性别	面色	13	性别	小便
6	性别	中医主证	14	性别	大便
7	性别	中医主病	15	性别	是否麻木
8	性别	其他诊断	16	性别	是否乏力

（二）临床基本信息 – 干预信息（CDF-1、CDF-3）相关性分析

临床基本信息表中的5个基本信息与干预信息表中16个基本信息之间的相关性，总共可建立80种相关分析，例如基本信息表中的“性别”与干预信息表中各指标之间的相关性分析（表19-6）。

表19-6 性别与临床干预信息相关性分析

序号	基本信息	诊断信息	序号	基本信息	诊断信息
1	性别	中药名	9	性别	归经
2	性别	药用来源	10	性别	毒性
3	性别	药用部位	11	性别	最小剂量
4	性别	饮片规格	12	性别	最大剂量
5	性别	炮制方法	13	性别	配伍禁忌
6	性别	君臣佐使	14	性别	妊娠禁忌
7	性别	四气	15	性别	病证禁忌
8	性别	五味	16	性别	饮食禁忌

（三）临床基本信息 – 疗效信息（CDF-1、CDF-4）相关性分析

临床基本信息表中的5个基本信息与疗效信息表中2个基本信息之间的相关性，总共可建立10种相关分析，例如基本信息表中的“性别”与疗效信息表中各指标之间的相关性分析（表19-7）。

表19-7 性别与临床疗效信息相关性分析

序号	基本信息	疗效信息
1	性别	出院诊断
2	性别	出院情况

（四）临床诊断信息 – 干预信息（CDF-2、CDF-3）相关性分析

临床诊断信息表中的16个基本信息与干预信息表中16个基本信息之间的相关性，总共可建立256种相关分析，例如诊断信息表中的“舌色”与疗效信息表中各指标之间的相关性分析（表19-8）。

表19-8 中药名与临床诊断信息相关性分析

序号	诊断信息	疗效信息	序号	诊断信息	疗效信息
1	舌色	中药名	9	舌色	疼痛
2	舌色	药用来源	10	舌色	疼痛部位
3	舌色	药用部位	11	舌色	饮食
4	舌色	饮片规格	12	舌色	睡眠
5	舌色	炮制方法	13	舌色	小便
6	舌色	君臣佐使	14	舌色	大便
7	舌色	四气	15	舌色	是否麻木
8	舌色	五味	16	舌色	是否乏力

（五）临床诊断信息－疗效信息（CDF-2、CDF-4）相关性分析

临床诊断信息表中的16个基本信息与疗效信息表中2个基本信息之间的相关性，总共可建立32种相关分析，例如诊断信息表中的“舌色”与疗效信息表中各指标之间的相关性分析（表19–9）。

表19–9　舌色与疗效信息相关性分析

序号	基本信息	疗效信息
1	舌色	出院诊断
2	舌色	出院情况

（六）临床干预信息－疗效信息（CDF-3、CDF-4）相关性分析

临床干预信息表中的16个基本信息与疗效信息表中2个基本信息之间的相关性，总共可建立32种相关分析，例如干预信息表中的“中药名”与疗效信息表中各指标之间的相关性分析（表19–10）。

表19–10　中药名与疗效信息相关性分析

序号	基本信息	疗效信息
1	中药名	出院诊断
2	中药名	出院情况

五、三表数据知识关联

（一）临床基本－诊断－干预信息（CDF-1、CDF-2、CDF-3）相关性分析

从临床基本信息表、诊断信息表和干预信息表中各选取一个指标进行交叉的相关性分析，总共可建立1280种相关分析，例如临床基本信息中的“性别”、诊断信息中的“舌色”与干预信息表中各指标之间的相关性分析（表19–11）。

表19–11　性别、舌色与干预信息相关性分析

序号	基本信息	诊断信息	干预信息	序号	基本信息	诊断信息	干预信息
1	性别	舌色	中药名	9	性别	舌色	归经
2	性别	舌色	药用来源	10	性别	舌色	毒性
3	性别	舌色	药用部位	11	性别	舌色	最小剂量
4	性别	舌色	饮片规格	12	性别	舌色	最大剂量
5	性别	舌色	炮制方法	13	性别	舌色	配伍禁忌
6	性别	舌色	君臣佐使	14	性别	舌色	妊娠禁忌
7	性别	舌色	四气	15	性别	舌色	病证禁忌
8	性别	舌色	五味	16	性别	舌色	饮食禁忌

（二）临床基本信息－诊断信息－疗效信息（CDF-1、CDF-2、CDF-4）相关性分析

从临床基本信息表、干预信息表和疗效信息表中各选取一个指标进行交叉的相关

性分析，总共可建立160种相关分析，例如临床基本信息中的“性别”、干预信息中的“中药名”与疗效信息表中各指标之间的相关性分析（表19–12）。

表19–12　性别、舌色与干预信息相关性分析

序号	基本信息	干预信息	疗效信息
1	性别	中药名	出院诊断
2	性别	中药名	出院情况

（三）临床诊断-干预-疗效信息（CDF-2、CDF-3、CDF-4）相关性分析

从临床诊断信息表、干预信息表和疗效信息表中各选取一个指标进行交叉的相关性分析，总共可建立512种相关分析，例如临床诊断信息中的“舌色”、干预信息中的“中药名”与疗效信息表中各指标之间的相关性分析（表19–13）。

表19–13　性别、舌色与干预信息相关性分析

序号	诊断信息	干预信息	疗效信息
1	舌色	中药名	出院诊断
2	舌色	中药名	出院情况

六、四表数据知识关联

临床基本信息-诊断信息-干预信息-疗效信息（CDF-1、CDF-2、CDF-3、CDF-4）相关性分析

从临床基本信息表、诊断信息表、干预信息表和疗效信息表中各选取一个指标进行交叉的相关性分析，总共可建立2560种相关分析，例如临床基本信息表中的“性别”、诊断信息中的“舌色”、干预信息中的“中药名”与疗效信息表中各指标之间的相关性分析（表19–14）。

表19–14　性别、舌色、中药名与干预信息相关性分析

序号	基本信息	诊断信息	干预信息	疗效信息
1	性别	舌色	中药名	出院诊断
2	性别	舌色	中药名	出院情况

第五节　基于知识关联的骨质疏松症中医用药规律示范研究

本节以骨质疏松症为实例来论述基于知识关联的中医用药规律研究。

一、资料来源

本研究资料来自四川某三级甲等中医院两年的骨质疏松症住院患者的临床电子病历，共收集有效病例768份。

二、资料总体描述

患者以老年人为主，60 岁以上患者占比 89%；所有患者的男女比例大概为 3∶22，可以看出女性中老年女性患者患骨质疏松症的风险比较高。

在中医诊断的证候方面，768 份病历主要包含肝肾阴虚证、肝肾亏虚证、脾肾气虚证和气滞血瘀证，分别占患者人数的 15%、8%、43% 和 24%。在这些患者中，有 468 份病历有完整的处方信息，共涉及 46 种处方、135 味中药。

三、分析方法

依据《中医病证分类与代码（GB/T 15657–1995）》《临床中药基本信息分类与代码（T/CIATCM 024–2019）》对患者证候信息与中药属性进行编码，将患者诊断和治疗信息结构化与知识化，然后利用关联分析研究。

四、结果

（一）药物性味归经频数分析

病例资料中涉及 135 味中药（去重后的药物）。表 19–15 是 46 张处方药物汇总（药物不去重）的四气频数分布表。从表中可以看出，治疗骨质疏松症主要以温和微温药物为主，根据患者实际情况，兼以寒和微寒药物作为辅助。

表 19–15　基于处方的药物四气频数表

序号	四气	频数（次）	序号	四气	频数（次）
1	寒	39	4	大热	2
2	微寒	41	5	温	347
3	热	23	6	微温	54

表 19–16 表示的是药物五味频数分布表。从表中可以了解到治疗骨质疏松症的药物主要涉及甘、辛、苦。

表 19–16　基于处方的药物五味频数表

序号	五味	频数（次）	序号	四气	频数（次）
1	平	151	6	甘	362
2	酸	44	7	辛	313
3	苦	338	8	淡	16
4	微苦	35	9	涩	19
5	咸	26			

表 19–17 表示的是药物的归经频数分布表，前 3 位的分别是肝、脾、胃经。

表 19-17　基于处方的药物归经频数表

序号	五味	频数（次）	序号	四气	频数（次）
1	肝经	427	5	肾经	276
2	心经	153	6	胃经	152
3	脾经	344	7	大肠经	40
4	肺经	132	8	膀胱经	49

（二）处方与药物频数回归分析

为研究不同属性药物在各个治疗骨质疏松处方中使用的频繁度，分别从四气、五味、归经和功效 4 个方面研究了处方所有药物去重和没有去重的各种属性的回归分析，如图 19-1 所示。从图形可以看出，在 4 种不同的属性角度，药物总和与去重后药物之间的属性频数基本成线性关系，体现了不同处方在药物属性搭配上基本是一致的。图中，位于直线上方的点对应的属性代表在不同处方中重复使用的比重比同一个处方中的比重高，说明某些药物在不同处方中都有被大量使用；位于直线下方的点代表的比重关系跟上面刚好相反，反映药物的某种属性在组方时多次被使用。

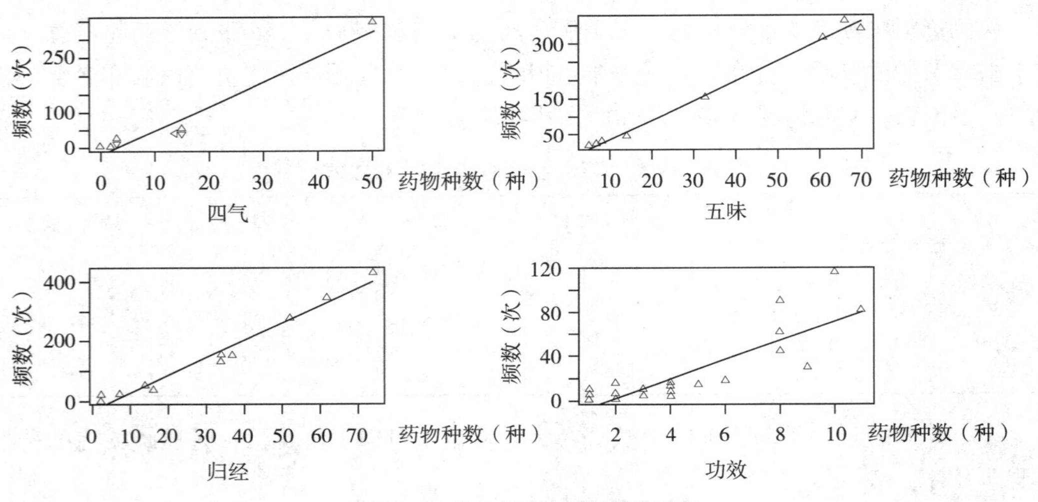

图 19-1　处方与药物属性线性回归

（三）骨质疏松处方聚类分析

为研究病例资料中 46 种处方的用药特点，基于结构化和知识化后的药物属性数据，分别采用层次聚类和 K-means 聚类两种方式进行研究，结果见图 19-2 和图 19-3。从图中可以看出，46 个处方可以分为 3 类。第一类 6 种处方从性味组成看大量使用温、微温药，并辅以热性药，在功效上也比较均衡，主要包含祛风湿散寒、发散风寒、补气、活血止痛、调经、补阳、温里、活血疗伤等功效的药物。第二类处方与第一类不同，虽然也是以温性药为主，但在量上明显少于第一类，其他药性的药一部分处方基本没有，另一部分处方在辅以热性药同时，还加上了差不多比重的寒性药，在功效方面以活血和祛风湿散寒为主。第三类处方占处方比例最大，从性味方面看，主要以温和微温药性为主，在数量上也少于第一类，适当辅以微寒药物；功效方面以补气、活血止痛、调经、补阳为主，功效覆盖面也明显少于第一类。

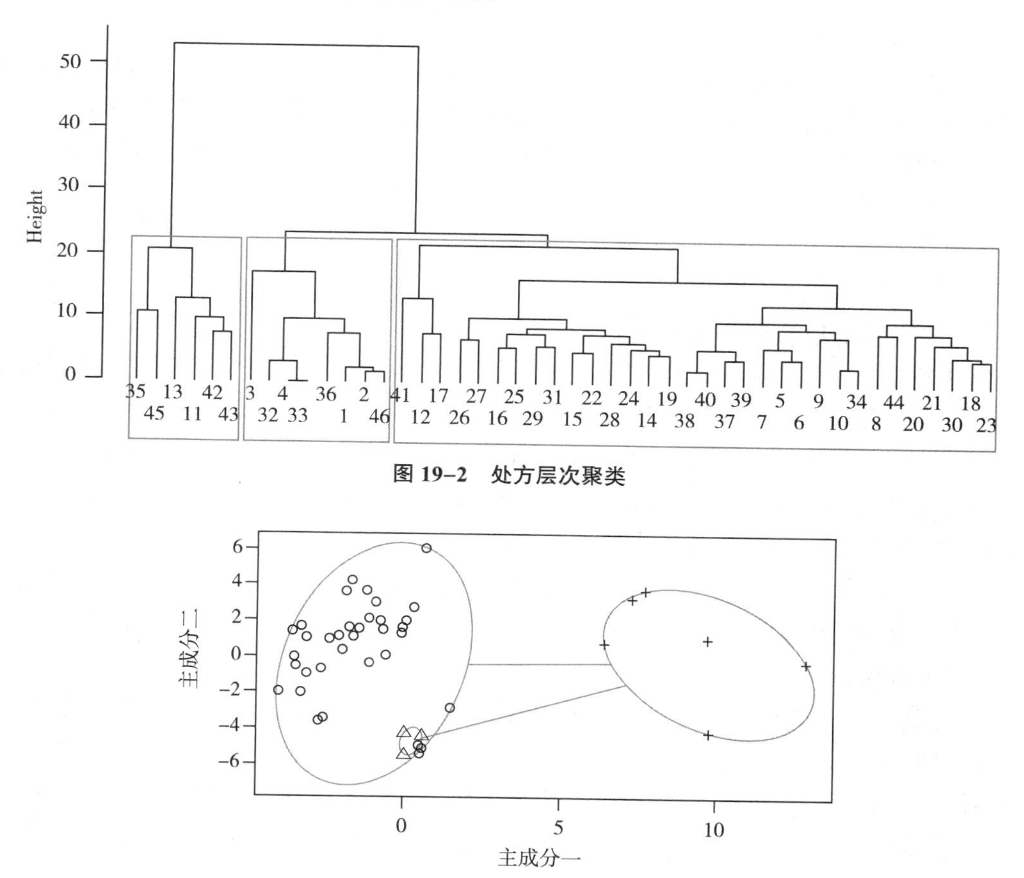

图 19–2 处方层次聚类

图 19–3 处方中心聚类

五、小结与讨论

本节利用几种基本的数据分析方法分析了结构化和知识化的骨质疏松症病例。基于国家和行业中医药标准的中医临床病例资料数据化和知识化，一方面很好地对临床病例资料数据进行了规范化和结构化，另一方面这种规范化和结构化并不是简单的对临床病例资料进行了数字化和编码化，而是融合了中医药理论体系框架的知识化。

本章以骨质疏松症治疗的药物属性为研究对象，基于大数据思想，对数据本身体现出的规律进行了总结。这些规律在临床诊疗中是否有真实的体现和意义，需要临床医生在此基础上做进一步研究。此外，本章只涉及了药物的数据分析，病例资料中的其他信息，如患者年龄、性别、证候、舌苔、脉象也可做同样的研究。不同指标之间，如证候和药物、证候与性别和药物等，这些多维度的分析可以不断地丰富研究结果。

第六节 "方法学"应用研究小结

中医药标准化与信息化经过几十年的发展，已经取得长足的进步和丰硕的成果，现代化信息技术的应用极大地推动了中医临床数据的积累。本章以中医骨质疏松症为例，介绍了中医临床数据结构化和知识化的方法，以及开展知识关联方法学研究，为中医临床数据研究提供一套思路与方法。

一、创新点

（一）病例信息数据知识化的特色

1. 规范化 本章主要参照国家和行业发布的相关标准对临床电子资料进行规范化和数据化，保证了规范化后数据的质量与科学性。

2. 体系化 数据的规范化涉及疾病诊治的整个流程，包含临床电子资料的各个方面，覆盖了患者的基本信息、诊断信息、干预信息和疗效评价，极大地提升了数据的广度，以实现中医证、治、疗效体系化的分析。

3. 知识化 数据的表达从概念层面深化到概念加属性层面的表达。从一个概念出发，引申出若干条属性，在深度上对病例资料进行了极大的拓展和知识重构。

（二）数据分析方法特色

1. 传统的研究方法是基于研究者提出的科研假设，通过科学试验验证假设的正确性。科研假设的合理性、科学性与可操作性依赖于研究者的长期经验积累，不便于其他研究者的学习和拓展。本章提出可以利用临床病例资料，用基于数据得到的有待验证的事实和规律替代具体的科研假设，通过科学试验验证这些事实和规律的正确性。科研假设从临床数据中来，在临床试验中进行验证，最后再回到临床实践中去。

2. 病例资料经过数据化和知识化转换以后，在深度和广度上得到了很大的扩充，为每一位患者都建立了证、治、效全流程的近50个概念及几百个属性维度的数据集，为多角度的知识关联提供了无限可能性。

二、有待注意的问题

（一）建议建立数据质量控制规范

一方面需要加强临床病例资料书写规范的建设，另一方面需要建立临床病例资料结构化与知识化各环节的操作规范，把握以下几点原则。

1. 数据可以追踪溯源 从临床病例资料数字化、规范化、结构化到数据化和知识化，每一步数据的来源都要能在原始资料中找到对应的信息。

2. 最大限度地保持数据的客观性 在资料数据化的过程中，应从客观的视角处理病例资料，不对病例资料做主观的添加、删减和改动。不对病例资料的完整性提出主观的要求，如实记录每一份病例资料。这样知识化以后的数据资料才能反映临床真实情况，从而真正做到研究是从临床中来。在这种处理原则下，必然会存在大量数据缺失的字段和一些异常值的问题，通过对这些数据质量问题的收集和研究，找出问题出现的原因，提出对临床病例书写规范进行调整和改进的建议。

（二）建议创建中医临床数据知识关联分析技术平台

基于知识关联研究的复杂性，建议创建中医临床数据知识关联分析技术平台，以满足临床研究的可操作性与易用性。

（三）关于症状的提取

结构化临床数据观察的转换，主要难点集中在症状的提取和编码上。建议将相关病种的标准文件涉及的症状作为主要症状，如本章以诊疗指南和临床路径诊断标准中的症状作为主要症状，以此为基础对病例资料中的症状描述进行规范。病例资料中还涉及的其他症状作为辅助症状，逐步建立和完善研究病种的症状库。

此外，中医疗效评价还没有比较规范的标准体系，而且中医治疗效果是一个动态变化的过程，当前研究的病例资料没有完整记录患者在单个治疗周期内的疾病变化过程，本章暂未对疗效的知识关联展开研究。随着中医疗效评价方法的不断完善，结合治疗效果的数据后，将进一步扩展数据的广度，真正构成一个完整的中医临床病例资料研究闭环，做到研究资料从临床中来，研究结果在临床中验证，最终研究成果用于指导临床实践，推动中医的发展。

第二十章　中医临床数据结构化与知识关联方法学临床应用——腰痛

本章以腰痛为例介绍中医临床数据结构化和知识化的方法，并开展知识关联方法学研究，为中医临床研究提供参考。

第一节　问题提出与流程设计

当前，随着计算机和信息技术的广泛运用，中医药行业在长期的临床实践中积累了大量宝贵的资料，其中蕴含着丰富的中医药思想与知识，例如关于疾病诊断、证候分类、舌苔、脉象、辨证施治思维和技巧、处方用药、非药物疗法、病证演变转归及发展趋势等方面的重要信息。然而遗憾的是这些临床诊疗原始数据也存在一些缺陷。

一、数据信息模糊，缺乏精确性

中医对疾病的诊断是通过望闻问切四诊来获取有效信息，再结合医生的经验作出最终诊断。在这个过程中，四诊信息和诊断信息的记录都存在一定的口语化和地方化问题。长此以往，相同的中医病证也可能产生不同的名称，或者不同的中医病证却对应相同的名称，即中医症状的一症多名和多症一名问题。

另外，由于我国幅员辽阔导致相同的中药材在各地也会有不同的名称，中药材同样存在名称不统一、不规范的问题。

二、信息庞杂，数据量巨大

中医临床数据信息既包括患者根据自己病情所报告的主诉信息，又包括临床医生根据主诉、四诊和医学检查信息作出的中医诊断、西医诊断，以及随之产生的病证分类、治法与处方等信息。其中病证中含有面色、舌诊、脉诊、发病缓急等大量描述性信息，数据量巨大。

三、数据非结构化，转换编码困难

中医药数据对于病证、治法、处方等信息都是采用长文本字段或其他非结构化类型字段的方式进行描述，如何从非结构化数据中分离出病证、药名和剂量等信息，将其转化为结构化字段，始终是困扰中医药数据使用的一个难题。

为了针对性地解决上述问题，本章以中医“腰痛”为典型病种，依托四川省某中医院数据，尝试系统性地对中医临床数据结构化与知识关联方法学进行应用，以供未来的研究者参考借鉴。

总体流程是，通过临床数据的收集清理，形成规范化的数据文档并搭建数据库，然后依据知识编码标准库对临床数据进行重构，最后对重构后的数据进行知识关联模型的探究，并完成数据可视化工作。希望将来临床工作者可以通过我们的研究有所启发，进而基于这些知识规律完成新的临床试验设计（RCT），完成最终的验证工作。

第二节　应用研究设计与组织管理

一、腰痛中医临床诊疗与数据标准

腰痛属于中医病名，根据临床专家经验大多患者对应西医语境下的腰椎间盘突出症，因此重点参考了《中医病证诊断疗效标准》《腰椎间盘突出症诊疗中国疼痛专家共识》《腰椎间盘突出症的康复治疗专家共识》，以及某医院编制的《腰椎间盘突出症中医临床路径（试行版）· 2017 版》《腰椎间盘突出症中医诊疗方案（试行版）2017 版》。

临床数据标准则主要参考国家发布的一系列标准指南：

《中华人民共和国行政区划代码（GB/T 2260—2007）》；

《中国各民族名称的罗马字母拼写法和代码（GB/T 3304—1991）》；

《中医病证分类与代码（GB/T 15657—1995）》；

《中医舌象诊断信息分类与代码（T/CIATCM 010—2019）》；

《中医脉象诊断信息分类与代码（T/CIATCM 011—2019）》；

《中医临床基本症状信息分类与代码（T/CIATCM 020—2019）》；

《临床中药基本信息分类与代码（T/CIATCM 024—2019）》；

《中医体质分类与判定（ZYYXH/T 157—2009）》。

二、腰痛结构化中医临床病例报告表（CRF）设计

以中医药标准和中医腰痛临床诊疗指南为指导，以临床电子病历为基础，结合临床专家的意见，将中医临床电子病历的病案首页、首次病程记录、日常病程记录和出院记录各项数据汇集成患者基本信息采集表、临床诊断信息采集表和临床处方信息采集表 3 张表，其中临床诊断信息采集表和临床处方信息采集表又分为入院、在院和出院 3 个时间节点分别进行填报。

三、腰痛数据化中医临床病例报告表（CDF）设计

根据腰痛结构化中医临床病例报告表（CRF）的内容，将腰痛数据化中医临床病例

报告表（CDF）分为临床基本信息表、诊断信息表、临床干预信息表和出院信息表 4 个部分。

四、成立相关的工作协作组

前期数据采集工作具有很高的敏感性和复杂性，需要得到医院信息部门主管领导及科室负责人的大力支持；在数据整理、清洗阶段，工作颇为烦琐，需要专门的编码人员与临床医生积极沟通协调；在数据分析阶段，则需要数据分析人员和临床医生相互配合。

第三节　腰痛临床病例资料的数据知识化工作流程

项目数据采集组成员于 2019 年 8 月赴四川省某三级甲等中医院，从医院信息系统（Hospital Information System，HIS）中提取了近两年腰痛住院患者的电子病历，并将相关敏感个人信息（姓名、身份证号等）删除，只保留院内唯一编码作为身份标识 ID。以该编码为基础，将患者相关数据导出为 xls 格式的患者基础信息表和出入院临床诊断信息采集表。见图 20–1，图 20–2。

	A	B	D	E	F	G	H	I	J	K	L	M	N
1	研究病历编号	病案号	性别	出生年月		民族	教育	职业	婚姻	既往史	家族史	个人史	科室
2	MYZYY177443	177443	女	1942/7/20		汉族		退（离）	已婚	既往健康	父已故死因:不详;母	出生地:	骨伤科
3	MYZYY178061	178061	男	1949/8/30		汉族		退（离）	已婚	既往健康	父已故死因:不详;母	出生地:	骨伤科
4	MYZYY178259	178259	女	1949/10/14		汉族		退（离）	已婚	既往健康	父已故死因:不详;母	出生地:	骨伤科
5	MYZYY178276	178276	女	1976/7/10		汉族		专业技术	已婚	既往健康	父健在;母健在;兄弟	出生地:	老年病科(南
6	MYZYY178280	178280	男	1953/10/20		汉族		退（离）	已婚	既往健康	父已故死因:不详;母	出生地:	脑病科
7	MYZYY178424	178424	女	1962/11/28		汉族		退（离）	已婚	既往健康	父已故死因:胃癌;母	出生地:	脑病科
8	MYZYY178723	178723	女	1968/2/20		汉族		职员	已婚	既往健康	父健在;母健在;无家	出生地:	骨伤科
9	MYZYY178731	178731	男	1943/3/1		汉族		退（离）	已婚	既往健康	父已故死因:不详;母	出生地:	脑病科
10	MYZYY178778	178778	女	1949/12/29		汉族		退（离）	已婚	既往健康	父已故死因:不详;母	出生地:	老年病科(南
11	MYZYY178804	178804	男	1950/5/7		汉族		退（离）	已婚	既往健康	父已故死因:不详;母	出生地:	老年病科(南
12	MYZYY178904	178904	女	1965/11/16		汉族		退（离）	已婚	既往健康	父已故死因:不详;母	出生地:	老年病科(南
13	MYZYY178933	178933	男	1935/8/28		汉族		退（离）	已婚	既往健康	父已故死因:不详;母	出生地:	脑病科
14	MYZYY178974	178974	女	1974/11/8		汉族		职员	已婚	既往健康	父健在;母健在;无家	出生地:	脑病科
15	MYZYY179197	179197	女	1964/2/8		汉族		退（离）	已婚	既往健康	父已故死因:不详;母	出生地:	老年病科(南
16	MYZYY179201	179201	男	1936/5/24		汉族		退（离）	已婚	既往健康	父已故死因:不详;母	出生地:	老年病科(南
17	MYZYY179245	179245	男	1953/1/29		汉族		退（离）	已婚	既往健康	父已故死因:不详;母	出生地:	老年病科(南
18	MYZYY179255	179255	女	1947/2/6		汉族		退（离）	已婚	既往健康	父已故死因:不详;母	出生地:	脑病科
19	MYZYY179315	179315	女	1954/11/13		汉族		退（离）	已婚	既往健康	父已故死因:不详;母	出生地:	骨伤科
20	MYZYY179317	179317	女	1967/2/18		汉族		无业人员	已婚	既往健康	父已故死因:不详;母	出生地:	骨伤科
21	MYZYY179354	179354	女	1974/10/2		汉族		职员	已婚	既往健康	父健在;母健在;兄弟	出生地:	老年病科(南
22	MYZYY179394	179394	女	1970/9/5		汉族		医生	已婚	既往健康	父已故死因:不详;母	出生地:	骨伤科
23	MYZYY179424	179424	女	1969/6/10		汉族		国家公务	已婚	既往健康	父已故死因:不详;母	出生地:	老年病科(南
24	MYZYY179447	179447	男	1954/2/7		汉族		退（离）	已婚	既往健康	父已故死因:不详;母	出生地:	老年病科(南
25	MYZYY179498	179498	女	1949/9/29		汉族		退（离）	已婚	既往健康	父已故死因:不详;母	出生地:	骨伤科

图 20–1　患者基本信息表示意图

患者基础信息表包括研究病历编号、病案号、性别、出生年月、户口所在地、民族、教育、职业、婚姻、既往史、家族史、个人史、科室、操作时间等信息。入 / 出院临床诊断信息采集表则包括研究病历编号、主诉、现病史、病历特点、拟诊讨论、体格检查、入院诊断、中医望闻切、科室、操作时间、日常病程、诊疗计划、治疗经过、出院医嘱、出院诊断等信息。

然而，通过医院 HIS 系统导出的原始电子病历表，诊疗信息通常非常的庞杂混乱，无法直接用于后续数据分析。

	A	B	C	D	E	F	G	H	I
1	研究病历编号	主诉	现病史	病历特点	拟诊讨论	体格检查	诊断	中医望闻	科室
2	MYZYY177443	左鼻出血2	患者2小时	1、76岁，	1、初步诊	体温:36.	初步诊断:	神色形态	骨伤科
3	MYZYY178061	腰部疼痛1	患者1+年	1、69岁，	1、初步诊	体温:36.	初步诊断:	神色形态	骨伤科
4	MYZYY178259	腰痛5+年，	患者5+年	1、69岁，	1、初步诊	体温:36.	初步诊断:	神色形态	骨伤科
5	MYZYY178276	反复腰痛1	患者于入	1、42岁，	1、初步诊	体温:36.	初步诊断:	神色形态	老年病科
6	MYZYY178280	左侧臀腿	患者半年	1、65岁，	1、初步诊	体温:36.	初步诊断:	神色形态	脑病科
7	MYZYY178424	腰骶部酸	患者于半	1、56岁，	1、初步诊	体温:36.	初步诊断:	神色形态	脑病科
8	MYZYY178723	左腿疼痛	患者2月	1、50岁，	1、初步诊	体温:36.	初步诊断:	神色形态	骨伤科
9	MYZYY178731	反复腰部	入院前50	1、75岁，	1、初步诊	体温:37.	初步诊断:	神色形态	脑病科
10	MYZYY178778	反复腰骶	患者10+年	1、69岁，	1、初步诊	体温:36.	初步诊断:	神色形态	老年病科
11	MYZYY178804	反复腰痛	患者于入	1、患者6	1、初步诊	体温:36.	初步诊断:	神色形态	老年病科
12	MYZYY178904	反复腰骶	患者5年前	1、53岁，	1、初步诊	体温:36.	初步诊断:	神色形态	老年病科
13	MYZYY178933	左下肢疼	患者8年前	1、83岁，	1、初步诊	体温:36.	初步诊断:	神色形态	脑病科
14	MYZYY178974	反复腰痛	2月前，患	1、44岁，	1、?醪秸	体温:36.	初步诊断:	神色形态	脑病科
15	MYZYY179197	反复腰腿	患者于入	1、患者54	1、初步诊	体温:36.	初步诊断:	神色形态	老年病科
16	MYZYY179201	反复腰痛	患者30+年	1、82岁，	1、初步诊	体温:36.	初步诊断:	神色形态	老年病科
17	MYZYY179245	反复腰痛	患者于入	1、患者6	1、初步诊	体温:36.	初步诊断:	神色形态	老年病科
18	MYZYY179255	左侧臀腿	2+月前患	1、71岁，	1、初步诊	体温:36.	初步诊断:	神色形态	脑病科
19	MYZYY179315	腰部疼痛1	患者1+月	1、64岁，	1、初步诊	体温:36.	初步诊断:	神色形态	骨伤科
20	MYZYY179317	反复颈腰	患者10+年	1、51岁，	1、初步诊	体温:36.	初步诊断:	神色形态	骨伤科
21	MYZYY179354	反复腰痛	患者于入	1、44岁，	1、初步诊	体温:36.	初步诊断:	神色形态	老年病科
22	MYZYY179394	反复腰部	患者入院	1、48岁，	1、初步诊	体温:36.	初步诊断:	神色形态	骨伤科
23	MYZYY179424	反复腰骶	患者于入	1、患者4	1、初步诊	体温:36.	初步诊断:	神色形态	老年病科
24	MYZYY179447	反复腰痛	患者于入	1、患者64	1、初步诊	体温:36.	初步诊断:	神色形态	老年病科
25	MYZYY179498	腰骶部疼	患者半月	1、69岁，	1、初步诊	体温:36.	初步诊断:	神色形态	骨伤科

图 20–2　入院临床诊断信息采集表示意图

第四节　腰痛临床病例资料的规范化

由于之前获取的真实世界临床数据存在资料庞杂、缺失值较多，以及中医药专有名词不规范等数据质量问题，因此需要对原始数据进行整理和清洗。

一、数据整理

为保障数据质量，做了如下整理。

（一）检验数据修正与有效记录的筛选

主要由项目组成员配合中医临床专家对原始数据进行修正，主要是部分缺失数据的填补及极端值形成原因的判定与修正。

（二）多处方识别与处方长文本切割工作

主要根据患者唯一 ID 编码，对多处方现象进行归并；针对原始中医诊疗和处方数据的长文本格式，则通过识别数值与逗号对原始处方进行分割。

（三）中医药术语名称规范化

项目组收集的原始数据中，包含 200 余种中药名称和近 100 种症状名称，经临床专家二次审核，对所有中药名称参照《临床中药基本信息分类与代码（T/CIATCM 024—2019）》进行规范化处理，最后获得 261 种标准中药名称；对中医症状的规范化处理则同样由临床专家牵头，参照《中医病证分类与代码（GBT 15657—1995）》《中医舌象诊断信息分类与代码（T/CIATCM 010—2019）》《中医脉象诊断信息分类与代码（T/CIATCM 011—2019）》和《中医临床基本症状信息分类与代码（T/CIATCM 020—

2019）》进行全面的规范化处理。

二、临床病例报告表（CRF）

对 HIS 系统导出的电子病历资料进行整理和清洗后，得到 4 张 CRF，分别是患者基本信息 CRF、临床诊断信息 CRF、临床干预信息 CRF 表和临床疗效信息 CRF。

（一）患者基本信息 CRF（CRF-1）

CRF-1 由患者基础信息表清洗筛选得到，包括序号、研究病历编号、病案号、性别、出生日期、户口所在地、民族、教育程度、职业、婚姻状况、中医体质、过敏史、既往史、家族史、不良习惯史（抽烟、饮酒等）等患者信息。

（二）临床诊断信息 CRF（CRF-2）

CRF-2 由患者入院诊断表清洗筛选得到，包括序号、研究病历编号、主诉、现病史、刻下症、首次病程记录、体格检查、诊断、四诊诊断、实验室检查等信息。其中首次病程记录包括病程 ID、病例特点、拟诊讨论、诊疗计划；体格检查包括生命体征（含体温、脉搏、呼吸、血压、体质量等指标）、辅助检查、其他检查、皮肤、浅表淋巴结、头颈部、胸部、心脏、腹部、外生殖器、肛门、直肠、躯干、四肢、神经系统检查；诊断包括中医病名、中医证候分类、西医病名、中医辨病辨证依据、病因、病机、病性、病位和中医鉴别诊断；四诊诊断包括神色形态、声息气味、舌诊和脉诊。

（三）临床干预信息 CRF（CRF-3）

CRF-3 由患者住院诊断信息采集表清洗筛选得到，主要包含序号、研究病历编号、病程 ID、病程时间（年月日）、日常病程记录、症状描述、查体、舌苔、脉、辨证、治则治法、药方、剂量、煎煮方式、用量、服用方法、非药物治疗、实验室检查等，其中非药物治疗包括穴位、针灸手法、时间、次数。

（四）临床疗效信息 CRF（CRF-4）

CRF-4 由患者出院诊断信息采集表清洗筛选得到，主要包含对出院疗效信息的提取与整理。

第五节　腰痛临床病例资料的结构化

在清洗数据整理出 CRF 之后，需要进一步根据规范标准编码，完成临床病例资料的结构化。

一、患者基本信息 CDF（CDF-1）

在患者基本信息 CRF 基础上，参照《个人基本信息分类与代码 第一部分：人的性别代码（GB/T 2261.1—2003）》，对性别变量进行编码；参照《中华人民共和国行政区划代码（GB/T 2260—2007）》，对户口所在地进行编码；参照《中国各民族名称的罗马字母拼写法和代码（GB/T 3304—1991）》，对民族进行编码；参照《学历代码（GB/T 4658—2006）》，对教育程度进行编码；参照《个人基本信息分类与代码 第四部分：从业状况（个人身份）代码（GB/T 2261.4—2003）》，对职业进行编码；参照《个人基本信息与分类代码 第二部分：婚姻状况代码（GB/T 2261.2—2003）》，对婚姻状况进行编码；参照《家庭关系代码（GB/T 4761—2008）》，对家庭关系进行编码；参照《中华中医药学会体质辨识标准（ZZYXH/T157—2009）》，对中医体质进行编码。限于篇幅限制，此处只展示《家庭关系代码（GB/T 4761—2008）》的示意图（表 20–1）。

表 20–1　家庭关系代码表（GB/T 4761—2008）

名称	代码
本人或户主	0
配偶	1
子	2
女	3
孙子、孙女，或外孙子、外孙女	4
父母	5
祖父母或外祖父母	6
兄、弟、姐、妹	7
其他	8

二、临床诊断信息 CDF（CDF–2）

在入院诊断信息 CRF 基础上，参照《中医脉象诊断信息分类与代码（T/CIATCM 011—2019）》，对脉象诊断进行信息编码；参照《中医舌象诊断信息分类与代码（T/CIATCM 010—2019）》，对舌象诊断进行信息编码；参照《中医病证分类与代码（GB/T 15657—1995）》，对中医病名和中医证候进行信息编码；参照国际疾病分类代码（ICD–10），对西医病名进行信息编码。

三、临床干预信息 CDF（CDF–3）

在住院诊断信息 CRF 基础上，参照《中药编码规则及编码（GB/T 31774—2015）》，对中药处方进行信息编码；对非药物治疗进行信息编码。

四、临床疗效信息 CDF（CDF–4）

暂时没有涉及疗效评价部分。

第六节　腰痛临床病例资料的知识化与图形化

本节主要以大数据知识关联的思想作为基本研究思路，广泛建立基本信息、诊断信息、干预信息和疗效信息 4 张 CDF 内部各指标之间及不同表的各指标之间的相关性。主要分为 3 个部分，其中前两个部分是对 CDF 进行描述统计，展现本次研究收集到的数据概貌；第三部分则是以处方和四诊信息为重点构建关联规则研究。

一、患者基本信息描述性统计分析资料

如图 20–3 所示，本研究以第一症状“腰痛”为主题词，查询研究病例共获取 360 条患者入院诊断记录，2756 条诊疗过程记录，共计 360 条出院记录。其中男性有 133 人，占比 36.9%；女性 227 人，占比 63.1%。说明此次收录的患者电子信息档案，女性患者数量显著大于男性。

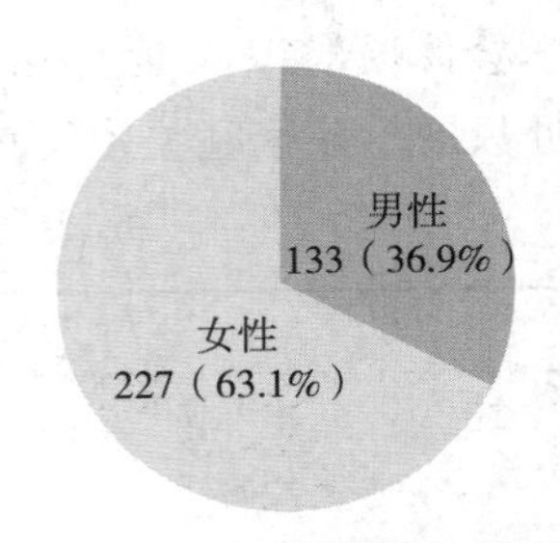

图 20–3　患者性别频次饼图

而在患者年龄方面，患者最小年龄为 24 岁，最大年龄为 99 岁，平均年龄 60.1 岁，年龄中位数 58 岁，标准差 15.4 岁（见图 20–4）。可见该病种患者普遍年龄偏大，但是也有相当比例的年轻患者。

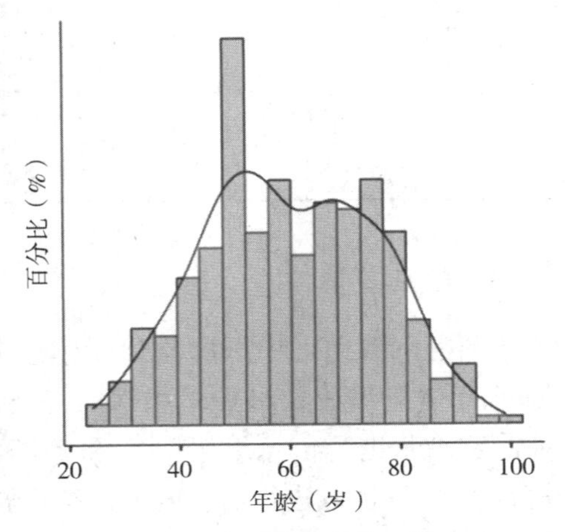

图 20–4　患者年龄直方图

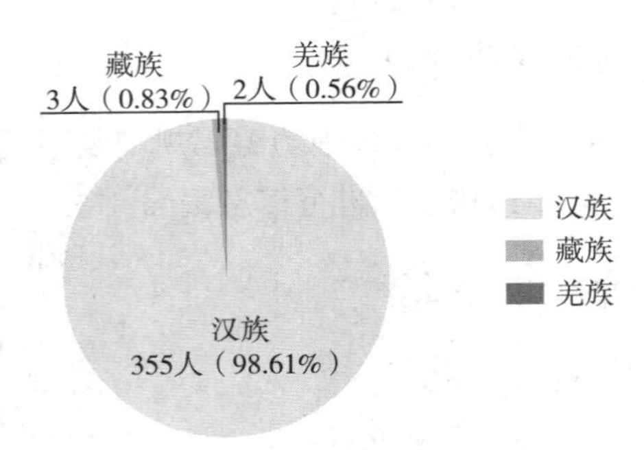

图 20–5　患者民族频次饼图

患者民族以汉族为主（98.6%），其余为藏族和羌族，见图 20–6。

患者工作类型分布较为广泛，其中职员（18.6%）和离退休人员（34.2%）是数量分布最多的两个群体。另外，由于本病种患者年龄较大，因此婚姻状况以已婚（89.7%）和丧偶（7.5%）居多。见图 20–7。

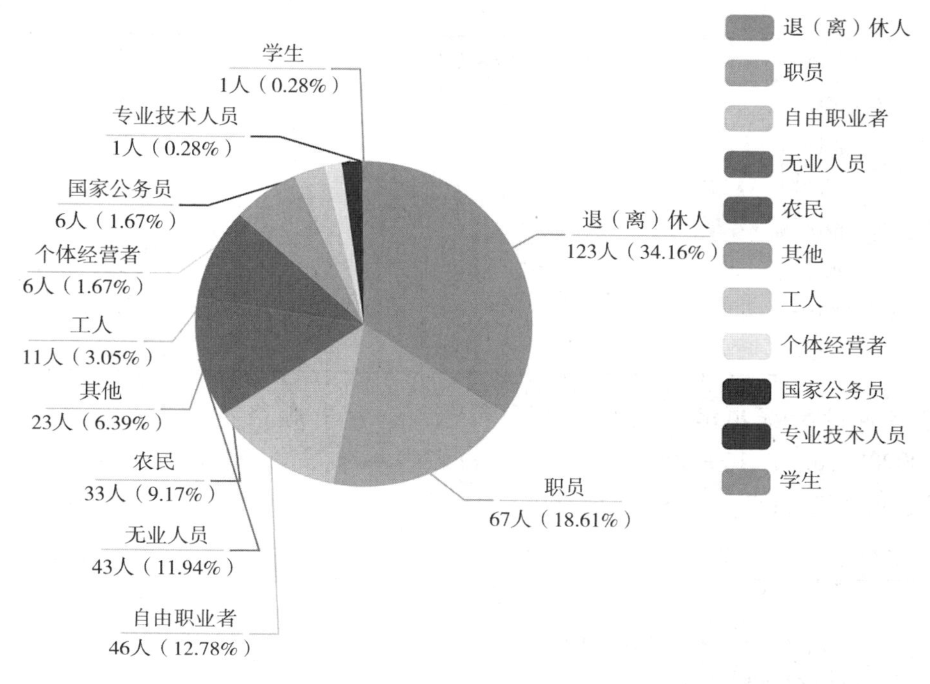

图 20-6　患者职业状况饼图

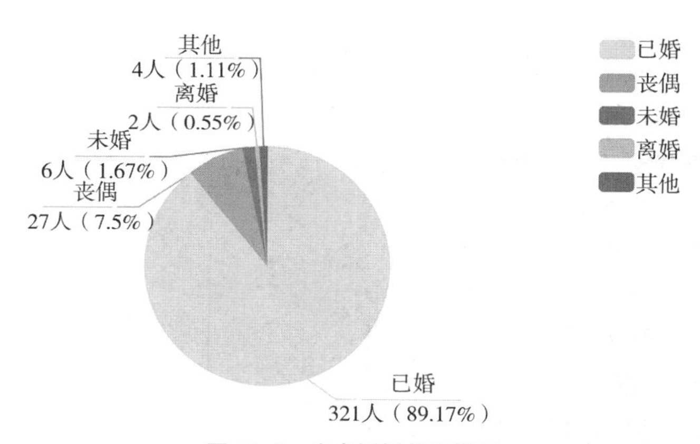

图 20-7　患者婚姻状况饼图

二、临床诊断信息描述性统计分析资料

通过表 20-2，可见患者脉象以弦脉为主（77.9%），其余脉象出现频次均较低。

表 20-2　脉象频次统计表

脉象	频次（人）	百分比（%）
弦脉	279	77.5
弱脉	5	1.39
数脉	6	1.67

续表

脉象	频次（人）	百分比（%）
沉脉	31	8.61
浮脉	2	0.56
涩脉	17	4.72
滑脉	6	1.67
细脉	10	2.78
结脉	1	0.28
缓脉	1	0.28

患者舌诊情况也较为集中，其中舌色红，舌下脉络正常，苔质薄、苔色白（SZZ100000000，TA1000800）者 157 人，占比 44.0%；舌色暗红，舌下脉络正常，苔质薄、苔色白（SZZC500000000，TA1000800）者 91 人，占比 25.5%。见表 20-3。

表 20-3　舌诊频次统计表

舌诊	频次（人）	百分比（%）
SZZA200000000,TA1000800	1	0.3
SZZC100000000,TA1000300	1	0.3
SZZC100000000,TA1000800	157	44.0
SZZC100000000,TA1000902	1	0.3
SZZC100000000,TA1001100	1	0.3
SZZC100000000,TA1001200	1	0.3
SZZC100000000,TA1001400	1	0.3
SZZC100000000,TA1001600	1	0.3
SZZC100000000,TA1002200	10	2.8
SZZC100000000,TB1000800	15	4.2
SZZC100000000,TB1000900	2	0.6
SZZC100000000,TB1001200	1	0.3
SZZC100000000,TB1001500	1	0.3
SZZC100000000,TB1002200	2	0.6
SZZC200000000,TA1000800	25	7.0
SZZC200000000,TA1000900	4	1.1
SZZC200000000,TA1002200	2	0.6
SZZC200000000,TB1000800	3	0.8
SZZC200000000,TB1001000	1	0.3
SZZC200000000,TB1002200	1	0.3
SZZC200050000,TA1000800	6	1.7
SZZC400000000,TA1000800	1	0.3
SZZC500000000,TA1000800	91	25.5

续表

舌诊	频次（人）	百分比（%）
SZZC500000000,TA1000900	5	1.4
SZZC500000000,TA1000900.Z22.Z03	1	0.3
SZZC500000000,TA1001200	1	0.3
SZZC500000000,TA1001300	1	0.3
SZZC500000000,TA1002200	4	1.1
SZZC500000000,TB1000800	3	0.8
SZZC500000000,TB1000900	4	1.1
SZZC500000000,TB1001200	1	0.3
SZZC500000000,TB1002200	3	0.8
SZZC500000000.L0003,TA1000800	2	0.6
SZZD200000000,TA1000800	2	0.6
SZZD200000000,TB1002200	1	0.3
其他	3	0.8

该病种中医证候类型以气滞血瘀证型（ZYVXK0）为主，数量311次，占比86.4%；其次为气虚血瘀证（ZYVXM0），数量18次，占比5.0%。见表20–4。

表20–4　中医证候分类频次统计表

证候	频次（次）	百分比（%）
ZBFH91	1	0.3
ZBHM80	1	0.3
ZBHV20	1	0.3
ZBMRD0	1	0.3
ZYTMR0	1	0.3
ZYTR90	1	0.3
ZYTX40	1	0.3
ZYVXK0	311	86.4
ZYVXM0	18	5.0
ZYX120	1	0.3
ZZGPD0	1	0.3
ZZGS20	12	3.3
ZZGS40	1	0.3
ZZPM60	1	0.3
其他	8	2.2

患者住院时间平均为16.9天，中位数为15天，可见该病种通常治疗时间较长见图20–8。

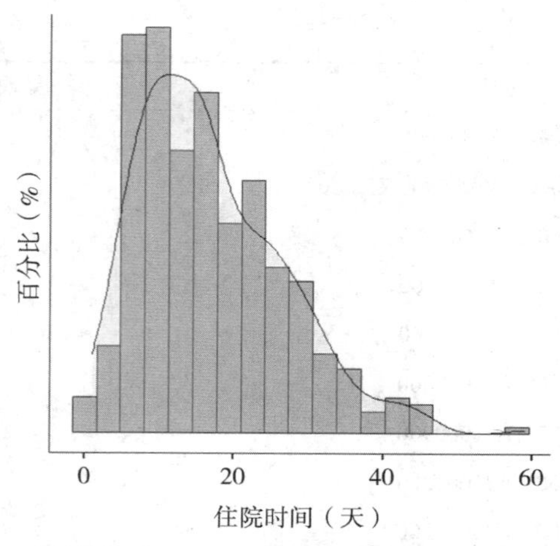

图 20-8　患者住院时间直方图

三、临床干预 CDF 单表关联规则研究

（一）处方频次分析

临床干预 CDF 中有处方记录 350 条，剔除处方数据不完整记录 13 条，最终纳入 337 首处方数据。筛选出的 337 首中药处方共涉及 257 味药物，累计出现频数最高的前 10 位中药分别是甘草（199 次，59.05%），川芎（167 次，49.55%），牛膝（116 次，34.42%），杜仲（112 次，33.23%），茯苓（110 次，32.64%），枳壳（108 次，32.05%），赤芍（105 次，31.16%），厚朴（100 次，29.67%），当归（99 次，29.38%），薏苡仁（93 次，27.60%）。详见表 20-5。

表 20-5　前 40 位药物使用频率分布

序号	中药	频次（次）	百分比（%）	序号	中药	频次（次）	百分比（%）
1	甘草	199	59.05	21	黄芩	62	18.40
2	川芎	167	49.55	22	法半夏	61	18.10
3	牛膝	116	34.42	23	地黄	60	17.80
4	杜仲	112	33.23	24	防风	58	17.21
5	茯苓	110	32.64	25	鸡血藤	58	17.21
6	枳壳	108	32.05	26	苍术	56	16.62
7	赤芍	105	31.16	27	桂枝	50	14.84
8	厚朴	100	29.67	28	红曲	50	14.84
9	当归	99	29.38	29	陈皮	49	14.54
10	薏苡仁	93	27.60	30	党参	47	13.95
11	桑寄生	91	27.00	31	酸枣仁	46	13.65
12	黄芪	89	26.41	32	山萸肉	45	13.35
13	柴胡	77	22.85	33	桔梗	45	13.35
14	秦艽	76	22.55	34	熟地黄	44	13.06

续表

序号	中药	频次（次）	百分比（%）	序号	中药	频次（次）	百分比（%）
15	地龙	75	22.26	35	山药	43	12.76
16	独活	71	21.07	36	栀子	43	12.76
17	白术	70	20.77	37	黄柏	43	12.76
18	白芍	70	20.77	38	葛根	42	12.46
19	羌活	69	20.47	39	桃仁	41	12.17
20	全蝎	67	19.88	40	炙甘草	41	12.17

（二）性味归经分析

在337首中药处方中，四气以温、平为主，五味以甘、辛、苦为主，归经以肝、脾、肺、肾、胃、心为主。见图20-9、图20-10、图20-11。

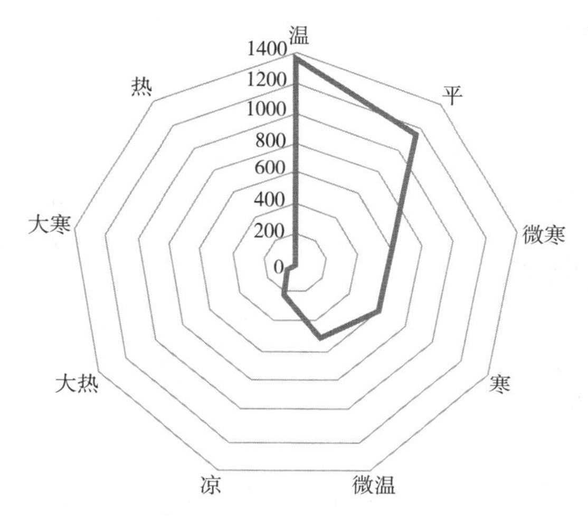

图 20-9 四气频数分布图

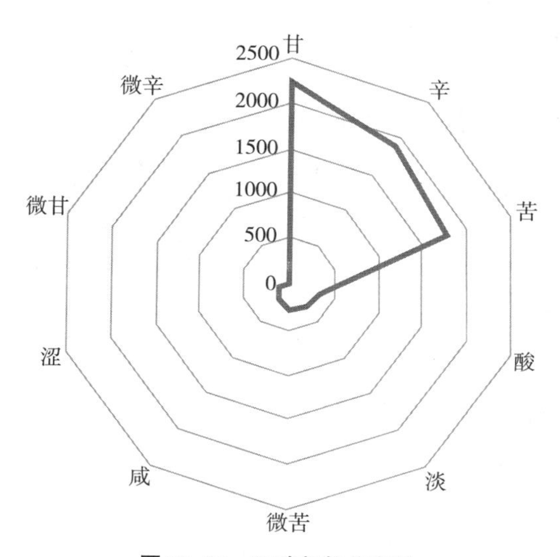

图 20-10 五味频数分布图

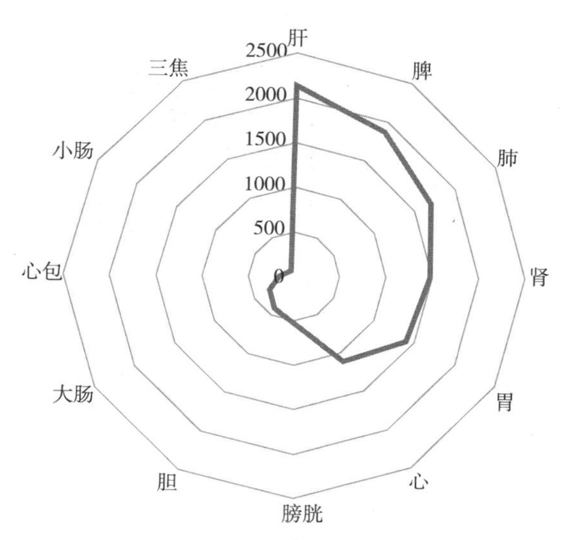

图 20-11 归经频数分布图

（三）药物功效分析

在 337 首处方中，药物功效频次≥ 200 次的分别为强筋骨、补肝肾、祛风湿、祛风止痛、清热解毒、润肠通便；其次为安胎、补脾益气、缓急止痛、祛痰止咳、调和诸药、清热凉血、利水消肿等功效。见表 20–6。

表 20–6　中药功效分布频次表（前 20）

序号	功效	频次（次）	序号	功效	频次（次）
1	强筋骨	272	11	调和诸药	199
2	补肝肾	260	12	清热凉血	196
3	祛风湿	258	13	利水消肿	184
4	祛风止痛	242	14	利尿通淋	179
5	清热解毒	240	15	祛风除湿	178
6	润肠通便	210	16	活血行气	167
7	安胎	199	17	调经止痛	166
8	补脾益气	199	18	逐瘀通经	156
9	缓急止痛	199	19	散瘀止痛	145
10	祛痰止咳	199	20	利水渗湿	135

（四）药物关联规则分析

由于药物之间关联度很强，故设置最低支持度 10%，最小置信度 80%，对药物进行关联规则分析。根据 Apriori 算法，一共产生 975 条规则。药物关联网络图见图 20–12。关联规则见表 20–7、表 20–8 和表 20–9。

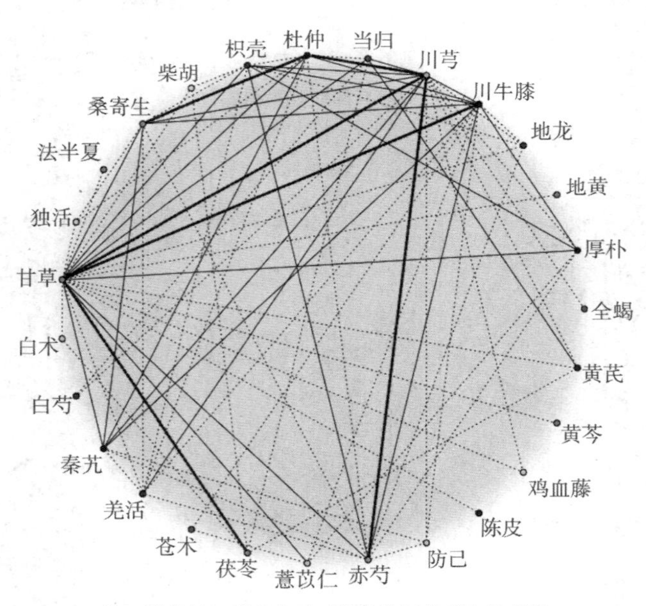

注：线条粗细程度表示两种药物间关联度的强弱

图 20–12　药物关联网络图（频数≥ 38 次）

表 20-7　常用两种药物组合关联规则（高支持度前 14 名）

序号	药物组	实例	支持度（%）	置信度（%）	提升度（%）
1	桑寄生→杜仲	91	27.003	84.615	2.546
2	秦艽→桑寄生	76	22.552	88.158	3.265
3	秦艽→杜仲	76	22.552	86.842	2.613
4	秦艽→川芎	76	22.552	84.211	1.699
5	黄柏→苍术	43	12.760	86.047	5.178
6	黄柏→薏苡仁	43	12.760	83.721	3.034
7	防己→羌活	39	11.573	94.872	4.634
8	防己→秦艽	39	11.573	97.436	4.321
9	防己→桑寄生	39	11.573	94.872	3.513
10	防己→赤芍	39	11.573	100.000	3.210
11	防己→杜仲	39	11.573	94.872	2.855
12	防己→牛膝	39	11.573	97.436	2.831
13	防己→川芎	39	11.573	100.000	2.018
14	砂仁→薏苡仁	35	10.386	80.000	2.899

表 20-8　常用 3 种药物组合关联规则（高支持度前 15 名）

序号	药物组	实例	支持度（%）	置信度（%）	提升度（%）
1	桑寄生 + 杜仲→秦艽	77	22.849	84.416	3.743
2	桑寄生 + 杜仲→川芎	77	22.849	80.519	1.625
3	杜仲 + 牛膝→桑寄生	70	20.772	82.857	3.068
4	桑寄生 + 甘草→杜仲	68	20.178	85.294	2.566
5	秦艽 + 桑寄生→杜仲	67	19.881	97.015	2.919
6	秦艽 + 桑寄生→牛膝	67	19.881	82.090	2.385
7	秦艽 + 桑寄生→川芎	67	19.881	82.090	1.657
8	桑寄生 + 川芎→秦艽	67	19.881	82.090	3.640
9	桑寄生 + 川芎→杜仲	67	19.881	92.537	2.784
10	牛膝 + 川芎→赤芍	67	19.881	83.582	2.683
11	秦艽 + 杜仲→桑寄生	66	19.585	98.485	3.647
12	秦艽 + 杜仲→牛膝	66	19.585	83.333	2.421
13	秦艽 + 杜仲→川芎	66	19.585	81.818	1.651
14	杜仲 + 甘草→桑寄生	66	19.585	87.879	3.254
15	秦艽 + 川芎→桑寄生	64	18.991	85.938	3.183

表 20-9　常用 4 种药物组合关联规则（高支持度前 15 名）

序号	药物组	实例	支持度（%）	置信度（%）	提升度（%）
1	秦艽 + 桑寄生 + 杜仲→牛膝	65	19.288	84.615	2.458
2	秦艽 + 桑寄生 + 杜仲→川芎	65	19.288	81.538	1.645
3	桑寄生 + 杜仲 + 川芎→秦艽	62	18.398	85.484	3.791
4	桑寄生 + 杜仲 + 牛膝→秦艽	58	17.211	94.828	4.205
5	桑寄生 + 杜仲 + 甘草→秦艽	58	17.211	87.931	3.899
6	桑寄生 + 杜仲 + 牛膝→川芎	58	17.211	81.034	1.635
7	赤芍 + 牛膝 + 川芎→杜仲	56	16.617	80.357	2.418
8	秦艽 + 桑寄生 + 牛膝→杜仲	55	16.320	100.000	3.009
9	秦艽 + 杜仲 + 牛膝→桑寄生	55	16.320	100.000	3.703
10	秦艽 + 桑寄生 + 川芎→杜仲	55	16.320	96.364	2.900
11	秦艽 + 桑寄生 + 牛膝→川芎	55	16.320	80.000	1.614
12	秦艽 + 桑寄生 + 川芎→牛膝	55	16.320	80.000	2.324
13	秦艽 + 杜仲 + 牛膝→川芎	55	16.320	80.000	1.614
14	秦艽 + 杜仲 + 川芎→桑寄生	54	16.024	98.148	3.635
15	秦艽 + 杜仲 + 川芎→牛膝	54	16.024	81.481	2.367

（五）多表关联规则研究

此部分研究将临床干预 CDF 和临床诊断信息 CDF 同时纳入数据库，尝试建立多表之间的关联规则研究。具体做法是同时纳入处方信息和诊断信息（证候分类、四诊信息），利用 Apriori 算法得到相关的关联规则。见表 20-10、表 20-11。四诊信息词云图见图 20-13。

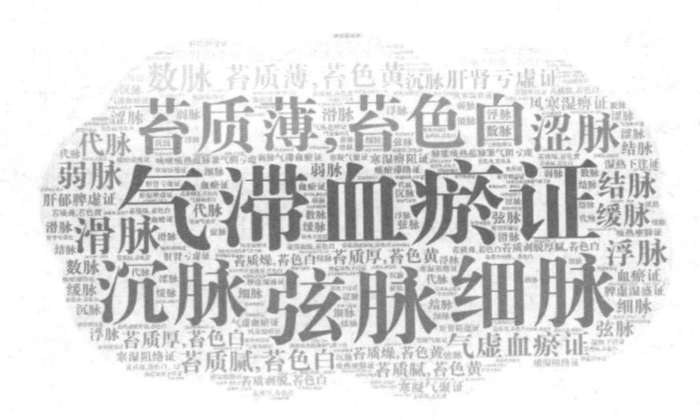

图 20-13　四诊信息词云图

表 20-10　四诊 + 证候组合关联规则

序号	前项	后项	实例	支持度（%）	置信度（%）	提升度（%）
1	苔色白	苔质薄	277	82.196	88.448	1.129
2	苔色白	弦脉	277	82.196	84.116	1.031
3	苔色白	气滞血瘀证	277	82.196	82.310	1.051
4	弦脉	苔色白	275	81.602	84.727	1.031
5	弦脉	气滞血瘀证	275	81.602	83.636	1.068
6	弦脉	苔质薄	275	81.602	82.182	1.049
7	苔质薄	苔色白	264	78.338	92.803	1.129
8	气滞血瘀证	弦脉	264	78.338	87.121	1.068
9	气滞血瘀证	苔色白	264	78.338	86.364	1.051
10	气滞血瘀证	苔质薄	264	78.338	85.606	1.093
11	苔质薄	气滞血瘀证	264	78.338	85.606	1.093
12	苔质薄	弦脉	264	78.338	85.606	1.049
13	舌色红	气滞血瘀证	177	52.522	89.831	1.147
14	舌色红	苔色白	177	52.522	88.136	1.072
15	舌色红	苔质薄	177	52.522	87.006	1.111

表 20-11　四诊 + 证候 + 处方组合关联规则

序号	四诊 + 证候	实例	支持度（%）	置信度（%）	提升度（%）
1	细脉→甘草	57	16.914	75.439	1.290
2	舌色淡红→甘草	44	13.056	75.000	1.283
3	苔质厚→甘草	31	9.199	80.645	1.380
4	肝肾亏虚证→甘草	24	7.122	87.500	1.497
5	滑脉→川芎	17	5.045	70.588	1.433

（六）讨论

关于腰痛的记载首见于《黄帝内经》，指以腰部单侧、双侧或腰脊疼痛为主症的一类病证，常伴背、腿、膝等部位疼痛，其病因病机与内伤、肾虚、寒湿、瘀血、外邪、时令等有关。本节通过数据挖掘技术，利用 Apriori 算法探析处方用药和四诊、证候规律，研究四川省某三级甲等中医院康复科治疗腰痛的用药规律，为临床上治疗本病提供思路。

从本节的关联规则结果来看，在支持度≥ 10% 条件下，挖掘出的 15 条关联规则，以甘草出现 20 次最高，其次是桑寄生、杜仲、秦艽、川芎、防己。可知在临床常用的关联性较强的药物多为补气健脾药、清热燥湿药、温里药和理气药。以上主要的二阶、三阶、四阶关联规则中配伍规律多为补气健脾药 + 理气药、补气健脾药 + 清热燥湿药、补气健脾药 + 温里药、补气健脾药 + 理血药、补气健脾药 + 解表药、补气健脾药 + 利水渗湿药、补气健脾药＋理气药＋利水渗湿药、补气健脾药＋理气药＋清热燥湿药；从四诊＋证候的关联规则结果来看，证候与脉诊、舌诊的诊断之间存在着较多的关联规则，例如气滞血瘀证和弦脉、苔色白之间的关联程度很高；从四诊＋证候＋处方的关联规则结果来看，四诊和用药也存在一定的关联规则，例如细脉、舌色淡红、肝肾亏虚证对应用甘草，滑脉对应川芎。

综合上述结果显示补气健脾药在药物配伍中高频出现，推测此类药物在治疗腰痛时可起到关键乃至主导作用。同时可见气虚、脾虚为腰痛的重要病因，或可兼有血瘀、湿热、外感等病因。从而引申出研究资料中治疗该病从脾论治的基本治疗大法，清热燥湿药、理气药、理血药、温里药、利水渗湿药、解表药等多种功效药物都涉及该病的治疗，以不同的组合方式分别契合病机各个侧面以达到治疗或者辅助治疗的目的，符合腰痛多病因综合作用、多病理因素堆积的病机特点，临床上当在明辨病因病机基础上，以补气、健脾、清热、理气、活血等多法联用方能取得满意疗效。

结合药物功效、性味、归经等统计结果分析，使用频率最高的依次为强筋骨、补肝肾、祛风湿，用药以温、平两性为主，药物偏甘、平、苦，归经多为脾胃经、肝经、肺经、心经、肾经、大肠经。可见腰痛发病主要在脾（胃），还与肝、肺、心、肾、大肠密切相关。用药功效多为补虚、清热、理气类，体现了该病临床治疗从脾论治为主，清热除湿、调气理血并重，后期注重补火助阳的治疗思想。

在四气、五味方面，二者均可反映中药作用的共性和基本特点，结合药物功效分析，甘可补可缓以补益脾气，温性可温肾助阳，平性药作用和缓而固护脾肾之本虚，诸药性味合参、多法协用以达标本兼治的目的。与关联规则结果相对照，两相印证了该病气滞血瘀的基本病机。故临床用药施治多以补气健脾、温肾暖脾、清热燥湿、疏肝理脾、活血化瘀立法，多法联用以标本兼治，往往能奏效。

此外，从单味药统计频次上看，使用频次大于150次的药物为甘草（199次）和川芎（167次），其次是牛膝（116次）、杜仲（112次）、茯苓（110次）、枳壳（108次）、赤芍（105次）、厚朴（100次），从中亦可发现，甘草和川芎用药频次要远高于其他药物。从功效上分析，甘草性甘平能补脾而益气，川芎是常见的活血止痛药物，可见益气活血为治疗腰痛的关键治则，反映了气滞血瘀为其基本病机并贯穿整个病程始终。

第七节 “方法学”应用研究小结

本章以腰痛为例介绍了中医临床数据结构化和知识化的方法，并尝试开展知识关联方法学研究，为中医临床研究提供一些参考。

研究的主要工作在于参照国家和行业标准对临床电子病历进行规范化、数据化、结构化和知识化操作，最后获得的CDF完整地包含了病历的有效信息，并为后续研究打下了很好的基础；在知识关联方法学方面，直接从数据出发，采用数据挖掘中的一些手段直观地提取信息，并以可视化的形式加以呈现，可供后续科研及临床工作者参考。

研究的不足之处在于样本量依然偏小，后续在拓展数据库以后，可对其采用更多数据挖掘方法加以探究。

第二十一章　中医临床数据结构化与知识关联方法学临床应用——针灸

本章通过针灸 CRF 设计和应用，针灸临床观察数据的规范化、结构化、数据知识化，并对数据进行知识关联分析示范研究，验证方法的科学性、合理性和可操作性，为针灸临床研究提供一种基于大数据理念的创新型临床研究模式和技术方法。

第一节　概　述

为充分利用针灸临床数据资源，创新针灸临床研究模式和方法，在中医临床数据结构化和知识关联方法学的指导下，根据针灸临床的自身规律和特色，规划设计和开展针灸临床数据结构化和知识关联研究。研究主要流程简介如下。

针灸临床数据规范化：根据研究目标专门设计针灸临床观察病例报告表（CRF），用来规范收集诊疗过程中产生的各种临床数据，包括患者基本信息、诊断信息、干预信息和评价信息等，也为应用数据库技术构建结构化针灸临床病例数据库（CRF 库）提供了结构规范。

针灸临床数据结构化：依据 CRF 规范设计针灸临床病例观察数据库系统，在临床诊疗过程中直接或依据临床病历资料填报生成 CRF 库。

针灸临床数据知识化：采用相关临床数据标准（名词术语、临床指南、信息分类与代码等）对 CRF 库中收录的信息项进行属性化处理和临床原始数据的重构，即对针灸临床数据进行数据化，形成中医临床病例知识库，并在大数据理念指导下，应用计算机数据处理软件对这些经过结构化和知识化的临床数据开展针灸临床事实和规律的探索与发现，形成可视化关联关系模型。

针灸关联模型的优化：将这些具有临床数据支持的事实与规律（关系模型），提供给针灸临床研究学者进行临床循证研究，对模型进行验证和优化。

针灸临床的反馈控制：将经过临床循证研究验证和优化的“事实与规律”用以指导针灸临床，提高临床质量和水平。

维克托·迈尔－舍恩伯格在《大数据时代》中提出 3 个重要的思维转变。首先，分析全数据而不是样本数据；其次，接受数据混杂性，不再继续追求精确性；最后，探求事物相关关系而不是因果关系。中医药信息特征与大数据具有极大相似之处。因而大数据的认识论和方法论将成为开创针灸临床研究新模式的理论基础，大数据技术为针灸临床数据结构化与知识关联研究提供了技术方法支撑。

通过采集真实世界针灸临床病例观察数据，并进行规范化、结构化和数据知识化处理，深化针灸临床数据的知识表达层次，实现针灸临床知识属性化重构和知识编码，促进针灸临床数据与数据标准的应用融合，提高数据标准应用性。基于此，创建的针灸临床数据结构化和知识关联分析方法将有利于挖掘针灸临床数据潜在价值，加速针灸临床科研一体化进程，推动针灸临床高质量创新发展，其现实意义和研究价值巨大。

第二节 针灸临床病例观察数据规范化

一、需求分析

目前，中医临床电子病历系统无法为针灸临床科研提供规范完整和有效的数据，不能满足临床研究需求。电子病历在针灸临床应用中尚存在以下不足：无针灸科专用电子病历；中医电子病历专科检查缺乏包括经络辨证在内的具有针灸特色的相关内容；针灸诊疗记录过于粗泛，模板简单无精髓，无治疗分类模块，针灸治疗及具体操作无法体现。由于这些不足，目前针灸临床数据无法发挥其应有的临床科研价值和适应针灸临床科研一体化发展需求。为解决针灸临床数据采集规范化问题和实现针灸临床科研一体化，突出针灸临床诊断及治疗特色，亟须规范针灸临床操作、编制针灸临床数据标准和创新数据采集技术，构建针灸临床科研一体化数据采集系统，实现针灸临床数据规范化。为此要求首先规范针灸临床数据概念和用语，并在此基础上设计针灸临床病例报告表（CRF）。CRF 是临床观察研究中记录被观察病例资料的文件，用以记录每一名患者在临床诊治过程中的数据。在针灸 CRF 中设置经络辨证、中医四诊、针灸治疗等专业数据项，既展现针灸临床诊断和治疗特色，又满足结构化数据录入的需求，使临床科研价值得到充分体现。针灸 CRF 规范了针灸临床观察记录的结构，是针灸临床病例数据库设计的依据，也是针灸临床病例观察数据的结构化工具。

二、针灸临床病例观察指标体系

针灸临床病例观察指标体系包括两个部分：临床病例观察指标和相关病种疗效评价指标。其中病例观察指标主要包括经络辨证指标项、四诊诊断指标项（包括望、闻、问、切四类指标）、针疗临床操作指标项（包含针刺疗法、灸疗疗法、拔罐疗法、刮痧疗法、穴位特殊疗法五类指标）。其相关病种疗效评价指标需针对具体病种确定，如腰痹病疗效评价指标包括 VAS 疼痛评分、腰椎活动度评定、腰椎 JOA 评分等；项痹病疗效评价指标包括 VAS 疼痛评分、颈椎病临床评价量表评分等；面瘫病疗效评价指标包括 House-Brackmann 面神经功能、面部残疾指数量表（FDI）评分、面瘫自身健侧对照评分等。针灸临床病例观察信息项（指标）分为患者基本信息、诊断信息、干预信息和评价信息 4 个类别。

（一）基本信息

按照病案首页规范制定，内容包括姓名、性别、出生日期、职业等。

（二）诊断信息

诊断信息包括主诉、现病史、刻下症、既往史、过敏史。其中既往史包括心脑肝肾疾病、传染性疾病、凝血功能障碍疾病及其他病史内容；针灸治疗史，包括针灸治疗方法、治疗频度、治疗病证、治疗效果及不良事件等内容；体质，根据王琦教授体质九分法设计体质信息项；经络辨证，根据经络理论设计经络辨证信息项，主要是十四正经辨证归经的信息；中医四诊，依据规划教材《中医诊断学》内容设计望、闻、问、切四诊信息项；诊断小结，其中中医病名、证候名称依据国家标准《中医病证分类与代码》，西医病名主要依据 WHO 认可的 64 种针灸适应证，以及 ICD-10 疾病诊断名称及编码。除此以外，依据中国中医药信息学会发布的《中医舌象诊断信息分类与代码》标准设计舌诊信息项，依据《中医脉象诊断信息分类与代码》标准设计脉诊信息项，依据《中医临床基本症状信息分类与代码》标准设计症状信息项。

（三）干预信息

干预信息包括针疗法。依据规划教材《刺法灸法学》和国家标准《针灸技术操作规范》设置针灸干预信息项，包括针刺疗法（毫针、电针、三棱针、皮肤针、皮内针、火针、耳针、芒针、针刀的针刺选穴或部位、操作手法等信息项）、灸疗法（艾条灸、艾炷灸、药物灸、光电灸、温针灸、温灸器灸的灸疗选穴、操作手法等信息项）、拔罐疗法（火罐、水罐、抽气罐、针罐的治疗选穴或部位、操作手法等信息项）、刮痧疗法（部位、操作手法等信息项）、穴位特殊疗法（穴位注射、穴位埋线、穴位贴敷、穴位红外线照射等相关信息项）。

（四）评价信息

评价信息包括不良事件记录，参照原国家食品药品监督管理局发布的《药物临床试验质量管理规范》中有关不良事件和严重不良事件的记录和填报要求制定，包括不良事件 / 严重不良事件的临床表现、发生时间、结束 / 缓解时间、严重程度、是否采取措施、对研究的影响、与针灸疗法的关系、相关检查、随访、结局、是否因此事件退出研究等信息项内容；疾病相关疗效评价，结合具体病种，主要依据其相关行业发布的疗效评价标准设计。

三、针灸临床病例报告表（CRF）设计

以符合中医理论和遵循针灸临床自身规律，体现针灸临床诊疗特色，满足针灸临床科研一体化和针灸临床数据结构化要求为原则，设计针灸临床病例报告表（CRF），设计流程简介如下。

1. 通过对某省中医院的中医临床病例报告表（CRF）的应用现状调查，并梳理该报告表使用过程中存在的问题，准确把握针灸 CRF 的应用需求，设计针灸 CRF 框架。

2. 在此基础上，参照《刺法灸法学》《针灸技术操作规范》《针灸临床基本信息分类与代码》等相关标准，新增数据采集表——经络辨证信息表、四诊临床信息表、针刺治

疗项目信息表等，完成针灸 CRF 初稿设计。

3. 以针灸治疗腰痹为例开展针灸 CRF（初稿）的临床测试填报，总结测试填报情况，撰写测试报告，并进行修订完善。

4. 召开专家咨询审定会，基于规范的针灸临床诊疗流程，把握针灸临床诊疗实际特点，对针灸 CRF（初稿）进行反复论证研讨，经过多次修订完善，形成可满足针灸临床科研一体化需求的针灸 CRF。

5. 针灸 CRF 临床应用研究。以湖北省某三级甲等中医院针灸科为主体，联合其他 6 家三级甲等医院针灸科，组织开展针灸临床“腰痹病”“面瘫病”“项痹病”3 个针灸优势病种的临床诊疗病例观察研究，并按针灸 CRF 应用测试要求、CRF 设计原理、针灸临床数据采集技术规范和 CRF 填报要求，组织相关临床医生进行技术培训，以增强科研意识，提高数据填报水平，按计划完成 CRF 临床数据采集。

6. 对针灸 CRF 数据的规范性、准确性、一致性等进行分析研究，完成 CRF 数据质量分析报告；针对问题制定对策，进行进一步的修订完善，形成最终版针灸临床病例报告表。

第三节 针灸临床观察病例数据结构化

结构化指将文本文件转换为相互之间存在一种或多种特定关系的数据元素的集合。规范化整理、结构化存储文本信息，再通过系统交互和集成可以进行二次转化，优化数据存储结构，提高数据利用价值，方便数据分析处理。

针灸临床观察病例数据结构化是应用计算机技术构建针灸临床观察病例数据库，将针灸临床病例观察资料转化为数据库文件，实现信息互操作、分析与利用，为针灸临床质量控制和经验总结提供数据资源，规范化、结构化的针灸临床观察病例数据客观真实，是基于临床数据的新型针灸临床研究的基础，是实现针灸临床科研一体化的重要保障。

一、数据库设计

针灸临床观察病例数据库是依据针灸 CRF 的结构规范，在 EXCEL 2010 中分别建立患者基本信息表、诊断信息表、干预信息表和评价信息表 4 个表，构成针灸临床观察病例数据库，其中患者基本信息表头设计详见图 21–1，同理设计针灸临床诊断信息表、针灸临床治疗信息表、针灸临床干预信息表。为保障录入质量，在后续研究中有迹可循，在表格最后附加填报者和填报时间列。

针灸临床基本信息表头

<table>
<tr><th rowspan="3">序号</th><th rowspan="3">临床观察单位</th><th rowspan="3">填表人</th><th rowspan="3">姓名</th><th rowspan="3">身份证号</th><th rowspan="3">性别</th><th rowspan="3">出生日期</th><th colspan="3">户籍</th><th rowspan="3">…</th><th rowspan="3">主诉</th><th rowspan="3">刻下症</th><th rowspan="3">现病史</th><th colspan="2">既往史</th><th rowspan="3">过敏史</th><th colspan="7">针灸治疗史</th><th rowspan="3">填报者</th><th rowspan="3">填报时间</th></tr>
<tr><th rowspan="2">省</th><th rowspan="2">市</th><th rowspan="2">区</th><th rowspan="2">类型</th><th rowspan="2">描述</th><th rowspan="2">治疗方法</th><th rowspan="2">治疗频度</th><th colspan="3">治疗病症</th><th rowspan="2">治疗效果</th><th rowspan="2">不良事件</th></tr>
<tr><th>西医病名</th><th>中医病名</th><th>中医症状名</th></tr>
</table>

图 21–1 针灸临床基本信息表头

二、数据录入建库

本章所收集的525份针灸临床病例报告表，以自然语言的文本、图片等形式记录的针灸临床治疗的腰痹、项痹和面瘫3个病种临床资料。为规范化存储与管理数据，基于中医临床诊疗活动，了解针灸临床医生基本诊断过程，在中医基础理论的指导下对患者治疗过程中产生的临床数据进行了分类清理；并以这些纸质针灸CRF为依据，应用计算机针灸临床观察病例数据库系统，进行临床病例观察数据的录入建库。分表录入具体说明如下：

在患者基本信息的录入中，对字段信息分类处理，从而保证数据录入质量。为提高录入效率，对“性别”“出生年月”字段添加公式“=IF（MOD（MID（E442,17,1），2）=1,"男","女"）”和“=MID（E442,7,4）&"/"&MID（E442,11,2）&"/"&MID（E442,13，2）”，从身份证号的出生年月字段和性别字段直接提取信息并转换为相应信息。“户籍”字段下分为“省”“市”“区”，在设置数据有效性前，构建“省市”“市县”对应关系数据库，方便提取相应省市县信息。为“省”字段设置有效性验证，允许值设定为序列，来源于“省市”数据库中的省份信息。为“市”“县”字段设置有效性验证，数据来源中引入函数“=INDIRECT（）”，返回由省、市字段所指定的引用，单元格下拉框显示所选省份下设的市及所选市下设的县。“婚否”“国籍”“民族”“职业”“治疗方法”“治疗频度”“治疗效果”“不良事件”“中医诊断”“证候名”“西医诊断”“体质诊断”字段均添加序列并做有效性验证，确保数据录入正确同时提高录入效率。

在患者诊断信息的录入中，编制望闻问切信息数据表，对应录入数据库中。辅助检查的检查项目包含血常规、尿常规、粪便常规、肝肾功能、心电图、X线/CT/MRI、超声检查，检查结果以检查报告单为主。诊断小结中含中医诊断和西医诊断，录入并设置有效性验证，在下拉框选择。

患者干预信息、患者疗效评价信息的录入参照患者基本信息和患者诊断信息。

三、质量控制与优化

录入员对患者基本信息、诊断信息、治疗信息和疗效评价信息初步录入后，为提高录入正确率，在已设置有效性验证的基础上，需由针灸临床研究人员进行复审，着重审核患者基本信息中“主诉”“刻下症”“现病史”信息及中医四诊信息等。

第四节　针灸临床观察病例数据知识化

针灸临床观察病例数据知识化是对针灸临床观察病例信息的属性化深入表达的过程。基于中医临床数据标准，对结构化的针灸临床观察病例原始信息进行知识编码，将针灸临床观察病例原始信息进行属性化重构，深化其知识表达层次，为针灸临床研究发现针灸“证－治－效”的相关规律，指导和改进临床疗效，探索针灸临床精准化诊疗提供条件、奠定基础。

一、数据库构建

基于结构化针灸临床病例报告数据库（CRF 库）结构，从患者基本信息、临床诊断信息、临床干预信息和临床疗效评价信息 4 个方面设计数据知识化针灸临床病例数据库（中医临床病例知识库），参照针灸 CRF 库中的信息项，规范针灸中医临床病例知识库的指标体系，为确保指标名称唯一性，采用英文缩写或汉字首字母表示。

二、数据项分类

信息项分为文本描述信息和可分类信息。其中，可分类信息又分为两种，一种是客观化的或采用仪器设备对针灸临床信息进行量化检测的，可直接进行转化，以数字加单位的形式表现；另一种是依据专业理论、共识和规则所确定的内涵属性对针灸临床信息进行分类编码，实现针灸临床信息数据知识化。例如患者基本信息中出生日期、身高、体质量、血压、心率、呼吸、体温均为直接量化的信息项。根据内涵属性进行分类编码的信息项有临床观察单位、性别、户籍、民族等。临床诊断信息中多为根据内涵属性进行分类编码的信息项，包括中医病名、中医证候、西医病名、体质诊断、经络辨证、刻下症、望闻问切等。临床干预信息中需要分类编码的信息项有穴位、针灸材料器具等。临床干预信息中时长、频次、疗程和放血量等均为量化数据，可直接进行转化。根据内涵属性进行分类编码的信息项有穴位、刺法、手法、角度、深度、方向等。临床疗效信息根据内涵属性进行分类编码的信息项有严重程度、对研究的影响、所产生的不良事件的结局等。

三、知识编码

（一）患者基本信息数据知识化

在对针灸 CRF 库中患者基本信息项进行分类整理的基础上，将需要进行规范化分类编码的信息提取出来，依据已发布的相关数据标准（针灸临床信息分类与代码标准等），对其进行编码，即数据知识化。其中，根据内涵属性进行分类编码的字段："临床观察单位"参照组织机构统一社会信用代码，"性别"参照《个人基本信息分类与代码 第一部分：人的性别代码（GB/T 2261.1—2003）》，"户籍"参照《中华人民共和国行政区划代码（GB/T 2260—2007）》，"民族"参照《中国各民族名称的罗马字母拼写法和代码（GB/T 3304—1991）》，"婚否"参照《个人基本信息与分类代码 第二部分：婚姻状况代码（GB/T 2261.2—2003）》，"过敏原"参照《卫生信息数据元值域代码 第十部分：医学诊断（WS364.10—2011）》CV05.01.038 过敏原代码表，"针灸治疗方法、治疗病证"参照《真实世界针灸临床基本信息分类与代码（T/CAAM 0009—2020）》。针灸临床基本信息数据知识化示例见表 21–1。

表 21-1　针灸临床基本信息数据知识化（示例）

Order	Situation	Sex	Birth	Province	City	Area	Marriage	Nation	Profession（phy）	Height (cm)	Weight (kg)	BPressure (mmHg)	Hrate (time/minute)	Breathe (time/minute)	B Temp (℃)	past history	past history1	AllergyH	Allergen	Acupuncture history	T method	W name	T name	T symptom	Adverse Event
1	124200004200010937	1	19650822	420000	421000	421002	20	1	0	170	70	109/74	68	20	36.5	1	I63.801	1	101	0					0
2	124200004200010937	2	19670728	420000	420100	420122	20	1	0			125/85	75	20	36.5	1	I49.801	0		0					0
3	124200004200010937	2	19561113	420000	420100	420105	20	1	0	162	60	135/77	82	20	36.5	0		0		0					0
4	124200004200010937	2	19861129	610000	610400	610423	20	1		158	55	125/85	80	20	36.5	0		1	101	0					0
5	124200004200010937	2	19690825	370000	370100	370125	20	1		158	60	120/80	78	20	36.5	0		0		0					0
6	124200004200010937	2	19460806	420000	420100	420112	20	1		168	67	109/60	74	20	36.5	1	I48.x01	0		0					0
7	124200004200010937	2	19851015	420000	421000	421081	20	1		152	58	106/66	65	20	36.5	0		1	103	0	ZL03	M48.901	BNV261	ZYVXK0	0
8	124200004200010937	1	19601228	420000	420100	420106	20	1	0	173	75	120/80	80	20	36.5	0		1	102	0					0
9	124200004200010937	1	19681109	420000	420100	420106	20	1	0	169	75	146/97	100	20	36.5	0		0		0					0
10	124200004200010937	1	19910909	420000	420100	420106	10	1	0	170	68	126/80	78	20	36.5	0		0		0					0
11	124200004200010937	2	19580918	420000	420700	420700	20	1	0	164	78	125/64	88	20	36.5	0		1	301	0					0
12	124200004200010937	2	19910430	510000	511300	511322	20	1	0	156	60	120/70	76	20	36.5	0		0		0					0
13	124200004200010937	1	19851119	420000	422800	422801	90			169	72	120/80	78	20	36.5	1	K29.500	0		0					0
14	124200004200010937	2	19500512	420000	420100	420106	20	1	0	160	57	145/80	70	19	36.5	0		0		0	ZL02	G51.003	BNV120		0
15	124200004200010937	2	19460806	420000	420100	420112	20	1	0	168	67	109/60	74	19	36.5	1	I63.801	0		0	ZL02	M47.201	BNV261	ZYVXK0	0
16	124200004200010937	2	19950911	420000	420500	420527	10	1	0	160	48	97/60	70	19	36.5	0		0		0					0
17	124200004200010937	2	19811023	420000	421100	421122	10	1	0	158	58	116/73	70	19	36.5	0		0		0					0
18	124200004200010937	1	19850322	420000	420100	420116	10	1	0	160	60	130/80	80	20	36.5	0		0		0					0
	...	...	...	...	...	...	...	...	...	...	...	...	...	...	...	...	...	...	...	...	...	...	...	...	...
19	124200004200010937	2	19621227	420000	420100	420111	20	1	0	160	50	147/75	70	19	36.5	0		0		0					0

（二）诊断信息数据知识化

针灸临床诊断信息多为根据内涵属性进行编码的信息项，其中“中医病名”参照《中医病证分类与代码（GB/T 15657—1995）》，同时选用《针灸治疗学》教材中针灸科常见中医病名作为补充，“中医证候”参照《中医病证分类与代码（GB/T 15657—1995）》，“西医病名”参照《国际疾病分类代码 ICD–10》，“体质诊断”参照《中医体质分类与判定（ZYYXH/T 157—2009）》，“经络辨证”参照《真实世界针灸临床基本信息分类与代码（T/CAAM 0009—2020）》，“刻下症”“望闻问切”参照《中医临床基本症状信息分类与代码（T/CIATCM 020—2019）》《中医舌象诊断信息分类与代码（T/CIATCM 010—2019）》和《中医脉象诊断信息分类与代码（T/CIATCM 011—2019）》。症状、舌诊、脉诊信息内涵较复杂，单独建立数据化信息表，对病例中相关信息进行分类编码。

1. 症状数据知识化　中医症状是中医临床辨证的基本要素，真实地反映临床事实，是中医临床的核心数据之一。然而中医在认识疾病、诊断疾病的过程中采用自然语言记录诊疗信息，使中医病例数据呈现出多样性，临床术语表达难以统一和规范，术语之间复杂的关联关系缺乏知识层次的数据表达，导致计算机技术支撑下的症状信息共享与深度利用的障碍和困难。对针灸临床病例信息中的“刻下症”进行属性编码。首先由针灸学者对症状信息分解为最小术语单元，并结合标准对症状术语规范化。症状分解与规范示例见表 21–2。在症状规范过程中，根据《中医临床诊疗术语》进行用语规范化，如“眠不佳”“寐欠佳”“寐欠安”等统一规范为“不寐”，“绝经 7 年”规范为“绝经”，将符合词“泛吐酸水”拆解为“泛酸”和“吐酸”，如删除阴阳平和、动静正常、发黑、口唇形色正常、口唇红润、咽部淡红、皮肤红润等正常表象。症状信息分类规范化处理示例见表 21–3。

表 21–2　症状信息分解与规范（示例）

临床症状描述	症状分解	症状规范
颈项强痛伴头昏不适，时感头痛，腰痛伴右下肢疼痛，偶胸闷，未诉恶心呕吐等不适，纳可，二便可，眠不佳。	颈项部僵痛	颈项强痛
	头昏不适	头昏
	时感头痛	时感头痛
	腰痛	腰痛
	右下肢疼痛	右下肢疼痛
	胸闷	胸闷
	眠不佳	不寐

表 21-3 症状信息分类规范化处理（示例）

类型	规范前	规范后	类型	规范前	规范后
规范化	厚神	得神	简洁化	耳后乳突区疼痛	耳后疼痛
	颈项僵痛	颈项强痛		绝经 7 年	绝经
	眠不佳、寐欠佳、寐欠安	不寐		双肩部酸楚	肩部酸楚
	头闷感	头蒙		颈部疼痛，表现为酸痛	颈部酸痛
	眼干	目涩		足关节疼痛	足疼痛
	视物模糊	目昏		左舌前 2/3 味觉减弱	味觉减弱
	记忆减退	健忘		双手掌麻木不适	手部麻木
	偏素食主义	纳差	拆解化	颈部酸胀疼痛	颈部酸痛；颈部胀痛
	偏食肉类	纳差		心慌胸闷	心慌；胸闷
	抽筋	拘挛	删减化	阴阳平和	删除
	气喘	呼吸困难		动静正常	删除
	牵扯样疼痛	牵痛		口唇红润	删除
	无力	乏力		咽部淡红	删除
	纳差	纳呆		皮肤红润	删除
	大便稀	便溏			
	口眼歪斜	口眼㖞斜			

《中医临床基本症状信息分类与代码（T/CIATCM 020—2019）》从必要属性和附加属性共 25 个属性维度对症状信息进行编码。其中必要属性包含骨干症状、获取方式，附加属性包含人体部位、患者人群、性质、颜色、光泽、形态、动态、排出物质地、排出量、排除感、次数增减、月经周期、轻重程度、发生因素、加重因素、缓解因素、沉浮情况、发作缓急、发作情况、持续时间、专科病证、方位情况。基于此标准，建立症状属性信息数据表，参照属性信息表编码规范后的症状信息，调用 OFFSET 函数设置数据有效性验证。编码示例见表 21-4。

2. 舌诊信息数据知识化 参照《中医诊断学》对舌象表述进行规范，依据《中医舌象诊断信息分类与代码》（T/CIATCM 010—2019）对舌诊信息进行编码。标准中舌象信息分类代码由舌质分类代码和舌苔分类代码共同构成。其中舌质包含舌色、舌色位、舌形、舌形位、舌态、舌下脉络色、舌下脉络形、舌形程度共 8 个分类目，舌苔包含苔色、苔色位、苔质、苔质位、苔质程度共 5 个分类目。舌质、舌苔信息数据知识化示例见表 21-5、表 21-6。

表 21–4　症状信息数据知识化表（示例）

症状	症状代码	骨干症状 GG	获取方式 FS	人体部位 A	患者人群 B	性质情况 C	颜色情况 D	光泽情况 E	形态情况 F	动态情况 G	排出物质地 H	排出量 J	排出感 K	……	发作缓急 V	发作情况 W	持续时间 X	专科病证 Y	方位情况 Z
颈项僵痛	ZZ004103.A0401C14	疼痛 004	问疼痛 10300000	颈项 A04010000		强痛 C140								……					
头昏	ZZ010104.A01	头昏 010	问不适 10400000	头部 A01000000										……					
时感头痛	ZZ004103.A01W2	疼痛 004	问疼痛 10300000	头部 A01000000										……		发作次数少（偶发）W2			
腰痛	ZZ004103.A0407	疼痛 004	问疼痛 10300000	腰部 A04070000										……					
右下肢疼痛	ZZ004103.A0509Z4	疼痛 004	问疼痛 10300000	下肢 A05090000										……					右 Z4
胸闷	ZZ052104.A0402	痞满 052	问不适 10400000	胸部 A04020000										……					
不寐	ZZ075105	不寐 075	问睡眠 10500000											……					

表 21-5　临床诊断舌质信息数据知识化表（示例）

研究病历编号	舌质描述 Z	舌质代码	舌色 S	舌色位 W	舌形 X	舌形位 W	舌态 T	舌下脉络色 L	舌下脉络形 M	程度 C
1	淡红	ZC200000000	淡（浅/略/稍/微）红色　C2							
17	暗红	ZC500000000	暗（黯）红色/深绛 C5							
48	舌质暗	ZJ100000000	暗（黯）/暗滞　J1							
49	暗红	ZC500000000	暗（黯）红色/深绛 C5							
50	舌质红	ZC100000000	红色　C1							
51	淡胖	ZA200060000	淡（浅/略/稍/微）白色/淡　A2		胖/胖大 06					
52	淡	ZA200000000	淡（浅/略/稍/微）白色/淡　A2							
53	暗	ZJ100000000	暗（黯）/暗滞　J1							
54	舌暗红	ZC500000000	暗（黯）红色/深绛 C5							
131	瘦红	ZC100050000	红色　C1		瘦/薄瘦/瘦小　05					

表 21-6　临床诊断舌苔信息数据知识化表（示例）

研究病历编号	舌苔描述 T	舌苔代码	苔色 S	苔色位 W	苔质 Z	苔质位 W	程度 C	苔质 Z
1	薄白	TA1000800	白色　A1		薄苔　08			
17	薄黄	TB1000800	黄色　B1		薄苔　08			
48	薄白	TA1000800	白色　A1		薄苔　08			
49	黄腻	TB1002200	黄色　B1		苔腻　22			
50	少苔	T00002500			苔少　25			
51	少苔	T00002500			苔少　25			
52	薄白	TA1000800	白色　A1		薄苔　08			
53	少苔	T00002500			苔少　25			
54	苔薄白	TA1000800	白色　A1		薄苔　08			
131	薄白	TA1000800	白色　A1		薄苔　08			

3. 脉诊信息数据知识化　《中医脉象诊断信息分类与代码（T/CIATCM 011—2019）》中规定了中医脉象诊断名称和分类与代码，其中主要包括 9 个脉象类目，43 个脉象分类目，10 个脉象程度，16 个脉诊部位。本节依据中医脉象诊断信息分类与代码，建立脉诊信息数据表，对“脉诊”信息项进行编码。临床诊断脉象信息数据知识化示例见表 21-7。

表 21-7　临床诊断脉象信息数据知识化表（示例）

研究病历编号	脉象诊断 MZ	代码	脉象 1	脉象 2	脉象 3	脉象 4	脉象程度 C	脉诊部位 W	脉象 1	脉象 2	脉诊部位 W
1	双寸弦	MZ64000000.W01	弦脉 64					【两】寸 01			
2	双关弦	MZ64000000.W04	弦脉 64					【两】关 04			
3	双侧寸、关部弦	MZ64000000.W01, MZ64000000.W04	弦脉 64					【两】寸 01	弦脉 64		【两】关 04
4	右关部弦紧	MZ63640000.W06	弦脉 64	紧脉 63				右关 06			
5	寸弦细	MZ53640000.W01	细脉（小脉）53	弦脉 64				【两】寸 01			
6	右寸脉弱	MZ24000000.W03	弱脉 24					右寸 03			
7	左、右脉沉	MZ21000000.W10, MZ21000000.W11	沉脉 21					左【手】10	沉脉 21		右【手】11
8	右关弦紧	MZ63640000.W06	紧脉 63	弦脉 64				右关 06			
9	左寸沉弱	MZ21240000.W02	沉脉 21	弱脉 24				左寸 02			

（三）干预信息数据知识化

针灸临床干预信息包含针刺疗法、灸疗法、拔罐疗法、刮痧疗法、穴位特殊疗法五类，涉及需要编码的信息，参照《真实世界针灸临床基本信息分类与代码（T/CAAM 0009—2020）》进行编码。灸疗法中“牵正穴”在《真实世界针灸临床基本信息分类与代码》标准中无相应编码，经查找针灸学教材及相关国家标准，划定牵正穴属经外奇穴中的头颈部经外奇穴类，故补充其编码为 JC030201015。随着针灸学的不断发展，穴位的表达方式也存在多样性，参照《针灸学通用术语（GB/T 30232—2013）》及针灸学教材，规范整理同义词，如崇骨穴又称椎顶穴、太祖穴，大椎穴又称百劳穴、上杼穴、大椎骨穴，环跳穴又称枢中穴、环谷穴，肾俞穴又称少阴穴、肾念穴等。针灸临床治疗信息数据知识化（示例）见表 21-8。

表 21-8　针灸临床治疗信息数据知识化表（示例）

Order	HZacupoint	HZMethod	HZBXMethod	HZangel	HZdepth	HZdirection	HZtime	HZfrequent	HZcourse
1	JC030203002.A040101	ZL020107003	ZL020115001	ZL020105003	ZL020104002	ZL020106004	30	1/1	3
2	JC030203002.A040101	ZL020107003	ZL020116001	ZL020105003	ZL020104002	ZL020106003	30	1/1	3
3	JC030113020.00N、JC030201014、JC030113014.00N、JC030111021.00N、JC030107011.0MN	ZL020107001	ZL020116001	ZL020105003	ZL020104002	ZL020106004	30	1/1	6
4	JC030113020.00N	ZL020107001	ZL020116001	ZL020105001	ZL020104001	ZL020106004	30	1/1	6
5	JC030113020.00N	ZL020107001	ZL020116001	ZL020105001	ZL020104002	ZL020106004	30	1/1	6
6	JC030111020.00N、JC030203002.A040101、JC030201014、JC030111021.00N、JC030102004.00F、JC030110003.00C	ZL020107001	ZL020116001	ZL020105003	ZL020104001	ZL020106004	30	1/1	6
7	JC030111020.00N、JC030201014、JC030111021.00N、JC030102004.00F、JC030102006.00G	ZL020107001	ZL020116001	ZL020105003	ZL020104002	ZL020106004	30	1/1	6
8	JC030111020.00N、JC030201014、JC030111021.00N、JC030106011、JC030106003.00C、JC030107011.0MN	ZL020107001	ZL020116001	ZL020105003	ZL020104001	ZL020106004	30	1/1	6
9	JC030111020.00N、JC030201014、JC030111021.00N、JC030106011、JC030106003.00C、JC030107011.0MN	ZL020107001	ZL020116001	ZL020105003	ZL020104002	ZL020106004	30	1/1	6
10	JC030201014、JC030113014.00N、JC030111020.00N、JC030106009、JC030102015.00N、JC030102004.00F、JC030106003.00C	ZL020107001	ZL020115005	ZL020105003	ZL020104001	ZL020106004	30	1/1	6
……	……	……	……	……	……	……	……	……	……

第五节 针灸项痹病临床数据知识关联分析

本章研究数据采集了7家医院针灸治疗项痹病的门诊数据，共213份有效数据。病例数据经过规范化、结构化和数据知识化处理，形成了数据化针灸项痹病临床病例数据库，包括基本信息表CDF-1、诊断信息表CDF-2和治疗信息表CDF-3。以针灸项痹病中医临床病例知识库数据为研究对象，开展基于针灸临床数据的知识关联方法学应用示范研究。

一、数据质量分析

（一）基本信息表的指标项填写质量分析

在基本信息表中，临床观察单位、填表人、患者姓名、国籍、血压、心率、呼吸、体温等信息的填写率是100%，身份证号、性别、出生日期、户籍信息、婚否、民族、职业、联系电话、身高、体质量等信息的填写率在90%以上，病史资料中除了既往史类型和过敏史的填写在70%以上，其余的指标填写率均没有达到50%。详见表21-9。

表21-9 基本信息的各个指标项填写比例统计表

序号	指标项	填写数量（人）	百分比（%）	序号	指标项	填写数量	百分比（%）
1	临床观察单位	213	100	16	体质量（kg）	202	94.84
2	填表人	213	100	17	血压（mmHg）	213	100
3	姓名	213	100	18	心率（次/分）	213	100
4	身份证号	207	97.18	19	呼吸（次/分）	213	100
5	性别	207	97.18	20	体温（摄氏度）	213	100
6	出生日期	207	97.18	21	既往史类型	163	76.53
7	省	207	97.18	22	过敏史	158	74.18
8	市	186	87.32	23	治疗方法	86	40.38
9	区	176	82.63	24	治疗频度	93	43.66
10	婚否	210	98.59	25	西医病名	85	39.91
11	国籍	213	100	26	中医病名	85	39.91
12	民族	212	99.53	27	中医症状名	77	36.15
13	职业	195	91.55	28	治疗效果	91	42.72
14	联系电话	206	96.71	29	不良事件	88	41.31
15	身高（cm）	202	94.84				

（二）诊断信息表的指标项填写质量分析

在诊断信息表中，疾病诊断的证候名、西医诊断、体质诊断、经络辨证的填写率分别为98.12%、93.9%、85.92%、89.67%。四诊的填写较少，其中望神、望面色、望形体、望姿态、望头发、望口唇、望齿龈、望咽喉、望皮肤、望脉络、其他（望）、闻声音、闻气味、其他（闻）、问寒热、问汗、问头身胸腹、问耳目、问睡眠、问饮食、问二便、问经带、问小儿、其他（问）、按手足、按胸腹、按肌肤、其他（按）等指标填写均未达到10%。四诊信息中主要填写的指标是望舌、问疼痛、切脉、按腧穴。望舌的填写率为63.85%、问疼痛为55.4%、切脉部位为78.87%、切脉脉象为79.81%、按腧穴为30.52%。诊断小结中，中医病名、证候名称、主要症状的填写率为100%，舌质和舌苔的填写率为98.59%，脉诊诊断部位、脉象、辨经诊断、病变部位、西医病名的填写率在80%以上，辅助检查和影像所见的填写比例较小。详见表21–10。

表21–10　诊断信息的各个指标项填写比例统计表

序号	指标项	填写数量（次）	百分比（%）	序号	指标项	填写数量（次）	百分比（%）
1	主诉	213	100	27	问耳目	4	1.88
2	刻下症	213	100	28	问睡眠	13	6.1
3	现病史	213	100	29	问饮食	7	3.29
4	疾病诊断：证候名	209	98.12	30	问二便	8	3.76
5	疾病诊断：西医诊断	200	93.9	31	问经带	5	2.35
6	疾病诊断：体质诊断	183	85.92	32	问小儿	4	1.88
7	疾病诊断：经络辨证	191	89.67	33	其他（问）	4	1.88
8	望神	9	4.23	34	切脉：部位	168	78.87
9	望面色	5	2.35	35	切脉：脉象	170	79.81
10	望舌	136	63.85	36	按手足	5	2.35
11	望形体	6	2.82	37	按胸腹	5	2.35
12	望姿态	4	1.88	38	按肌肤	4	1.88
13	望头发	4	1.88	39	按腧穴	65	30.52
14	望口唇	13	6.1	40	其他（按）	16	7.51
15	望齿龈	4	1.88	41	诊断小结：中医病名	213	100
16	望咽喉	6	2.82	42	诊断小结：证候名称	213	100
17	望皮肤	6	2.82	43	诊断小结：主要症状	213	100
18	望脉络	4	1.88	44	诊断小结：舌质	210	98.59
19	其他（望）	4	1.88	45	诊断小结：舌苔	210	98.59
20	闻声音	4	1.88	46	诊断小结：脉诊诊断部位	175	82.16
21	闻气味	4	1.88	47	诊断小结：脉象	186	87.32
22	其他（闻）	0	0	48	诊断小结：辨经诊断	179	84.04
23	问寒热	6	2.82	49	诊断小结：病变部位	196	92.02
24	问汗	4	1.88	50	诊断小结：西医病名	201	94.37
25	问疼痛	118	55.4	51	辅助检查项目	32	15.02
26	问头身胸腹	7	3.29	52	影像所见	0	0

（三）治疗信息表的指标项填写质量分析

在治疗信息针灸治疗项目中，三棱针、皮肤针、火针、耳针、芒针、针刀、实按灸、直接灸、间接灸、药物灸、光电灸、温针灸、水罐、抽气罐、针罐、其他拔罐疗法、刮痧疗法、穴位埋线等指标填写均未达到10%，皮肤针和针刀填写数量为0。项痹病的治疗方法主要使用的是毫针，占92.96%，穴位敷贴占42.72%，悬起灸占33.33%，电针占26.29%。详见表21-11。

表21-11 治疗信息的各个指标项填写比例统计表

指标项目	填写数量（次）	百分比（%）	指标项目	填写数量（次）	百分比（%）
（一）针刺疗法			非艾灸疗法：		
毫针	198	92.96	药物灸	6	2.82
电针	56	26.29	光电灸	3	1.41
三棱针	2	0.94	其他灸疗法：		
皮肤针	0	0	温针灸	5	2.35
皮内针	31	14.55	温灸器灸	29	13.62
火针	1	0.47	（三）拔罐疗法		
耳针	4	1.88	火罐	35	16.43
芒针	2	0.94	水罐	1	0.47
针刀	0	0	抽气罐	1	0.47
			针罐	2	0.94
（二）灸疗法			其他（拔罐疗法）	0	0
艾灸疗法：			（四）刮痧疗法		
艾条灸－悬起灸	71	33.33	刮痧疗法	5	2.35
艾条灸－实按灸	1	0.47	（五）穴位特殊疗法		
艾炷灸－直接灸	1	0.47	穴位注射	34	15.96
艾炷灸－间接灸	5	2.35	穴位埋线	1	0.47
			穴位贴敷	91	42.72
			穴位红外线照射	25	11.74

（四）不良事件记录各个指标项填写质量分析

仅有3份资料填写了不良事件。

（五）小结

基本信息表CDF-1中有29个指标，诊断信息表CDF-2中有52个指标，治疗信息表CDF-3中有139个指标。由于诊断信息表的四诊信息中有28个指标的填写没有达到10%，影像所见填写为0；治疗信息中治疗方法使用率低于10%的19种，其中没有使用的治疗方法有2种，涉及指标86个。因为数据的缺失率较高，在数据分析的时候，能够使用的指标数为基本信息表CDF-1中有29个指标，诊断信息表CDF-2中有23个指标，治疗信息表CDF-3中有53个指标。

二、针灸项痹病中医临床病例知识库数据描述性分析

（一）基本信息分析

患者性别分布，女性占多数，占总人数的67.6%。婚姻情况，已婚占92.5%。患者的职业分布，非体力劳动者占77.9%。

在病史资料中，使用针刺疗法、灸疗法、穴位敷贴疗法、拔罐疗法、穴位注射疗法、刮痧疗法、穴位埋线疗法分别占38.97%、11.74%、7.51%、6.57%、5.63%、1.88%、1.41%，主要使用的治疗方法是针刺疗法、灸疗法、拔罐疗法，3种疗法约占60%。治疗的频度和治疗效果未填报数据者分别占43.7%和42.7%。填写治疗频度的患者中经常治疗者占17.20%，一般者占45.16%，较少治疗者占37.63%。填写治疗效果的患者中显效者占18.68%，有效者占60.44%，效果不明显者占20.88%，可见治疗是有效果的。

患者年龄分布为30～39岁占20.19%，40～49岁占20.19%，50～59岁占29.58%，60～69岁占17.84%，85%以上的患者集中在30～69岁之间。

患者的年龄、身高、体质量、收缩压、舒张压、心率、呼吸、体温等指标的描述统计量（极值、均值），详见表21-12。

表21-12　各指标的描述统计

指标	填写数（人）	极小值	极大值	均值	标准差
年龄（岁）	207	17	90	49.92	13.104
身高（cm）	202	150	184	165.30	6.859
体质量（kg）	202	34	98	60.55	10.241
收缩压（mmHg）	213	90	175	122.93	13.560
舒张压（mmHg）	213	56	112	77.91	8.839
心率（次/分）	213	49	111	76.12	8.470
呼吸（次/分）	213	15	23	19.22	.916
体温（℃）	213	36.0	37.0	36.146	.3535

（二）诊断信息分析

患者的主要症状是疼痛，98.59%的患者有疼痛的症状，24.88%的患者出现麻木，2.35%的患者乏力。经络辨证情况，43.19%属于手太阳小肠经、34.27%属于足太阳膀胱经、21.13%属于手少阳三焦经。患病的部位57.3%是项部，12.7%是项部及双上肢，12.2%是项部及左上肢，9.9%是项部及右上肢。

患者的舌质主要是淡红和暗红，46%的患者舌质淡红，25.8%的患者舌质暗红。72.3%的患者舌苔薄白。患者脉象主要是弦脉，占82.63%。

（三）治疗信息分析

治疗信息共有五类疗法139个指标项，根据数据质量分析，去掉86个指标，新的治疗信息表CDF-3含53个指标。应用以上指标进行诊断信息分析如下：①各种治疗方法使用百分比（针刺疗法、灸疗法、拔罐疗法、刮痧疗法、穴位特殊疗法）；②针刺疗

法情况（毫针、电针、三棱针、皮肤针、皮内针、火针、耳针、芒针、针刀）；③灸疗法情况；④拔罐疗法情况；⑤刮痧疗法情况；⑥穴位特殊疗法情况。

项痹病的治疗方法中，使用针刺疗法的占92.96%，使用灸疗法者33.33%，使用拔罐疗法者16.43%，使用刮痧疗法者2.35%，使用穴位特殊疗法者42.72%。

针刺疗法中使用最多的是毫针，毫针使用率92.96%、电针使用率26.29%、皮内针使用率14.55%，耳针使用4次、芒针和三棱针使用2次，火针使用1次，皮肤针和针刀没有使用。见图21–2。

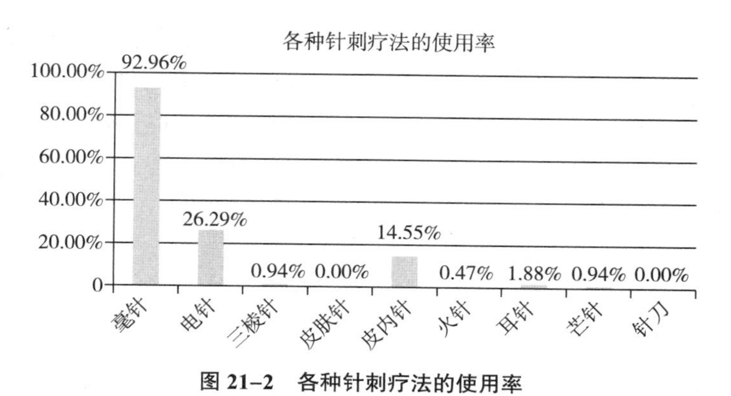

图21–2　各种针刺疗法的使用率

毫针的刺法中直针刺法占48.4%，直针透刺法占30.5%；补泻手法中54.5%是平补平泻；针刺角度77.9%是直刺（90°）；针刺的深度：地部占43.7%，人部占31.9%，天部占16%，其他占8.4%；针刺方向：64.8%向病所，13.1%顺经脉，10.3%向特殊部位；针刺时长：78.9%为30分钟/次；针刺频次：67.6%为每天1次；平均每个疗程6.7天，最长疗程21天，最短疗程1天。

三、关联分析

关联分析指对针灸临床病例观察数据库中的指标项间存在的关联关系的揭示与探索的一种分析研究方法。根据对本章数据知识化针灸项痹病病例观察数据库数据分析，临床实际仅有93个信息项填报了数据，其中基本信息表CDF–1中23个指标，诊断信息表CDF–2中17个指标，治疗信息表CDF–3中53个指标。按排列组合方式计算这93个指标项间的关联关系，是一个非常复杂和巨大的量级，为此本节仅以指标项两两间的关联分析进行示范性针灸临床数据的关联分析。

（一）单表关联

单表关联是指每张CDF内的指标项间关联。例如基本信息表设计有29个指标项，根据数据质量分析和描述分析的情况，对指标项进行转化或去除处理，例如将国籍、联系电话等指标去掉，将身份证号和出生日期转化为年龄，从主诉、刻下症、现病史3个指标项提取症状，转化为症状指标项，形成新的指标项目的CDF–1（23个指标）、CDF–2（17个指标）、CDF–3（53个指标）。详见表21–13。

表 21-13 CDF 单表指标项统计表

序号	CDF-1	CDF-2	CDF-3
1	临床观察单位	症状	毫针（内含 9 个指标）
2	填表人	体质诊断	电针（内含 6 个指标）
3	性别	望舌	皮内针（内含 6 个指标）
4	年龄	问疼痛	艾灸疗法 – 艾条灸 – 悬起灸（内含 5 个指标）
5	地区	切脉：部位	其他灸疗法 – 温灸器灸（内含 5 个指标）
6	婚否	切脉：脉象	拔罐疗法 – 火罐（内含 5 指标）
7	民族	按腧穴	穴位注射（内含 7 个指标）
8	职业	中医病名	穴位贴敷（内含 6 个指标）
9	身高（cm）	证候名称	穴位红外线照射（内含 4 个指标）
10	体质量（kg）	主要症状	
11	血压（mmHg）	舌质	
12	心率（次 / 分）	舌苔	
13	呼吸（次 / 分）	脉诊诊断部位	
14	体温（摄氏度）	脉象	
15	既往史类型	辨经诊断	
16	过敏史	病变部位	
17	治疗方法	西医病名	
18	治疗频度		
19	西医病名		
20	中医病名		
21	中医症状名		
22	治疗效果		
23	不良事件		

关于 3 张 CDF 分别做表内关联，对每张表的指标进行两两关联，以基本信息表的指标“职业”进行表内关联为例，见表 21-14。其余的指标参照这种方法关联，基本信息表的两个指标关联共有 23×22=506 种。3 张表共有 23×22+17×16+53×52=3534 种关联。

表 21-14 基本信息表中“职业”的单表关联目录（样表）

序号	CDF-1	CDF-1	序号	CDF-1	CDF-1	序号	CDF-1	CDF-1
1	职业	临床观察单位	9	职业	体质量（kg）	17	职业	治疗频度
2	职业	填表人	10	职业	血压（mmHg）	18	职业	西医病名
3	职业	性别	11	职业	心率（次 / 分）	19	职业	中医病名
4	职业	年龄	12	职业	呼吸（次 / 分）	20	职业	中医症状名
5	职业	地区	13	职业	体温（摄氏度）	21	职业	治疗效果
6	职业	婚否	14	职业	既往史类型	22	职业	不良事件

续表

序号	CDF-1	CDF-1	序号	CDF-1	CDF-1	序号	CDF-1	CDF-1
7	职业	民族	15	职业	过敏史	……	……	……
8	职业	身高（cm）	16	职业	治疗方法			

例如：序号 3“职业 – 性别”关联，可以分析不同职业患者的性别分布。非体力劳动中 29.45% 是男性，70.55% 是女性，体力劳动者中 37.93% 是男性，62.07% 是女性。

（二）双表关联

双表关联是指从两张 CDF 中各指标项之间进行关联。基本信息表与诊断信息表、基本信息表与治疗信息表、诊断信息表与治疗信息表之间的双表指标关联。例如基本信息和诊断信息关联，可分析性别和症状的关系、性别和体质的关系、性别和舌象的关系等。见表 21–15。

表 21–15　基本信息表与诊断信息表的关联目录（样表）

序号	CDF-1	CDF-2	序号	CDF-1	CDF-2	序号	CDF-1	CDF-2
1	性别	症状	18	年龄	症状	35	地区	症状
2	性别	体质诊断	19	年龄	体质诊断	36	地区	体质诊断
3	性别	望舌	20	年龄	望舌	37	地区	望舌
4	性别	问疼痛	21	年龄	问疼痛	38	地区	问疼痛
5	性别	切脉：部位	22	年龄	切脉：部位	39	地区	切脉：部位
6	性别	切脉：脉象	23	年龄	切脉：脉象	40	地区	切脉：脉象
7	性别	按腧穴	24	年龄	按腧穴	41	地区	按腧穴
8	性别	中医病名	25	年龄	中医病名	42	地区	中医病名
9	性别	证候名称	26	年龄	证候名称	43	地区	证候名称
10	性别	主要症状	27	年龄	主要症状	44	地区	主要症状
11	性别	舌质	28	年龄	舌质	45	地区	舌质
12	性别	舌苔	29	年龄	舌苔	46	地区	舌苔
13	性别	脉诊诊断部位	30	年龄	脉诊诊断部位	47	地区	脉诊诊断部位
14	性别	脉象	31	年龄	脉象	48	地区	脉象
15	性别	辨经诊断	32	年龄	辨经诊断	49	地区	辨经诊断
16	性别	病变部位	33	年龄	病变部位	50	地区	病变部位
17	性别	西医病名	34	年龄	西医病名	……	……	……

基本信息表（CDF–1）与诊断信息表（CDF–2）的两个表中的指标项两两关联，按排列组合计算共有 23×22=506 种。3 张表（CDF–1/CDF–2/CDF–3）两两表指标项之间，按排列组合计算共有 2511 种关联。

（三）三表关联

三表关联是指从基本信息表 CDF–1、诊断信息表 CDF–2、治疗信息表 CDF–3 中各信息项之间进行关联。例如基本信息表中的“职业”、诊断信息中的“体质”、治疗信息中的“毫针针刺穴位”3个指标之间的相关性分析。见表21–16。

表21–16 基本信息表、诊断信息表、治疗信息表的关联目录（样表）

序号	CDF–1	CDF–2	CDF–3	序号	CDF–1	CDF–2	CDF–3
1	职业	体质	毫针针刺穴位	9	职业	体质	实按灸穴位
2	职业	体质	电针针刺穴位	10	职业	体质	直接灸穴位
3	职业	体质	三棱针针刺穴位	11	职业	体质	间接灸穴位
4	职业	体质	皮内针针刺穴位	12	职业	体质	火罐穴位
5	职业	体质	火针针刺穴位	13	职业	体质	水罐穴位
6	职业	体质	耳针针刺穴位	14	职业	体质	抽气罐穴位
7	职业	体质	芒针针刺穴位	15	职业	体质	针罐穴位
8	职业	体质	悬起灸穴位	16	职业	体质	……

四、基于关联规则的毫针治疗项痹病穴位配伍规律研究

项痹病是指颈椎椎间盘退行性改变及其继发性病理改变所导致神经根受压引起相应神经分布区疼痛为主要临床表现的疾病。项痹是因正气不足，邪气侵袭，影响气血运行、痹阻经络而引起的以颈项部强硬疼痛，上肢疼痛、重着、麻木乏力等为主要表现的疾病。一般多采用推拿、针灸、拔罐、牵引、理疗及药物内服外敷等治疗方法，传统体针治疗项痹以祛风通络、活血止痛为原则，常用风池、天柱、肩井、大杼、阿是穴等穴位。本节主要研究毫针针刺治疗项痹病的穴位配伍规律。

（一）资料来源

来自10家医院采集的2019年的项痹病的临床观察数据，有效数据为213份，包括基本信息、诊断信息和治疗信息。选取针刺疗法中毫针治疗项痹病的穴位指标，进行数据分析。

（二）资料总体描述

患者女性占多数，占总人数的67.6%，主要从事非体力劳动，非体力劳动占总人数的77.9%，85%以上的患者集中在30～69岁之间。患者的证候主要为气滞血瘀证、肝肾亏虚证、风寒痹阻证，主要症状是疼痛，体质为平和质、血瘀质、阳虚质、气虚质，患病的部位是项部，舌质主要是淡红和暗红，舌苔薄白，脉象为弦脉。项痹病的治疗方法中，使用最多的是毫针，使用率为92.96%。

（三）分析方法

利用关联规则的Apriori算法分析毫针针刺治疗项痹病的穴位规律。采用SPSS Modeler 18.0中的Apriori算法模型进行数据的关联分析。

1. 数据预处理 数据预处理指在进行数据挖掘之前，对已有的数据进行一些处理。对于空缺数据，可以采取总结之前数据规律进行填充或者忽略删除该数据。

2. 数据挖掘 关联规则的数据挖掘工作主要分为两个阶段。第一阶段：根据设置的最小支持度，找到符合要求的频繁项集。第二阶段：关联规则的生成，从上一步发现的

频繁项集中，根据设置的最小信任度，找到大于最小信任度的强关联规则。对于上述提到的数据挖掘过程，其中对支持度和信任度阈值的设置是生成关联规则的两个方面，也是数据挖掘的核心问题。

（四）穴位关联分析

穴位配伍是针灸理疗的临床外在表现，是针灸处方最基本的要素，是疾病针灸治疗的基础，因此穴位配伍规律研究对于针灸治疗具有重要的意义。目前穴位配伍规律的研究主要是以穴位出现的频率进行考量。频次分析技术指根据穴位选用的频次对穴位配伍规律进行分析。关联分析技术指通过发现事物内部之间的相互联系，进而总结事物之间的规律和模式。

整理应用毫针治疗项痹病的针灸处方，从穴位频次、穴位与穴位之间的配伍关系、穴位与症状关系进行分析，可揭示针灸处方选穴特点和穴位配伍方法。采用关联规则方法在针灸处方中得到频繁项集，并找出具有特殊配对关系的穴位强关联规则，从而得到穴位的配伍方法。

1. 穴位运用频次分析结果　毫针针刺治疗项痹病的穴位共有 74 个，出现频次大于 10 次的有 21 个穴位，详见下表 21–17。

表 21–17　毫针针刺治疗项痹病的穴位频次统计表

序号	穴位	频次（次）	序号	穴位	频次（次）	序号	穴位	频次（次）
1	颈夹脊	175	8	外关	28	15	三阴交	14
2	风池	66	9	大椎	27	16	血海	13
3	肩井	52	10	百会	24	17	上 5	12
4	后溪	49	11	崇骨	22	18	上 6	12
5	合谷	44	12	颈百劳	19	19	太冲	12
6	曲池	44	13	足三里	18	20	阿是穴	10
7	手三里	28	14	天宗	16	21	列缺	10

2. 穴位网络关系图　采用 SPSS Modeler 18.0，设置参数强链接下限 25，弱链接上限 15，画出 21 个穴位之间的关联网络图，2 个穴位之间的连线越粗提示关联程度越高。穴位关联网络图见图 21–3。从图中可以发现，在治疗项痹病的时候，毫针针刺穴位关联程度较高的是“颈夹脊 – 肩井”“颈夹脊 – 风池”“颈夹脊 – 曲池”“颈夹脊 – 后溪”“颈夹脊 – 合谷”“合谷 – 风池”。

3. 穴位配伍关联分析结果　以支持度和置信度作为毫针针刺治疗项痹病穴位配伍的关联性评价指标。置信度表示在前项出现的条件下后项出现的概率；支持度表示前后项在所有事件中同时出现的概率。例如配伍中以支持度 >10%、置信度 >80% 的设置模式将穴位频次≥ 10 次的 21 个穴位进行关联规则分析，共获取 17 条关联规则，其关联规则如表 21–18 所示。其中支持度 >20%、置信度 >80% 的仅有 5 条关联规则，当风池出现时，颈夹脊出现的概率是 33.33%，支持该关联规则的针灸处方占 27.27%。

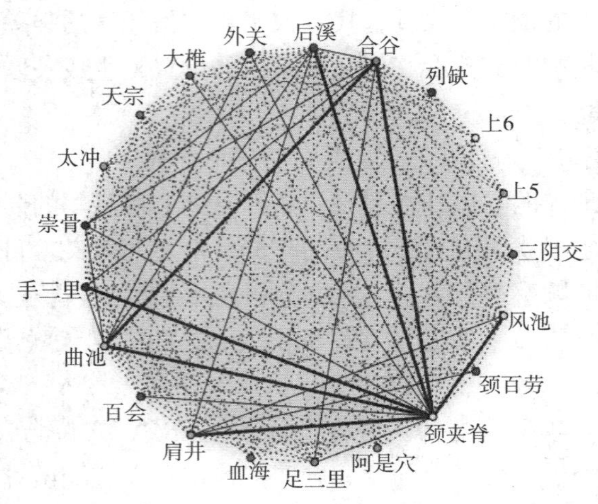

图 21–3　穴位配伍网络图

表 21–18　毫针针刺治疗项痹病穴位配伍关联规则

编号	后项	前项	支持度（%）	置信度（%）	规则支持度（%）
1	颈夹脊	风池	33.33	81.82	27.27
2	颈夹脊	肩井	26.26	86.54	22.73
3	颈夹脊	后溪	24.75	87.76	21.72
4	颈夹脊	曲池	22.22	90.91	20.20
5	颈夹脊	合谷	22.22	90.91	20.20
6	颈夹脊	曲池 and 合谷	14.65	96.55	14.14
7	颈夹脊	手三里	14.14	100.00	14.14
8	颈夹脊	外关	14.14	82.14	11.62
9	颈夹脊	百会	12.12	87.50	10.61
10	颈夹脊	崇骨	11.11	100.00	11.11
11	合谷	崇骨	11.11	81.82	9.09
12	合谷	崇骨 and 颈夹脊	11.11	81.82	9.09
13	颈夹脊	合谷 and 后溪	10.61	95.24	10.10
14	颈夹脊	手三里 and 曲池	10.10	100.00	10.10
15	合谷	手三里 and 曲池	10.10	85.00	8.59
16	颈夹脊	肩井 and 后溪	10.10	85.00	8.59
17	合谷	手三里 and 曲池 and 颈夹脊	10.10	85.00	8.59

4. 不同体质患者的毫针针刺穴位配伍规律　患者的体质主要是平和质、血瘀质、阳虚质、气虚质，各占 31%、26%、8%、8%。不同体质患者针刺穴位的频次见表 21–19。平和质的患者针刺的穴位主要是颈夹脊、风池、肩井、颈百劳、百会、后溪、大椎，血瘀质的患者针刺的穴位主要是颈夹脊、风池、肩井、曲池、合谷、手三里、后溪、天宗、外关。使用频率高的前 3 位都是颈夹脊、风池、肩井，差异在于平和质针刺颈百

劳、百会穴、后溪，血瘀质穴位针刺曲池、合谷、手三里。

表 21–19　平和质和血瘀质患者毫针针刺穴位频次

序号	平和质穴位	频次（次）	序号	血瘀质穴位	频次（次）
1	颈夹脊	51	1	颈夹脊	51
2	风池	22	2	风池	21
3	肩井	17	3	肩井	21
4	颈百劳	16	4	曲池	16
5	百会	15	5	合谷	15
6	后溪	13	6	手三里	13
7	大椎	10	7	后溪	12
8	合谷	7	8	天宗	9
9	外关	6	9	外关	9
10	四神聪	5	10	崇骨	7
11	天宗	5	11	足三里	6
12	大杼	3	12	阿是穴	5
13	曲池	3	13	夹髓针	5
14	崇骨	2	14	上 5	5
15	风府	2	15	上 6	5
16	肩髃	2	16	血海	5

（1）平和质　平和体质的毫针针刺穴位关联程度较高的是“颈夹脊–风池”“颈夹脊–肩井”“颈夹脊–百会”“肩井–风池”“颈百劳–风池”。

支持度 >10%、置信度 >80% 的设置模式将穴位进行关联规则分析，共获取 18 条关联规则，其关联规则如表 21–20 所示。当肩井出现时，颈百劳出现的概率是 26.56%，支持该关联规则的针灸处方占 21.88%。

表 21–20　平和质患者穴位配伍关联规则

序号	后项	前项	支持度（%）	置信度（%）	规则支持度（%）
1	颈百劳	肩井	26.56	82.35	21.88
2	肩井	颈百劳	25.00	87.50	21.88
3	风池	颈百劳	25.00	81.25	20.31
4	颈夹脊	百会	23.44	86.67	20.31
5	肩井	颈百劳 and 风池	20.31	84.62	17.19
6	颈百劳	肩井 and 风池	17.19	100.00	17.19
7	颈夹脊	大椎	15.63	80.00	12.50
8	肩井	颈百劳 and 颈夹脊	14.06	88.89	12.50
9	颈夹脊	百会 and 风池	12.50	87.50	10.94

续表

序号	后项	前项	支持度（%）	置信度（%）	规则支持度（%）
10	肩井	后溪 and 颈百劳	12.50	87.50	10.94
11	风池	后溪 and 颈百劳	12.50	87.50	10.94
12	颈百劳	后溪 and 风池	10.94	100.00	10.94
13	风池	大椎 and 颈百劳	10.94	85.71	9.38
14	颈夹脊	大椎 and 颈百劳	10.94	85.71	9.38
15	肩井	后溪 and 风池	10.94	85.71	9.38
16	风池	后溪 and 肩井 and 颈百劳	10.94	85.71	9.38
17	肩井	后溪 and 颈百劳 and 风池	10.94	85.71	9.38
18	肩井	颈百劳 and 风池 and 颈夹脊	10.94	85.71	9.38

（2）血瘀质　血瘀质患者的毫针针刺穴位关联程度较高的是“颈夹脊 – 肩井”“颈夹脊 – 后溪”“颈夹脊 – 合谷”“颈夹脊 – 手三里”“颈夹脊 – 曲池”“颈夹脊 – 风池”“合谷 – 曲池”。

以支持度 >15%、置信度 >80% 的设置模式将穴位进行关联规则分析，共获取 17 条关联规则，其关联规则如表 21–21 所示。当肩井穴出现时，颈夹脊出现的概率是 38.18%，支持该关联规则的针灸处方占 38.18%。

表 21–21　血瘀质患者穴位配伍关联规则

序号	后项	前项	支持度（%）	置信度（%）	规则支持度（%）
1	颈夹脊	肩井	38.18	100.00	38.18
2	颈夹脊	风池	38.18	90.48	34.55
3	颈夹脊	曲池	29.09	87.50	25.45
4	颈夹脊	合谷	27.27	93.33	25.45
5	曲池	合谷	27.27	80.00	21.82
6	颈夹脊	手三里	23.64	100.00	23.64
7	颈夹脊	后溪	21.82	91.67	20.00
8	颈夹脊	曲池 and 合谷	21.82	91.67	20.00
9	手三里	曲池 and 合谷 and 颈夹脊	20.00	81.82	16.36
10	颈夹脊	手三里 and 合谷	18.18	100.00	18.18
11	曲池	手三里 and 合谷	18.18	90.00	16.36
12	曲池	手三里 and 合谷 and 颈夹脊	18.18	90.00	16.36
13	颈夹脊	天宗	16.36	100.00	16.36
14	合谷	手三里 and 曲池	16.36	100.00	16.36
15	颈夹脊	手三里 and 曲池	16.36	100.00	16.36
16	颈夹脊	手三里 and 曲池 and 合谷	16.36	100.00	16.36
17	合谷	手三里 and 曲池 and 颈夹脊	16.36	100.00	16.36

5. 不同证候患者的毫针针刺穴位配伍规律 患者的证候主要分布气滞血瘀证、肝肾亏虚证、风寒痹阻证，各占60%、17%、12%。气滞血瘀证的患者针刺的穴位主要是颈夹脊、风池、肩井、后溪、合谷、曲池、手三里、外关、颈百劳、崇骨、大椎等。肝肾亏虚证的患者针刺的穴位主要是颈夹脊、风池、曲池、外关、合谷、百会、肩井、崇骨、后溪、手三里、足三里等。详见表21-22。

表21-22 气滞血瘀证和肝肾亏虚证患者毫针针刺穴位频次统计表

序号	气滞血瘀证穴位	频次（次）	序号	肝肾亏虚证穴位	频次（次）
1	颈夹脊	111	1	颈夹脊	31
2	风池	38	2	风池	12
3	肩井	38	3	曲池	11
4	后溪	32	4	外关	11
5	合谷	26	5	合谷	9
6	曲池	21	6	百会	8
7	手三里	18	7	肩井	8
8	外关	15	8	崇骨	7
9	颈百劳	14	9	后溪	7
10	崇骨	12	10	手三里	7
11	大椎	11	11	足三里	7
12	天宗	11	12	三阴交	6
13	上5	10	13	太冲	6
14	上6	10	14	血海	6
15	百会	9	15	大椎	5

（1）气滞血瘀证 气滞血瘀证患者的毫针针刺穴位关联程度较高的是“颈夹脊－风池”“颈夹脊－肩井”“颈夹脊－后溪”“颈夹脊－合谷”。

以支持度>10%、置信度>80%的设置模式将穴位进行关联规则分析，共获取10条关联规则，其关联规则如表21-23所示。当肩井穴出现时，颈夹脊出现的概率是30.89%，支持该关联规则的针灸处方占28.46%。

表21-23 气滞血瘀证患者穴位配伍关联规则

序号	后项	前项	支持度（%）	置信度（%）	规则支持度（%）
1	颈夹脊	肩井	30.89	92.11	28.46
2	颈夹脊	后溪	26.02	84.38	21.95
3	颈夹脊	合谷	21.14	88.46	18.70
4	颈夹脊	曲池	17.07	90.48	15.45
5	颈夹脊	手三里	14.63	100.00	14.63
6	颈夹脊	肩井 and 后溪	13.01	87.50	11.38
7	颈夹脊	曲池 and 合谷	12.20	93.33	11.38

续表

序号	后项	前项	支持度（%）	置信度（%）	规则支持度（%）
8	颈夹脊	外关	12.20	86.67	10.57
9	颈夹脊	风池 and 肩井	12.20	80.00	9.76
10	颈夹脊	合谷 and 后溪	11.38	92.86	10.57

（2）肝肾亏虚证　肝肾亏虚证患者的毫针针刺穴位关联程度较高的是“颈夹脊－曲池”，其次是“颈夹脊－外关”“颈夹脊－崇骨”“颈夹脊－风池”“颈夹脊－合谷”“颈夹脊－手三里”“颈夹脊－后溪”“合谷－曲池”“合谷－手三里”“曲池－外关”。

以支持度 >20%、置信度 >85% 的设置模式将穴位进行关联规则分析，共获取 11 条关联规则，其关联规则如表 21–24 所示。当曲池出现时，颈夹脊出现的概率是 31.43%，支持该关联规则的针灸处方占 31.43%。

表 21–24　肝肾亏虚证患者穴位配伍关联规则

序号	后项	前项	支持度（%）	置信度（%）	规则支持度（%）
1	颈夹脊	曲池	31.43	100.00	31.43
2	颈夹脊	外关	31.43	90.91	28.57
3	曲池	外关 and 颈夹脊	28.57	80.00	22.86
4	曲池	合谷	25.71	88.89	22.86
5	颈夹脊	合谷	25.71	88.89	22.86
6	颈夹脊	合谷 and 曲池	22.86	100.00	22.86
7	曲池	合谷 and 颈夹脊	22.86	100.00	22.86
8	颈夹脊	外关 and 曲池	22.86	100.00	22.86
9	手三里	合谷 and 曲池	22.86	87.50	20.00
10	手三里	合谷 and 颈夹脊	22.86	87.50	20.00
11	手三里	合谷 and 曲池 and 颈夹脊	22.86	87.50	20.00

第六节　“方法学”应用研究小结

本章采用中医临床数据结构化和知识关联方法开展了针灸临床应用研究，通过针灸 CRF 设计和应用完成了针灸临床观察数据的规范化和结构化；在此基础上，参照针灸临床数据标准将原始针灸临床数据进行属性化重构和知识编码，完成针灸临床信息的数据知识化，创建了全新的中医临床病例知识库；按知识关联规则对针灸临床观察数据进行了关联分析示范研究。整个研究过程按该方法学规范的标准化操作流程（SOP）组织实施，验证了该方法学的科学性、合理性和可操作性。为针灸临床研究提供了一种基于大数据理念的创新型临床研究模式和技术方法，应用前景广阔。

真实世界针灸临床数据复杂多元，但在临床诊疗行为记录（病历资料）中的知识表达依然以“概念”表达为主体，比较粗泛，未实现完整的和深层次的行为知识表达，“方法学”所规定的依据数据标准对临床数据的属性化重构和知识编码，并以中医临床病例知识库作为新型临床数据载体，为应用计算机技术开展复杂的针灸临床数据知识关联提供了数据化临床资源，实现了针灸临床知识“概念 + 属性”的双层表达，不仅深化了知识表达层次，还拓展了知识的内涵和信息量，为针灸临床设计精准化诊疗方案（构建模型）提供了数据支撑。

项痹病 CRF 的设计，基本信息表中 29 个指标、诊断信息表中 52 个指标、治疗信息表中 139 个指标，共有 220 个指标。实际可用指标数共有 93 个指标，其中基本信息表中 23 个指标、诊断信息表中 17 个指标、治疗信息表中 53 个指标。按照排列组合的原理，设计的 220 个指标的排列组合有 220 种，约 2.28×10^{421} 种，根据实际可用指标数排列组合共有 93 种，约 1.16×10^{144} 种。按照这种排列组合关联，可以找出所有指标之间的关系，为科学研究提供思路。因为组合种数太多，下面按照指标的分类，进行简化，仅做表与表之间的关联。中医临床病例知识库分为 CDF–1，CDF–2 和 CDF–3，进行表与表之间的关联分析，其中单表关联（表内取两个指标关联）、双表关联（每张表取 1 个指标关联）和三表关联（每张表取 1 个指标关联），按照中医临床病例知识库设计的指标进行关联，有 245025 种关联，而根据实际采集的指标进行关联仅有 26768 种关联，关联的种数只占中医临床病例知识库设计的指标关联分析的种数的 10.92%，详见表 21–25。

表 21–25 CDF 表的指标和实际采集的指标关联种数对比

关联	设计的关联种类	实际的关联种类
单表关联	29×28+52×51+139×138=22646	23×22+17×16+53×52=3534
双表关联	29×52+52×139+139×29=12767	23×17+17×53+23×53=2511
三表关联	29×52×139=209612	23×17×53=20723
合计	245025	26768

产生这种显著差异的原因主要是四诊信息缺失较多，说明需要加强临床数据采集的质量和完整性，但是保证数据的完整性，必然增加临床医生的负担。为了提高数据质量，对数据采集提出了新的要求，需要采用人工智能（AI）技术实现临床数据的智慧化采集，较好地解决数据的完整性和临床实际工作之间的矛盾。同时，基于中医临床知识关联组合的计算量巨大，需要设计基于针灸中医临床病例知识库的中医临床数据知识关联分析软件系统，利用计算机完成这种巨量和极其复杂的知识关联计算。

附件　英文缩略词表

缩写	英文全称	中文全称
AE	adverse events	不良事件
ANCOVA	analysis of covariance	协方差分析
APEC	Asia–Pacific Economic Cooperation	亚太经济合作组织
API	American Petroleum Institute	美国石油协会
ASMO	Arab Standardization and Metrology Organization	阿拉伯标准化与计量组织
ASTM	American Society for Testing and Materials	美国材料与实验协会
BC	betweenness centrality	中介中心性
BERT	bidirectional encoder representation from transformers	双向 Transformer 编码器
BiLSTM	bi–directional long short–term memory	双向长短期记忆网络
BIPM	Bureau International des Poids et Mesures	国际计量局
BMI	body mass index	体重指数
CC	closeness centrality	紧密中心性
CDASH	clinical data acquisition standards harmonization	临床数据采集标准
CDF	case data form	数据化中医临床病例报告表
CDISC	Clinical Data Interchange Standards Consortium	临床数据交换标准协会
CEN	European Committee for Standardazation	欧洲标准化委员会
CENELEC	European Committee for Electrotechnical Normalization	欧洲电工标准化委员会
CKD	chronic kidney disease	慢性肾病
CM	concomitant medications	伴随用药
CNN	convolutional neural networks	卷积神经网络
CO	comments	注释
CPRI	Computer–based Patient Record Institute	美国电子病历学会
CRF	case report form	中医临床病例报告表
CTI	Committee on Trade and Investment	贸易与投资委员会
CV	coefficient of variation	变异系数
DA	drug accountability	药物依从性
DAMA	Data Management Association	国际数据管理协会

续表

缩写	英文全称	中文全称
DBA	database administrator	数据库管理员
DC	degree centrality	点度中心性
DF	degree of freedom	自由度
DGI	The Data Governance Institute	国际数据治理研究所
DM	demographics	人口统计学
DS	disposition	处置（研究结束情况）
DV	protocol deviations	方案偏离
EBU	European Broadcasting Union	欧洲广播联盟
EC	eigenvector centrality	特征向量中心性
EDC	electronic data capture	电子数据获取系统
EFA	exploratory factor analysis	探索性因子分析法
EG	ecg test results	心电图检测结果
EHR	electronic health record	电子健康档案
EMR	electronic medical record	电子病历
ETSI	European Telecommunications Standards Institute	欧洲电信标准协会
EX	exposure	暴露
FAC	facility	设施
FDI	facial disability index	面部残疾指数量表
FUS	follow up study	随访观察研究
GAN	generative adversarial network	生成对抗网络
GAS	goal attainment scale	个体化临床疗效评价方法
GCDMP	good clinical data management practice	临床数据管理规范
GPE	geopolitical entity	地理政治实体
HIMSS	Healthcare Information and Management Systems Society	医疗卫生信息和管理系统协会
HIS	hospital information system	医院信息系统
HMM	hidden Markov model	隐马尔科夫模型
IAEA	International Atomic Energy Agency	国际原子能机构
IE	inclusion/exclusion criteria not met	纳入 / 排除标准不符合的情况
IEC	International Electrotechnical Commission	国际电工委员会
IMO	International Maritime Organization	国际海事组织
ISO	International Organization for Standardization	国际标准化组织
ITU	International Telecommunication Union	国际电信联盟
KG	knowledge graph	知识图谱
LB	laboratory test results	实验室检测结果

续表

缩写	英文全称	中文全称
LOC	location	位置
LSTM	long-short term memory	长短期记忆网络
MH	medical history	病史
NEI	neuro-endocrine-immunity network	神经－内分泌－免疫网络
NER	named entity recognition	命名实体识别
NLP	natural language processing	自然语言
ORG	organization	组织
PE	physical examinations	体格检查
PER	person	人物
RCT	randomized controlled trial	随机对照试验
RNN	recurrent neutral network	循环神经网络
RWS	real-world study	真实世界临床研究
SC	subject characteristics	受试者特征
SCDM	Society for Clinical Data Management	临床数据管理协会
SCSC	Sub-committee on Standards and Conformity Assessment	标准与合格评定分委员会
SDV	source data verification	原始资料核查
SLE	systemic lupus erythematosus	系统性红斑狼疮
SOP	standard operation procedure	标准操作流程
SU	substance use	物质使用
SVM	support vector machine	支持向量机
TBT	technical barriers to trade	技术性贸易壁垒
UNESCO	United Nations Educational，Scientific and Cultural Organization	联合国教科文组织
VS	vital signs	生命体征
VAS	visual analogue scale/score	视觉模拟评分量表
WHO	World Health Organization	世界卫生组织
WTO	World Trade Organization	世界贸易组织

参考文献

［1］中医病证分类与代码（GB/T 15657—1995）［S］. 北京：中国标准出版社，1995.

［2］张静 . 云环境下医疗大数据隐私安全风险评估［D］. 昆明：云南财经大学，2018：1–94.

［3］洪建，李锐，徐王权 . 医疗健康数据隐私保护技术综述［J］. 中国数字医学，2015，10(11)：83–86.

［4］孙辉，赵颖波，李晶晶，等 . 浅析医务工作者对临床数据安全的认知［J］. 中国数字医学，2017，12(6)：82–84.

［5］熊志强，张志强，郑阳晖 . 医疗数据安全问题分析及其保护策略［J］. 中国数字医学，2018，13(12)：80–81，86.

［6］于淼喆 . 互联网医疗环境下患者隐私保护问题研究［D］. 郑州：郑州大学，2019：1–42.

［7］李思宇，田原，田春洪，等 . 关于中国传统中医药的知识产权保护现状［J］. 云南中医中药杂志，2020，41(9)：26–28.

［8］肖洁，许靖，杨义 . 高等中医药院校生之知识产权保护意识调查研究［J］. 医学与法学，2020，12(1)：89–92.

［9］李秀明，张晶，韩桂香 . 新时代自主创新背景下中医药文化传承与知识产权保护路径探析［J］. 中国医药导报，2020，17(5)：152–155.

［10］肖勇，沈绍武，孙静，等 . 后疫情时代中医药信息化建设与发展的思考［J］. 时珍国医国药，2020，31(12)：3055–3057.

［11］舒亚玲，潘丹妹，赵移畛，等 . 中医药数据元和数据集标准规范化研究［J］. 医学信息学杂志，2021，42(2)：38–42+48.

［12］黄小荣，梁昌盛，骆晓枫，等 . 分子医学实验室标准化操作规程的编写与探讨［J］. 基础医学教育，2020，22(2)：111–112.

［13］张潇，赵明海，刘福生，等 . 标准操作规程（SOP）由来、书写要求及其作用［J］. 实验动物科学，2007，24(5)：43–47.

［14］肖勇，沈绍武，吴小华 . 我国中医医院信息化建设思考［J］. 医学信息杂志，2020，41(12)：2–6.

［15］谢美莲，张志云 . 标准操作程序在我国护理专业实践中的研究进展［J］. 现代临床护理，2018，17(8)：79–82.

［16］栾海云，李金莲，李珂珂，等 . 标准操作规程在医学院校实验室的应用与探索［J］. 卫生职

业教育，2017，35(21)：95–96.

［17］李娜，关红，陈莉，等．标准化操作规程在临床护理本科教学中的应用［J］．护理研究，2017，31(32)：4053–4056.

［18］王洁，冯莉，才华，等．标准化作业流程（SOP）在儿童医院不良事件管理中的应用［J］．包头医学院学报，2020，36(6)：126–127.

［19］桑宇慧，肖勇．基于 CNKI 数据库的中医药信息化发展文献计量分析［J］．中国数字医学，2020，15(7)：26–30.

［20］熊文娟，沈绍武，肖勇，等．中医医疗管理统计调查制度实践及思考［J］．中国医院，2020，24(1)：76–78.

［21］肖勇，田双桂，沈绍武．我国中医药信息化建设与发展的思考［J］．医学信息学杂志，2019，40(7)：12–17.

［22］赵娜，孙轶，王奇锋，等．浅析 SOP 在电子产品环境试验过程中的应用［J］．信息通信，2020(1)：287–289.

［23］李庆娜，黄珂，陆芳，等．中医药临床研究电子数据管理特点及标准操作规程的制定［J］．中国临床药理学与治疗学，2020，25(5)：550–554.

［24］刘琦，徐国栋，肖勇，等．湖北省中医医院发展现状调查与分析［J］．中医药导报，2019，25(4)：73–75.

［25］张盼．中医临床信息分类与代码体系构建及应用研究［D］．武汉：湖北中医药大学，2020.

［26］郭喜跃，何婷婷．信息抽取研究综述［J］．计算机科学，2015，42(2)：14–17+38.

［27］曹子莹．基于 BERT–BLSTM–CRF 模型的中文命名实体识别研究［D］．安庆：安庆师范大学，2020.

［28］马力，黎敬波．症名标准化的意义与方法［J］．辽宁中医杂志，2010，37(7)：1264–1265.

［29］崔刚，盛永梅．语料库中语料的标注［J］．清华大学学报(哲学社会科学版)，2000(1)：89–94.

［30］中医药学名词审定委员会．中医药学名词：内科学 妇科学 儿科学［M］．北京：科学出版社，2011.

［31］昝红英，刘涛，牛常勇，等．面向儿科疾病的命名实体及实体关系标注语料库构建及应用［J］．中文信息学报，2020，34(5)：19–26.

［32］杨锦锋，关毅，何彬，等．中文电子病历命名实体和实体关系语料库构建［J］．软件学报，2016，27(11)：2725–2746.

［33］DEVLIN J，CHANG M W，LEE K，et al. BERT：Pre–training of deep bidirectional transformers for language understanding［J］.arXiv preprint arXiv：1810.04805，2018.

［34］Core C C, Teams. Clinical data acquisition standards harmonization(CDASH Version1.1)［J］. Rep No CDASHSTD–10 Austin TX，2008.

［35］奥咨达医疗器械服务集团临床研究事业部．临床试验病例报告表设计流程简介［N］．中国医药报，2019–08–06(008).

［36］国家中医药管理局．中医病历书写基本规范［S］．北京：科学技术文献出版社，2010.

［37］高菡 . 基于 CDASH 标准对临床试验病例报告表设计的评价［D］. 上海：复旦大学，2014.

［38］刘强，王亚锋，常甜甜 . 中医临床试验病例报告表中的数据记录缺陷分析［J］. 中国中医药信息杂志，2013，20(2)：4–5.

［39］刘芳，熊宁宁，蒋萌，等 . 临床试验源文件与源数据的管理［J］. 南京中医药大学学报，2004(1)：49–50，53.

［40］黎燕兰 . 在 CDISC 框架下建立中医药临床研究标准数据体系的探讨［D］. 福州：福建中医药大学，2013.

［41］吕晓颖，张卓琳，艾艳珂，等 . 从数据管理角度谈病例报告表的设计［J］. 世界科学技术：中医药现代化，2014，16(3)：614–617.

［42］李晓彦，温泽淮，唐雪春，等 . 临床试验中病例报告表设计的原则与流程［J］. 中药新药与临床药理，2013，24(2)：206–209.

［43］李庆娜，陆芳，安丰华，等 . 病例报告表的设计及其常见问题分析［J］. 中国临床药理学与治疗学，2013，18(8)：901–906.

［44］娄昊 . 循证中医药研究病例报告表的设计与应用［D］. 济南：山东中医药大学，2015.

［45］万霞，杨红，刘建平 . 临床试验中病例报告表的设计［J］. 中医杂志，2007(10)：885–887.

［46］王映辉，焦拥政 . 中医临床研究病例报告表设计及其相关问题分析［J］. 中华中医药杂志，2005(10)：620–623.

［47］向楠，邓阿黎，丁晓娟，等 . 中药新药临床试验病例报告表的标准化及电子化研究探讨［J］. 中药新药与临床药理，2006(4)：297–299.

［48］于茜，蒋萌 . 基于临床数据获取协调标准的中医药临床试验病例报告表设计［J］. 中药新药与临床药理，2020，31(5)：605–609.

［49］郑筱萸 .《药品临床试验管理规范》培训教材［M］. 北京：中国医药科技出版社，2000：161.

［50］史周华 . 中医药统计学与软件应用［M］. 9 版 . 北京：中国中医药出版社，2015.

［51］霍珊 . 知识图谱的实现与技术流程［J］. 电子技术与软件工程，2018(23)：165.

［52］李涛，王次臣，李华康 . 知识图谱的发展与构建［J］. 南京理工大学学报，2017，41(1)：22–34.

［53］朱木易洁，鲍秉坤，徐常胜 . 知识图谱发展与构建的研究进展［J］. 南京信息工程大学学报（自然科学版），2017，9(6)：575–582.

［54］欧艳鹏 . 知识图谱技术研究综述［J］. 电子世界，2018(13)：54+56.

［55］李新龙，刘岩，何丽云，等 . 知识图谱研究概况及其在中医药领域的应用［J］. 中国中医药信息杂志，2017，24(7)：129–132.

［56］孙华君，李海燕，聂莹，等 . 知识图谱及其在中医药领域应用研究进展［J］. 世界科学技术：中医药现代化，2020，22(6)：1969–1974.

［57］阮彤，孙程琳，王昊奋，等 . 中医药知识图谱构建与应用［J］. 医学信息学杂志，2016，37(4)：8–13.

［58］于彤，李敬华，朱玲，等 . 中医临床知识图谱的构建与应用［J］. 科技新时代，2017(4)：

51–54.

［59］SUCHANEK F M，KASNECI G，WEIKUM A G. Yago – a large ontology from wikipedia and wordNet［J］. Web Semantics Science Services & Agents on the World Wide Web，2008，6(3)：203–217.

［60］CARLSON A，BETTERIDGE J，KISIEL B，et al. Toward an architecture for never–ending language learning［C］. Twenty–Fourth AAAI Conference on Artificial Intelligence，2010：1306–1313.

［61］NAKASHOLE N，THEOBALD M，WEIKUM G. Scalable knowledge harvesting with high precision and high recall，proceedings of the fourth ACM international conference on web search and data mining［C］. Hong Kong，China：Association for Computing Machinery. New York，United States，2011：227–236.

［62］DONG X，GABRILOVICH E，HEITZ G，et al. Knowledge vault: A web–scale approach to probabilistic knowledge fusion［C］. Proceedings of the 20th ACM SIGKDD international conference on Knowledge discovery and data mining. New York，USA: Association for Computing Machinery，2014：601–610.

［63］刘琦，田双桂，沈绍武，等．中医药主数据管理信息系统建设［J］．医学信息学杂志，2018，39(10)：36–39.

［64］李铜石，宓轶群，等．面向 Web 的中医慢病数据挖掘应用系统的开发［J］．医疗卫生装备，2020，41(9)：34–38.

［65］代涛．健康医疗大数据发展应用的思考［J］．医学信息学杂志，2016，37(2)：2–8.

［66］陈淑华，朱秋爽，马钢，等．中医临床数据预处理与中医临床信息规范化［J］．中医药管理杂志，2018，26(17)：170–172.

［67］姚舸．大数据平台安全架构体系研究［J］．信息记录材料，2019，20(10)：181–183.

［68］刘俊，邹东升，邢欣来，等．基于主题特征的关键词抽取［J］．计算机应用研究，2012，29(11)：4224–4227.

［69］杨文静，杜然然，等．基于 Web of Science 数据库的健康医疗大数据研究热点和前沿分析［J］．中国卫生信息管理杂志，2020，17(6)：809–814.

［70］夏文忠，邹雯奇．大数据平台安全体系研究［J］．信息化研究，2016，42(5)：14–18.

［71］舒亚玲，沈绍武，肖勇，等．我国中医药信息标准化建设现状及其思考［J］．医学信息学杂志，2018，39(7)：46–49，65.

［72］吴亚哲，陈伟伟．中国脑卒中流行概况［J］．心脑血管病防治，2016，16(6)：410–414.

［73］梁莉莉，王丽君，丁春戈，等．中青年脑卒中患者社会参与的研究现状及展望［J］．护理管理杂志，2018，18(10)：732–736.

［74］秦文利．1080 例脑卒中高危人群危险因素筛查结果的分析［J］．中国医药指南，2016，14(22)：19–21.

［75］姚爽，李浩，刘开祥，等．分类树模型在缺血性脑卒中危险因素筛选中的应用研究［J］．中华危重病急救医学，2018，30(10)：973–977.

［76］朱扬勇，孙婧．推荐系统研究进展［J］．计算机科学与探索，2015，9(5)：513–525.

［77］肖勇，常凯，沈绍武，等．基于 SWOT 分析的我国中医药信息化发展战略研究［J］．时珍

国医国药，2018，29(7)：1762–1764.

［78］BOBADILLA J，ORTEGA F，HERNANDO A，et al.A similarity metric designed to speed up，using hardware，the recommender systems knearest neighbors algorithm［J］. Knowledge Based Systems，2013，51：27–34.

［79］POUND P，BRACKEN M B.Stroke research and aging: an example of the discrepancy between basic and clinical research［J］.BMJ，2020，348(9932)：747–759.

［80］PARK B，ISLAM S，VEMULAPALLI R C，et al. Primary biliary cholangitis presenting as acute ischemic stroke:A rare association［J］.Clinical Case Reports，2020，8.

［81］李丹，孙忠人，姜德友，等.基于数据库技术的古代中医治疗数据采集方法的研究［J］.中医药学报，2012，40(6)：99–101.

［82］李书珍，金香兰，余学杰，等.中医临床研究中电子化数据采集过程的质量控制探讨［J］.中国中医急症杂志，2014，23(8)：1416–142.

［83］宋红梅，刘保延，何丽云，等.电子病历中医科研数据采集过程中质量问题及对策［J］.中国中医基础医学杂志，2011，17(9)：955–956.

［84］石洪伟，许斌，林彬.八珍汤合化积丸加减结合肝动脉化疗栓塞术治疗原发性肝癌的临床效果观察［J］.中国当代医药，2018，25(2)：56–58.

［85］吴莉，邓文萍，王小琼，等.临床中药信息分类与编码研究［J］.医学信息学杂志，2018，39(1)：55–59.

［86］于洋.肝癌中医临床信息数据库系统的构建及应用［D］.上海：第二军医大学，2009.

［87］张治霞，王京平，牛婷立，等.原发性肝癌中医数字化、量化四诊信息特征研究［J］.中华中医药杂志，2016，31(6)：2324–2327.

［88］阳国彬.基于数据挖掘的原发性肝癌辨治规律研究［D］.武汉：湖北中医药大学，2019.

［89］陈赛里.基于数据挖掘李家庚教授辨治肿瘤临床经验研究［D］.武汉：湖北中医药大学，2018.

［90］毕承明.肝癌证治规律文献研究［D］.南京：南京中医药大学，2015.

［91］史话跃.原发性肝癌病证辨治规律研究［D］.南京：南京中医药大学，2014.

［92］肖勇，沈绍武，田双桂.我国中医医院信息化建设发展历程及展望［J］.医学信息学杂志，2021，42(7)：2–6，11.

［93］王教志，沈绍武，肖勇.湖北省中医院中医药人员配置公平性研究［J］.医学与社会，2019，32(6)：65–68.

［94］孙静，邓文萍，常凯，等.中医临床症状结构化探究［J］.世界科学技术：中医药现代化，2014，16(9)：2015–2019.

［95］金小桃.健康医疗大数据［M］.北京：人民卫生出版社，2018.

［96］维克托.迈尔–舍恩伯格，肯尼思.库克耶，著.盛杨燕，周涛译.大数据时代：生活、工作与思维的大变革［M］.杭州：浙江人民出版社，2013.

［97］刘保延.真实世界的中医临床科研范式［J］.中医杂志，2013，54(6)：451–455.

［98］刘保延，周雪忠，李平，等.个体诊疗临床科研信息一体化平台［J］.中医数字医学，2007，

2(6)：31–36.

［99］黄姵慈．近年来中医药治疗原发性骨质疏松症处方规律研究［D］．南京：南京中医药大学，2012.

［100］刘忠厚，李娜，张萌萌，等．中国人骨质疏松症诊断标准专家共识（第三稿·2014 版）［J］．中国骨质疏松杂志，2014，20(9)：1007–1010.

［101］吴犀翎，李跃华．原发性骨质疏松症中医药内治法文献研究［J］．辽宁中医药大学学报，2011，13(11)：137–140.

［102］中华医学会骨质疏松和骨矿盐疾病分会．原发性骨质疏松症诊疗指南 (2017)［J］．中国骨质疏松杂志，2019.

［103］应俊，陈广飞，何史林，等．基于 B/W/S 结构临床科室医疗信息平台的开发［J］．医疗卫生装备，2008，29(006)：47–48.

［104］孙静，邓文萍，常凯．中医临床诊疗指南制修订现类分析与思考［J］．中医药导报，2015，21(21)：6–8，16.

［105］常凯，付文娇．中医药标准推广应用策略研究［J］．中华中医药杂志，2017，32(3)：1156–1158.

［106］曹玉洁，陈艳琰，唐于平，等．基于 Apriori 算法与网络关联的大黄 – 甘草药对数据挖掘分析［J］．中国实验方剂学杂志，2018，024(014)：182–187.

［107］周敏，邓文萍，马红敏，等．基于 XML 的中医临床数据汇交方案研究［J］．世界科学技术：中医药现代化，2014，16(8)：1805–1808.

［108］王清珍，巨筱．基于 Apriori 算法的毕业生需求状况的可视化分析和预测［J］．人工智能与机器人研究，2019，8(2)：62–67.

［109］汤晓燕．中医治疗项痹病（神经根型颈椎病）经验［J］．内蒙古中医药，2020(10)：151–152.

［110］颜铭航，蔡依妏，傅勤慧，等．针刺治疗偏头痛的穴位配伍浅析［J］．中华针灸电子杂志，2017(2)：2156–2159.

［111］樊晓靖，韩舰华，宋颖，等．腧穴穴位配伍规律研究进展［J］．内蒙古中医药，2018(9)：119–121.

［112］舒亚玲．省级全民健康信息平台基本数据标准研究［D］．武汉：湖北中医药大学，2019.

［113］舒亚玲，沈绍武，赵移畛，等．省级全民健康信息平台数据标准研究［J］．医学信息学杂志，2018，39(10)：55–59.

［114］刘琦，田双桂，沈绍武，等．中医药主数据管理信息系统建设［J］．医学信息学杂志，2018，39(10)：36–39.

［115］张艺然，朱佳卿，李强，等．我国中医药信息标准发展历程及展望［J］．医学信息学杂志，2021，42(7)：7–11.

［116］马红敏，常凯，孙静，等．中医药信息数据元标准编制思路与方法［J］．医学信息学杂志，2014，35(7)：46–49.

［114］常凯，王茂，马红敏，等．中医药标准体系表研究［J］．中医杂志，2014，55(2)：95–98.